TRAITÉ PRATIQUE
DE MÉDECINE
CLINIQUE ET THÉRAPEUTIQUE

DIVISION DE L'OUVRAGE

Tome I. — Maladies infectieuses.

Tome II. — Affections nerveuses, maladies mentales et médecine légale des aliénés.

Tome III. — Maladies des voies respiratoires.

Tome IV. — Maladies de l'appareil circulatoire, du sang et de la nutrition; Intoxications; Maladies des reins et de la vessie.

Tome V. — Maladies du tube digestif et de ses annexes.

Tome VI. — Maladies du nez, des oreilles, des yeux, de la peau et des organes génitaux; Syphilis.

ÉVREUX, IMPRIMERIE DE CHARLES HÉRISSEY

TRAITÉ PRATIQUE

DE MÉDECINE

CLINIQUE ET THÉRAPEUTIQUE

PUBLIÉ SOUS LA DIRECTION

DE MM.

Samuel **BERNHEIM** ET Émile **LAURENT**

COLLABORATEURS :

MM. **Archambaud** (de Paris), **Assimis** (d'Athènes), **Bacchi** (de Paris), **Paul Barlerin** (de Paris), **Baumel** (de Montpellier), **Bianchi** (de Naples), **Bilhaut** (de Paris), **Bloch** (de Paris), **Boeteau** (de Villejuif), **Bonnet** (de Paris), **Bonvalot** (de Paris), **Bosc** (de Montpellier), **Boncour** (de Paris), **Bouton** (de Besançon), **Bovet** (de Pougues), **Brousse** (de Montpellier), **Brunet** (de Paris), **Cazenave de la Roche** (de Menton), **Chapplain** (de Marseille), **Chatelain** (de Paris), **Chrétien** (de Poitiers), **de Christmas** (de Paris), **Cornet** (de Paris), **Coudray** (de Paris), **Coutagne** (de Lyon), **Coutenot** (de Besançon), **Cristiani** (de Genève), **Crocq** (de Bruxelles), **Cuilleret** (de Lyon), **Dechamp** (d'Arcachon), **Delyanis** (d'Athènes), **Dervillez** (de Paris), **Destarac** (de Toulouse), **Diamantberger** (de Paris), **Dubreuilh** (de Bordeaux), **Duhourcau** (de Cauterets), **Ferran** (de Barcelone), **Fienga** (de Naples), **Fouchard** (du Mans), **Garnault** (de Paris), **L. Garnier** (de Paris), **Gibert** (du Havre), **Girod** (de Clermont-Ferrand), **Gottstein** (de Breslau), **Goureau** (de Paris), **Guelpa** (de Paris), **Hagen** (de Leipzig), **Hajeck** (de Vienne, Autriche), **Jocqs** (de Paris), **Jouin** (de Paris), **Kohos** (de Paris), **Leriche** (d'Eaux-Bonnes), **E. Levy** (de Strasbourg), **Levrat** (de Lyon), **Liandier** (de Paris), **Lichtwitz** (de Bordeaux), **Lorain** (de Nancy), **Mascarel** (de Châtellerault), **Masoin** (de Louvain), **Mejia** (de Mexico), **Minovici** (de Bucharest), **Moldenhauer** (de Leipzig), **Albert Moll** (de Berlin), **Mook** (de Paris), **Moreau** (d'Alger), **Morin** (de Paris), **Perrenot** (de Hyères), **Henri Picard** (de Paris), **Piole** (de Paris), **Polguère** (de Paris), **Puech** (de Bordeaux), **Van Renterghem** (d'Amsterdam), **Rémond** (de Toulouse), **Sanchez Herrero** (de Madrid), **Sauvez** (de Paris), **Semmola** (de Naples), **Sérieux** (de Villejuif), **Sormani** (de Pavie), **Stieffel** (de Joinville), **Suss** (de Paris), **Tison** (de Paris), **Tobeitz** (de Graz), **Trénel** (de Paris), **de Tymovski** (de Schintznach), **Vautrin** (de Nancy), **Vermel** (de Moscou), **Voronoff** (de Paris), **de Yong** (de La Haye), **Ziem** (de Dantzig), **Zilgien** (de Nancy).

TOME V

MALADIES DU TUBE DIGESTIF ET DE SES ANNEXES

PARIS

A. MALOINE, ÉDITEUR

91, BOULEVARD SAINT-GERMAIN, 91

1895

TRAITÉ PRATIQUE
DE MÉDECINE
CLINIQUE ET THÉRAPEUTIQUE

TOME CINQUIÈME
MALADIES DU TUBE DIGESTIF
ET DE SES ANNEXES

PREMIÈRE PARTIE
MALADIES DE LA BOUCHE

CHAPITRE PREMIER
GÉNÉRALITÉS SUR LES AFFECTIONS BUCCALES

La bouche est une cavité qui sert en quelque sorte d'atrium aux voies respiratoires et digestives. C'est dans cette cavité également que commencent les deux premiers actes de la digestion : la mastication et l'insalivation des aliments.

La bouche est limitée en avant par les lèvres dont la réunion constitue seule la bouche, en esthétique ; les parties latérales sont formées par la face interne des joues ; le plancher inférieur repose sur un plan musculaire et glandulaire riche en vaisseaux de toute nature, enfermé dans la concavité du maxillaire inférieur, tandis que le plan supérieur est formé par un plan beaucoup plus résistant en avant : partie antérieure du voile du palais ; et par la partie libre et postérieure de ce même voile du palais en arrière.

Plus en arrière se trouve l'orifice postérieur de la bouche, qui la sépare du pharynx et se présente sous la forme d'un croissant à concavité supérieure, forme due à la présence, à la partie supérieure et médiane de la luette, et aux piliers antérieurs du voile du palais sur les côtés.

La cavité buccale est tapissée tout entière par une muqueuse recouverte d'un épithélium pavimenteux. Elle renferme les dents avec leurs alvéoles, les gencives et la langue.

Ce revêtement épithélial pavimenteux, par sa structure simple, se prête mal au développement des affections compliquées et variées ; il offre une résistance assez grande aux éléments pathogènes : aussi la nosologie buccale est-elle assez simple.

Néanmoins, à cause de sa connexion avec le tube digestif, l'examen buccal est-il d'une importance capitale auprès du malade. Il peut donner des renseignements de la plus grande utilité. Non seulement la langue est le *miroir de l'estomac*, mais elle est, si je puis m'exprimer ainsi, en quelque sorte un *baromètre pathologique* que le médecin devra toujours et avant tout consulter, lorsqu'il s'approchera d'un malade.

Sans faire ici la séméiologie de la langue, ce qui m'entraînerait beaucoup trop loin, je rappellerai que les affections du tube digestif sont en quelque sorte photographiées sur la langue. Parmi les maladies générales, la fièvre typhoïde, la syphilis, la grippe, la scarlatine, etc., ont leur langue caractéristique. La desquamation incessante dont cet organe est le siège est influencée dans toutes les maladies, soit dans la destruction, soit dans la reconstitution de ses cellules épithéliales.

Enfin l'examen de la langue peut faire voir qu'elle est le siège de morsures et indiquer ou confirmer un diagnostic d'épilepsie. Dans la coqueluche elle est le siège de contusions et d'ulcérations. Je n'en finirais pas si je voulais poursuivre l'énumération de toutes les maladies dans lesquelles l'examen de la langue peut fournir des signes plus ou moins pathognomoniques.

L'examen des gencives peut aussi dans bien des cas contribuer à confirmer un diagnostic ; la décoloration de cette région indique la chlorose, l'anémie ; dans le scorbut et le diabète, les gencives sont le siège d'un travail pathologique bien connu ; de même dans certaines intoxications.

Enfin l'examen des dents confirmera certains cas douteux de syphilis, de rachitisme, d'intoxications saturnine et autres, et nous donnera la clef de bien des phénomènes morbides locaux et généraux.

Il ne faut pas oublier non plus que la bouche est constamment lubréfiée par le liquide salivaire, que les débris alimentaires, les poussières extérieures, la souillent d'une façon permanente, et qu'elle est par suite un centre de fermentation continuelle, très favorable au développement des microbes de toute sorte qui s'y trouvent en grande quantité, et qui, à la première occasion, pénétreront dans l'organisme.

La bouche, enfin, est le siège de certaines affections spéciales, les unes résultant de maladies ou de troubles généraux; les autres au contraire exclusivement localisées dans cette région, avec retentissement plus ou moins profond sur l'organisme tout entier.

C'est l'étude de ces différentes affections qui doit plus spécialement nous occuper. Parmi ces affections, les unes ont pour siège la cavité buccale tout entière et les organes qu'elle renferme, les autres se localisent plus spécialement sur l'un ou l'autre de ces organes.

Nous étudierons donc successivement :

Chapitre premier. — **Les troubles nerveux** qui comprennent :

1° Des troubles sensitifs caractérisés par :

a. des anesthésies ;
b. des hyperesthésies et paresthésies ;
c. des névralgies ;

2° Des troubles sensoriels.

a. agueusies ;
b. hypergueusies, paragueusies ;

3° Des troubles moteurs.

a. spasmes ;
b. paralysies.

Chapitre II. — **Troubles circulatoires.**

1° Anémies ;
2° Hyperhémies;
3° Hémorragies ;
4° Œdèmes.

Chapitre III. — **Des stomatites.**

1° Stomatite catarrhale ou simple ;
2° — ulcéro-membraneuse;

3° Stomatite gangréneuse ou noma ;
4° — mercurielle ;
5° — aphteuse ;
6° — crémeuse ou muguet.

Chapitre IV. — **Des gingivites.**

Chapitre V. — **De la glossite.**

Chapitre VI. — **Lésions de la muqueuse linguale de nature inconnue.**

Telle est la division qu'il convient de suivre pour l'étude des maladies de la bouche, abstraction faite des affections chirurgicales et dentaires, qui ne nous regardent pas.

Cette division est généralement celle adoptée par les auteurs, et notamment par les auteurs du traité de médecine publié sous la direction de MM. Charcot, Bouchard et Brissaud.

Inutile de faire remarquer que ces divisions nosologiques sont plus théoriques que cliniques, car on comprend sans peine qu'il est difficile qu'une région de la bouche soit malade, sans s'accompagner d'un certain retentissement sur les organes voisins qui sont plus ou moins solidaires.

Avant d'aborder l'étude de chacune de ces affections, je crois utile d'indiquer les règles à suivre pour faire un bon examen de la région. Souvent, pour avoir négligé certaines précautions, certaines minuties, une lésion importante peut passer inaperçue.

Lorsque le médecin est appelé à examiner la bouche d'un malade, il doit recommander au patient de se rincer la bouche avec une solution chaude d'acide borique à 3 ou 4 p. 100, ou de borate de soude au 1/10e, puis avec une pince armée d'un petit tampon d'ouate hydrophile, le médecin doit lui-même nettoyer avec soin toute la surface de la bouche, et surtout les sillons et les gencives, les interstices dentaires. Puis plaçant le malade en pleine lumière, directe ou réfléchie, examiner soigneusement la voûte palatine, le voile du palais, les piliers, les gencives ; il doit écarter les joues, renverser les lèvres, faire tourner la langue en tous sens ; au besoin il se servira d'une lentille grossissante, et s'aidera du toucher en promenant le doigt sur les points qui semblent malades.

Léon Leriche, *d'Eaux-Bonnes.*

CHAPITRE II

TROUBLES SENSITIFS DE LA BOUCHE

Le troubles nerveux de la cavité buccale ne sont pas d'une très grande fréquence ; de plus ils sont rarement localisés dans cette région, et sont au contraire presque toujours sous la dépendance d'un état général, et le plus souvent un épiphénomène engendré par des troubles d'organes voisins, et ne prennent que la seconde place au point de vue nosologique.

Ces troubles peuvent être :

1° de l'anesthésie ;
2° de l'hyperesthésie ;
3° de la paresthésie ;
4° des névralgies.

I

ANESTHÉSIE DE LA MUQUEUSE BUCCALE

Etiologie. — Le plus souvent c'est une manifestation de l'hystérie, elle accompagne ordinairement l'anesthésie générale ou l'anesthésie d'autres parties du corps. On l'observe aussi, mais rarement, dans les lésions cérébrales et bulbaires.

Elle peut être due aussi à une névrite périphérique des nerfs maxillaires, engendrée par une otite purulente ou une carie du rocher ; par des lésions de la cavité tympanique ou des maxillaires.

Symptômes. — L'anesthésie peut être *complète* ou *incomplète*, *générale* ou *partielle*.

L'insensibilité se montre à tous les degrés, dans toutes les parties de la bouche, et porte aussi bien sur la température que sur la perception des corps ; le malade ne perçoit pas plus la présence des aliments qu'il ne distingue les aliments chauds des aliments froids. Aussi il *avale de travers ;* il peut se brûler sans en avoir conscience ; les débris alimentaires séjournent dans la bouche, où ils fermentent; la salive devient acide ; la bouche peut s'enflammer et s'ulcérer. Les morsures de la langue sont fréquentes et peuvent être le point de départ d'accidents plus ou moins graves.

Diagnostic. — Les accidents dont nous venons de parler mettent sur la voie du diagnostic, mais il est plus facile de s'assurer qu'il y a anesthésie en piquant avec la pointe d'une épingle les différentes parties de la cavité buccale ; il est facile aussi de remonter à la cause, car, comme nous l'avons dit, les causes sont peu nombreuses.

Pronostic. — Le pronostic est intimement lié, au point de vue de la gravité, à celui de la cause initiale.

Traitement. — Le traitement sera, cela va de soi, dirigé contre l'affection primitive ; mais il est nécessaire, aussi, de veiller avec le plus grand soin au bon entretien de la bouche. Les aspérités des dents seront limées, les chicots arrachés, pour prévenir les érosions ; et s'il existe des fissures, des ulcérations, on devra les toucher, soit avec une solution de chlorure de zinc, au 1/10e, soit avec un mélange à parties égales de teinture de quinquina et de cochléaria.

Enfin le malade aura soin de se rincer la bouche, surtout après les repas, avec de l'eau chaude, additionnée de thymol, de lysol, ou d'alcool de menthe.

II

HYPERESTHÉSIE DE LA MUQUEUSE BUCCALE

Etiologie. — Un grand nombre d'affections de la bouche s'accompagnent d'hyperesthésie plus ou moins intense et plus ou moins étendue.

L'hyperesthésie est souvent un signe d'hystérie et s'observe parfois dans les affections du système nerveux central. On l'a signalée aussi dans l'artério-sclérose et la néphrite interstitielle (Tapret).

Symptômes. — Douleur assez vive pour gêner et empêcher parfois la mastication. On peut observer de la contracture des maxillaires.

Le malade a de la répugnance à prendre les aliments même liquides. L'hyperesthésie est surtout surexcitée par les aliments chauds.

Diagnostic. — Le diagnostic essentiel n'offre pas de difficultés, mais il faut en rechercher la cause. S'il n'y a pas de lésions buccales, c'est l'état général seul qui l'indiquera.

Pronostic. — Le pronostic sera celui de la cause.

Traitement. — Si l'hyperesthésie est due à une affection locale, il faudra employer des collutoires émollients au borate de soude, ou une solution de cocaïne au 1/10e.

Si l'hyperesthésie est sous la dépendance de l'hystérie, le bromure de potassium, à hautes doses et associé au chloral, donnera de bons résultats.

Enfin si la douleur était assez vive pour empêcher l'alimentation, on ferait manger le malade avec la sonde nasale.

III

PARESTHÉSIES BUCCALES

Etiologie. — Les paresthésies reconnaissent les mêmes causes que l'hyperesthésie.

Symptômes. — La paresthésie se traduit par un fourmillement d'une partie quelconque de la cavité buccale et même des lèvres, ou d'une légère sensation de brûlure, ou de chaud et de froid. Quelquefois ce sont de petits battements imperceptibles ou des contractions fibrillaires.

Traitement. — Le traitement s'adressera à la cause de la maladie. Il est inutile de faire quelque chose contre la localisation.

IV

NÉVRALGIES BUCCALES

La cavité buccale peut être le siège de névralgies plus ou moins intenses. Mais ces névralgies revêtent des caractères spéciaux suivant qu'elles occupent un point quelconque de la bouche, ou qu'elles se localisent sur la langue.

De là deux variétés de névralgie :

1° *Névralgie buccale* proprement dite ;

2° *Névralgie linguale*.

1° **Névralgie buccale** proprement dite. Cette névralgie est souvent liée à une névralgie du trijumeau dont elle est un épiphénomène, ou dont elle constitue à elle seule la manifestation.

Ses causes, ses symptômes et son traitement seront donc les mêmes et nous renvoyons le lecteur à ce chapitre.

2° La **névralgie linguale** ou *glossalgie* de Breschet, ou *glossodynie* de Kaposi, est une affection dont l'origine est inconnue. Elle serait, pour la plupart des auteurs, plus fréquente chez les femmes et les névropathes. Pour d'autres elle serait une manifestation rhumatismale ; pour d'autres encore, une complication de la chlorose. Parfois on observe, chez les malades atteints de cette affection, des ulcérations plus ou moins étendues de la muqueuse linguale. Ces altérations sont-elles la cause de la névralgie ? ou l'effet ? (troubles trophiques), ou une simple coïncidence ?

Symptômes. — Une douleur profonde, lancinante, d'autres fois continue, avec exacerbations, une sensation de brûlure ou de picotements, exagérée par les mouvements de l'organe, quelquefois calmée au moment des repas. Le malade est inquiet, il regarde constamment sa langue, la touche, la palpe, la frotte avec un linge, et finit par se persuader qu'il est atteint d'une *tumeur*, d'un *cancer*, bien que l'examen de l'organe ne fasse rien découvrir qu'une irritation occasionnée par les tortures que lui fait subir le patient (tumeurs imaginaires de la langue, du professeur Verneuil).

Ces douleurs reviennent par accès dont l'intensité, la fréquence et la durée sont plus ou moins variables.

Le **diagnostic** ne présente pas de difficulté, puisqu'on se trouve en présence d'une douleur qu'aucune lésion ne vient expliquer.

Pronostic. — Sans être grave par elle-même, la névralgie linguale peut engendrer l'hypocondrie. Le malade peut refuser la nourriture et la cachexie s'ensuivre.

Traitement. — Il faut agir sur le moral du malade, lui faire comprendre que cette affection n'est pas organique, qu'elle n'est dangereuse, ni dans le présent, ni dans l'avenir, en un mot lui faire prendre son mal en patience.

D'un autre côté il faut agir sur le système nerveux par un traitement approprié : hydrothérapie, antispasmodiques et surtout bromures. Il sera utile de faire quelques attouchements avec une solution de cocaïne à 1/10, ou de chloral à 1/100. Dans les accès douloureux on fera au besoin une piqûre de morphine, mais comme la maladie est de longue durée il faut être prudent.

On a conseillé l'élongation ou la résection des nerfs. Mais ce sont là des opérations bien graves et qui manquent souvent leur but, en ce sens qu'elles ne guérissent pas toujours la maladie ou ne mettent pas à l'abri des récidives.

Léon LERICHE, *d'Eaux-Bonnes.*

CHAPITRE III

TROUBLES SENSORIELS DE LA BOUCHE

Avec les auteurs du *Traité de médecine* Charcot, Bouchard et Brissaud, nous ferons remarquer que si les troubles sensoriels de la cavité buccale sont plus fréquents que les troubles sensitifs, il faut distinguer les cas où le goût est troublé, non pas par une déviation ou une abolition plus ou moins complète du goût lui-même, mais bien par des troubles du sens olfactif, lequel joue un si grand rôle dans la « gustation des aliments ».

Le goût, en effet, ne perçoit que les saveurs sucrées et les saveurs amères. Toutes les autres sensations, acides, alcalines, salées, tous les *fumets*, toutes les odeurs, sont perçues, soit par la sensibilité tactile, soit par les sens de l'odorat. De plus le sens du goût n'a vraisemblablement pour siège qu'une portion limitée de la langue.

Nous étudierons donc, toujours avec les mêmes auteurs et sans trop nous y arrêter, les troubles du goût qui répondent à trois modifications de l'organe sensoriel qui préside au sens du goût :

1° Si le goût est aboli complètement, il y a *agueusie;*

2° L'excitation anormale du goût constitue l'*hypergueusie ;*

3° Enfin les troubles vagues, les perversions du goût forment la *paragueusie.*

I

AGUEUSIE

C'est l'anesthésie gustative, la suppression du goût, ou sa diminution. Elle porte sur telle ou telle saveur, sur tel ou tel aliment. Si les deux côtés de la langue sont atteints elle est *générale ; unilatérale* dans le cas où un côté perçoit les saveurs.

Symptômes. — Ils sont plus ou moins intenses, suivant la cause qui leur a donné naissance. En tout cas, le malade ne perçoit plus la saveur des aliments et ne leur trouve aucun goût. Il s'inquiète plus ou moins de cet état et l'exagère très souvent.

Etiologie. — L'agueusie est due souvent à une altération de la muqueuse linguale : sécheresse de la bouche, stomatites, enduit saburral, catarrhe du tube digestif, etc.

Dans tous ces cas elle est passagère.

Les lésions périphériques des nerfs gustatifs, où les lésions du système nerveux central peuvent occasionner une agueusie persistante. Enfin on l'observe dans l'hystérie.

Diagnostic. — Il est assez difficile, car il faut faire la part de ce qui revient dans l'abolition de la perception des saveurs, comme je l'ai déjà dit, au trouble de la sensibilité générale, et à l'odorat.

Le **pronostic** est lié à la cause.

Traitement. — Si l'agueusie provient d'une sécheresse de la gorge, il faut rechercher la cause de cette sécheresse qui sera due le plus souvent à ce que le malade dort la bouche ouverte. Il faut traiter alors l'affection primitive suivant les cas. Si c'est l'enduit buccal qui est la cause de ces troubles, on fera rincer la bouche avec du jus de citron après l'avoir lavée à l'eau boratée chaude. On administrera des purgatifs ou des vomitifs, si cet état saburral est la résultante d'un embarras gastrique.

Dans les cas d'agueusie permanente, suite d'une lésion ou d'une affection nerveuse périphérique ou centrale, on peut essayer, comme le conseille Neumann, des courants continus. Mais le mieux est encore de s'abstenir de toute intervention locale.

II

HYPERGUEUSIE

Elle ne s'observe guère que chez les hystériques et quelquefois dans la grossesse chez les névropathes. C'est une exaltation du goût qui exagère la perception des saveurs, au point de vue de l'intensité de la saveur, ou de la durée de sa perception.

III

PARAGUEUSIE

La paragueusie est une perversion de la perception des saveurs, une hallucination du goût chez les aliénés.

On l'observe fréquemment dans l'hystérie. Elle est assez fréquente et à des degrés variables dans les affections fébriles et dans la grossesse, chez les fumeurs et les buveurs.

Il n'y a pas de traitement particulier.

Léon Leriche, *d'Eaux-Bonnes*.

CHAPITRE IV

TROUBLES MOTEURS BUCCAUX

Les troubles moteurs de la bouche se résument en deux états différents :

1° Des spasmes ;

2° Des paralysies.

Je dois dire que ces états ne sont pas à proprement parler des affections de la bouche, mais des manifestations soit de l'hystérie, soit d'une maladie des centres nerveux ou des nerfs, soit de la neurasthénie. Aussi je ne fais que les signaler ici.

SPASMES

Les lèvres, la langue, le voile du palais, les piliers antérieurs peuvent être le siège de spasmes ; de même les muscles masticateurs. Des affections dentaires, et spécialement les caries des grosses molaires peuvent amener la contracture des masticateurs.

Ces spasmes peuvent revêtir les formes *tonique* ou *clonique*.

Le malade ressent alors dans ces organes une sorte de tension douloureuse, une rigidité, qui s'oppose en tout ou en partie à leurs mouvements. Cet état tonique peut être continu, et dans ce cas il apporte une gêne véritable à la préhension des aliments, à la mastication et à la déglutition. S'il est intermittent. il a moins d'inconvénients, et peut alterner avec des mouvements cloniques, ou des contractions fibrillaires.

Traitement. — Si l'on est en présence d'une contracture d'origine dentaire, l'extraction de la dent malade s'imposera et le plus souvent mettra fin aux accidents.

En tout cas, la thérapeutique devra viser la maladie primitive; localement, les gargarismes chauds, et le bromure de potassium à l'intérieur, à la dose de 1 à 2 grammes par jour au commencement des repas, pourront être d'une certaine utilité.

On pourra essayer aussi, si la cause est d'origine centrale, des courants continus faibles, avec pôle positif sous le menton ou à l'angle des mâchoires, et pôle négatif à la nuque.

Léon LERICHE, *d'Eaux-Bonnes.*

CHAPITRE V

TROUBLES CIRCULATOIRES DE LA BOUCHE

Ces troubles comprennent :

1° L'anémie ;
2° L'hyperhémie ;
3° L'hémorragie ;
4° L'œdème.

I

ANÉMIE

L'anémie buccale coïncide toujours avec un état général anémique ou cachectique. On l'observe dans la chlorose et l'anémie, à la suite du rhumatisme, et dans l'état palustre, dans les cachexies utérines, dans le cancer, etc.

Pour certains auteurs elle est quelquefois le début de la forme chlorotique de la tuberculose, et dans ce cas le symptôme initial de cette maladie.

La décoloration de la muqueuse est le signe capital. De rouge qu'elle était, elle devient blanche, quelquefois jaunâtre. Cette pâleur est surtout remarquable aux lèvres, aux gencives et au voile du palais. Le malade perçoit quelquefois un fourmillement, une sensation de brûlure. Cette anémie se complique assez fréquemment d'hémorragies sous-muqueuses qui forment des taches de purpura.

Le diagnostic est des plus simples et il faut remonter à la cause.

C'est la cause qui fournira les indications thérapeutiques, car localement il n'y a aucun traitement.

II

HYPERHÉMIE

L'hyperhémie buccale s'observe aussi comme *symptôme* dans un certain nombre de maladies locales et générales, qui prennent la place principale. Je n'insiste pas.

III

HÉMORRAGIE

L'hémorragie buccale, en dehors de tout traumatisme ou de toute lésion extérieure, s'observe chez les hémophiliques ; dans le scorbut dont elle est un signe important ; la *langue de perroquet* qui existe fréquemment dans la fièvre typhoïde et dans les maladies graves généralement à la période finale, reconnaît aussi pour cause l'hémorragie buccale.

Le *traitement* consistera en un nettoyage fréquemment répété de la bouche, avec un antiseptique acide de préférence ; le jus de citron, l'acide lactique et l'acide tartrique, à 1/100, donnent de bons résultats.

Les eaux hémostatiques, de Léchelle et de Pagliari entre autres, ont une certaine efficacité.

IV

ŒDÈME BUCCAL

La langue, la face interne des joues et surtout le bord libre du voile du palais, les lèvres et la luette peuvent être le siège d'œdèmes plus ou moins considérables.

Etiologie. — L'origine de ces œdèmes est variable. Ils sont dus à un obstacle à la circulation veineuse : érysipèle, furoncles, phlegmons, abcès, etc. ; ou bien à une autre affection générale avec localisation dans la cavité buccale : urticaire œdémateuse de Bazin.

Les strumeux, les lymphatiques ont fréquemment les lèvres œdémateuses ; de même que la luette et le voile du palais.

Enfin, il est des œdèmes dont l'étiologie est assez obscure, qui semblent avoir une origine vaso-motrice et sont une manifestation de troubles nerveux mal définis.

A côté des cas de ce genre cités par Courtois Suffit, par Ruault, je demanderai la permission de citer un cas dont j'ai été témoin : une fillette de dix ans au milieu d'une épidémie d'influenza a été prise après quelques jours de fièvre et de maladie d'un œdème considérable du voile du palais d'abord, puis de la lèvre supérieure et de la langue, avec un redoublement de fièvre. Au bout de deux jours l'œdème a disparu et la fièvre est tombée. Pas de trace d'albumine dans les urines. Pendant les quinze jours qui suivirent il y eut un peu d'abattement, perte de l'appétit, soif assez vive ; les soirs, un léger mouvement fébrile. Au bout de quinze jours, nouvel œdème des mêmes régions avec redoublement de fièvre et accidents dyspnéiques.

Cet accès dura trois jours, l'œdème disparut complètement, un mieux de quelques jours survint dans l'état général, puis une pneumonie se déclara, pneumonie bâtarde et mal limitée et l'enfant mourut.

Un confrère m'a soumis dernièrement l'observation d'une femme morte au milieu d'accidents urémiques à quarante ans environ ; la veille de la mort, la langue énorme, œdémateuse, violacée, était projetée en dehors de la bouche et ne présentait aucune trace de morsure.

Symptômes. — L'œdème de la région buccale présente des symptômes particuliers. L'infiltration se fait, là, dans un tissu cellulaire à mailles très serrées, et sous une muqueuse épaisse et résistante. Aussi les parties œdémateuses sont dures, la tension est considérable ; il y a de la douleur et une coloration extrêmement foncée des tissus ; la pression des doigts ne laisse pas l'empreinte caractéristique.

L'œdème de la luette augmente beaucoup la longueur et le volume de cet organe qui descend sur la base de la langue, y produit une titillation qui donne naissance à des quintes de toux, à des spasmes nauséeux et même à des vomissements. La déglutition est difficile.

Souvent l'œdème de la région buccale prend une forme aiguë et intermittente.

La langue œdémateuse devient énorme ; la bouche ne peut plus la contenir ; elle est d'un rouge lie de vin, elle s'arrondit et elle apporte un obstacle à l'alimentation et à la respiration.

Traitement. — La thérapeutique est impuissante contre ces œdèmes aigus ; et si la dyspnée devient trop menaçante il n'y aura d'autre ressource que la trachéotomie. Mais ce sont là des cas exceptionnels, et en général les accidents disparaissent d'eux-mêmes.

Si l'œdème de la langue est très douloureux on pourra essayer quelques scarifications.

Dans le cas d'œdème chronique de la luette, on pourra faire des badigeonnages avec un collutoire iodo-ioduré, et si l'œdème ne disparaît pas et qu'il soit une cause de gêne réelle il faudra exciser la luette. Cette opération est facile. Il faut saisir l'extrémité libre de la luette avec une pince et donner un coup de ciseau au-dessus. Une légère cautérisation au chlorure de zinc au 1/10e suffit pour arrêter la petite hémorragie consécutive.

On se gardera d'opérer pendant une période inflammatoire.

Léon LERICHE, d'*Eaux-Bonnes*.

CHAPITRE VI

STOMATITES

La *stomatite* est l'inflammation de la bouche, caractérisée par une altération de la muqueuse buccale, inflammation, excoriation ou ulcération, et catarrhe.

La stomatite peut dans certains cas être spécifique, c'est-à-dire causée par le développement d'un parasite particulier : ainsi la stomatite aphteuse et le muguet.

Depuis les remarquables travaux de Galippe on n'en reconnaît plus que deux variétés : les *stomatites catarrhales* et les *stomatites spécifiques*.

La bouche, en effet, est remplie d'une foule de microbes dont un grand nombre sont pathogènes. A l'état normal, l'épithélium pavimenteux de la muqueuse buccale oppose une barrière à la pénétration de ces microbes dans la couche sous-jacente et à la diffusion de leurs sécrétions morbides; mais survienne une altération quelconque de cet épithélium, la barrière est rompue et le travail pathologique de ces microbes réunis va aboutir à la stomatite.

Cette altération de l'épithélium sera produite par une plaie ou une contusion, une brûlure, un chicot, une irritation due à l'action d'un médicament ou poison comme le mercure, le plomb : ces agents se bornent à ouvrir une porte à la phalange microbienne.

Malgré le bien fondé et l'importance de ces données étiologiques, nous continuerons à diviser les stomatites comme par le passé; nous étudierons successivement :

1° La stomatite catarrhale ou simple ;

2° La stomatite ulcéro-membraneuse ;

3° La stomatite putride ou noma ;

4° La stomatite mercurielle ;

5° La stomatite aphteuse ;

6° La stomatite crémeuse ou muguet.

C'est avec intention que je laisse de côté les stomatites secondaires, qu'on observe dans le diabète, le scorbut, la diphtérie, etc. Ces stomatites seront étudiées dans les chapitres consacrés à ces maladies.

I

STOMATITE CATARRHALE OU SIMPLE

Étiologie. — Dentition infantile, éruption de la dent de sagesse ; aliments irritants froids et chauds, certains poissons et crustacés, noix, tartre dentaire, tabac, excoriation quelconque.

Symptômes. — La stomatite peut être générale ou seulement limitée aux lèvres, aux gencives et à la face interne des joues.

Au début, il y a rougeur parsemée ou non de plaques blanches, la bouche est sèche et brûlante puis bientôt il y a un état saburral plus ou moins marqué. La salivation devient abondante, les dents sont agacées, douloureuses. La langue est large, étalée et conserve l'empreinte des dents. L'haleine devient fétide, puis surviennent des excoriations et des ulcérations qui peuvent, au niveau du collet des dents, amener la chute de celles-ci. La douleur est exagérée par le passage des aliments, dont quelques-uns amènent une cuisson et une brûlure insupportables.

Il y a presque toujours de l'engorgement ganglionnaire, et les joues tuméfiées en dedans se présentent sous les arcades dentaires et sont mordues.

Souvent il n'y a pas la moindre fièvre ; d'autres fois de légers accès qui ne deviennent intenses que dans les cas de complication.

Durée. Terminaison. — En général cette affection est de courte durée, cinq à six jours. Les phénomènes inflammatoires diminuent, et en même temps se fait la cicatrisation des ulcérations si la cause de la stomatite disparaît.

Complications. — D'autres fois, mais rarement dans un organisme sain, surviennent des complications.

L'inflammation peut se propager au pharynx et amener une amygdalite phlegmoneuse, ou même un adéno-phlegmon.

Enfin, comme les ulcérations sont une porte ouverte à tous les microbes, on conçoit qu'il peut survenir des affections générales et graves, et que, dans ce cas, l'affection primitive disparaît devant la gravité des symptômes de la maladie secondaire, qui domine alors la scène pathologique.

Le **diagnostic** est des plus simples, si l'on assiste au début de la maladie; ce qu'il importe surtout de reconnaître, c'est la cause, qui sera une de celles que nous avons indiquées à l'étiologie.

Traitement. — Avant tout il faut supprimer la cause primitive.

Si l'on est en présence d'une stomatite dentaire de l'enfance, frictionner les gencives avec un mélange excitant, comme le suivant :

Teinture de quinquina.	ãã 4 grammes
— de cochléaria.	
— de safran.	1 —
Sirop diacode	5 —

avec lequel on frictionnera vigoureusement soit avec le doigt, soit avec un linge fin. Si l'éruption est imminente, on scarifiera les gencives.

Pour la dent de sagesse on scarifiera de prime abord, ou, si les dents sont trop serrées, on enlèvera la première petite molaire. Souvent en effet, la dent de sagesse est comprimée entre la dernière molaire et la branche montante du maxillaire, et elle ébranle toutes les dents, ce qui occasionne la gingivite. En faisant un vide par l'extraction d'une petite molaire, les dents peuvent sans inconvénient s'incliner du côté du vide qu'elles comblent peu à peu, et souvent par ce moyen on conserve une mâchoire complète, et on évite au patient bien des souffrances dans l'avenir, tout en guérissant de suite la stomatite.

En tout cas on enlèvera les chicots, on limera les dents érodées, on détruira le tartre dentaire.

Le malade se lavera la bouche fréquemment avec une solution de sublimé à 1/1000ᵉ chaude; on pousse des injections de cette solution, au moyen d'une seringue *ad hoc*, dans les interstices dentaires.

On touchera les ulcérations avec une solution de chlorure de zinc à 1/10, ou avec de la teinture d'iode.

Si la douleur est très vive, on pourra la calmer par des attouchements fréquents avec une solution de cocaïne à 1/10.

Enfin, on alimentera le malade avec des œufs délayés, du bouillon et du jus de viande, s'il ne peut supporter une alimentation plus solide.

Dans les cas où le malade serait sous l'influence d'une diathèse, diabète, syphilis, scrofule, il faut soigner activement cette diathèse.

II

STOMATITE ULCÉRO-MEMBRANEUSE

C'est une stomatite caractérisée par des ulcérations plus ou moins larges et profondes et remplies d'une matière pultacée qui leur donne des *apparences* de fausses membranes diphtéritiques.

Étiologie. — On l'observe à tous les âges, mais elle est plus fréquente de quatre à dix ans et surtout chez les garçons. Elle prend quelquefois un caractère épidémique et elle est probablement contagieuse. Elle sévit de préférence dans les agglomérations, pensionnats, casernes, et surtout maisons de correction, asiles, quand les conditions hygiéniques de ces établissements sont mauvaises. Elle frappe surtout les individus atteints de misère physiologique.

Symptômes. — Souvent avant la formation des ulcérations, il y a une sensation de sécheresse et de cuisson dans la bouche et le pharynx; il y a de la stomatite simple. Puis il se forme sur la gencive une vésico-pustule qui crève et est remplacée par une ulcération plus ou moins profonde et étendue. Dans d'autres cas, l'affection débute d'emblée par une ulcération qui se remplit bientôt de débris épithéliaux, de fibres élastiques qui se gangrènent et forment une bouillie grisâtre ou sanguinolente. Puis, de nouvelles ulcérations se forment sur la face interne des joues ou des lèvres. Ces ulcérations s'élargissent, se confondent pour former des ulcérations plus étendues, anfractueuses, quand on enlève le magma qui les remplit. Leurs bords sont taillés à pic, mais sans bourrelets périphériques indurés et saillants.

La forme de ces ulcérations est généralement ronde sur les lèvres et les gencives. Elles sont longitudinales sur les joues, et dirigées dans le sens antéro-postérieur; elles peuvent mesurer 4 à 5 centimètres de longueur.

Les ulcérations des gencives sont assez profondes pour dénuder les racines des dents et provoquer leur chute.

Les amygdales, les bords de la langue sont rarement, mais quelquefois pourtant, atteints d'ulcérations.

Presque toujours, un seul côté de la bouche est malade : l'affection est donc presque toujours *unilatérale*.

Comme symptômes de voisinage, il y a une inflammation générale de la bouche et du pharynx, une sensation de brûlure très pénible, de la gêne dans les mouvements de la langue et des mâchoires. Il y a toujours des engorgements ganglionnaires qui arrivent exceptionnellement à la suppuration.

L'haleine est extrêmement fétide et le malade, plus gêné encore par cette odeur infecte que par la douleur, a du dégoût pour la nourriture ; les vomissements sont fréquents. Souvent aussi il y a de la diarrhée, et presque toujours de la fièvre.

La maladie peut durer de deux à trois semaines, puis les ulcérations se détergent et se comblent. On a observé quelquefois des cicatrisations vicieuses amenant une gêne persistante, mais cela est rare.

Diagnostic. — Le diagnostic, parfois difficile au début, est très simple quand les ulcérations sont formées.

Au début, en effet, on pourrait croire à une stomatite simple. On pourrait aussi prendre les vésico-pustules pour des plaques muqueuses syphilitiques ; mais le doute cesse vite. On se fondera d'ailleurs sur ce qu'il n'y a eu ni chancre initial, ni roséole, ni accident en dehors de la bouche. Plus tard on pourrait croire à des plaques diphtéritiques, mais l'examen un peu attentif, la présence d'ulcérations profondes ne permettent pas l'erreur.

Il n'y a ni gonflement de la joue et des lèvres, ni bourrelet périphérique comme dans le noma.

Traitement. — On a longtemps considéré comme spécifique de la stomatite ulcéro-membraneuse le chlorate de potasse qui s'administre en gargarisme, en collutoire et en potion. On n'admet plus aujourd'hui la spécificité de ce médicament, mais c'est encore lui qui donne les meilleurs résultats. On peut agir de la façon suivante :

On administrera, de trois en trois heures, 20 centigrammes de chlorate de potasse dans une potion.

On lavera trois ou quatre fois par jour la bouche avec une solution de sublimé au 1/1000, ou d'acide phénique au 1/100, ou de chlorate de potasse à 5/100, et on nettoiera les ulcérations avec un pinceau imbibé de ces solutions, qui seront toujours employées chaudes.

Il faut tonifier le malade avec du fer et du quinquina en infusion ou en décoction dans une infusion d'eucalyptus qui combattra la mauvaise odeur de l'haleine. Le menthol en fumigation, la résorcine sont également utiles.

La diarrhée sera combattue par le salicylate de bismuth.

Les mesures prophylactiques, très importantes, consisteront à améliorer les conditions hygiéniques des milieux dans les agglomérations d'hommes et d'enfants surtout. Il faut agir comme si la maladie était absolument contagieuse. Chaque sujet aura ses ustensiles de table et de toilette à lui. Toutes les fois qu'on le pourra, on isolera les malades.

III

NOMA OU GANGRÈNE BUCCALE

Par *noma* il faut entendre une affection spéciale et non pas une gangrène quelconque de la bouche.

Étiologie. — Cette affection est mal connue. Est-elle spécifique? on l'ignore. Ce qu'on sait, c'est qu'elle se développe toujours à la suite d'une maladie infectieuse grave, fièvre typhoïde, rougeole, scarlatine, variole, etc. C'est surtout une maladie de l'enfance. Elle est exceptionnelle passé l'âge de douze ans.

Le noma est occasionné par une oblitération des petits vaisseaux. Il débute par la muqueuse de la face interne des joues, s'étend en largeur et en profondeur en tache d'huile à marche envahissante et progressive, et aboutirait à peu près fatalement à de très graves désordres, si une intervention énergique n'enrayait le mal.

Symptômes. — Cette affection débute par une induration, un épaississement que l'on peut sentir dans l'épaisseur de la joue et par une tache violacée sur la muqueuse. Le malade ne ressent pas de douleur à proprement parler, mais seulement un peu de sécheresse de la bouche et un fourmillement. L'haleine prend de suite une odeur gangreneuse *sui generis*, qui attire l'attention de ce côté. Puis il se forme, au bout de vingt-quatre à quarante-huit heures, une vésicule qui crève et donne naissance à une ulcération à bords irréguliers et entourée d'un bourrelet livide. Cette ulcération est remplie d'une bouillie grisâtre, sanieuse et sanguinolente ; elle va en s'agrandissant, elle se creuse, détruisant toutes les parties saines, les petits vaisseaux, ce qui donne lieu à des hémorragies. La peau de la joue au point correspondant prend une teinte asphyxique ; il se forme une croûte qui tombe ensuite, de sorte que la bouche communique avec l'extérieur par une plaie béante.

Abandonnée à elle-même, l'affection gagne de proche en proche ; les muscles sont détruits ; vient le tour des os qui se carient et le malade succombe rapidement au milieu des phénomènes d'hecticité, ou sous les effets d'une complication : broncho-pneumonie, gastro-entérite, plus rarement hémorragie par gangrène d'un gros tronc vasculaire.

Même arrivé à un degré avancé, le noma peut guérir ; mais alors, il reste des cicatrices vicieuses, des adhérences gênantes ou des fistules, en un mot des traces indélébiles qui laissent le patient dans un état d'infirmité ou de cachexie plus ou moins profonde.

Diagnostic. — Le diagnostic est facile ; mais au début on peut croire à une fluxion, à une stomatite simple et il est fort important de reconnaître la maladie à cette époque, car une intervention énergique peut alors enrayer le mal.

Un examen attentif permettra de reconnaître la tache violacée de la muqueuse, et en saisissant la joue entre le pouce et l'index, l'un des doigts dans la bouche, et l'autre sur la joue, on sentira un noyau induré, généralement adhérent à la muqueuse. L'odeur gangreneuse est aussi un bon signe et très précoce.

Pronostic. — Le pronostic est grave, car les malades succombent souvent, et la maladie laisse toujours des traces plus ou moins profondes de son passage.

Traitement. — Aussitôt le mal reconnu et à n'importe quelle période de la maladie il faut cautériser au thermo-cautère, et détruire même au delà du mal tous les tissus. Recommencer si la gangrène continue.

Il faut panser les plaies avec des antiseptiques énergiques, saupoudrer avec de l'iodol et faire des lavages fréquents avec une solution très chaude de sublimé à 1/1000, de chloral à 1/100, d'acide thymique à 1/100.

Il faudra soutenir les forces du malade avec des solutions de quinquina concentrées, des potions de Todd et d'extrait de quinquina, de la kola, de la caféine et le nourrir avec des jus de viande, des peptones, de la poudre de viande, en lavements et par la bouche.

IV

STOMATITE MERCURIELLE

La stomatite mercurielle peut s'observer comme manifestation d'une intoxication générale mercurielle, ou constituer à elle seule les symptômes de cette intoxication. C'est de cette dernière que nous allons nous occuper.

Étiologie. — J'ai déjà dit qu'aujourd'hui on ne la regardait plus comme une stomatite spécifique ; néanmoins elle a des caractères propres, et elle s'observe chez les malades qui font usage du mercure comme médicament. La susceptibilité individuelle varie, mais sans qu'aucune règle puisse établir le degré de cette susceptibilité.

Symptômes. — Le premier phénomène est un goût métallique dans la bouche, suivi bientôt du gonflement et de la rougeur des gencives, d'une augmentation de la salivation avec chaleur de la bouche. Les dents semblent allongées au malade, et en réalité, elles sont en quelque sorte repoussées du fond de l'alvéole ; elles sont douloureuses. Le ptyalisme augmente et devient plus considérable que dans aucune autre stomatite. La salive est visqueuse et filante, souvent sanguinolente et d'odeur extrêmement fétide. Puis les gencives se tuméfient de plus en plus, s'ulcèrent légèrement, la muqueuse des joues est boursouflée ; les amygdales, les lèvres, la langue s'œdématient, débordent sous les arcades dentaires, se desquament, et deviennent d'un rouge vineux. La langue œdématiée est une cause de dyspnée en obstruant l'arrière-bouche et en s'opposant à l'écoulement en dehors de la salive qui tombe dans le larynx et occasionne des quintes de toux.

A un degré plus avancé les dents noircissent et tombent. Il peut survenir des plaques de gangrène, puis de la carie des maxillaires.

Il y a de la fièvre et des douleurs de tête, de l'engorgement ganglionnaire qui peut aller jusqu'à la suppuration.

Le **diagnostic** ne présente pas de difficultés. Le goût métallique, le gonflement des gencives et la salivation abondante, chez un malade soumis au traitement mercuriel, sont pathognomoniques.

Traitement. — Il faut cesser immédiatement le traitement mercuriel et faire des lavages antiseptiques. On conseille les solutions de sublimé, mais s'il survient des ulcérations, il vaut mieux employer un autre agent, comme le lysol, le thymol, l'acide borique, la créoline. Il faut prescrire des collutoires au chlorate de potasse à 5 p. 100 et le donner à l'intérieur à la dose de 4 à 6 grammes dans une potion. La maladie cède rapidement sous l'influence de ce traitement.

Mais on ne doit pas se borner à guérir la stomatite mercurielle, il faut la prévenir et pour cela il faut surveiller attentivement les malades soumis au traitement mercuriel ; leur donner concurremment avec le mercure, du chlorate de potasse en gargarisme et à l'intérieur, et au moindre signe d'irritation suspendre quelques jours le mercure qu'on donnera toujours à très faibles doses, et avec des interruptions fréquentes.

V

DE LA STOMATITE APHTEUSE

La stomatite aphteuse est une localisation d'une maladie infectieuse, qui rarement chez l'homme dépasse les limites de la bouche. Chez les animaux, les bovidés surtout, elle est plus générale et plus grave : on la désigne vulgairement sous le nom de *Cocotte*.

Étiologie. — C'est une maladie épidémique et contagieuse, qui se transmet de l'animal à l'homme. Les enfants en sont plus souvent atteints quoiqu'elle s'observe à tous les âges. Elle se développe souvent chez les enfants élevés au biberon, qui boivent du lait provenant de vaches atteintes de fièvre aphteuse. Elle se développe aussi chez les adultes prenant du lait de vaches malades.

Chez les filles de ferme, les garçons d'écurie, on l'a vue débuter par les mains dont le derme était dénudé.

Enfin la contagion se propage d'homme à homme, par des inoculations plus ou moins directes.

Symptômes. — Si l'affection débute par la bouche, ce qui est presque la règle, le malade perçoit de la chaleur et de la sécheresse, *loco dolenti*, puis des fourmillements et des démangeaisons, des picotements, de la cuisson.

Un peu de fièvre et d'embarras gastrique se déclarent et un sentiment de courbature plus ou moins marqué.

Presque immédiatement, apparaissent des plaques rouges sur le voile du palais, la face interne des joues, des lèvres, et sur la langue. Le centre de la plaque se transforme en une vésicule transparente, et la périphérie forme une auréole d'un rouge vif. La vésicule se crève le deuxième ou le troisième jour et fait place à une petite érosion qui se creuse, et devient une ulcération remplie d'une matière jaunâtre difficile à enlever. L'ulcération détergée est assez profonde, régulière, et saignante. Les ulcérations peuvent être séparées les unes des autres, et la muqueuse prend un aspect criblé ; ou bien elles empiètent les unes sur les autres, et leur forme est irrégulière.

Si les ulcérations sont nombreuses, l'éruption est dite *confluente ; discrète* dans le cas contraire.

Au bout de trois ou quatre jours après l'ulcération, les auréoles pâlissent, les ulcérations se comblent, ne laissant à leur place qu'une petite tache rouge foncé ou violacée qui disparaît au bout de quinze jours environ.

Au moment de la période d'ulcération il y a de la douleur et de la gêne pour l'alimentation. La salivation est augmentée et il y a de l'engorgement ganglionnaire. Mais rarement l'affection prend une forme grave. Dans ce cas, on remarque des signes d'infections plus ou moins accentuées qui peuvent aller jusqu'au délire, et qui ne sont pas en rapport avec les signes locaux.

Parfois enfin, il se forme sur les membres ou le tronc quelques vésicules aphteuses qui s'accompagnent de douleurs vagues et de démangeaisons et de cuisson. Ces vésicules subissent les mêmes transformations que celles de la bouche, mais les ulcérations sont moins accentuées.

Le **diagnostic** se fait par les caractères pathognomoniques de l'éruption et ne présente pas de difficulté.

Le **pronostic** est généralement bénin. L'évolution de l'éruption se fait en six à sept jours (macules terminales non comprises) ; mais souvent il y a plusieurs poussées successives et le pronostic doit être plus réservé pour les tout jeunes enfants qui souffrent de l'inanition.

Traitement. — Le traitement doit être *prophylactique et thérapeutique.*

La *prophylaxie* consistera à ne pas faire usage de lait provenant d'animaux aphteux, et, d'une façon générale, de faire toujours bouillir le lait de la provenance duquel on n'est pas absolument certain.

Tous les objets et surtout ceux que le malade porte à sa bouche, devront être réservés à son usage exclusif et soigneusement désinfectés. Enfin on devra autant que possible éviter tout contact avec les malades atteints de cette affection. Les malades eux-mêmes devront prendre les précautions les plus minutieuses pour ne pas s'inoculer l'affection sur d'autres parties du corps.

Le *traitement thérapeutique* comprendra des lavages soigneux et fréquents avec des antiseptiques, comme solutions boratées au 1/10, acide borique à 4 p. 100, lysol, etc. Le chlorate de potasse à la dose de 4 grammes par jour en potion donne de bons résultats.

Enfin, si la douleur est intense, il faudra faire des attouchements avec des solutions de cocaïne à 1/10.

Des grands bains d'amidon et des lotions au sublimé à 1/1000 sur le corps si l'éruption se généralise.

VI

MUGUET OU STOMATITE CRÉMEUSE

Le muguet est une affection parasitaire qui s'observe principalement sur la muqueuse de la bouche et exceptionnellement sur d'autres parties du tube digestif et sur les cordes vocales inférieures qui sont recouvertes d'un épithélium pavimenteux. En tout cas, c'est surtout une maladie de l'appareil buccal, c'est toujours par cet organe qu'il débute et c'est là qu'il acquiert son maximum d'intensité. Aussi le décrit-on fréquemment sous le nom de *stomatite crémeuse*.

Étiologie. — Le muguet est causé par un parasite, *oïdium albicans* de Robin, qui se développe dans l'interstice des cellules épithéliales et les désagrège.

Le muguet se propage par contagion indirecte, sein d'une nourrice, verre, cuiller, et toujours dans un milieu acide.

Il est plus fréquent chez les enfants et surtout chez ceux qui sont soumis à de mauvaises conditions hygiéniques.

Il peut survenir aussi chez des cachectiques à la suite d'une maladie grave dont il est une complication qui annonce presque toujours une issue fatale et prochaine. Nous ne nous occuperons que du muguet des enfants.

Symptômes. — L'affection débute par de la sécheresse de la bouche, précédée souvent d'un peu de malaise et d'inappétence. L'enfant est triste, abattu, demande fréquemment à boire et refuse quand on lui offre, ou aussitôt qu'il a commencé. La muqueuse de la bouche se hérisse de papilles saillantes, elle est sèche et d'un rouge vif. Au bout d'un jour ou deux les papilles blanchissent et paraissent sous forme de points blancs ou de plaques blanchâtres sinueuses, très adhérentes, siégeant sur la langue, les gencives, la face interne des joues et le voile du palais. Ces plaques, d'abord d'un blanc laiteux, deviennent bientôt grises ou jaunâtres. Si on les enlève, la muqueuse apparaît rouge, mais non ulcérée.

La mastication, la déglutition sont douloureuses ; l'enfant refuse le sein. Il n'y a pas de réaction générale ou du moins elle est marquée par l'affection primitive dans le muguet symptomatique.

Quelquefois cependant il y a un peu de diarrhée et dans ce cas on observe de l'érythème fessier, des excoriations qui se recouvrent quelquefois de plaques de muguet.

Pronostic. — Le muguet simple guérit en trois ou six jours et son pronostic est bénin. Mais le muguet symptomatique indique un état général grave et n'apparaît qu'à la période de cachexie ultime.

Diagnostic. — Il est facile de diagnostiquer le muguet, même au début. On ne le confondra pas longtemps en effet avec la stomatite simple puisqu'il n'y a ni ulcération ni ptyalisme et au contraire une sécheresse absolue ; puis l'apparition des papilles blanchâtres ferait vite cesser le doute.

Mais alors on pourrait croire à une éruption herpétique : l'absence de vésicules dans le cas de muguet ne permettra pas l'erreur.

Les plaques de diphtérie sont plus mates, l'état général est beaucoup plus grave ; après le raclage dans la diphtérie, la muqueuse sous-jacente est rouge foncé, humide et saignante.

Quelquefois le lait se caille sur la langue et le voile du palais ; mais ces places de lait disparaissent très facilement par le raclage et ne se reforment pas.

Enfin l'examen microscopique lèverait tous les doutes. On distingue au microscope des tubes de mycélium creusés d'une cavité cylindrique cloisonnée, et renfermant des granulations mobiles.

Traitement. — Le traitement *prophylactique* consistera à améliorer l'état général des enfants et à les entourer de soins hygiéniques. Il faut laver avec minutie les biberons, verres et cuillers.

Une nourrice qui allaite plusieurs enfants devra à chaque fois se laver le sein avec une solution de sublimé au 1/1000 et à l'eau bouillie ensuite.

L'enfant atteint de muguet devra être isolé des autres enfants et on lui lavera la bouche avec une solution de borax à 6 grammes p. 100. On lui fera prendre quelques cuillerées d'eau de Vichy, soit pure, soit coupée avec du lait. Enfin, s'il y a de la diarrhée et de l'érythème, on donnera des lavements amidonnés, et on lavera les plaques d'érythème avec de l'eau boratée.

Léon Leriche, *d'Eaux-Bonnes*.

CHAPITRE VII

GINGIVITES

Les gencives peuvent être enflammées soit dans le cas de stomatites, soit isolément, et si leurs maladies ressortissent souvent de l'art dentaire, elles n'en sont pas moins des affections fort intéressantes pour le médecin, et demandent souvent leur traitement à la thérapeutique générale.

Nous passerons donc rapidement en revue l'étude des gingivites et nous étudierons successivement :

1° La gingivite des fumeurs ;
2° La gingivite érythémateuse ;
3° La gingivite fongueuse ;
4° La gingivite hypertrophique ;
5° La gingivite phlegmoneuse.

1° **La gingivite des fumeurs** est due à l'action du tabac en dehors de toute inflammation d'origine dartreuse, de carie et de manque de soins.

L'action de la fumée de tabac est irritante. Il se fait dans les interstices dentaires et au niveau du collet des dents un dépôt charbonneux qui amène de l'érythème de la gencive qui rougit, se sèche, et qui, à un degré plus avancé, se couvre d'un dépôt épithélial blanchâtre. Les dents sont agacées ; elles deviennent noires.

Les susceptibilités individuelles vis-à-vis du tabac sont variables. Lorsque l'abus amène des accidents, il faut cesser ou tout au moins diminuer et prendre de grands soins de propreté ; laver matin et soir les dents avec une brosse dure, un petit linge fin et de l'alcool de menthe dans de l'eau chaude.

Gingivite érythémateuse. — La *gingivite érythémateuse* est généralement occasionnée par une carie dentaire, ou un dépôt de tartre, des boissons trop chaudes ou des aliments trop épicés ou acides. Il y a d'abord sécheresse et rougeur, puis une desquamation épithéliale abondante, quelquefois des ulcérations superficielles et des fissures. L'irritation peut s'étendre et gagner toute la bouche, en un mot, être le point de départ d'une stomatite érythémateuse avec tout son cortège de symptômes.

Le traitement consistera en un redoublement des soins de la bouche. On séchera au début les gencives avec un peu d'eau boriquée tiède, on enlèvera le tartre dentaire ou les chicots et on traitera les dents malades. Puis on pourra faire usage de collutoires astringents, à l'alun ou au ratanhia. Un peu de chlorate de potasse à l'intérieur sera d'une grande utilité.

3° La **Gingivite fongueuse** est le plus souvent l'aboutissant d'une gingivite quelconque, qui devient chronique et amène la formation de *fongosités* sur les gencives. Elle se développe souvent au niveau des orifices de fistules.

Les gencives sont rouges, bourgeonnantes, violacées, elles recouvrent les dents; quelquefois elles sont œdémateuses et grisâtres, elles forment des bourrelets dans les interstices dentaires. Généralement, il n'y a pas de douleurs mais les gencives sont saignantes, au moindre attouchement.

Le **traitement** consistera à faire disparaître la cause de la gingivite, puis ensuite on fera un collutoire astringent au sulfate de zinc qu'on promènera sur toutes les fongosités. On pourra toucher aussi au nitrate d'argent, ou au sulfate de cuivre.

3° La **Gingivite hypertrophique** succède aussi à une gingivite aiguë et chronique, chez des sujets prédisposés, généralement des strumeux et des lymphatiques, des syphilitiques.

Les gencives peuvent être hypertrophiées en totalité, ou seulement par places et d'une façon irrégulière. Les parties hypertrophiées sont dures et pâles, il n'y a pas de douleur proprement dite, mais seulement un peu de gêne.

Le traitement consistera en un nettoyage des dents, et on détruira par le feu et les caustiques, sulfate de cuivre, nitrate d'argent, les portions hypertrophiées.

On traitera l'état général et on donnera du sirop d'iodure de fer et du sirop de raifort iodé, de l'huile de foie de morue.

4° La **Gingivite phlegmoneuse** est généralement une gingivite érythémateuse aiguë, mais ici l'inflammation est plus profonde, la partie sous-muqueuse prend part à l'inflammation.

Bientôt après le début d'une gingivite érythémateuse, il y a de la tuméfaction plus ou moins diffuse de la gencive qui devient œdémateuse, rouge violacé et saignante, et recouvre le collet des dents, puis il sort un peu de sérosité louche et purulente qui se mêle à la salive. Le malade sent un goût fade dans la bouche. L'inflammation gagne en profondeur, jusqu'aux alvéoles, il y a de l'ostéo-périostite et les dents sont ébranlées.

Il y a de la fièvre, des frissons et presque toujours de l'embarras gastrique et des vomissements.

Ce sont généralement des accidents de dentition infantile, ou dent de sagesse, des débris alimentaires qui deviennent septiques par suite des fermentations qui amènent ces accidents.

Traitement. — On devra procéder à un nettoyage profond et complet des dents et donner issue au pus s'il y en a. On devra ouvrir la gencive dans les points les plus œdématiés et faire des lavages, et des seringages au sublimé. Puis des collutoires iodés plusieurs fois par jour seront promenés sur toute l'étendue des gencives.

Léon Leriche, *d'Eaux-Bonnes*.

CHAPITRE VIII

GLOSSITE

La glossite est l'inflammation de la langue. Presque toutes les stomatites s'accompagnent de glossite; de même les tumeurs de la bouche, mais ce sont là des glossites secondaires qui ne sont qu'un symptôme de la maladie primitive.

Nous réserverons donc le nom de glossite à l'inflammation primitive de la langue prise en dehors de toute affection spécifique.

La glossite est *aiguë* ou *chronique* et au point de vue de l'intensité elle est *superficielle* ou *profonde*.

Étiologie. — Une irritation continuelle, tabac, alimentation épicée ou acide, brûlures, dents cassées, chicots, morsures de la langue, toux fréquente comme dans la coqueluche, sont les causes ordinaires de la glossite.

Enfin elle peut faire suite à une maladie infectieuse générale, comme la rougeole, la variole, la scarlatine, etc.

Symptômes. — La langue est d'abord sèche et luisante, puis elle s'hypertrophie souvent, au point de faire saillie entre les arcades dentaires et même en dehors de la bouche ; il y des ecchymoses ou des taches violacées sous-épithéliales. L'empreinte des dents est marquée sur ses bords et forme quelquefois un sillon ulcéré sur sa face dorsale et sa face inférieure.

Dans des cas plus graves et surtout dans les glossites consécutives à une maladie infectieuse, ou chez des sujets en état de misère physiologique, l'inflammation peut s'étendre sous la face postérieure de la langue, gagner le tissu cellulaire et les ganglions de la région sus-hyoïdienne, enfin, donner lieu aux accidents connus sous le nom d'*angine de Ludwig*.

En même temps il y a de la fièvre et de l'embarras gastrique ; les ganglions sous-maxillaires sont engorgés. La salivation est abondante et fétide, puis au bout d'un temps variable, les phénomènes locaux et généraux diminuent d'intensité et la guérison peut avoir lieu par résolution complète.

D'autres fois vers le quatrième ou cinquième jour, le malade est pris de frissons, la fièvre redouble ainsi que la douleur, il y a de la diarrhée et des vomissements, il se forme un abcès dans l'épaisseur de la langue.

D'autres fois encore, il se fait une escharc plus ou moins large et profonde, l'odeur de l'haleine devient gangréneuse et au bout de quinze jours environ l'escharc se détache, pouvant amener une hémorragie assez abondante, et laissant à sa place une ulcération de mauvaise nature, remplie d'une bouillie sanieuse et grisâtre au-dessous de laquelle on trouve les muscles dénudés et saignants.

Enfin à l'état aigu peut succéder un état chronique avec épaississement des tissus et induration, avec des fissures et des ulcérations interminables.

Traitement. — Le traitement consiste à faire disparaître, avant tout, les causes d'irritation. On limera, réséquera ou extirpera les dents érodées, les racines et les chicots ; puis on emploiera des solutions boratées, boriquées ou au sublimé. On pourra ensuite, quand la période inflammatoire sera terminée, laver avec une solution de tannin à 1 ou 2 p. 100 ou une solution de salicylate de soude à 1/10e.

S'il y a suppuration et formation d'un abcès, il faut ouvrir cet abcès au bistouri, au thermo-cautère ou au galvano-cautère suivant l'*accessibilité* de l'abcès et laver avec une solution antiseptique.

S'il y a des plaques gangréneuses, on les touchera avec une solution d'acide chromique à 1/10e ou 1/5e. On pourra aussi les détruire au thermo-cautère.

En même temps que le traitement local, il faut soutenir le malade par des toniques, du quinquina, du fer, des peptones. Si la fièvre est intense, on donnera de la quinine et de l'acide salicylique.

Enfin, si la dyspnée était très intense, ce qui se voit dans certains cas de glossite aiguë et surtout chez les enfants, il pourrait devenir nécessaire de faire la trachéotomie.

Souvent aussi on devra nourrir le malade avec la sonde nasale.

Léon Leriche, *d'Eaux-Bonnes.*

CHAPITRE IX

LÉSIONS DE LA MUQUEUSE LINGUALE DE NATURE INCONNUE

Avec les auteurs du *Traité de Médecine*, Bouchard, Charcot et Brissaud, nous décrirons deux affections de la bouche dont la nature est peu connue. Nous voulons parler de :

1° La desquamation épithéliale de la langue ;
2° La leucoplasie buccale.

1° De la desquamation épithéliale de la langue.

Étiologie. — On peut la rencontrer à tous les âges de la vie, mais elle a son maximum de fréquence pendant la première enfance ; passé trois ans elle est beaucoup plus rare.

Pour certains auteurs, elle serait héréditaire, mais le rôle de l'hérédité est très contesté par d'autres.

Certains auteurs en font une maladie parasitaire ; le parasite est encore à trouver ; pour d'autres elle serait une manifestation syphilitique ; pour d'autres encore c'est une sorte d'eczéma ; elle serait un attribut de l'arthritis. Enfin, l'idée d'en faire une manifestation de troubles gastro-intestinaux n'est pas dépourvue de fondements. En somme, la lumière est loin d'être faite à cet égard, et la nosologie lui donne toutes sortes de noms tels que *pityriasis lingual* de Rayer, *état lichénoïde de la langue* de Gubler; *eczéma de la langue* de Molènes ; *eczéma moyen desquamatif ou eczéma en aires* de Besnier, etc., etc.

Symptômes. — L'affection débute par une petite papule un peu saillante, rosée ou grisâtre, au centre de laquelle se fait une petite exfoliation fine, qui gagne et s'entoure d'un liséré demi-circulaire, liséré blanchâtre et saillant. Ces papules débutent sur la face dorsale de la langue et près des bords. Le nombre de plaques est variable ; quelquefois deux ou trois, d'autres fois un plus grand nombre, qui envahissent presque en même temps toute la face dorsale de la langue.

D'autres fois, au lieu de voir des plaques isolées, on ne voit qu'une zone de desquamation plus ou moins étendue, à bords déchiquetés et taillés à pic, qui lui donnent l'aspect d'une carte géographique, *langue en carte géographique* de Gautier et Bergeron.

La durée de l'affection est assez longue, parce que les plaques se font par poussées successives et durent plusieurs semaines. Les plaques se groupent en séries variables souvent de forme circulaire. Puis, cette affection disparaît sans laisser de traces apparentes.

L'état général n'est pas troublé pendant l'évolution de la maladie. Il n'y a pas de douleur et seulement une gêne à peine appréciable, réveillée par les aliments acides ou épicés. Il n'y a ni fièvre, ni salivation, ni aucun trouble digestif.

Diagnostic. — Le diagnostic est assez facile et l'affection ne pourrait guère être confondue qu'avec certains accidents syphilitiques : les *plaques lisses* de Fournier, ou les *plaques fauchées en prairie* de Cornil. Mais ces plaques sont rougeâtres et lisses, tandis que les plaques de la desquamation sont blanches ou rosées, desquamantes et entourées d'un liséré blanchâtre et saillant.

De plus, la durée des affections syphilitiques de ce genre est beaucoup plus longue bien qu'elles s'améliorent rapidement par le traitement mercuriel et ioduré, qui irrite au contraire et aggrave les plaques desquamatives de l'affection qui nous occupe.

Traitement. — Il n'y a guère autre chose à faire qu'à recommander au malade des soins de propreté et d'hygiène de la bouche.

On peut néanmoins, dans le cas d'irritation un peu vive, toucher la langue avec une solution boriquée, une solution à 1/100e d'acide lactique ou salicylique.

2° De la leucoplasie buccale. — La leucoplasie buccale est une affection plus grave que la précédente. Elle dépasse le plus souvent les limites de la langue pour gagner la face interne des joues et des lèvres ; elle est caractérisée par l'apparition de squames blanches et l'induration de la muqueuse.

Étiologie. — C'est une affection de l'homme adulte ou du vieillard ; rare chez la femme et inconnue dans l'enfance. On ignore sa nature ce n'est pas une maladie héréditaire ni contagieuse. Les irritants et le tabac en particulier jouent probablement le principal rôle dans l'étiologie de cette étrange affection.

Symptômes. — La leucoplasie succède quelquefois à une glossite ou à une stomatite érythémateuse. Bientôt ou d'emblée, on voit apparaître sur la face dorsale de la langue des plaques rouges érythémateuses, rondes ou ovales; au bout de quelque temps ces plaques deviennent blanchâtres et desquament en écailles fines d'abord, qui grossissent, épaississent et blanchissent de plus en plus. Ces squames forment de véritables écailles qu'on enlève facilement. Au-dessous et dans l'intervalle de ces écailles il y a des ulcérations, des fissures irrégulières, et au toucher ces lamelles offrent une certaine résistance, la muqueuse sous-jacente est indurée et sèche.

Les papilles linguales sont turgescentes et la langue prend un aspect villeux.

Ces plaques leucoplasiques gagnent en étendue, recouvrent toute la surface dorsale de la langue, la face interne des joues, des gencives et des lèvres; exceptionnellement on voit quelques plaques sur le voile du palais et le pharynx.

Au début de l'affection, la leucoplasie entraîne peu de troubles généraux; seulement un peu de cuisson au passage des aliments trop chauds ou acides; mais bientôt la langue est moins souple, la déglutition et la mastication sont plus difficiles et la douleur devient un obstacle à l'alimentation.

Enfin de villeuse qu'elle était, la langue devient papillomateuse. Tout peut en rester là, mais souvent il survient un épithélioma. Les bords de la langue s'indurent et grossissent, puis s'ulcèrent, les hémorrhagies commencent, les ganglions sous-maxillaires s'hypertrophient et deviennent cancéreux l'affection change de nature : à la leucoplasie succède le cancer. L'évolution de cette maladie est lente elle dure de dix à quinze ans avant d'en arriver là, et heureusement n'y arrive pas toujours.

Le **pronostic** de la leucoplasie est donc grave, car même sans dégénérer en cancer, elle est une cause de troubles sérieux du côté de la nutrition.

Le **diagnostic** est assez difficile au début. L'*abus du tabac* peut amener une desquamation buccale en plaques qui ressemble beaucoup à la leucoplasie. Néanmoins dans le cas d'inflammation nicotinique, en général les squames sont plus fines, elles ne sont pas arrondies ou ovales comme dans la leucoplasie, et beaucoup plus adhérentes. En somme le pronostic est parfois fort difficile, à moins que le patient ne cesse de fumer; dans ce cas alors tout rentre dans l'ordre au bout d'un temps plus ou moins long.

Certaines scléroses syphilitiques de la langue se rapprochent beaucoup aussi de la leucoplasie buccale, au point de vue morphologique. Mais ces glossites donnent lieu à des fissures non saignantes, quoique profondes, qui donnent à la langue un aspect spécial, lobulé sur la surface, et dentelé sur les bords et la pointe qui sont épaissis. Puis le traitement spécifique améliore ces scléroses syphilitiques et aggravent au contraire les symptômes de la leucoplasie.

Enfin il y a souvent dans d'autres régions des troubles syphilitiques ; tandis que la leucoplasie ne dépasse pas les limites de la bouche.

Traitement. — Il faut d'abord éviter toute médication ou nourriture irritante et prescrire des émollients et des alcalins en lavages et gargarismes. Quelques collutoires morphinés ou cocaïnés, sont utilement employés dans le cas de fissures douloureuses.

Mais il ne faut pas oublier que cette affection est un « noli me tangere » par excellence ; cependant quand l'affection devient papillomateuse, le chirurgien doit intervenir, mais d'une façon radicale.

Léon Leriche, *d'Eaux-Bonnes.*

DEUXIÈME PARTIE

MALADIES DU PHARYNX

CHAPITRE PREMIER

ANESTHÉSIES DU PHARYNX

Disparition partielle ou totale de la sensibilité de la muqueuse du pharynx et du voile du palais, ou de l'une seulement de ces régions, l'anesthésie vraie, pathologique, ne doit pas être confondue avec cette diminution, toute naturelle, de la sensibilité que l'on peut constater chez certaines personnes ; s'il en est en effet, dont le fond de la gorge se prête difficilement à l'exploration, il en est d'autres, par contre, chez qui l'on peut impunément porter le doigt ou un instrument sur tous les points du pharynx et de l'isthme du gosier sans provoquer aucun réflexe ; ces personnes ont une sensibilité plus obtuse, mais n'ont pas d'anesthésie dans le vrai sens du mot.

Étiologie. — Les anesthésies du pharynx sont de causes fort diverses, il suffira de les énumérer rapidement, mais il paraît nécessaire de dire auparavant, un mot des nerfs sensitifs du pharynx.

Le voile du palais reçoit sa sensibilité du trijumeau par le ganglion sphéno-palatin, dépendance du nerf maxillaire supérieur. Pour le pharynx proprement dit, les rameaux pharyngiens du glosso-pharyngien, unis à des rameaux du pneumogastrique, du spinal et du grand sympathique, forment le plexus pharyngien, très riche et très compliqué qui préside à la fois au mouvement et à la sensibilité, cette dernière plus particulièrement sous la dépendance du pneumogastrique et du glosso-pharyngien.

Les anesthésies peuvent se diviser en *anesthésies d'origine centrale*, dues à des lésions diverses des centres nerveux et notamment du bulbe où sont situés les noyaux d'origine des nerfs qui concourent à former le plexus pharyngien. C'est surtout dans les paralysies bulbaires dont le type est la paralysie labio-glosso-laryngée, paralysies bulbaires, qui sont comme le but final vers lequel paraissent tendre presque toutes les myélites aiguës ou chroniques, que l'on trouve l'anesthésie du pharynx et du voile du palais, associée à la paralysie des mêmes régions. On peut encore ranger dans les anesthésies d'origine centrale, celles que l'on observe chez les paralytiques généraux et quelquefois chez les aliénés et les épileptiques. *Anesthésies d'origine périphérique*, dues à la destruction des filets nerveux sensitifs ou à leur compression par une tumeur développée dans leur voisinage. *Anesthésies par altérations locales*. Les inflammations aiguës, par leur violence, les inflammations chroniques, par leur persistance, peuvent amener des altérations terminales des nerfs sensitifs et une anesthésie consécutive, plus ou moins complète et plus ou moins persistante suivant le degré de ces altérations. *Anesthésies des maladies générales infectieuses*, associées aux paralysies que l'on peut observer comme complications de ces maladies : fièvre typhoïde, fièvres éruptives graves, grippe, choléra, dysenterie enfin et surtout diphtérie. Il faut encore citer les *anesthésies diathésiques* parmi lesquelles la paralysie labio-glosso-laryngée et les symptômes bulbaires d'origine syphilitique et les *anesthésies des intoxications* parmi lesquelles l'intoxication saturnine. Enfin, pour terminer cette revue générale des causes de l'anesthésie du pharynx, il faut citer une des plus fréquentes, l'*anesthésie hystérique*, que l'on pourra observer, soit seule soit associée à l'anesthésie d'autres régions et surtout à l'hémianesthésie.

Symptomatologie. — Les symptômes de l'anesthésie pharyngée, lorsqu'elle ne s'accompagne pas de paralysie, ce qui, à la vérité, doit être considéré comme l'exception, en dehors de l'anesthésie hystérique, sont très peu accusés et nuls le plus souvent. Les malades en peuvent être atteints sans s'en être jamais doutés. Si pourtant cette anesthésie est complète et survient brusquement, elle peut donner lieu à quelques troubles de la déglutition, on sait en effet que le contact du bol alimentaire produit de proche en proche une série de réflexes qui mettent en jeu les muscles qui président à l'acte de la déglutition ; si la sensation de ce contact vient à disparaître tout à coup, les muscles n'agiront plus qu'imparfaitement. Les troubles peuvent être encore plus marqués quand l'anesthésie est unilatérale, ils sont dus alors à un défaut de synergie dans les contractions musculaires.

Diagnostic. — Le diagnostic de l'anesthésie du pharynx ne présente par lui-même aucune difficulté et se fera par l'exploration directe, mais un diagnostic bien plus important est celui de la cause de cette anesthésie ; on devra examiner soigneusement tous les autres symptômes qui peuvent l'accompagner.

Pronostic. — Nullement grave en lui-même, le pronostic est essentiellement sous la dépendance de la cause première.

Traitement. — Il en est de même du traitement, qui est aussi très limité en dehors du traitement de la maladie dont l'anesthésie n'est qu'un symptôme. L'électricité est à peu près le seul agent thérapeutique à mettre en usage.

F. Perrenot, *d'Hyères.*

CHAPITRE II

SPASMES DU PHARYNX

Les spasmes du pharynx sont des troubles moteurs, caractérisés par des contractures anomales et plus ou moins prolongées des muscles du pharynx et du voile du palais, *spasmes toniques*, ou par des mouvements convulsifs rapides, *spasmes cloniques*.

Étiologie. — Les spasmes peuvent se diviser, suivant leur cause, en *symptomatiques*, les plus nombreux et *idiopathiques*, beaucoup plus rares. Les spasmes symptomatiques sont sous la dépendance soit d'une affection locale du pharynx ou de son voisinage immédiat, d'une affection siégeant plus loin en dehors du pharynx, soit enfin d'une maladie générale. Parmi les affections locales il faut citer les angines aiguës ou chroniques, lorsqu'elles s'accompagnent de douleurs vives et surtout d'ulcérations; l'herpès du pharynx est, parmi ces dernières, la plus fréquente des causes ; ces spasmes sont le plus souvent limités à l'isthme du gosier. Les ulcérations tuberculeuses du larynx et de l'épiglotte produisent souvent des spasmes du segment inférieur du pharynx et de l'extrémité supérieure de l'œsophage.

Parmi les causes siégeant en dehors du pharynx, il faut citer les lésions de l'encéphale, les altérations de la moelle et des vertèbres cervicales. La névralgie du trijumeau cause souvent un spasme particulier, spasme clonique du voile du palais.

Les spasmes tenant à une maladie générale sont ceux du tétanos au moment des crises convulsives, de la rage pendant les accès, enfin les spasmes de l'hystérie.

Parmi les spasmes idiopathiques il faut ranger ceux que l'on observe chez certaines personnes à nervosisme très accusé, et qui ont le plus souvent pour cause soit une émotion très vive, soit l'obsession continue par une idée fixe, tels les spasmes que l'on pourrait appeler aussi par auto-suggestion et que l'on voit dans les accès de pseudo-hydrophobie chez certaines personnes mordues par des chiens et que poursuit l'idée fixe de la rage. C'est aussi chez ces nerveux que l'on peut observer des spasmes du pharynx à la seule menace d'un examen de la gorge ou à la seule vue d'un abaisse-langue.

Symptomatologie. — Les spasmes du pharynx s'accompagnent de symptômes variables selon qu'il s'agit de spasmes des constricteurs ou de spasmes limités au voile du palais et aux piliers. Dans les spasmes des constricteurs le symptôme dominant est la dysphagie qui apparaît sous forme d'accès, soit périodiques comme dans le tétanos et la rage, soit provoqués seulement par l'acte de la déglutition. Dès que les aliments arrivent au niveau du pharynx, ils provoquent des contractions réflexes souvent très douloureuses et auxquelles participent quelquefois les muscles de la langue et du cou, ces contractions, qui ne sont en somme que l'exagération des réflexes normaux, rendent la déglutition impossible et après des efforts prolongés et pénibles les aliments finissent par être rejetés ; lorsque les spasmes sont moins accusés, la déglutition peut cependant être encore possible quoique difficile. La nature des aliments a aussi une influence sur la production des spasmes, il en est de même de leur température, quelques personnes ne peuvent dans ce cas avaler que les solides, le plus grand nombre des liquides, celles-ci ne toléreront que les liquides froids ou glacés alors qu'ils devront être très chauds pour être admis par celles-là. Dans les spasmes limités à l'isthme du gosier la déglutition, quoique parfois très douloureuse, est rarement rendue impossible.

Le spasme clonique du voile du palais a son siège dans les muscles péristaphylins, il est caractérisé par des secousses très brèves qui se succèdent avec une grande rapidité, à chaque secousse le voile se soulève et se tend, en même temps que le malade perçoit dans l'oreille le bruit particulier, bruit physiologique, dû à l'ouverture des trompes d'Eustache qui se produit à chaque mouvement de déglutition. Je ne saurais mieux comparer ce spasme particulier de la névralgie du trijumeau qu'au tic douloureux de la face, affection de même nature, que l'on observe également dans cette névralgie.

Diagnostic. — Le diagnostic ne présente aucune difficulté, la cause seule devra être recherchée avec soin, l'examen du fond de la gorge sera fait à l'aide du miroir et pourra faire ainsi découvrir une ulcération impossible à voir au simple examen, ulcération souvent seule cause de tous les phénomènes observés et que l'on eût été tenté d'attribuer à l'hystérie ou à une excitabilité nerveuse exagérée, le cathétérisme permettrait, si besoin était, de différencier la dysphagie spasmodique d'avec la dysphagie paralytique.

Pronostic. — Le pronostic est entièrement sous la dépendance de la cause.

Traitement. — Le traitement des spasmes du tétanos et de la rage ainsi que des spasmes dus à des lésions des centres nerveux, ne présente pas d'indications particulières et c'est exclusivement à la maladie première qu'il faudra s'adresser.

Dans le cas de lésions aiguës ou chroniques du pharynx ou de l'isthme du gosier, le traitement de ces lésions supprimera les spasmes en supprimant la cause; mais les spasmes eux-mêmes pourront donner lieu à quelques indications particulières : les irrigations répétées et abondantes procureront parfois un grand soulagement, elles seront faites avec un liquide calmant, comme la décoction de pavot par exemple, s'il y a des ulcérations les solutions antiseptiques seront indiquées, on pourra alors associer les deux agents thérapeutiques soit par un mélange à parties égales de décoction et de solution boriquée à 4/100, soit en alternant toutes les heures les irrigations avec l'un et l'autre de ces liquides; ces irrigations devront, suivant les cas, être faites avec des liquides tantôt très chauds, tantôt au contraire glacés. On se trouvera bien également des pulvérisations dans la gorge avec une solution faible de cocaïne, des badigeonnages à la cocaïne faits avec prudence et après avoir tâté la susceptibilité du malade, surtout s'il y a des ulcérations étendues.

Dans les cas où les spasmes sont dus à de la névralgie, on pourra obtenir de bons résultats de badigeonnages faits avec une solution concentrée de bromure de potassium que l'on administrera également à l'intérieur, soit seul, soit associé au chloral. Les spasmes des hystériques, outre le traitement général de la névrose, seront souvent améliorés par le cathétérisme au moyen de la sonde œsophagienne.

F. PERRENOT, *d'Hyères.*

CHAPITRE III

PARALYSIES DU PHARYNX

La paralysie des muscles du pharynx et du voile du palais est la perte plus ou moins complète des mouvements de ces organes, amenant comme conséquences des troubles de la phonation et de la déglutition. J'ai dit déjà qu'on pouvait la rencontrer soit isolément soit associée à l'anesthésie des mêmes régions ; la paralysie peut encore être limitée soit au voile du palais, soit aux constricteurs.

Etiologie. — Je suivrai pour l'étiologie des paralysies du pharynx la même classification que pour les anesthésies, je distinguerai donc les *paralysies d'origine centrale*, consécutives aux diverses lésions des centres nerveux, hémorragies, tumeurs cérébrales, tumeurs intra-craniennes, paralysie générale, et surtout lésions bulbaires. Nous avons vu à propos des anesthésies que les nerfs du plexus pharyngien ont leurs noyaux d'origine au niveau du bulbe, sur le plancher du quatrième ventricule ; on comprend donc que les lésions bulbaires, soit primitives, paralysie labio-glosso-laryngée, soit secondaires, compression par une tumeur, altérations dues aux myélites aiguës ou chroniques qui presque toutes tendent à gagner le bulbe, on comprend, dis-je, que toutes ces lésions bulbaires s'accompagneront de paralysies plus ou moins marquées suivant l'étendue des lésions. C'est ainsi que l'on peut observer la paralysie du pharynx dans la sclérose en plaques, l'atrophie musculaire progressive, dont la paralysie labio-glosso-laryngée ne serait qu'une des formes pour certains auteurs, l'ataxie locomotrice, etc., etc. Les *paralysies périphériques*, dont l'idéal, réalisé par les sections nerveuses pratiquées dans les expériences de laboratoire, peut l'être aussi par la destruction accidentelle, la désorganisation ou la compression par une tumeur du voisinage, des filets moteurs des muscles du pharynx. Les *paralysies dues aux altérations locales*, comme je l'ai déjà dit à propos des anesthésies, toutes les inflammations locales peuvent s'accompagner de paralysies plus ou moins persistantes, en vertu de la participation à l'inflammation des extrémités nerveuses et du plan musculaire sous-jacent à la muqueuse enflammée. On restreint tous les jours le domaine de ces paralysies de cause inflammatoire, après en avoir éliminé les paralysies diphtéritiques d'abord, puis les paralysies consécutives à l'angine aiguë simple, pour les classer dans les paralysies dues à une cause plus générale, l'infection. Si cette dernière cause est en effet incontestable dans la majorité des cas, elle n'en détruit pas pour cela la possibilité de la paralysie par lésion purement locale. Les *paralysies consécutives aux maladies infectieuses*, un grand nombre de maladies aiguës peuvent être suivies de paralysies ; en tête sont la diphtérie, avec ou sans angine, les fièvres éruptives graves, la fièvre typhoïde, la grippe, le choléra, la dysenterie, la diarrhée, la pneumonie même (hémiplégie pneumonique de Lépine). De nombreuses théories ont été mises en avant pour expliquer les paralysies post-diphtéritiques, en parler ici serait empiéter sur l'étude de la diphtérie, je dirai seulement que pour les paralysies diphtéritiques comme pour les paralysies de toutes les maladies aiguës on peut distinguer deux modalités dans leur production : elles peuvent tenir à l'épuisement et à la déchéance de l'organisme à la suite d'une maladie longue avec fièvre, diète prolongée, etc., ce sont les paralysies *asthéniques* de Gubler, j'en ai pour ma part observé déjà bien des cas chez des enfants de huit à dix ans à la suite de ces accès fébriles répétés, dus à la croissance et dont la caractéristique est d'anémier et débiliter rapidement et profondément les petits malades. Cette paralysie a toujours, dans les cas que j'ai observés, frappé le voile du palais sans qu'il y ait eu la moindre trace d'angine : elles peuvent enfin tenir à l'intoxication de l'organisme et plus particulièrement des centres nerveux par l'agent infectieux, intoxication pouvant aller jusqu'à causer des altérations des centres. Les *paralysies diathésiques*, syphilis, rhumatisme, etc. Les *paralysies des intoxications*, saturnine, mercurielle, arsenicale, enfin la *paralysie hystérique*, qui ne doit être citée que pour mémoire, car les paralysies du pharynx dans l'hystérie sont aussi rares que sont fréquents les spasmes et les anesthésies.

Symptomatologie. — Les symptômes sont variables suivant les muscles affectés. La paralysie du segment inférieur du pharynx, ordinairement associée à celle de l'œsophage, amène des troubles de la déglutition, les muscles ne se contractant pas sous l'excitation physiologique due à la présence du bol alimentaire, ce dernier peut franchir l'orifice œsophagien, il se forme souvent à ce niveau un cul-de-sac dans lequel s'accumulent les aliments et, lorsque ceux-ci sont trop nombreux ou en morceaux trop volumineux, ils peuvent obturer l'orifice supérieur du larynx et causer une asphyxie rapidement mortelle. Ces accidents s'observent fréquemment chez les paralytiques généraux, les aliénés et les gâteux qui mangent gloutonnement. D'autres fois, surtout si l'épiglotte participe à la paralysie, les aliments pourront en partie s'introduire dans le larynx, d'où la suffocation et la mort, si un accès de toux ne les expulse pas rapidement. Les aliments liquides ou semi-liquides peuvent seuls, en vertu de la pesanteur pénétrer dans l'œsophage en produisant un bruit de gargouillement caractéristique. Si les constricteurs supérieurs et les muscles du voile du palais sont aussi paralysés, à ces symptômes se joint le reflux des aliments, surtout des liquides, par les fosses nasales.

La paralysie du voile du palais cause des troubles de la phonation, la voix est nasonnée, de plus, lorsque le malade dort, le voile du palais qui pend inerte, flotte, entraîné alternativement en avant et en arrière par la colonne d'air tour à tour inspirée et expirée par la bouche ouverte, en produisant un ronflement caractéristique. La déglutition est entravée par la pénétration des aliments dans le pharynx nasal, enfin l'audition est quelquefois troublée par des bourdonnements d'oreilles et une surdité relative dus à la paralysie des péristaphylins externes qui n'ouvrent plus l'orifice pharyngien des trompes d'Eustache pendant les mouvements de déglutition.

Diagnostic. — Le diagnostic de la paralysie des constricteurs ne présente pas de difficultés; l'absence de douleurs constrictives et le rejet moins immédiat des aliments différenciera la dysphagie paralytique de la dysphagie spasmodique, qui, de plus, ne se produit que par accès; le cathétérisme, qu'il faudra d'ailleurs toujours pratiquer, lèvera tous les doutes. Le cathétérisme permettra de différencier également la dysphagie paralytique de la dysphagie due à un rétrécissement de l'orifice supérieur de l'œsophage avec parésie secondaire et par dilatation du segment inférieur du pharynx. La paralysie du voile du palais se reconnaîtra aux troubles fonctionnels qui en sont la conséquence, de plus l'examen direct montrera ce voile inerte, n'exécutant d'autres mouvements que les mouvements passifs imprimés par le passage de la colonne d'air ; l'examen du pharynx nasal avec le miroir devra toujours être fait, car une tumeur de cette région pourrait opposer aux mouvements du voile un obstacle mécanique et faire croire à une paralysie. Enfin on se gardera aussi de confondre un défaut de symétrie naturel avec une paralysie unilatérale du voile. Le diagnostic de paralysie fait, il faudra encore et surtout en rechercher la cause, car d'elle dépendront et le pronostic et le traitement. Cette dernière partie du diagnostic sera en général facile par l'étude des commémoratifs dans les paralysies consécutives aux maladies aiguës et par l'analyse des symptômes concomitants dans les paralysies symptomatiques soit d'une lésion locale soit d'une affection des centres nerveux.

Pronostic. — Le pronostic, je l'ai dit, dépend uniquement de la cause ; il est inutile d'insister sur la gravité des paralysies dues aux lésions des centres nerveux ; les paralysies consécutives aux maladies aiguës peuvent être d'un pronostic très grave lorsqu'elles sont sous la dépendance d'une intoxication ; les paralysies asthéniques au contraire disparaîtront à mesure que se fera la réparation de l'organisme.

Traitement. — Les paralysies dues aux maladies aiguës ou chroniques du fond de la gorge disparaissent en général assez rapidement après que la cause a elle-même disparu. Pour le voile du palais spécialement, on aurait, s'il était nécessaire, recours à l'électricité appliquée selon la méthode indiquée par Carl Michel (de Cologne)[1], c'est-à-dire une électrode sur le voile, l'autre sous le menton ou au voisinage du cartilage thyroïde du même côté ; ce même auteur recommande également les exercices vocaux énergiques. La strychnine pourra être donnée utilement. Le même traitement local, aidé d'un traitement général réparateur, s'appliquera aux paralysies consécutives aux maladies aiguës infectieuses. Le traitement des paralysies symptomatiques des lésions des centres nerveux ne présente rien de particulier en dehors du traitement de la cause ; dans certains cas de paralysie complète des constricteurs et du voile, l'alimentation du malade pourra nécessiter l'emploi de la sonde œsophagienne.

F. PERRENOT, *d'Hyères*,
Médecin de l'Hôpital.

[1] Carl Michel (de Cologne). *Du traitement des maladies de la gorge et du larynx*. Traduction du Dr Calmettes (Bruxelles, 1884).

CHAPITRE IV

ŒDÈMES DU PHARYNX

Étiologie. — Relativement rare au pharynx proprement dit, l'infiltration œdémateuse est beaucoup plus fréquente au voile du palais et à l'isthme du gosier. Ces œdèmes tiennent à plusieurs causes : il faut distinguer les *œdèmes inflammatoires ou hyperhémie active ;* toutes les angines aiguës ou chroniques peuvent s'accompagner d'un œdème plus ou moins marqué; mais ce sont surtout l'angine phlegmoneuse dont le type est l'abcès rétro-pharyngien, l'érysipèle qui donnent lieu à de l'œdème souvent étendu à tout le pharynx. Les suppurations de l'amygdale ou de sa loge s'accompagnent aussi d'une infiltration généralement limitée au voile du palais, à la luette et aux piliers ; on peut aussi faire entrer dans cette classe les œdèmes dus à des piqûres du pharynx par des animaux venimeux : araignées, scorpions, etc., etc., ainsi que le charbon pharyngé. En dehors de ces causes, qui siègent dans le pharynx même, il faut aussi citer les œdèmes dus aux inflammations et suppurations du voisinage, tels par exemple les accidents de la dent de sagesse, le phlegmon de la base de la langue. Les pharyngites chroniques, surtout les formes ulcéreuses peuvent s'accompagner d'œdème (œdème collatéral de Virchow), enfin les inflammations répétées de l'amygdale laissent souvent après elles une hypertrophie avec infiltration œdémateuse chronique de cet organe. Les *œdèmes dus à des obstacles de la circulation veineuse, hyperhémie passive*, sont plus rares ; exceptionnel dans les maladies du cœur, l'œdème du pharynx peut être la conséquence d'une tumeur de la face ou du cou comprimant le gros troncs veineux. Les *œdèmes dyscrasiques*, l'œdème du pharynx associé à l'œdème du larynx peut être la conséquence du mal de Bright, et en être quelquefois la première manifestation (Jaccoud, Fauvel) ; il faut mentionner encore l'*urticaire œdémateuse du pharynx* (Bazin, Hardy). A. Ruault fait observer que cet œdème a été décrit par Quincke sous le nom d'*œdème angioneurotique*[1], mais il propose de réserver cette appellation à l'œdème aigu suffocant de la luette, œdème d'une mobilité remarquable, paraissant et disparaissant souvent en vingt-quatre heures, sans causes appréciables, et observé surtout chez les nerveux et les neurasthéniques. Ce sont très probablement des œdèmes dus à des troubles vaso-moteurs.

Symptomatologie. — L'œdème du pharynx d'origine inflammatoire n'ajoute pas grand'chose au tableau symptomatique des angines aiguës dont il est la conséquence ; la dysphagie est en effet surtout le fait de l'angine ; pourtant si cet œdème est très étendu, si surtout il tend à se propager à l'orifice glottique, il peut être la cause d'accidents de suffocation et assombrir considérablement ce tableau. A l'inspection de la gorge, la muqueuse paraît lisse, tendue et transparente par le fait de l'infiltration, sa coloration est pâle, le voile du palais est déformé, épaissi, les amygdales énormes se rejoignent, obstruant l'isthme du gosier et repoussant en avant la luette augmentée de volume ; si l'œdème est unilatéral l'orifice de l'isthme du gosier se trouve reporté du côté opposé et la luette déviée va s'appliquer sur l'amygdale du côté sain. Dans les œdèmes brightiques la dysphagie manque ou se réduit à un peu de gêne dans la déglutition des aliments liquides, à cause de l'occlusion incomplète du pharynx nasal par le voile du palais, le frôlement de la luette sur la base de la langue produit une sensation désagréable de corps étranger dont le malade cherche à se débarrasser par de continuels mouvements de déglutition. Enfin les accidents de suffocation apparaissent avec la propagation de l'œdème au larynx.

Diagnostic et pronostic. — Ne pésentent rien de particulier.

Traitement. — Le traitement dans les œdèmes inflammatoires est celui de l'accident initial ; on pourra quelquefois y ajouter les scarifications du voile et de la luette, les révulsifs et les sangsues sur le cou, des irrigations glacées, la glace pilée dans la bouche, le collier de glace, etc. Tous ces moyens peuvent bien rendre quelques services, mais il n'en est qu'un de réellement efficace, c'est l'évacuation du pus dès qu'elle sera possible.

Les accidents de suffocation dus à la propagation de l'œdème au larynx pourront nécessiter la trachéotomie immédiate ; les œdèmes

[1] A. Ruault. *Maladies de la bouche et du pharynx*, in *Traité de médecine*, sous la direction de MM. Charcot, Bouchard et Brissaud (Paris, 1892).

dyscrasiques pourront encore plus souvent nécessiter cette intervention, mais dans ces cas les purgatifs énergiques, les grands bains chauds prolongés, les frictions, le massage, et enfin le régime lacté absolu seront les plus sûrs moyens de faire disparaître l'œdème en rétablissant la diurèse.

F. Perrenot, *d'Hyères*,
Médecin de l'Hôpital.

CHAPITRE V

SYPHILIS BUCCALE ET PHARYNGÉE

Je réunirai dans un même article, sous la dénomination de syphilis bucco-pharyngée, la description des si nombreuses lésions dont la cavité buccale et le pharynx peuvent être le siège à toutes les périodes de l'évolution de la maladie syphilitique, mais avec des localisations plus ou moins fréquentes dans certaines sous-régions de ces cavités, suivant l'ordre et l'époque d'apparition de ces lésions, depuis l'accident primitif jusqu'aux manifestations tertiaires.

Symptômes. — Période primitive. — Le chancre induré, ou mieux, infectant, seul accident de cette période, peut se montrer partout dans la cavité bucco-pharyngée, mais il y a néanmoins quelques points qui paraissent plus particulièrement désignés comme son siège habituel; je ne parlerai pas du chancre du bord libre des lèvres qui fait partie plutôt des chancres de la face. Ces points sont: la langue, surtout la pointe et les bords dans leur moitié antérieure, les amygdales, l'orifice de la trompe d'Eustache. Le chancre de ces régions se présente ordinairement avec ses caractères pathognomoniques, ulcération régulière, symétrique, du diamètre d'environ un centimètre, à bords taillés à l'évidoir non décollés, à sécrétion peu abondante, enfin ulcération reposant sur une base indurée à contours nettement limités. Il présente en outre quelques caractères particuliers. Le fond de l'ulcération n'a pas sur les muqueuses le même caractère que dans le chancre génital par exemple, la coloration chair de jambon est ici plus ou moins masquée par un exsudat formant une couche tantôt très légère, luisante, opaline s'il s'agit d'une simple exulcération, tantôt, si l'ulcération est plus prononcée, par un exsudat plus abondant, pultacé, qui pourrait faire croire à une plaque de diphtérie. L'indolence, qui est absolue dans le chancre génital, peut se rencontrer aussi dans le chancre de la cavité bucco-pharyngée, mais pas toujours cependant, le chancre de l'amygdale surtout s'accompagne parfois de douleurs très pénibles et d'une dysphagie prononcée, dues à l'irritation de tous les instants par les mouvements de déglutition et le passage des aliments ; une autre conséquence de cette irritation est un peu d'inflammation périphérique, inflammation qui manque toujours dans le chancre génital. Il existe de même fréquemment un peu d'œdème collatéral qui fait saillir davantage les bords de l'ulcération. Le chancre de l'orifice de la trompe d'Eustache est aussi parfois très douloureux.

De même que le chancre génital peut se borner à une simple papule reposant sur une base indurée, de même aussi le chancre des muqueuses et plus particulièrement celui de la langue peut se limiter à une simple papule sèche avec desquamation épithéliale, ce qui lui donne un aspect vernissé assez particulier. Enfin, toujours comme le chancre génital, et ceci est plus particulièrement le fait de l'amygdale, la lésion peut se borner à une simple fissure avec hypertrophie parfois considérable de l'organe.

L'adénopathie très marquée des ganglions de l'angle de la mâchoire présente en général les caractères ordinaires de toute adénopathie syphilitique : ganglions indolents, isolés, mobiles sous la peau et sur les parties profondes. Mais de même que nous avons vu le chancre de l'amygdale, par exemple, devenir parfois très douloureux par le fait de l'irritation, de même, et pour la même raison, l'adénopathie peut devenir passagèrement douloureuse ; la résolution n'en est pas moins la règle.

Période secondaire. — Avec la période secondaire surviennent, dans la cavité bucco-pharyngée, des accidents qui sont les analogues des accidents secondaires cutanés ; c'est ainsi que l'on y peut observer un érythème syphilitique corespondant chronologiquement et morphologiquement à l'exanthème cutané caractérisé par la roséole (syphilides précoces). Son existence est fort douteuse sur la langue ; pour le pharynx cet exanthème doit être, dit Machon[1] « décrit à part « comme une première variété de pharyngite qui n'a de valeur que « par la concomitance de l'éruption qui l'accompagne ». C'est un érythème diffus, d'une coloration plus ou moins vive, siégeant sur le voile du palais, les piliers, les amygdales, s'accompagnant de sécheresse de la gorge et d'un peu de douleur et de gêne de la déglu-

[1] H. Machon. *De la pharyngite syphilitique tertiaire* (Thèse de Paris, 1874).

tition; ces symptômes ordinairement peu accusés, peuvent cependant revêtir quelquefois les allures d'une angine inflammatoire ordinaire. Cet érythème finit par se localiser à l'isthme du gosier et plus particulièrement sur les deux ou une seule amygdale, amenant alors une hypertrophie de cet organe et constituant l'amygdalite syphilitique, amygdalite essentielle, sans plaques muqueuses, mais qui, dit Diday [1], « prépare le terrain où les lésions syphilitiques, érosives ou non, éclatent ensuite, pour ce motif, avec une si grande fréquence et tant de persistance ».

Ces premières lésions de la cavité bucco-pharyngée sont en effet bientôt suivies par d'autres plus nettes et plus caractéristiques de l'infection générale et qui correspondent aux syphilides papuleuses cutanées ; ce sont les plaques muqueuses des types érosif, papulo-érosif ou ulcéreux. Elles siègent de préférence à la face interne des lèvres et dans le pli gingivo-labial, sur les côtés du frein de la langue et sur les bords de cet organe, à la face interne des joues, à l'isthme du gosier qu'elles dépassent rarement et surtout sur les amygdales, « vrai rendez-vous des plaques muqueuses, dit encore Diday; s'il n'y en a qu'une sur tout le corps, c'est là que vous la trouverez ». Caractérisée au début par un point légèrement saillant et d'une coloration violacée, parfois si peu tranchée qu'elle peut passer inaperçue, la plaque muqueuse se décèle bientôt par une coloration opaline due à la macération de l'épithélium, cette coloration est souvent si légère qu'il faut pour la découvrir, regarder la plaque par le travers ; elle peut s'exulcérer (plaque papulo-érosive); si enfin elle est soumise à une irritation mécanique, le frottement des dents, par exemple, ou le voisinage d'une carie dentaire, elle peut passer à l'état de véritable ulcération (plaque ulcéreuse). La langue présente souvent des bords irréguliers et comme dentelés par l'empreinte des dents, sa face dorsale peut être le siège de plaques sèches et lisses avec desquamation épithéliale. Aux amygdales, les plaques, fort nombreuses, communiquent parfois à l'organe une teinte opaline généralisée, elles s'accompagnent d'une dysphagie souvent très douloureuse si surtout l'élément inflammatoire vient se surajouter à la lésion première; l'adénopathie sous-maxillaire existe toujours.

Période tertiaire. — Les accidents de cette période siègent soit à la langue, *glossite syphilitique*, soit à l'isthme du gosier, au voile du palais et au pharynx, *pharyngite syphilitique tertiaire*.

[1] P. Diday. *Pratique des maladies vénériennes* (Paris, 1890, Asselin et Houzeau).

La *glossite tertiaire* peut se présenter sous les deux formes de *gommes* et de *sclérose*. La *gomme de la langue* présente les mêmes caractères anatomo-pathologiques que la gomme type du tissu sous-cutané ; petite tumeur de volume variable, indolente, mobile, mais qui ne tarde pas à adhérer à la muqueuse, qui prend alors une coloration plus foncée, violacée, enfin s'amincit et s'ulcère ouvrant ainsi un foyer de ramollissement plus ou moins profond et anfractueux dont le contenu, caséeux, visqueux est formé par des détritus des tissus atteints ; l'ulcération est circulaire et, contrairement à celle du chancre, elle est profonde, à bords taillés à pic et décollés, la langue est épaissie, empâtée par un gonflement souvent très marqué qui rend la parole embarrassée et la déglutition difficile, si ces gommes sont multiples ou si elles sont volumineuses ; si de plus elles siègent à la base de la langue, les accidents peuvent être encore plus sérieux et Diday en a vu nécessiter la trachéotomie par menace d'asphyxie.

La *sclérose de la langue* est tantôt *superficielle* et tantôt *parenchymateuse*. Dans la sclérose superficielle ou muqueuse, au début, la face dorsale de l'organe, d'une coloration rouge, parfois violacée, lisse, luisante, dépouillée de ses papilles sur la pointe et les bords, offre au contraire vers son milieu des papilles volumineuses, hypertrophiées, recouvertes d'un épithélium macéré. Plus tard, la langue présente, toujours sur la face dorsale, un aspect lobulé dû à une série de mamelons irréguliers de forme et de volume, d'aspect lisse et rouge avec dépapillation de leur surface ; ces mamelons sont séparés par des sillons souvent très profonds et à fond ulcéré. Cette sclérose peut se produire comme par poussées inflammatoires successives, laissant chaque fois l'organe plus atteint. La douleur, peu marquée lorsqu'il n'y a pas d'ulcérations, peut, dans le cas contraire, devenir très intense ; la langue hypertrophiée perd de sa mobilité et gêne la parole et la déglutition, mais le goût n'a pas subi de grandes modifications.

Bientôt cette sclérose va gagner à leur tour les couches profondes et la sclérose parenchymateuse se trouvera constituée ; la langue alors augmente considérablement d'épaisseur. « L'adhérence de la muqueuse au raphé médian, dit Hugonneau[1], devient le point de départ d'un sillon antéro-postérieur très profond de chaque côté duquel s'élèvent comme deux monticules les parties latérales de la langue qui paraît en quelque sorte formée par deux cylindres adossés et réunis l'un à l'autre par une partie rétrécie. » La surface de ces

[1] Hugonneau. *Étude clinique de la glossite interstitielle syphilitique* (Thèse de Paris, 1876).

lobes est parcourue par des sillons profonds très nombreux, qui circonscrivent des mamelons volumineux rouge violacé, lisses et parfois ulcérés. La langue qui, dans la glossite superficielle, donne aux doigts la sensation d'un corps mou à surface rugueuse, donne ici la sensation d'un corps plus résistant, fibreux. A une période encore plus avancée de la sclérose, la langue s'atrophie et prend la consistance ligneuse caractéristique, langue de bois.

Pharyngite tertiaire. — Les diverses lésions de la pharyngite tertiaire peuvent se rapporter aussi à deux formes : la *forme gommeuse* et la *forme ulcéreuse.* (Viard [1], Pivaudran [2].)

La gomme peut affecter l'amygdale, mais son siège de prédilection est le voile du palais à l'union de la portion membraneuse et de la portion osseuse de la voûte palatine; l'évolution de la gomme, ici encore, se présente avec ses mêmes caractères, pour aboutir, après avoir vidé son contenu composé d'un pus ichoreux et chargé de débris organiques, à la formation d'une ulcération à fond grisâtre, à bords taillés à pic et décollés. Si le traitement intervient alors, l'ulcère se détergera et marchera vers la cicatrisation, sinon son extension en profondeur amènera rapidement la destruction des plans sous-jacents, musculaires ou osseux, et la conséquence en sera, soit la perforation du voile ou de la voûte avec communication des cavités buccale et naso-pharyngée, soit une section complète de cet organe, le plus souvent sur la ligne médiane, la luette appendue à l'une des moitiés du voile sera entraînée soit vers l'amygdale correspondante, soit vers la paroi postérieure du pharynx, toutes régions avec lesquelles elle pourra contracter des adhérences et produire alors des déformations considérables de l'isthme du gosier. Les tumeurs gommeuses peuvent être multiples, la région présente autant d'ulcérations, qui peuvent se réunir en ulcérations plus étendues mais qui présentent toujours les mêmes caractères, d'aspect grisâtre et entourées d'une zone d'un rouge intense et légèrement indurée; c'est cette forme avec ulcérations multiples que certains auteurs, Machon entre autres, considèrent comme la forme ulcéreuse, — forme ulcéreuse que d'autres au contraire, ainsi que je l'ai dit plus haut, séparent nettement de la forme gommeuse. « J'avoue, dit à ce propos le docteur Garel, de Lyon [3], que le plus

[1] Viard (Thèse de Paris, 1887).
[2] Pivaudran (Thèse de Paris, 1884).
[3] J. Garel. *Sur la valeur de la dysphagie dans le diagnostic de la syphilis de l'arrière-gorge* (*Lyon médical*, 1892).

« souvent il n'est pas possible de dire si l'on a affaire à une syphilide « ulcéreuse ou à une gomme ulcérée à moins que l'on assiste au « début de l'affection, ce qui est exceptionnel. » Les gommes peuvent encore siéger dans le pharynx proprement dit autour de l'orifice de la trompe d'Eustache, mais surtout à la paroi postérieure, où elles peuvent avoir le périoste comme point de départ.

La *forme ulcéreuse*, contrairement à la forme gommeuse, s'accompagnerait ou serait même quelquefois précédée par une inflammation bien nette, avec douleurs parfois très violentes, la région tuméfiée rendrait la déglutition et la phonation fort pénibles, tous ces symptômes locaux s'accompagneraient d'un état général assez marqué, chaleur à la peau, pouls fréquent, céphalalgie, langue saburrale, perte de l'appétit, enfin se montreraient les ulcérations sur les amygdales, le voile du palais, les piliers, la paroi pharyngienne postérieure, ulcérations qui affecteraient alors (Michel Peter[1]) tantôt la forme serpigineuse avec bords irréguliers, décollés, déchiquetés, à fond blafard, lisse ou fongueux, baigné d'un pus ichoreux; tantôt la forme perforante ou phagédénique dans laquelle le travail de destruction, au lieu de se limiter à la muqueuse, pourrait envahir rapidement les plans musculaires ou osseux sous-jacents et causer des désordres considérables.

Diagnostic. — Le diagnostic des lésions syphilitiques de la cavité bucco-pharyngée doit être fait à toutes les périodes de leur évolution. Il n'est pas possible de donner ici le diagnostic différentiel de ces lésions si variées d'avec les multiples affections qui peuvent être confondues avec elles. D'une façon générale on peut dire que l'aspect toujours assez particulier des lésions syphilitiques, l'ordre chronologique de leur apparition, l'évolution simultanée de lésions que l'on peut appeler parallèles, sur le tégument externe, l'étude des commémoratifs, etc., sont déjà des éléments de diagnostic suffisants, diagnostic que viendra confirmer encore l'efficacité du traitement antisyphilitique que l'on devra toujours essayer lorsque, en présence d'une affection de la bouche ou du pharynx, il subsistera le moindre doute sur son origine. Il est néanmoins certains points sur lesquels il est nécessaire d'insister davantage.

Le *chancre syphilitique* de la langue pourrait être confondu avec une lésion cancéreuse. Le diagnostic devra se faire d'après l'aspect de l'ulcération, dans le chancre beaucoup plus régulière, à fond

[1] Michel Peter. *Dictionnaire encyclopédique des sciences médicales de Dechambre* (Article *Angines*, t. IV).

plus lisse, à bords non déchiquetés, jamais décollés, ulcération reposant sur une base à induration plus nette et mieux limitée ; on tiendra compte également de l'indolence relative du chancre et en tout cas de l'absence des douleurs lancinantes caractéristiques du cancer ; la rapidité d'évolution de la tumeur elle-même et de l'adénite correspondante plaideront encore en faveur du chancre.

Plus difficile, quoique basé sur les mêmes considérations, sera le diagnostic du chancre de l'amygdale, moins facile à voir d'abord, à explorer ensuite ; l'aspect sanieux et fongueux de l'ulcération, la fétidité de l'haleine et le teint rapidement cachectique du malade feront penser plutôt à une lésion cancéreuse. Dans les cas où le chancre de l'amygdale profondément caché ou réduit à une simple fissure serait difficilement aperçu, la lésion pourrait être méconnue et prise pour une hypertrophie simple sous la dépendance d'une angine catarrhale ou scrofuleuse. Le Dr Garel pose en principe que toutes les fois qu'on se trouvera en présence d'un malade accusant de la dysphagie au niveau de l'isthme du gosier et cela depuis plus de trois semaines, on peut être à peu près certain qu'il s'agit de la syphilis à l'une quelconque de ses périodes. Le résultat de ses très nombreuses observations personnelles lui a montré que les exceptions à cette règle forment un total si minime qu'on peut le considérer à peu près comme sans importance.

Les *lésions secondaires* de la cavité bucco-pharyngée devront être différenciées des nombreuses lésions ulcéreuses non syphilitiques de ces régions.

Les ulcérations aphteuses, à bords irréguliers, avec leur fond formé par les papilles du derme muqueux mises à nu, érigées, rouges, ulcérations très douloureuses, à évolution rapide et s'accompagnant presque toujours d'un état fébrile et d'un embarras gastrique plus prononcé, ne seront pas longtemps confondues avec les plaques muqueuses, si surtout, parmi ces aphtes à divers moments de leur évolution, on en peut trouver quelques-unes à la phase vésiculaire.

Le muguet, avec ses plaques d'aspect blanc crémeux faciles à détacher et laissant sous elles une muqueuse légèrement rouge mais non ulcérée, s'accompagne chez les enfants de diarrhée et d'érythème des fesses et est plus souvent chez l'adulte la marque d'une déchéance organique profonde, résultat d'une maladie grave quelquefois à sa période ultime.

La stomatite ulcéro-membraneuse a des ulcérations plus profondes, fongueuses, saignantes, recouvertes d'un enduit pultacé et entourées d'une zone inflammatoire très accusée ; l'haleine est fétide, l'adénite sous-maxillaire présente des ganglions moins mobiles, moins détachés les uns des autres, très douloureux, avec empâtement de toute la région correspondante.

Enfin, dans tous les cas, l'étude des commémoratifs, la recherche de l'accident primitif, l'inspection soigneuse du tégument externe permettront d'établir à peu près sûrement le diagnostic.

Les *lésions tertiaires*, nous l'avons vu, sont surtout des lésions gommeuses. Pour la langue les gommes non ulcérées ne pourront être confondues avec les tumeurs vasculaires, kystiques ou fibreuses de cet organe, affections d'ailleurs fort rares relativement à la fréquence des gommes.

A la période d'ulcération des gommes, quel que soit leur siège dans la cavité bucco-pharyngée, mais surtout à la langue et à l'amygdale, un point de diagnostic fort important, toujours très difficile, souvent même impossible, peut se présenter : une ulcération unique existe, quelle est sa nature ? s'agit-il d'une gomme ulcérée, d'une ulcération tuberculeuse ou d'une lésion cancéreuse ?

Pour établir ce diagnostic il faudra considérer le siège de la lésion qui occupe de préférence, à la langue par exemple, la partie médiane de l'organe dans l'ulcération gommeuse, les bords dans le cancer et indifféremment l'une ou l'autre de ces parties dans l'ulcération tuberculeuse.

L'ulcération elle-même qui, dans la gomme syphilitique, siège sur une base très légèrement œdématiée, épaissie mais peu indurée, siège dans le cancer soit sur une plaque nettement indurée, soit sur des masses dures, irrégulières, bosselées, tous caractères qui manquent totalement dans l'ulcération tuberculeuse.

Les bords de l'ulcération saillants, taillés à pic, d'un rouge cuivré et entourés d'un léger gonflement œdémateux dans la gomme syphilitique sont, dans le cancer, calleux et renversés en dehors ; ils sont, dans l'ulcère tuberculeux, déchiquetés, dentelés et décollés parfois assez loin.

Le fond grisâtre, putrilagineux, mais assez régulier de l'ulcération gommeuse diffère encore du fond de l'ulcération cancéreuse, toujours recouvert de fongosités mollasses et saignantes, laissant suinter abondamment un pus ichoreux et fétide ; il diffère également du fond de l'ulcère tuberculeux de coloration jaunâtre, recouvert d'un pus caséeux, qui, une fois enlevé, laisse apercevoir souvent un semis de granulations jaunes caractéristiques, granulations identiques à celles que l'on peut observer souvent au pourtour de l'ulcération.

L'adénite sous-maxillaire, peu marquée dans la gomme syphilitique, souvent nulle dans l'ulcération tuberculeuse, est au contraire très nette dans le cancer ulcéré, si l'ulcération date déjà de quelque temps.

L'indolence de la gomme ne se rencontre pas dans l'ulcération tuberculeuse, qui est au contraire très douloureuse, et dans le cancer, qui s'accompagne toujours de douleurs vives et lancinantes d'un caractère tout spécial.

Enfin la rapidité d'évolution, très courte dans l'ulcération tuberculeuse et dans la gomme, est généralement beaucoup plus longue dans le cancer.

Tels sont les signes qui permettront quelquefois d'établir ce diagnostic ; mais, il faut le répéter encore, ce diagnostic sera parfois impossible et c'est sur des considérations plus générales d'âge, de sexe, d'antécédents héréditaires ou personnels et sur l'analyse des lésions concomitantes qu'il faudra tabler. Enfin le traitement probatoire par l'iodure de potassium aux doses croissantes de 4, 6 et 8 grammes par jour devra toujours être essayé, alors même qu'il paraîtrait ne pas devoir rester le moindre doute dans l'esprit de l'observateur.

Traitement. — En dehors du traitement général de la syphilis qu'il n'y a pas lieu d'envisager ici, les lésions de la cavité bucco-pharyngée présentent quelques indications particulières auxquelles il est nécessaire de s'arrêter.

L'accident primitif demandera peu de chose, à peine quelques cautérisations au nitrate d'argent, deux ou trois fois par semaine ; s'il siège dans le pharynx, quelques gargarismes boriqués pourront avoir aussi leur utilité, ne serait-ce que comme lavage général de la gorge; les liquides calmants seraient mieux indiqués encore si le chancre provoquait un peu de dysphagie.

Contre les accidents secondaires, si rebelles dans la cavité bucco-pharyngée et surtout à l'isthme du gosier, d'où le traitement général est souvent impuissant à les chasser si l'on n'y ajoute les cautérisations, on emploiera également soit le nitrate d'argent, soit et mieux le nitrate acide de mercure, mais ce caustique excellent ne doit pas être laissé entre les mains du malade ; Diday préfère, dans les cas où le malade doit se traiter lui-même, les cautérisations avec la solution suivante :

Solution	Eau distillée	15 grammes
	Alcool	2 —
	Sublimé	50 centigrammes

Cet auteur recommande encore pour les plaques de l'amygdale, surtout chez ces malades pour qui la cautérisation est très douloureuse, de toucher les plaques avec le bout du doigt mouillé et trempé dans la poudre suivante :

Poudre de lycopode	âa 8 grammes
Poudre de calomel.	

ainsi que les gargarismes deux ou trois fois par jour avec :

Eau distillée.	350 grammes
Sublimé.	15 centigrammes
Alcool de menthe	8 grammes

Pour le pharynx nasal la difficulté de la cautérisation directe est trop grande et l'on doit avoir recours aux irrigations abondantes de cette cavité; l'appareil de Weber ou un simple irrigateur rempliront ce but; on introduira la canule en forme d'olive dans l'une des narines en ayant soin de boucher l'autre et on établira ainsi un courant qui, après avoir balayé les moindres anfractuosités du pharynx nasal, viendra s'échapper par la bouche. Ce procédé, un peu désagréable au début, ne demande que deux ou trois séances d'apprentissage. Ces irrigations faites au début avec une solution boriquée à 3 p. 100 se feront, lorsque le malade y sera habitué et n'avalera plus de liquide, avec la solution de sublimé à 0,50/1000 ou la solution phéniquée à 5/1000.

Le malade devra enfin éviter toute cause d'irritation locale, liqueurs fortes et surtout tabac.

C'est dans ces deux premières périodes de la syphilis bucco-pharyngée où les lésions sont éminemment transmissibles, qu'il faudra s'attacher au traitement prophylactique en bien persuadant le malade qu'il est un danger permanent pour tous les siens, dont il devra en quelque sorte s'isoler complètement.

Les lésions tertiaires sont surtout tributaires du traitement général par l'iodure de potassium qui les modifie le plus souvent avec une remarquable rapidité. Le traitement local est limité à des soins de propreté par de fréquentes irrigations de la bouche et de la gorge; les cautérisations ont ici beaucoup moins d'effet. Isambert recommande plus particulièrement l'acide chromique à 1/8e ou 1/4. Enfin l'intervention chirurgicale ou la pose d'appareils prothétiques seront quelquefois rendues nécessaires par les désordres causés par des lésions méconnues ou cachées.

F. Perrenot, *d'Hyères*,
Médecin de l'Hôpital.

CHAPITRE VI

GANGRÈNE BUCCALE ET PHARYNGÉE

En dehors des gangrènes chirurgicales dues à des traumatismes ou à des brûlures et des gangrènes toxiques, il existe pour la cavité bucco-pharyngée d'autres gangrènes, soit primitives, soit secondaires et consécutives aux maladies infectieuses. La gangrène de la bouche ou noma, connue et décrite par les médecins du nord, Allemagne, Hollande, dès le début du siècle précédent et plus tard en France. Borou (1810), Isnard (1818), Rilliet et Barthez, Guersant, etc., n'a jamais été discutée quant à sa nature même ; on n'en pourrait dire autant de l'histoire de la gangrène du pharynx ou angine gangreneuse; cette dernière a passé par trois phases bien distinctes, celle des anciens, qui, confondant l'angine diphtéritique et l'angine gangreneuse, la considéraient comme très fréquente, celle de Bretonneau et des médecins de son époque qui, dépassant souvent les vues de ce maître, ne virent plus que des angines diphtéritiques graves et écartèrent presque complètement l'angine gangreneuse ; enfin une troisième phase où, avec Gubler et surtout Trousseau, il fut fait une part équitable à chacune de ces deux affections et où l'angine gangreneuse, définitivement admise, fut magistralement décrite dans les cliniques de l'Hôtel-Dieu de Paris.

Laissant de côté les gangrènes chirurgicales et les gangrènes toxiques, on peut diviser les gangrènes en *gangrènes par excès d'inflammation* : toute muqueuse enflammée peut être frappée de sphacèle si cette inflammation soit comme durée, soit surtout comme intensité, dépasse certaines limites ; on l'observe surtout dans l'érysipèle et dans l'angine phlegmoneuse. Mais cette forme est relativement rare et la gangrène a presque toujours pour cause un état général grave, d'où les *gangrènes secondaires* qui viennent compliquer soit l'angine diphtéritique grave, soit les angines des fièvres éruptives, de la fièvre typhoïde, de la dysenterie, en un mot de toutes les maladies infectieuses. Enfin la gangrène peut être *primitive*. Cette forme peut, suivant Trousseau, survenir en dehors de toute influence morbide antécédente, attaquer le sujet le plus vigoureux et cela, sans cause appréciable, mais le plus souvent ce sont les sujets débilités par une mauvaise hygiène, la misère, les privations et les chagrins, qui en seront atteints.

I

GANGRÈNE DE LA BOUCHE OU NOMA

Exceptionnel chez l'adulte, le noma était autrefois assez fréquent chez les enfants de trois à six ans; il tend, depuis l'application plus rigoureuse des règles de l'hygiène et de l'antisepsie, à devenir une rareté, en France du moins. Il serait plus fréquent dans les pays froids et humides.

Étiologie. — Bien distinct des autres manifestations gangreneuses que l'on peut observer dans la bouche, comme par exemple, la gangrène post-érysipélateuse ou les plaques gangréneuses qui s'y propagent par extension de la gangrène du pharynx, le noma est une maladie tout à fait particulière et d'un type bien défini; presque jamais primitif, il est ordinairement la conséquence d'une maladie grave, pneumonie infectieuse, fièvre typhoïde, coqueluche, fièvres éruptives, etc., parmi elles au premier rang la rougeole. On l'a vu exceptionnellement provoqué par la stomatite mercurielle, la stomatite ulcéro-membraneuse, enfin par une simple carie dentaire.

Symptomatologie. — L'affection débute par la formation sur la muqueuse de la joue, quelquefois, mais plus rarement, des lèvres, d'une phlyctène qui se rompt bientôt et à laquelle succède une ulcération d'un gris sale, noirâtre; cette ulcération assez régulière s'étend rapidement en largeur et en profondeur, elle est entourée d'un liséré plus saillant et d'un léger œdème de teinte livide; l'eschare primitive se transforme en une bouillie putrilagineuse. Ce début est à peu près indolore et peut facilement passer inaperçu; mais l'attention est bientôt attirée du côté de la peau, qui présente au point correspondant, soit un peu d'œdème avec tension, et rougeur luisante, soit des marbrures violacées. Si, à ce moment on saisit la joue entre les doigts, on sent un engorgement dur dans toute l'épaisseur des tissus. Enfin une nouvelle eschare finit par se montrer extérieurement et à cette eschare succède bientôt une perforation complète de la joue. La salivation toujours abondante entraîne avec elle du sang, des lambeaux de tissus sphacélés et des matières putrilagineuses.

Nuls, ou peu marqués au début, les symptômes généraux ne tardent pas à s'accuser; la fièvre reste cependant modérée, la température est peu élevée, mais le pouls petit et fréquent, l'abattement, la pâleur de la face, tous symptômes auxquels s'ajoute parfois un peu de délire, dénotent un état général alarmant, une adynamie profonde dont la cause principale est une intoxication de tout l'organisme par l'ingestion continue des produits septiques qui s'écoulent de la plaie. Cette intoxication se révèle encore par des complications intestinales ou broncho-pulmonaires, qui ne tardent pas à emporter le petit malade, souvent enfin on observe de nouvelles localisations gangreneuses aux membres inférieurs, à la vulve, etc.; pendant ce temps la lésion a marché du côté de la cavité buccale, elle a progressivement envahi la face, la peau du cou, les lèvres, les gencives, dénudant et nécrosant les maxillaires, donnant lieu à des hémorragies qui précipitent encore le dénouement.

Mais à côté de ces cas il en est d'autres où, soit à la suite d'un traitement énergique, soit même spontanément, la lésion est arrêtée dans sa marche, l'ulcération se déterge alors, sa surface devient rouge vif, granuleuse, bourgeonnante, et la réparation se fait, laissant après elle des désordres plus moins grands mais trop souvent, hélas! des cicatrices et des déformations hideuses de la face et une perforation définitive de la joue.

Anatomie pathologique. — Au point de vue anatomo-pathologique, le noma présente les caractères des gangrènes humides; le microscope montre, qu'au début, il se produit une infiltration de leucocytes dans les points qui vont être atteints; cette infiltration s'étend ensuite à la périphérie pendant que le centre se sphacèle; les petits vaisseaux sont oblitérés par thrombose secondaire, mais les artères plus volumineuses restent perméables, ainsi que le montrent les injections pratiquées par Quinquaud et Rendu et relatées dans la thèse de Sostrat[1]. Au point de vue bactériologique les recherches n'ont rien de bien probant, on a trouvé dans les foyers gangreneux de nombreux microorganismes sans caractères spéciaux : recherches de Sauton en 1878, Schimmelbuesh en 1889. « Ce dernier, dit Hal-

[1] Sostrat. *Etude sur la gangrène morbilleuse chez les enfants* (Thèse de Paris, 1872).

lopeau[1], a isolé dans un foyer de noma de courts bâtonnets à allures particulières, ses expériences d'inoculation, qui ont le plus souvent donné des résultats négatifs, ont cependant amené chez deux poules la production de la gangrène. » Ces résultats encore trop incertains demandent de nouvelles recherches.

Diagnostic. — Le diagnostic du noma ne présente pas de difficultés, ses caractères le distingueront facilement de toutes les affections ulcéreuses ou ulcéro-membraneuses de la bouche, qui sont à ulcérations multiples, qui ne sont jamais limitées à la muqueuse de la joue, mais débutent au contraire le plus souvent par les gencives, affections dans lesquelles domine l'élément inflammatoire, qui peuvent quelquefois s'accompagner d'œdème, mais ne présentent jamais l'induration caractéristique du noma, qui enfin sont accompagnées ou même précédées de phénomènes généraux quelquefois fort bruyants.

La *pustule maligne*, qui offre aussi de l'œdème et de l'induration, débute par la face externe de la joue; la connaissance de la profession du malade, qui est généralement un adulte, aidera au diagnostic, enfin les recherches microscopiques décéleront la présence de la bactéridie charbonneuse aujourd'hui bien connue.

La présence d'une dent cariée pourra quelquefois causer des accidents analogues à première vue à ceux du noma au début; mais la lenteur de l'évolution et l'amélioration rapide après enlèvement de la dent lèveront tous les doutes.

Enfin les autres manifestations gangréneuses de la bouche que l'on peut observer comme complication des maladies aiguës infectieuses, se distingueront du noma par des plaques plus superficielles en même temps que multiples et disséminées.

Pronostic. — Il est inutile d'insister sur la gravité du pronostic, qui tient à la signification fâcheuse du noma au point de vue de l'état général, qui tient aussi à la rareté de sa guérison et même, lorsque celle-ci se produit, à la gravité des désordres irréparables qu'elle laisse après elle.

Traitement. — Le traitement prophylactique a ici une grande importance. Dans toutes les maladies aiguës, l'inspection soigneuse et fréquente de la bouche, les soins de propreté et les lavages antiseptiques de cette cavité parviendront à écarter le danger de cette lamentable complication.

Aussitôt reconnue, la maladie devra être traitée par des cautérisations énergiques soit avec les acides minéraux et parmi eux l'acide

[1] Hallopeau. *Traité de pathologie générale* (Paris, 1890).

chlorhydrique fumant, soit et mieux encore par le fer rouge. Les lavages antiseptiques répondront ici à une double indication, traiter la lésion locale, et empêcher, autant que possible l'absorption par le tube digestif des produits septiques et par conséquent les complications qui en résultent par intoxication de l'organisme tout entier. Mais comme, malgré toutes ces précautions, on ne parviendra pas à empêcher complètement cette absorption, il sera indiqué de faire en même temps l'antisepsie de l'intestin par le naphtol, le salol, etc., etc. Enfin, concurremment avec le traitement local, on instituera un traitement général par les toniques : café, quinquina, alcool. Si, ce qui est malheureusement trop rare, l'affection vient à céder, elle laissera après elle des cicatrices et des difformités qui pourront nécessiter des opérations autoplastiques.

II

GANGRÈNE DU PHARYNX

Je laisserai de côté la gangrène par excès d'inflammation pour ne m'occuper que des gangrènes primitive et secondaire.

Symptomatologie. — Que la gangrène soit secondaire et vienne se greffer sur une angine spécifique comme l'angine diphtéritique ou sur une angine consécutive elle-même à une maladie aiguë infectieuse, que la gangrène enfin soit primitive, le tableau symptomatique reste identique; il est seulement pour le premier cas précédé d'une période inflammatoire due à l'évolution de l'angine, période inflammatoire qui manque dans la gangrène d'emblée.

Dans le premier cas c'est un malade atteint, par exemple de rougeole, de fièvre typhoïde, de dysenterie, chez lequel l'attention du médecin est attirée un jour du côté du pharynx par de la douleur et de la dysphagie ainsi que par le ton un peu nasillard de la voix; une angine s'établit et les jours suivants une plaque gangreneuse se montre en même temps que l'état général devient plus alarmant.

Dans le second cas l'apparition de la gangrène est plus insidieuse, elle est précédée d'une période prodromique caractérisée au point de vue physique par de l'affaiblissement des forces, de l'inappétence ; au point de vue moral par de la tristesse et du découragement.

Une fois installée, la gangrène du pharynx se présente avec des symptômes bien particuliers ; à l'inspection de la gorge on constate la présence sur une amygdale ou sur les deux d'une plaque d'une teinte gris noirâtre, limitée par un léger sillon qui s'accuse à mesure que la plaque est plus ancienne; celle-ci paraît alors déprimée, devient mobile et prête à céder au moindre frottement qui l'emportera, laissant à sa place une ulcération plus ou moins profonde, à bords jaunâtres, taillés à pic aux dépens de la muqueuse environnante, violacée, œdématiée et livide. La douleur est variable, tantôt presque nulle, tantôt au contraire très accusée, causant une dysphagie pénible et forçant le malade à rester assis sur son lit, la tête inclinée en avant, la bouche entr'ouverte pour permettre l'écoulement d'une salive abondante et ichoreuse, l'haleine a une odeur repoussante que l'on compare souvent à celle des matières fécales et qui a suffi quelquefois à attirer l'attention du médecin; la parole est embarrassée, la voix nasillarde, les ganglions cervicaux le plus souvent fortement engorgés, peuvent cependant être quelquefois respectés.

Les symptômes généraux sont, au début, des frissons répétés, de la céphalalgie, des vertiges, une soif vive, de l'agitation et du délire, bientôt remplacés par une prostration complète. La température est élevée, le pouls petit et fréquent, c'est en un mot le tableau de toutes les maladies infectieuses à forme adynamique. Ces symptômes généraux vont s'accuser davantage à mesure que marchera la lésion, car, si dans les cas trop rares de gangrène circonscrite la maladie peut s'arrêter, les ulcérations se cicatriser après la chute des eschares et la guérison se faire après une longue convalescence, dans la forme diffuse, malheureusement la plus fréquente, la gangrène envahit de proche en proche, détruisant le voile du palais, la luette, se portant en avant dans la cavité buccale, en arrière vers la paroi pharyngée postérieure, descendant pour envahir l'épiglotte et les voies respiratoires, causant partout des pertes de substance plus ou moins profondes et produisant des hémorragies, qui affaiblissent encore plus, si possible, cet organisme absolument intoxiqué.

Si ces hémorragies ou un accès de suffocation dû à l'œdème épiglottique n'emportent pas le malade, l'état général empire d'heure en heure, la circulation se ralentit, le pouls baisse, les pulsations que Gubler, dans un cas rapporté par Trousseau, a vu tomber à 22, se ralentissent toujours considérablement, la température périphérique tombe au-dessous de la normale; il en est de même de la température centrale, qui cependant peut quelquefois rester élevée. Enfin les malades meurent dans une syncope ou dans le coma, après avoir présenté, ainsi que le dit encore Trousseau, le tableau de la période algide du choléra. D'autres fois enfin, c'est une localisation secondaire du processus gangreneux, principalement sur l'intestin et le poumon, qui amènent une complication rapidement mortelle.

Anatomie pathologique. — Comme pour le noma, il s'agit encore ici d'une gangrène humide ; comme dans cette affection le processus gangreneux débute par une infiltration de leucocytes qui s'étend de proche en proche à mesure que marche la lésion; l'examen microscopique des produits du sphacèle donne les mêmes résultats : lambeaux de tissus nécrosés, dissociés, nombreux microorganismes sans caractères particuliers et surtout ne donnant pas aux inoculations des résultats assez probants pour donner une certitude sur leur spécificité. A la limite des eschares les artérioles sont tantôt ouvertes et béantes, d'où de nombreuses hémorragies, plus fréquentes ici que dans le noma, tantôt obstruées par un caillot et atteintes d'endartérite. Le sang, moins riche en fibrine et partant plus difficilement coagulable, favorise encore la production des hémorragies.

Diagnostic. — Le diagnostic de la forme primitive est des plus simples; mais dans la forme secondaire on peut hésiter un moment entre la gangrène du pharynx et l'*angine diphtéritique* présentant aussi des plaques noirâtres et de la fétidité de l'haleine; mais, dans la diphtérie ces plaques noirâtres dues à une infiltration hémorragique ont été blanches au début et à côté d'elles on trouvera souvent des plaques en formation et blanches encore. Enfin le caractère épidémique de la diphtérie aidera encore à confirmer le diagnostic.

L'*angine ulcéro-membraneuse* se distinguera par la dissémination plus grande des plaques, plaques plus circonscrites, plus superficielles, recouvertes d'un enduit pultacé et accompagnées d'une réaction inflammatoire à la fois plus vive et plus franche; la fétidité de l'haleine n'a pas enfin cette odeur caractéristique du sphacèle. L'angine ulcéro-membraneuse est d'ailleurs rare et n'est le plus souvent que l'extension au pharynx d'une stomatite de même nature.

Pronostic. — Le pronostic est toujours fort grave et s'il existe quelques exemples de guérison dans la forme circonscrite, guérison qui ne s'obtient trop souvent qu'au prix de grands délabrements, dans la forme diffuse le pronostic est constamment fatal.

Traitement. — Le traitement est le même que pour la gangrène de la bouche, traitement prophylactique pendant le cours des maladies aiguës, par les lavages antiseptiques fréquents ; traitement local par des cautérisations énergiques ; antisepsie de l'intestin ; traitement général par tous les toniques possibles. Je ne crois pas utile d'insister davantage sur ce point.

F. Perrenot, *d'Hyères*,
Médecin de l'Hôpital.

CHAPITRE VII

PHTISIE DU PHARYNX

Historique. — Les manifestations tuberculeuses de la gorge sont signalées pour la première fois par Morgagni, puis par Louis qui les considérait comme très rares, par Baumès, Frank ; mais ces auteurs, tout en constatant leur existence, ignoraient leur nature et ne les distinguaient pas des ulcérations de la bouche et du pharynx de nature cachectique. Bayle [1], le premier, commence à soupçonner leur vraie cause ; Ricord, dont les idées à ce sujet sont développées dans la thèse de Buzenet [2], donne une bonne description et insiste sur la nature des ulcérations et crée l'expression de phtisie buccale. Enfin la thèse de Julliard [3], le mémoire de Trélat lu à l'Académie de médecine le 27 novembre 1869, les travaux d'Isambert (1872), la thèse de Gelade, 1878, les travaux de Laboulbène, H. Barth, Cornil, etc., établissent définitivement la nature tuberculeuse de ces ulcérations.

Les manifestations tuberculeuses du pharynx peuvent se montrer sous divers aspects, c'est d'abord le tubercule aux divers moments de son évolution et jusqu'à sa période ulcérative, c'est la forme la plus fréquente, celle qui constitue véritablement la *Phtisie du pharynx*, c'est la seule que je vais étudier ici. Je ne citerai que pour mémoire la forme beaucoup plus rare de la *tuberculose miliaire aiguë*, bien étudiée par Isambert qui lui a donné son nom et enfin le *lupus du pharynx*, soit localisé dans cette région, soit associé au lupus de la face. Les dernières recherches bartériologiques, ainsi que les nombreuses inoculations chez les animaux, entre autres, celles de Leloir dont le résultat a été communiqué au congrès de 1891 et

[1] Bayle. *Recherches sur la phtisie pulmonaire* 1810.

[2] Buzenet. *Du chancre de la bouche et de son diagnostic différentiel* (Thèse de Paris, 1858).

[3] Julliard. *Ulcérations de la bouche et du pharynx dans la phtisie pulmonaire* (Thèse de Paris, 1865).

celles de MM. Arloing et Courmont, de Lyon, exposées au congrès de la tuberculose de 1893 ; ces recherches, dis-je, et ces inoculations enlèvent définitivement le lupus du domaine toujours plus restreint de la scrofule et le font entrer dans celui de la tuberculose.

Anatomie pathologique. — Rarement localisées au pharynx, le plus souvent associées à des lésions semblables de la langue, des lèvres, des gencives, souvent aussi à la phtisie laryngée, les lésions tuberculeuses du pharynx se montrent, par ordre de fréquence, aux amygdales, au voile du palais, aux parois latérales et postérieure du pharynx. Ces lésions sont caractérisées au début par le tubercule qui se montre sous forme d'un point jaunâtre de la dimension moyenne d'une tête d'épingle, très légèrement saillant sous l'épiderme muqueux qui le recouvre, mais qui bientôt se détruit, donnant issue à la matière caséeuse du tubercule, qui laissera à sa place une petite ulcération assez régulièrement circulaire à fond jaune ; les tubercules, surtout au pharynx, sont rarement isolés ; autour d'une ulcération déjà formée on voit souvent comme une couronne de granulations plus jeunes qui, en s'ulcérant à leur tour, vont agrandir l'ulcération primitive qui perdra alors sa forme régulière, dont les bords deviendront sinueux, déchiquetés, plus ou moins épais et bourgeonnants, d'aspect grisâtre et comme lardacés. Au niveau des amygdales hypertrophiées ces ulcérations envahissent les cryptes qu'elles transforment en ulcérations profondes remplies d'un pus caséeux, et peuvent arriver à détruire la totalité de l'organe. En terrain plat, au voile du palais, par exemple, les ulcérations sont moins profondes, surtout au début, leur fond est recouvert d'un exsudat muco-purulent assez abondant qui, enlevé, laisse voir une surface quelquefois rouge et saignante, le plus souvent pâle et recouverte de nouvelles granulations qui, en se ramollissant, augmenteront encore la profondeur de l'ulcération. Dans certains cas, les tubercules sont si confluents que la muqueuse peut paraître comme criblée ; cette muqueuse, qui dans les cas d'ulcérations peu nombreuses et bien limitées, ne subit pas de notables modifications, apparaît, dans le cas contraire, d'un rouge livide, épaissie et indurée ; ces caractères peuvent même précéder l'apparition des tubercules.

L'examen microscopique et bactériologique des lésions montre le tubercule avec tous ses caractères qu'il n'y a pas lieu de rappeler ici ; il montre aussi la présence de nombreux bacilles non seulement dans ce foyer tuberculeux, mais encore au pourtour et souvent assez loin de ce foyer.

Symptomatologie. — Les symptômes qui accompagnent l'évolution des lésions tuberculeuses du pharynx sont variables suivant l'époque, le siège et l'étendue de ces lésions. Avant la période d'ulcération, si les tubercules, peu nombreux, sont situées sur les parois pharyngiennes ou le voile du palais, ils peuvent être ignorés du malade ; plus nombreux et situés sur les piliers et les amygdales, ils causeront un peu de gêne de la déglutition en même temps que des picotements, de la sécheresse et de la chaleur de la gorge, tous symptômes dus à l'altération de la muqueuse, rouge, hyperhémiée et aussi à l'hypertrophie des amygdales dont l'inflammation plus ou moins marquée précède souvent l'apparition des petits foyers tuberculeux.

Avec la période d'ulcération, les symptômes s'accusent et la dysphagie est alors très marquée, la douleur vive et lancinante qui se produit à chaque mouvement de déglutition est exaspérée par le passage des aliments liquides et surtout solides. Cette dysphagie est encore augmentée par la présence si fréquente sur l'épiglotte de lésions de même nature ; le malade en arrive bientôt à refuser toute nourriture, ce qui augmente encore son amaigrissement et sa faiblesse, il évite d'avaler sa salive qu'il laisse s'écouler constamment par la bouche ; cette salivation, très abondante surtout quand les ulcérations ont aussi envahi la cavité buccale, est visqueuse, filante, chargée d'un pus sanieux dû à l'élimination des produits tuberculeux, et les efforts incessants d'expulsion qu'elle nécessite sont pour les malades un symptôme des plus pénibles.

Lorsque les lésions confluentes siègent au voile du palais, celui-ci peut être plus ou moins gêné dans son fonctionnement, il peut y avoir rejet des liquides par le nez en même temps qu'à l'embarras de la parole s'ajoute du nasonnement de la voix.

A la période d'ulcération correspondent encore les engorgements ganglionnaires au-dessous de l'angle de la mâchoire et au niveau de la loge parotidienne ; ces adénopathies, quelquefois absentes, en tout cas variables dans leur intensité, peuvent, quoique très rarement, aller jusqu'à la suppuration.

Les lésions, je l'ai dit, sont rarement localisées au pharynx, mais le plus souvent associées à la phtisie laryngée, d'où des accès de dyspnée et une toux rauque et quinteuse qui vient encore augmenter les souffrances de ces malheureux.

Les lésions de la phtisie pharyngée sont enfin, quoiqu'on les puisse rencontrer à l'état de tuberculose locale primitive, le plus souvent associées à la tuberculose pulmonaire, surtout à la période cachectique de son évolution ; c'est à la tuberculose pulmonaire que sont liés les symptômes généraux que l'on peut observer quoique plus rarement et surtout moins accusés si la lésion pharyngée évolue isolément.

La phtisie du pharynx a une marche essentiellement envahissante : la rapidité de son extension est parallèle à l'état général du malade, moins rapide, pouvant même s'arrêter et guérir dans la forme primitive ; elle s'étend au contraire et les ulcérations se multiplient en quelques jours chez les tuberculeux cachectiques. Enfin, après un temps variable le malade est emporté soit par les progrès de la tuberculose pulmonaire ou une de ses complications, soit par une des complications de la phtisie laryngée et au premier rang l'œdème de la glotte, soit enfin par les progrès chaque jour plus grands de l'amaigrissement, de la faiblesse et de la consomption.

Diagnostic. — Les ulcérations tuberculeuses du pharnyx doivent être diagnostiquées et différenciées d'avec les nombreuses affections ulcéreuses de la gorge ; on ne les confondra pas avec l'*herpès du pharynx*, maladie aiguë à fièvre très vive, à symptômes généraux souvent très bruyants qui précèdent de deux ou trois jours l'éruption de vésicules à caractères bien particuliers et dont on peut suivre l'évolution à ses diverses phases ; vésicules qui s'ouvrent, en laissant à leur place une ulcération très superficielle, entourée d'un cercle rouge vif et d'une auréole inflammatoire très nette ; éruption accompagnée d'une douleur très violente, avant même la période d'ulcération, ce qui n'est pas le cas pour les ulcérations tuberculeuses ; enfin adénopathie également très douloureuse quoique peu accusée. L'herpès du pharynx présente de plus une grande mobilité, disparaissant rapidement sous l'influence du traitement et se reproduisant avec une égale rapidité, alors qu'au contraire les ulcérations tuberculeuses sont remarquables par leur ténacité.

On fera de même le diagnostic d'avec les *plaques aphteuses* et les *plaques ulcéro-membraneuses* de la gorge, qui ne sont que la propagation au pharynx d'une stomatite de même nature ; souvent confluentes dans la cavité buccale, ces ulcérations sont plus rares et toujours peu nombreuses au pharynx, alors que nous avons vu les ulcérations tuberculeuses, parfois confluentes au niveau de l'isthme du gosier et du voile du palais, se montrer au contraire plus espacées dans la cavité buccale.

Les *ulcérations syphilitiques de la période secondaire* ou plaques muqueuses ulcérées, pourraient être confondues avec des ulcérations tuberculeuses, mais les plaques muqueuses sont toujours plus superficielles, jamais anfractueuses; enfin leur indolence relative, l'adénopathie toujours très marquée et également indolente, leur concomitance avec des lésions cutanées et leur modification sous l'influence du traitement spécifique sont des caractères qui suffiront à les différencier.

Les *ulcérations scrofuleuses* se distingueront des ulcérations tuberculeuses, dit Julliard, « par la coloration particulière qu'elles « présentent ordinairement (aspect blafard), par leurs bords « irréguliers, mollasses, déchiquetés, sans induration ; par leur « indolence qui est un des caractères les plus remarquables et par « l'état de gonflement œdémateux et moitié érythémateux, moitié « inflammatoire qui les entoure ». Quoi qu'il en soit, ce diagnostic pourra souvent présenter de grandes difficultés.

Il en pourra être de même du diagnostic d'avec les *gommes syphilitiques ulcérées* et le *cancer*. Je me suis suffisamment étendu sur ces points de diagnostic différentiel, à propos des lésions tertiaires de la cavité buccale pour n'avoir pas à y revenir ici.

Pronostic. — Le pronostic des ulcérations tuberculeuses du pharynx est très grave ; si l'on peut citer quelques exemples de lésions localisées guéries par un traitement approprié, il ne faut pas oublier que le plus souvent ces ulcérations surviennent chez des tuberculeux avancés et parfois même cachectiques et qu'elles ne font alors qu'augmenter les souffrances et précipiter le dénouement.

Traitement. — Les ressources de la thérapeutique, on en peut déjà juger par ce que j'ai dit de cette affection, seront bien maigres, et le praticien se trouvera bien désarmé et trop souvent réduit à essayer de calmer les souffrances du malheureux malade, sans même la consolation d'y parvenir toujours.

Les fréquents lavages de la gorge, les gargarismes avec les liquides à la fois calmants et antiseptiques, en débarrassant le malade de sa salivation visqueuse, lui apporteront un premier et important soulagement. Toutes les solutions antiseptiques faibles peuvent ici être utilisées, mais ce qui me paraît répondre le mieux à l'indication est une décoction de guimauve et de pavot additionnée de 3 p. 100 d'acide borique ou 1 p. 100 d'acide phénique neigeux.

Contre la dysphagie, on pourra utiliser, soit les gargarismes au bromure de potassium, soit mieux les pulvérisations avec une solution faible de cocaïne ; on pourra même associer bromure et cocaïne ; enfin les badigeonnages à la cocaïne après avoir, toutefois, prudemment taté la susceptibilité du malade. Voici une formule conseillée par le Dr Garel de Lyon :

Cocaïne	2 grammes
Alcool.	4 —
Acide salicylique	10 centigrammes
Eau distillée.	16 grammes

On pourra agir directement sur les ulcérations par les caustiques, parmi lesquels au premier rang l'acide lactique, le naphtol camphré, la teinture d'iode.

Gougenheim en 1885 a, dans le but de remplacer la cocaïne qui peut provoquer des accidents, proposé pour ces cautérisations, la solution de caféine de Tanret, mélange à parties égales de caféine et de salicylate de soude. Le menthol en solution huileuse de 10 à 20 p. 1000 a été appliqué par Rosemberg en 1885 à la clinique de Frœnkel de Berlin ; pour M. Garel le menthol étant en même temps antiseptique modifierait heureusement les ulcérations. Citons encore la glycérine iodoformée, l'iodol, qui n'a pas les mêmes inconvénients que l'iodoforme, enfin le baume du Pérou préconisé par Schmith en en 1880.

Beaume du Pérou.	1 gramme
Collodion	30 —

On a proposé et essayé également les cautérisations par le galvanocautère et par l'électrolyse, mais le plus souvent les ulcérations se montrent rebelles à toute cautérisation. C'est alors vers le traitement général que devront se retourner tous les efforts du médecin, traitement par tous les toniques capables de soutenir les forces et, comme il sera de toute nécessité d'alimenter avant tout le malade que la dysphagie fera se priver de nourriture, c'est aux lavements nutritifs et à la sonde œsophagienne qu'on pourra être obligé de recourir.

F. Perrenot, d'*Hyères*,
Médecin de l'Hôpital.

CHAPITRE VIII

SCROFULIDES DU PHARYNX

Il importe tout d'abord de bien définir ce que l'on doit entendre sous le nom de scrofulides du pharynx. La scrofule, diathèse qui tenait autrefois tant de place, voit tous les jours son domaine se morceler et s'amoindrir; quelques auteurs vont même jusqu'à la rayer complètement au bénéfice de la tuberculose. Entrer dans de trop longues considérations sur la nature de cette diathèse serait empiéter sur la pathologie générale, je me contenterai de dire que nombre d'affections considérées autrefois comme scrofuleuses, le lupus par exemple, au point de vue spécial qui nous occupe, sont aujourd'hui regardées comme manifestement tuberculeuses.

De même il est d'autres affections de la gorge comme l'amygdalite chronique avec hypertrophie et l'angine granuleuse ou glanduleuse, constituée par une hypertrophie des follicules de la muqueuse pharyngienne, qui ont été classées dans les angines scrofuleuses, de même encore les végétations adénoïdes du pharynx nasal; que ces affections soient plus fréquentes chez les scrofuleux, le fait est incontestable, mais elles peuvent aussi être indépendantes de la scrofule, en un mot la scrofule doit être considérée comme une cause prédisposante, mais non comme la cause efficiente de ces affections. Telle n'est pas cependant l'opinion d'Isambert[1], qui, à côté de l'angine granuleuse ordinaire, due à une irritation répétée de la muqueuse, tabac, alcool, angine professionnelle des prédicateurs, avocats, chanteurs, etc., etc., admet une angine granuleuse purement scrofuleuse qui diffère de la précédente par une coloration beaucoup plus pâle de la muqueuse qui ne présente pas de développement variqueux des veinules sous-jacentes, qui diffère surtout par une

[1] Isambert. *Bulletin de la Société médicale des Hôpitaux de Paris* (1871).

légère érosion des follicules pharyngiens qui semblent, dit-il, « comme abrasés à leur sommet ».

Je ne parlerai ici que des angines scrofuleuses vraies, *l'une superficielle* sans ulcérations, *l'autre avec lésions plus profondes ulcéreuses* et dont Hamilton de Dublin distingue deux formes : la forme bénigne et la forme grave.

I

ANGINE SCROFULEUSE SUPERFICIELLE

Anatomie pathologique. — L'angine superficielle scrofuleuse chronique, bien étudiée dans la thèse de Lemaistre[1], est caractérisée par la présence sur la paroi postérieure du pharynx, mais seulement dans sa partie supérieure, au-dessus du point où le voile du palais vient s'appliquer à cette paroi pendant les mouvements de déglutition, de petites croûtes sèches, minces et dures, à bords recroquevillés, que Trœltsch[2] compare à des gouttes de bougie tombées à la surface de l'eau. Ces croûtes sont parfois assez confluentes pour former par leur réunion comme une croûte unique qui, si on la soulève, laisse voir au-dessous d'elle une muqueuse rouge, granuleuse, quelquefois très légèrement œdématiée mais non ulcérée. Isambert cependant admet une deuxième forme de cette angine avec ulcérations superficielles. Au-dessous de la ligne de démarcation ainsi formée par le voile du palais, la muqueuse présente les mêmes caractères, mais on n'observe pas de croûtes, ces dernières étant constamment entraînées soit par les crachats, soit dans les mouvements de déglutition. Ces altérations toujours plus marquées vers le pharynx nasal diminuent vers les voies aériennes où elles ne se propagent pas.

Symptomatologie. — Les troubles fonctionnels qui accompagnent ces lésions sont fort peu accusés et peuvent laisser les malades ignorants de leur état; la maladie est en effet indolente ; un peu de sécheresse et quelques picotements du fond de la gorge sont le plus souvent, au début du moins, les seuls symptômes. La déglutition n'est ni entravée, ni gênée, il n'y a pas de toux, mais la présence des mucosités concrètes et adhérentes qui tapissent le pharynx forcent le

[1] J. Lemaistre. *De l'angine superficielle scrofuleuse chronique* (Thèse de Paris, 1875).

[2] Trœltsch. *Traité pratique des maladies de l'oreille*, 1878.

malade, surtout à son réveil, à faire pour s'en débarrasser de nombreux et violents efforts qui peuvent aller jusqu'à provoquer des vomissements, les crachats ainsi expulsés sont épais et renferment des croûtes caractéristiques. Tout se borne là d'abord; si plus tard les fosses nasales sont envahies, il s'y joint de l'ozène et un peu de difficulté de la respiration qui se fait la bouche ouverte, ainsi que du nasonnement de la voix. On a noté encore dans certains cas des névralgies, de la céphalalgie, cette céphalalgie pourrait être causée par la propagation aux sinus frontaux ainsi qu'en a été témoin Lemaistre ; enfin Hamilton a observé aussi des douleurs à l'occiput. Il n'y a pas d'adénopathie sous-maxillaire.

Diagnostic. — En outre de ses caractères particuliers ci-dessus décrits, cette forme d'angine superficielle se distinguera des autres angines scrofuleuses par l'absence d'ulcérations. On la distinguera aussi des autres angines chroniques simples par l'absence de lésions au niveau de l'isthme du gosier et surtout des amygdales si souvent envahies et hypertrophiées dans le catarrhe chronique; suivant Lemaistre un point important dans ce diagnostic différentiel serait l'absence de propagation du côté des trompes d'Eustache et des accidents consécutifs du côté de l'oreille, propagation et accidents si fréquents dans l'angine chronique ordinaire et surtout dans l'angine granuleuse.

Pronostic. — Cette affection longue et rebelle est aussi fort sujette aux récidives, c'est ce qui en fait la seule gravité avec l'état général dont elle est la manifestation.

Traitement. — Le traitement sera étudié plus loin, je parlerai tout à la fois du traitement des angines scrofuleuses superficielle et ulcéreuse.

II

ANGINE SCROFULEUSE, ULCÉREUSE

Cette seconde classe peut, je l'ai dit, affecter deux formes que Hamilton, de Dublin, appelle *bénigne* et *grave*.

Anatomie pathologique. — La forme bénigne, que l'on serait tenté de considérer comme un degré plus avancé de la forme superficielle, est caractérisée par la présence sur la paroi postérieure du pharynx d'une ou de plusieurs ulcérations qui en tout cas ne tardent pas à se réunir en une seule, ulcération superficielle mais fort étendue dont on ne peut pas toujours, dit Hamilton, apercevoir les limites inférieures, même en abaissant la base de la langue ; sa forme est irrégulière, poussant quelquefois des prolongements radiés : ses bords sont taillés à pic, sa surface tantôt granuleuse et bourgeonnante, tantôt pâle, jaunâtre et d'aspect lardacé. Cette forme dont le siège de prédilection est la paroi postérieure du pharynx peut envahir secondairement le voile du palais, la luette, les piliers et les amygdales.

Dans la forme grave, l'ulcération débuterait toujours, suivant Hamilton, par le voile du palais et la luette, laissant le pharynx intact ou ne l'envahissant que plus tard, l'ulcération serait plus profonde, détruisant rapidement les régions atteintes, causant la section médiane ou la perforation du voile, laissant des cicatrices et des adhérences vicieuses comparables à celles que peuvent laisser les lésions syphilitiques.

Symptomatologie. — Bénigne ou grave, la forme ulcéreuse de l'angine scrofuleuse n'est pas douloureuse par elle-même, mais la dysphagie peut exister par le fait de l'irritation produite à la surface de l'ulcération par la déglutition des aliments et surtout des aliments solides. C'est dans l'angine à forme ulcéreuse que l'on a observé surtout les douleurs occipitales dues à une hyperesthésie de la peau du crâne, douleurs que le seul contact de cette région, comme le passage d'un peigne, réveille parfois avec une intensité caractéristique. En outre de la dysphagie due au passage des aliments, il faut noter encore dans les cas où le voile est gravement atteint, de la parésie de cet organe et comme conséquence le rejet des aliments liquides par les fosses nasales ; ce symptôme est encore plus marqué s'il y a destruction partielle du voile ; on observe également dans ces cas des troubles de la phonation.

Enfin la forme ulcéreuse même bénigne s'accompagne toujours d'un état général grave, décoloration des téguments, amaigrissement, etc. ; état général que peut venir encore compliquer la phtisie pulmonaire.

Diagnostic. — Le diagnostic des ulcérations scrofuleuses présente souvent de grandes difficultés ; c'est avec les ulcérations tuberculeuses et celles de la syphilis tertiaire qu'elles seront surtout confondues ;

je ne reviendrai pas sur ces points de diagnostic déjà traités à propos de ces dernières affections.

Pronostic. — Le pronostic est grave même en dehors de toute considération sur l'état général du malade, il est grave et par les lésions elles-mêmes et par les complications, cicatrices et déformations qui en peuvent résulter.

Traitement. — Le traitement des angines scrofuleuses doit être à la fois local et général. Dans la forme superficielle le traitement local consistera en irrigations du pharynx avec des solutions faibles d'alun, de chlorate de potasse, ou de permanganate de potasse ; en badigeonnages au chlorure de zinc ou au nitrate d'argent ; pour atteindre les lésions du pharynx nasal, il sera indispensable d'avoir recours aux douches nasales, d'après la méthode de Weber, pour balayer complètement les croûtes. Dans les formes ulcéreuses il sera nécessaire de recourir à des cautérisations énergiques, soit à la teinture d'iode ou à l'acide chromique, soit même au galvanocautère.

Le traitement général sera celui de la diathèse scrofuleuse : huile de foie de morue à haute dose, sirop de proto-iodure de fer, phosphate de chaux, quinquina, etc. On y joindra les bains de mer, les eaux chlorurées sodiques simples ou sulfurées, la vie au grand air et tous les exercices du corps compatibles avec l'état du malade.

F. Perrenot, *d'Hyères*,
Médecin de l'Hôpital.

CHAPITRE IX

ANGINES

Historique et définition. — Le mot angine est composé de la racine grecque ἀγχ qui est la traduction usuelle du terme « kynauche » qu'on rencontre si souvent chez Hippocrate. Hippocrate employait ce mot dans un sens plus étendu, désignant les maladies de la bouche, du pharynx, du larynx, toutes les fois que la maladie avait pour effet un rétrécissement des voies respiratoires. Il distinguait plusieurs genres de *kynauche;* mais les nouveaux termes de cette subdivision contribuaient plutôt à jeter de la confusion qu'à définir exactement les diverses formes de la maladie. Ainsi il se servait des expressions de *parakynauche*, *synauche*, *parasynauche* pour des maladies spéciales du pharynx et des voies respiratoires, maladies qu'aujourd'hui on ne saurait définir d'une manière plus précise.

Actuellement nous entendons par angine une affection inflammatoire du gosier, affection qui peut résulter de causes diverses mais qui intéresse toujours une partie de la région désignée anatomiquement par le nom générique de gosier.

Étiologie. — Les affections inflammatoires du gosier peuvent naître de causes diverses. La forme la plus fréquente et qui dans son essence n'est pas encore expliquée, c'est la forme catarrhale qu'on attribue dans la plupart des cas au froid. Il est évident que, chez beaucoup d'individus, le refroidissement de certaines parties du corps, notamment des pieds et de la gorge, est suivi d'une inflammation catarrhale des muqueuses du gosier; mais le mécanisme, c'est-à-dire le processus par lequel l'inflammation se produit, ne nous est pas encore connu. Il est probable que, dans toutes ces inflammations provoquées par le refroidissement, l'infection locale joue un rôle, tandis que le refroidissement occasionne des changements vaso-moteurs qui disposent à l'inflammation des muqueuses, en rendant plus facile l'action locale des espèces de bactéries, qui existent déjà normalement dans le gosier. La pharyngite catarrhale aiguë n'est pas du tout contagieuse ; pourtant, si à certaines saisons (printemps, automne) elle est endémique, cela tient à ce que des conditions spéciales de température, les transitions brusques de la saison froide à la saison chaude, créent ces refroidissements qui prédisposent à l'inflammation catarrhale. Tel est aussi le cas pour la plupart des inflammations primitives de l'amygdale et de la luette qui se manifestent sous diverses formes anatomiques ; nous décrirons ces dernières sous le nom d'angines folliculaire et phlegmoneuse. Dans cette dernière, où l'inflammation des muqueuses aboutit à un abcès, une des différentes espèces de bactéries pyogènes joue toujours un rôle. C'est ainsi qu'on rencontre le plus souvent dans le pus de ces abcès le *staphylococcus pyogenes aureus*, moins fréquemment le *streptococcus pyogenes* et très rarement les deux à la fois. On sait que le streptococcus joue un rôle dans la plupart des cas d'infection diphtérique, aussi est-il hors de doute qu'on doive lui attribuer la plupart des aggravations qui se manifestent au cours des diverses angines.

Dans les angines primitives, dont nous venons de faire mention, nous supposons comme cause une combinaison de la prédisposition avec l'infection locale ; les inflammations analogues des muqueuses du pharynx peuvent aussi être provoquées par des excitations locales thermales et chimiques. Les boissons trop chaudes, les liquides chimiques corrosifs (acides, alcalis) provoquent d'habitude une inflammation plus ou moins violente des parties du pharynx. C'est un fait connu que l'inflammation du pharynx peut survenir par altération du sang, après absorption d'iode, de mercure et quelquefois de belladone. On appelle ces dernières formes « angines toxiques ».

Parmi les angines toxiques il faut classer celles qu'on rencontre dans les maladies infectieuses aiguës : à cause de la régularité avec laquelle elles se produisent dans ce cas, on doit considérer ces angines comme des manifestations locales d'un poison qui circule dans l'organisme. Ainsi l'angine est un symptôme ordinaire des fièvres éruptives, de la rougeole, de la variole, et un phénomène fréquent au début du typhus abdominal. On cite aussi l'angine érysipélateuse, qui, en effet, se rencontre parfois et dans laquelle l'on doit attribuer l'inflammation des muqueuses à l'émigration du streptocoque de l'érysipèle.

L'angine se montre comme phénomène secondaire dans diverses

maladies de l'intérieur de la cavité buccale telles que : scorbut, stomatites, aphtes, ainsi qu'au voisinage des ulcérations syphilitiques et carcinomateuses.

Anatomie pathologique. — La classification des angines en diverses catégories est basée sur l'anatomie pathologique. Selon que le siège principal du mal se trouve dans certaines parties du pharynx, on distingue : dans le cas d'une affection uniforme de toutes ses parties, une angine catarrhale ; et, lorsque la luette est particulièrement affectée, une uvulite. Si, comme c'est souvent le cas, les amygdales sont seules ou particulièrement affectées, on appelle cet état angine tonsillaire ou simplement amygdalite. Dans cette dernière catégorie nous distinguons plusieurs variétés selon que certaines parties de l'amygdale sont plus ou moins particulièrement enflammées. Quand, par exemple, toutes les couches de l'amygdale sont également atteintes, nous désignons cet état sous le nom d'amygdalite catarrhale, quand, au contraire, ce sont les orifices glandulaires qui sont surtout enflammés, cas dans lequel à la surface de l'amygdale se produisent des points discrets de suppuration, nous la nommons amygdalite glandulaire. Lorsque des follicules isolés de l'amygdale sont en état de suppuration, on appelle cet état amygdalite folliculaire. En général toutes les angines permanentes qu'on désigne simplement comme des formes catarrhales sont alliées aux angines phlegmoneuses, cas dans lesquels il y a suppuration de certaines parties du pharynx. Si le foyer de la suppuration se trouve dans l'amygdale même, on est en présence d'une amygdalite phlegmoneuse; si le pus se trouve dans le tissu léger et sous-muqueux du palais qui entoure l'amygdale et dans celui de la voûte du palais, on désigne cet état sous le nom de péri-amygdalite phlegmoneuse.

Toutes les formes d'angine que nous venons de mentionner peuvent se combiner entre elles, de sorte que parfois on en peut observer plusieurs successivement. Nous allons les décrire sommairement.

Angine catarrhale. — Les altérations pathologiques qui se produisent dans l'angine catarrhale constituent des symptômes, car on sait que l'angine catarrhale en elle-même n'est jamais mortelle. Les changements principaux consistent en une forte injection des vaisseaux et dans l'enflure. En ce qui concerne l'injection, il faut relever ce fait que ce ne sont pas seulement les gros vaisseaux, mais aussi les capillaires qui sont injectés; d'où résulte cette rougeur claire et diffuse, si caractéristique dans la fluxion des muqueuses du pharynx. Quand certains endroits sont plus fortement vascularisés, la couleur rouge est plus vive. Ordinairement la fluxion est occasionnée en grande partie par l'œdème. A défaut de recherches microscopiques, on n'a pu encore établir dans quelle mesure il y a aussi infiltration cellulaire; mais à en juger selon l'analogie de l'inflammation des autres muqueuses, on peut inférer avec une quasi-certitude, que jusqu'à un certain degré il y a une infiltration sous-épithéliale des cellules qui, après la disparition des phénomènes d'inflammation, se résorbe bientôt. En même temps que se produisent les altérations des muqueuses que nous venons de mentionner, il y a une augmentation de la sécrétion des nombreuses glandes muqueuses du pharynx. Cette hypersecrétion n'est que la suite de la tension plus forte du sang des capillaires qui entourent les glandes muqueuses ; toutefois au début des angines, la sécrétion n'est jamais augmentée, bien au contraire, il y a sécheresse des muqueuses pharyngées.

La matière sécrétée a, au début, un aspect plutôt liquide et ne consiste en grande partie qu'en salive ; plus tard il s'y mêle de nombreux éléments morphologiques, des cellules lymphatiques, épithéliales détachées de la surface des muqueuses et des glandes, de sorte que la sécrétion devient de plus en plus épaisse. L'œdème des muqueuses attaque ordinairement aussi une partie de la musculature du pharynx bien qu'il faille convenir que, dans la simple angine catarrhale, cela n'arrive jamais à un tel degré, comme c'est le cas dans l'angine phlegmoneuse. Dans l'angine catarrhale, les amygdales, quand elles sont affectées, ce qui est presque toujours le cas, paraissent rouges et hypertrophiées, de sorte qu'elles font une plus forte saillie. La division en inflammation superficielle des amygdales et inflammation parenchymateuse, division adoptée par beaucoup d'auteurs, ne s'applique qu'à des degrés différents des amygdalites catarrhales étant donné que, dans le cas d'une inflammation légère, l'amygdale est rouge sans être gonflée, tandis que, au cas d'une inflammation intense, elle paraît aussi œdématiée et infiltrée. Les enflures minimes des amygdales sont difficiles à constater, d'une part à cause des dimensions différentes que ces glandes présentent chez les différents individus, d'autre part parce que les amygdales peuvent être cachées par des fluxions simultanées des piliers antérieurs et postérieurs du voile du palais, circonstance qui exclut d'avance un jugement exact sur la dimension. Ainsi que nous l'avons déjà dit, il n'est pas nécessaire qu'une angine catarrhale attaque à la fois toutes les parties du pharynx, ni qu'elle les affecte avec une intensité égale. Nous voyons parfois l'angine confinée sur une ou sur les deux amygdales ou bien nous ne voyons que la paroi postérieure du gosier atteinte d'inflammation. Parfois l'angine commence par une amygdale et passe par le voile du palais à l'autre. Mais l'angine peut passer d'une tonsille à l'autre sans que le palais soit affecté. C'est presque une règle que, même en cas de localisation de l'inflammation à l'amygdale, les parties voisines des piliers antérieurs et postérieurs du palais y participent ; cependant le plus souvent, les amygdales sont le siège de l'angine catarrhale.

Amygdalite folliculaire. — Dans l'angine tonsillaire dont nous avons parlé, tout le tissu lymphoïde de l'amygdale est enflammé avec une intensité plus ou moins uniforme ; dans l'angine folliculaire, les follicules qui confinent à l'épithélium de la surface, sont atteints à un degré plus fort, de sorte qu'au cours de l'inflammation, ils passent à l'état de suppuration, tandis que les autres parties de l'amygdale gardent les symptômes particuliers de l'angine catarrhale : rougeur et enflure. A la suite de l'inflammation prononcée des follicules, des points discrets jaunes blanchâtres, paraissent à la surface de l'amygdale, bientôt l'épithélium s'amincit tellement qu'il est soulevé par la concentration circonscrite du pus et que le pus arrive à la surface. Comme ce pus ne peut y parvenir que par une fissure de l'épithélium, les ouvertures sont entourées d'un bord rugueux et déchiré ; ces ouvertures, après la sortie du bouchon de pus, se présentent comme des pertes de substance, c'est-à-dire des abcès munis de bords analogues à ceux décrits. Quand beaucoup de follicules sont entrés en suppuration, l'aspect de l'amygdale est celle d'une surface munie de nombreuses excavations abcédées qui souvent subsistent encore, longtemps après que le processus a cessé. Quand plusieurs follicules se confondent, un foyer purulent circonscrit plus grand se forme et se vide ; bien entendu, dans ce cas, l'excavation qui en résulte à cet endroit de l'amygdale est plus grande.

Le pus sorti contient de petits corpuscules de l'épithélium, ayant subi la dégénérescence graisseuse, des cocci, des bacilles de diverses formes et diversement groupés, en outre des bacilles des leptothrix qui sont partout présents dans l'intérieur de la bouche. Lorsqu'on enlève le pus, quand l'épithélium de la surface n'est pas encore crevé, en piquant avec une pointe de platine stérilisée le follicule en suppuration, on constate dans la préparation microscopique des cocci, presque toujours assemblés en groupes et rarement réunis en chaine. Si l'on transporte cette matière sur un milieu nutritif, on peut presque toujours faire naître le staphylococcus pyogenes aureus, et ce n'est que rarement que se produit le streptococcus pyogenes. Il n'est pas improbable que ces cocci, qui provoquent la suppuration, soient aussi la cause directe de l'élargissement des follicules ainsi que des suppurations lacunaires dont nous parlerons plus loin, de même que de l'angine phlegmoneuse. La constatation faite par de nombreux auteurs, que les cocci du pus en question se trouvent aussi dans la bouche à l'état normal, ne contredit en rien cette hypothèse, car il faut évidemment une prédisposition pour que l'évolution locale des cocci puisse avoir lieu. Peut-être cette prédisposition consiste-t-elle dans la lésion locale de l'épithélium ou dans d'autres faits jusqu'ici inconnus. Le processus se localise dans les excavations lacunaires de l'amygdale plus souvent que dans les follicules et, dans ce cas, nous nous trouvons en présence d'une angine lacunaire.

b. *Angine lacunaire.* — Ainsi que l'on sait, la surface de l'amygdale normale présente de nombreuses rugosités qui consistent tantôt en une simple dépression plate, tantôt en canaux d'une longueur de plusieurs millimètres. Ces derniers pénètrent tantôt par une direction perpendiculaire tantôt par une ligne oblique dans la substance de l'amygdale et sont partout revêtus de l'épithélium de la surface de la tonsille; on peut les considérer comme des plis de la surface. Dans les lacunes s'abouchent de nombreuses glandes muqueuses qui maintiennent humides ces excavations; de plus il y a là continuellement une émigration des leucocytes à travers l'épithélium de la surface. Quand on pense que ces excavations naturelles de l'amygdale sont des réceptacles tout trouvés pour toutes sortes de particules de poussières qui entrent dans la bouche et que, par suite de la présence des cellules, il y a là un sol fertile pour les microorganismes, on s'explique pourquoi cette forme d'amygdalite se produit si fréquemment. De même que dans l'amygdalite folliculaire il se forme aussi dans l'amygdalite lacunaire des foyers discrets de pus dont les bouchons sortent librement tandis que dans l'amygdalite folliculaire ils sont au début recouverts d'épithélium. Les bouchons de pus renfermés d'abord dans la profondeur des lacunes sortent bientôt à travers les ouvertures et ce pus peut être facilement enlevé en essuyant la surface. Le nombre des bouchons, qui sortent ainsi, varie ; parfois il n'y en a que quelques-uns ; plus souvent la surface est parsemée de points de pus très rapprochés les uns des autres, bien que chacun d'eux soit bien délimité. Cette différence dépend probablement, abstraction faite de l'intensité de l'inflammation, du nombre des cryptes tonsillaires qui varie avec l'individu. La couleur des points purulents est tantôt blanche comme la craie; tantôt elle tire sur le jaune ; la consistance est ordinairement à demi liquide, mais parfois aussi plus ferme. Le contenu purulent des lacunes consiste en petits corpuscules de pus, et en un grand nombre de bactéries : en partie des cocci, en partie des bacilles; parmi les premiers on trouve presque constamment le *staphylococcus pyogenes aureus*. Les bouchons de pus sont refoulés de la profondeur par suite de la grande quantité de pus qui s'y accumule et s'écoule à la surface de l'amygdale; mais souvent le pus reste collé à la surface de cette glande, formant une enveloppe continue ou quelques taches plus grandes et qu'au premier aspect on pourrait prendre pour une membrane diphtéritique. Dans la plupart des cas cette couche peut être facilement détachée de la surface tonsillaire, et alors on voit les bouchons sortir des lacunes, forme caractéristique de l'angine lacunaire. Contrairement à l'assertion de certains auteurs, je dois maintenir avec Schek l'opinion que bien que dans l'amygdalite lacunaire la couche de pus soit pauvre en fibrine et par conséquent tout à fait liquide; quelquefois pourtant il y a une plus grande quantité de fibrine, ce qui fait que la couche visible sur l'amygdale ressemble davantage par sa consistance membraneuse à la membrane diphtéritique; ces cas constituent une transition entre la forme actuelle et la soi-disant amygdalite fibrineuse.

L'amygdalite fibrineuse appelée aussi *angine fibrineuse*, *pharyngite fibrineuse*, est aujourd'hui reconnue par la plupart des auteurs; au point de vue étiologique il est établi qu'elle n'a rien de commun avec la diphtérie. Anatomiquement on pourrait, pour expliquer cette forme, admettre que parfois dans la couche du pus qui s'est produite lors de la gerçure du follicule de l'amygdale ou par la sortie du contenu des lacunes, il s'est développé une plus grande quantité de fibrine. Cela provoque la formation d'une membrane qui, en se continuant dans les lacunes, peut être solidement attachée à la surface tonsillaire. La formation de membranes dépasse quelquefois la limite des amygdales et peut s'étendre sur les piliers et le voile du palais, cependant il arrive aussi que, sans être reliées à la membrane tonsillaire, plusieurs couches disséminées se forment sur le voile du palais et sur la paroi postérieure du pharynx. Les plaques fibrineuses sont entourées d'une zone un peu rouge, les muqueuses environnantes sont plus ou moins enflammées. Ces membranes, si on les enlève, montrent quelquefois une facilité tout à fait surprenante à la régénération, car au bout de vingt-quatre heures il peut s'en former de nouvelles d'une épaisseur de 1 à 2 millimètres. Parfois la reproduction cesse au bout de quelques jours; mais quelquefois le processus dure des mois entiers et on réussit à peine à mettre un terme à la nouvelle formation de membranes. Il est rare que cette formation de membrane passe du pharynx dans le nez ou dans le larynx; si ce dernier cas se produit pourtant, il est de règle que dans le larynx il ne se développe que de petites taches tendres qui ne montrent nullement la ténacité de celles de l'amygdale et du pharynx.

Les nombreuses recherches bactériologiques que j'ai faites dans des cas analogues ont montré que les pseudo-membranes sont dépourvues de bacilles de diphtérie, mais que par contre, on peut constamment y trouver un staphylococcus ou un streptococcus : ces espèces ne s'y rencontrent pas isolément, car, par suite du contact des membranes avec le contenu de l'intérieur de la bouche, il s'y trouve aussi de nombreuses espèces d'autres bactéries buccales. Il reste encore à savoir si le staphylococcus présent dans ces cas est la cause directe des pseudo-membranes; ce point reste obscur, de même qu'on ne sait rien de certain sur la cause directe des angines en général. Ce qui est cependant important au point de vue étiologique, c'est que, malgré la ressemblance frappante de certaines de ces formes avec la diphtérie, elles n'ont rien de commun avec cette dernière maladie, fait qui sera confirmé par les observations cliniques que nous discuterons plus loin.

Des pseudo-membranes semblables à celles qui se produisent à la suite des angines lacunaire et folliculaire ont été aussi observées au cours d'angines consécutives à des maladies infectieuses, par exemple dans les fièvres éruptives et certains érythèmes.

Angine phlegmoneuse. — Nous entendons par angine phlegmoneuse une inflammation des parties du larynx dont le résultat final est la formation d'un abcès accompagné de phénomènes aigus. Si l'abcès est dans l'amygdale même, nous sommes en présence d'une amygdalite phlegmoneuse, si, au contraire, l'abcès se produit dans le tissu cellulaire des piliers du voile du palais qui entoure l'amygdale, nous avons affaire à une péri-amygdalite phlegmoneuse.

Amygdalite phlegmoneuse. — Nous n'appelons pas ainsi les foyers de pus de la grandeur d'une tête d'épingle qui se montrent à la suite de l'angine folliculaire, ni la suppuration circonscrite des glandes muqueuses; l'amygdalite phlegmoneuse existe seulement dans le cas, où il se forme un plus grand foyer de pus, lorsqu'une partie considérable du parenchyme tonsillaire entre en suppuration. Cette variété d'angine suit immédiatement ou une amygdalite parenchymateuse qui se produit avec des phénomènes d'inflammation intense, ou une angine folliculaire, ou une angine lacunaire. Dans tous ces cas, l'amygdale se gonfle et s'avance entre les deux piliers du palais dans l'intérieur de la bouche; si on abandonne l'abcès à lui-même, il crève soit à l'endroit le plus proéminent de l'excroissance, là où son enveloppe est la plus mince, soit entre l'amygdale et le pilier antérieur. Souvent, après des abcès répétés, il se produit une atrophie très marquée du tissu tonsillaire. En somme il faut remarquer que l'amygdalite phlegmoneuse est beaucoup plus rare que la péri-amygdalite phlegmoneuse.

Péri-amygdalite phlegmoneuse. — Dans celle-ci, souvent l'amygdalite folliculaire est compliquée d'amygdalite lacunaire; elle est plus rarement combinée avec la simple angine catarrhale. Ordinairement, au début, le processus dont nous avons parlé n'affecte que l'amygdale; seulement au bout de quelques jours il s'y joint une enflure plus forte et de l'œdème des piliers et du voile du palais. Ordinairement tous ces organes sont atteints, l'un après l'autre, par de l'infiltration inflammatoire, bien que tous ne doivent pas nécessairement s'abcéder. Les deux piliers du palais qui à l'état normal présentent des plis de la muqueuse avec des bords bien aigus, prennent une forme arrondie, semblable à un fuseau. Si le pilier postérieur participe seul à l'inflammation, l'amygdale semble poussée vers le devant; si, au contraire, c'est le pilier antérieur qui gonfle, l'amygdale est recouverte par devant et poussée en arrière et en dehors; quand il y a une forte enflure des deux piliers, l'amygdale doit être recherchée dans la profondeur. La participation du palais se dénote par sa couleur rouge intense et par sa saillie convexe dans l'intérieur de la bouche, tandis que la partie intacte est concave. L'enflure n'atteint habituellement qu'un côté du palais; ce n'est que rarement qu'elle se produit des deux côtés : ce dernier cas se produit quand l'angine phlegmoneuse tire son origine simultanément des deux amygdales. Plus souvent il arrive que successivement il se produit des deux côtés une amygdalite suivie d'une péri-amygdalite phlegmoneuse. L'abcès se forme le plus souvent dans le palais au point où se réunissent les deux piliers, plus rarement dans les piliers mêmes; si on ne l'ouvre pas artificiellement, l'abcès alors descend dans le pilier antérieur et dans le postérieur. Si les piliers participent vivement à l'inflammation, celle-ci est comme coupée en bas à la base de la langue et aussi à l'arrière, dans la région du ligament pharyngo-épiglottique. Il arrive quelquefois que, par la propagation de l'inflammation du pilier antérieur en bas, la face linguale de l'épiglotte, le pilier postérieur, la muqueuse du sinus pyriforme et le pli ary-épiglottique du même côté deviennent œdémateux; cependant il est rare qu'au cours d'une péri-amygdalite, il se produise un œdème plus considérable du larynx.

L'abcès du voile du palais se montre un peu au-dessus des piliers du palais; il se forme là quelquefois un point plus saillant où la peau de l'abcès est plus mince. Très souvent, l'abcès a un siège si profond qu'il ne se produit pas d'amincissement de la peau qui le recouvre; le pus pénètre alors souvent dans le palais antérieur ou postérieur, vers le bas, et perce soit entre l'amygdale et le pilier antérieur, soit entre l'amygdale et le pilier postérieur.

Le pus, qui sort de l'abcès, a une consistance épaisse; souvent il s'y trouve mêlés des lambeaux nécrosés de tissu cellulaire. Sous le microscope on voit quantité de coccus et de bacilles dans le pus. Les essais que j'ai faits avec ce pus pour le cultiver, ont constamment fait reconnaître la présence du staphylococcus aureus. Avec la sortie du pus, le processus est terminé; les muqueuses reprennent de nouveau leur consistance et leur couleur anciennes.

Amygdalite chronique. — Le tissu de l'amygdale ne reprend pas toujours son état normal après avoir traversé une des formes d'inflammation susmentionnées; l'enflure, c'est-à-dire l'infiltration cellulaire continue à y subsister en partie, et par suite, il y a souvent hyperplasie du tissu tonsillaire. Si l'angine revient à plusieurs reprises, cet accroissement hyperplastique peut augmenter après chaque accès angineux. Suivant la forme de l'amygdalite à laquelle l'hyperplasie doit son origine, l'aspect de l'amygdale varie. S'il s'agit d'une simple angine tonsillaire, l'amygdale ne présente, en dehors de l'hyperplasie, rien de caractéristique; si au contraire il y a eu des inflammations folliculaire ou lacunaire réitérée, ces parties deviennent ensuite le siège d'altérations qui constituent l'amygdalite chronique. La sécrétion accumulée dans les follicules ou les lacunes peut être en partie retenue : l'amygdale offre alors un aspect granuleux et les petites bosses de sa surface sont blanchâtres ou jaunâtres. Le contenu de ces bouchons épaissis consiste dans la plupart des cas en cellules du pus dégénérées, graisseuses, en cholestérine et toutes sortes de bacilles provenant de l'intérieur de la bouche et mêlées à ces matières. Quand la durée de l'inflammation se prolonge, ces matières se durcissent; dans ce cas le contact des bouchons épaissis avec une sonde métallique produit un bruit facilement perceptible. Il est bien compréhensible que ces bouchons épaissis excitent aussi le parenchyme entourant l'amygdale et qu'ils soient ainsi la cause de nombreuses récidives aiguës.

Symptômes et marche. — Le début d'une angine aiguë se manifeste par des signes très divers. La simple angine catarrhale, l'inflammation, peut se déclarer sans un frisson préalable, évoluer sans fièvre jusqu'à la fin, dans le cas seulement où il ne se produit pas ultérieurement une complication avec une inflammation phlegmoneuse des parties de la gorge. Ordinairement les cas bénins sont accompagnés d'un mouvement fébrile et d'une altération plus ou moins grave de l'état général. Les inflammations catarrhales plus intenses débutent par un frisson qui s'accompagne d'une température élevée, de 38 à 39° centigrades, mais qui peut monter jusqu'à 40°. Le symptôme caractéristique de toutes les angines que nous allons étudier ici, c'est que la température redevient normale au bout de deux ou trois jours; elle dure plus longtemps seulement dans le cas d'une inflammation phlegmoneuse. La cessation de la fièvre est habituellement accompagnée d'une forte transpiration et de l'augmentation de la sécrétion urinaire. Chez les enfants, une angine peut produire l'impression d'une maladie grave, car souvent elle est précédée par de violentes convulsions.

Les symptômes se font habituellement sentir dès que se déclare ce frisson. Chez les enfants, la difficulté à avaler se montre au bout de quelques heures ; chez les adultes, ce fait est plus rare. Chez ces derniers, la déclaration d'une angine est précédée pendant plusieurs heures et même plusieurs jours d'un sentiment de rugosité dans la gorge. En général on peut à ce sujet constater les phénomènes les plus variés, car la sensibilité individuelle joue ici un rôle assez important.

En même temps que se déclare la fièvre, se manifeste une dépression, un dégoût de la nourriture chez beaucoup de malades, une douleur de reins insupportable qui domine ; ils se plaignent aussi souvent de fatigue, particulièrement dans les extrémités inférieures. Il y a, par contre, des malades qui gardent leur appétit pendant toute la durée d'une angine assez violente et sont capables de vaquer à leurs affaires.

Les symptômes locaux répondent aux constatations décrites dans l'anatomie pathologique et varient selon la gravité du cas.

Quand la paroi postérieure de la gorge est affectée, on note une rougeur intense, uniforme ou tachetée de la gorge. L'inflammation de la paroi postérieure de la gorge s'étend quelquefois à la partie nasale du pharynx; c'est par là que débute l'angine dans les cas où elle est due à la propagation d'un catarrhe du nez. Dans l'inflammation de la paroi postérieure de la gorge, ordinairement les piliers du voile du palais sont atteints aussi ; la difficulté et la douleur à avaler sont produites par les tiraillements de la membrane muqueuse enflammée et ces tiraillements ne sont que la suite de la contraction de la musculature du gosier. Il faut d'ailleurs tenir compte de ce que parfois l'intensité de la difficulté à avaler n'est nullement en rapport avec les légères altérations inflammatoires qu'on peut constater sur la partie ovale de la muqueuse de la gorge. Dans ce cas, il n'est pas impossible que la partie nasale de la paroi de la gorge participe vivement à l'inflammation, et la rhinoscopie postérieure confirmera ce fait dans plusieurs occasions. La face nasale du voile du palais paraît alors très gonflée, et souvent recouverte d'une glaire verdâtre et visqueuse.

Quand le voile du palais est vivement atteint, il est d'un rouge intense, reluisant; il pend flasque ; la luette est allongée ; la pointe de cette dernière est rendue presque transparente par l'œdème. Si le siège de l'inflammation se trouve dans les amygdales, ces dernières paraissent saillantes entre les deux piliers, leur tissu est gonflé et les piliers sont altérés par l'inflammation.

La description de l'altération de l'état général que nous venons de faire peut aussi s'appliquer à l'amygdalite folliculaire ; seulement il convient de remarquer que, dans cette dernière, les symptômes sont plus accentués que dans la forme catarrhale. Comme dans l'amygdalite lacunaire, ce sont les cryptes qui sont le siège principal de l'inflammation ; il se montre bientôt des pointes blanches ou jaunâtres, semblables à des têtes d'épingles, et que, par une légère pression sur l'amygdale, on peut faire saillir. Ce symptôme de l'amygdalite lacunaire est tellement caractéristique que, dans la plupart des cas, on n'a aucune difficulté à établir le diagnostic. Ordinairement c'est d'abord une des amygdales qui est atteinte, plus rarement les deux à la fois ; ou bien l'une est affectée d'abord et la seconde ensuite. Dans ce cas il se produit une nouvelle exacerbation de la fièvre. A côté des altérations de l'amygdale, les autres parties de la gorge peuvent présenter toutes les formes d'inflammation catarrhale dont nous avons parlé plus haut. Comme complication très fréquente de l'angine lacunaire, il se produit une inflammation phlegmoneuse du tissu cellulaire péritonsillaire qui débute simultanément avec l'angine, ou, ce qui arrive dans la plupart des cas, apparaît deux ou trois jours après que l'angine a commencé son cours.

L'aspect d'une angine lacunaire n'est pas cependant toujours aussi caractéristique. Si la production du pus dans les lacunes est plus abondante, le pus s'écoule sur la surface de l'amygdale; par suite, de grandes taches de pus se forment sur les amygdales et, ces taches y restant collées, font l'impression d'une couche pseudo-membraneuse qui a beaucoup de ressemblance avec la diphtérie. Il est vrai que cette couche de pus de l'angine lacunaire peut, dans la plupart des cas, s'enlever sans résistance, rien qu'en essuyant la surface de l'amygdale ; cela est ordinairement impossible quand il s'agit de couches de diphtérie, car, dans cette dernière, l'exsudat a lieu dans le tissu même de la membrane muqueuse. Cependant, ainsi que nous l'avons déjà mentionné dans l'anatomie pathologique, il y a dans l'angine lacunaire des couches de pus dont la matière est fortement mélangée de fibrine, ce qui donne à la couche une consistance plus ferme. Ce mélange de fibrine produit alors ces symptômes morbides que nous désignons par le nom de pharyngite et amygdalite fibrineuse qui ont une grande ressemblance avec la diphtérie. Nous indiquerons les symptômes qui distinguent ces formes de la diphtérie au chapitre du diagnostic.

La déclaration d'une inflammation phlegmoneuse de l'amygdale, ou, ce qui est plus fréquent, du tissu péritonsillaire s'annonce par des symptômes plus violents. La fièvre peut monter jusqu'à 40° C., et, comme souvent l'absorption des aliments est pendant des journées réduite à son minimum, il se produit une prostration des forces. La figure a une expression de souffrance et les individus atteints font l'impression de gens très gravement malades. Dans l'angine phlegmoneuse nous rencontrons surtout cette altération caractéristique de la voix qui, par suite de la difficulté à prononcer les consonnes palatines, sonne si étrangement et que l'on peut appeler voix angineuse. Elle se produit par suite des troubles de la contraction des muscles ; la fermeture défectueuse de l'orifice naso-pharyngien fait que la résonance est tout à fait changée, fait qui se produit dans la plupart des inflammations de la gorge par parésie du voile du palais.

La douleur quand on avale ou même à l'état d'immobilité atteint aussi une plus grande intensité dans le cas d'angine phlegmoneuse. Tandis que dans les autres angines, on ne sent presque aucune douleur à l'état de tranquillité, dans l'angine phlegmoneuse, au contraire, le malade éprouve une sensation d'oppression sourde, qui, lorsqu'il veut avaler, peut devenir insupportable. L'inflammation a-t-elle atteint le pilier postérieur du palais, il se produit aussi une violente douleur dans l'oreille. Un fait qui se produit presque constamment, c'est le resserrement des mâchoires qui, dans les cas aigus, peut atteindre un degré tel qu'on ne peut qu'avec beaucoup de peine introduire entre les dents un bistouri pour ouvrir l'abcès. Par suite de l'inflammation violente et étant donné que le malade craint tout mouvement de déglutition, il y a une forte salivation. Tandis que, dans les angines ordinaires, les glandes sous-maxillaires sont simplement gonflées et modérément sensibles, dans le phlegmon péritonsillaire le tissu cellulaire de la région sous-maxillaire est infiltré par suite de l'œdème collatéral.

Les constatations locales diffèrent, suivant que le siège de l'inflammation se trouve dans les amygdales mêmes ou dans le tissu cellulaire péritonsillaire ; à ce sujet il faut s'en tenir aux différences mentionnées dans l'anatomie pathologique. Quand de la difficulté de la respiration se produit, l'œdème collatéral est passé dans le larynx et, en raison de cette circonstance, il faut donner une grande attention au danger de suffocation qui pourrait facilement se produire.

Avec l'ouverture de l'abcès par la voie naturelle ou artificielle, les symptômes disparaissent ordinairement tout d'un coup : la tension cesse, les malades peuvent ouvrir la bouche, prendre une plus grande quantité d'aliments liquides ; le besoin de dormir se manifeste et, ce besoin satisfait, les malades se sentent tout à fait bien. Mais un écoulement incomplet du pus et surtout bien souvent l'obstruction de l'orifice d'écoulement peuvent produire une nouvelle rétention de pus ; mais cela ne cause ordinairement qu'un malaise passager, car avec un peu de tension le pus de la cavité de l'abcès peut à nouveau se faire jour, ou il suffit que le médecin dégage avec la sonde la plaie pour que le pus puisse s'écouler.

Diagnostic. — D'après la description que nous venons de faire, le diagnostic de l'angine catarrhale, des angines folliculaire et lacunaire ne saurait rencontrer aucune difficulté. L'altération de l'état général, la difficulté à avaler qui provoque un examen du pharynx, ne laissent subsister aucun doute. Chez les enfants et les nourrissons, ce sont les troubles de l'état général pendant la nuit qui se manifestent en premier lieu ; là la difficulté d'avaler échappe à l'attention ; voilà pourquoi on a établi comme règle que, lorsque les enfants présentent de la fièvre, on doit avant tout examiner le pharynx. Les seules difficultés de diagnostic se présentent quand il s'agit de constater les transitions de l'angine lacunaire à l'angine fibrineuse. Là souvent il se pose la question de savoir si on a affaire à une simple angine ou à un commencement de diphtérie. Ainsi que nous l'avons déjà fait remarquer, la couche de pus peut être facilement enlevée dans le cas d'angine lacunaire, tandis que dans la diphtérie les pseudo-membranes sont solidement attachées. Cependant dans l'angine fibrineuse la couche adhère quelquefois plus solidement, et alors le signe différentiel que nous venons de mentionner n'est plus une preuve. Dans ce cas, il faut peser prudemment toutes les circonstances existantes et seulement par ce procédé il devient possible d'arriver à un diagnostic. Avant tout, il faut se rappeler que, dans l'angine lacunaire aussi bien que dans l'angine fibrineuse, les troubles de l'état général sont terminés le troisième jour et qu'il ne se produit pas une prostration des forces de la même façon que cela se produit dans le cas d'une infection diphtéritique. L'existence simultanée d'autres cas de diphtérie dans la maison ou d'une épidémie de diphtérie pourront faire supposer qu'il s'agit d'un cas de diphtérie. Dans l'angine fibrineuse devenue chronique où quelquefois pendant des semaines et des mois les membranes se détachent et se reforment, il ne peut jamais être question de diphtérie, car la formation des membranes continue à se produire alors que l'état général du malade est redevenu bon.

Le signe distinctif le plus sûr serait l'examen bactériologique, dans les cas où le processus est à son début, alors que les difficultés diagnostiques existent précisément ; car il est prouvé que les bacilles diphtéritiques de Loeffler ne se rencontrent jamais dans le pus de l'angine lacunaire bénigne, ni dans les pseudo-membranes de l'angine fibrineuse. Cet examen peut se faire facilement dans les laboratoires, mais le procédé est trop compliqué pour le praticien, de sorte que le diagnostic ne peut s'établir que d'après les symptômes cliniques, c'est-à-dire au début, avec une sûreté toute relative.

Du reste il faut rappeler que les expériences faites ces dernières années sur les manifestations de l'angine lacunaire ont montré comme très probable une certaine corrélation occasionnelle entre cette maladie et la diphtérie. Il est hors de doute que la plupart des cas de suppuration tonsillaire constituent une maladie bénigne sans signification grave et pourtant on a parfois observé qu'à l'occasion d'une épidémie de diphtérie, plusieurs membres d'une famille sont tombés malades, les uns d'une simple angine lacunaire, d'autres d'une diphtérie typique. On a aussi, dans ces occasions, constaté qu'une personne atteinte d'une angine lacunaire avait servi d'intermédiaire pour transporter la diphtérie d'un malade à un autre. Il en ressort que parfois l'infection diphtérique peut suivre son cours sous l'aspect d'une angine lacunaire, fait dont il faut encore tirer cette conclusion que les malades atteints d'angine lacunaire devraient être isolés, dans l'intérêt de leur entourage, surtout quand il y a une épidémie diphtéritique. C'est une affaire d'habileté et de diplomatie de la part du médecin d'amener cette mesure sans être obligé de convenir que la maladie a un caractère diphtéritique.

Des observations isolées montrent aussi que, parfois le processus, qui dans les amygdales pendant tout le cours de la maladie ressemblait à une angine lacunaire, finalement se révèle comme une maladie occasionnée par la diphtérie ; les paralysies du voile du palais qui succèdent à l'inflammation de la gorge en fournissent la preuve.

Le diagnostic de l'angine phlegmoneuse n'offre en somme aucune difficulté. Dès le début on la reconnaît facilement parce que la partie du voile du palais qui avoisine l'amygdale fait une saillie convexe dans la cavité de la bouche tandis que la face intacte forme une concavité. En dehors de ce gonflement, qu'on reconnaît vite par comparaison, on remarque la *parésie* des muscles du palais produite par l'infiltration œdémateuse. Il est vrai que, dans certaines circonstances, il sera difficile de déterminer exactement où, et à quelle profondeur, se trouve le foyer du pus, car la sensation de fluctuation n'est pas nette, faute d'une base solide dans le voile du palais. On peut encore sûrement découvrir l'endroit fluctuant quand on pousse avec une main les parties molles de la mâchoire inférieure vers la cavité de la bouche tandis que, à l'aide de l'index de l'autre main, on presse l'endroit infiltré du voile du palais contre la main qui est au dehors. Toutefois il y a des cas où deux ou trois incisions deviennent nécessaires pour l'ouverture de l'abcès ; quelquefois l'abcès se trouve à une profondeur de un à un centimètre et demi sous la membrane muqueuse. Si le foyer purulent se concentre dans un des piliers du voile du palais, ce fait se traduit par un gonflement intense et un arrondissement du pilier qui alors se place comme un décor de théâtre en avant ou en arrière de l'amygdale selon que le pilier antérieur ou le postérieur est affecté. Là aussi, on réussit quelquefois à constater la fluctuation avec l'index introduit dans la bouche ou avec une sonde mousse. Si cependant, par suite de la rétention du pus, la tension devient très grande, la fluctuation peut disparaître complètement. Des maux d'oreille violents résultent du gonflement plus intense des piliers postérieurs ; l'examen postrhinoscopique, si on peut le mettre à exécution, fait souvent reconnaître un gonflement œdémateux des cornets. Il est très important pour un diagnostic précis de déterminer aussi si l'œdème s'est propagé en bas vers le larynx, dans ce cas c'est une précaution qui s'impose d'ouvrir aussitôt que possible l'abcès péritonsillaire. On peut confondre l'angine phlegmoneuse avec l'œdème collatéral occasionné par la présence de plaies syphilitiques. L'examen montre alors une plaie syphilitique lardacée, dans la plupart des cas sur la face nasale du voile du palais. Il faut d'autant plus tenir compte de cette circonstance que les débutants ne s'aperçoivent d'un gonflement intense du voile du palais que lorsque la plaie syphilitique a gagné la cavité de la bouche. Le cours plutôt chronique de cet œdème catarrhal et un examen plus minutieux préserveront d'une erreur aussi funeste pour la phonation du malade.

On a constaté aussi dans le charbon des phlegmons analogues du voile du palais (œdème sanguinolent). Les pustules de la figure et des lèvres, l'examen d'une goutte de sang qui montre les bacilles caractéristiques du charbon préserveront d'une pareille erreur.

Traitement. — En ce qui concerne la thérapeutique de l'angine catarrhale, il faut avant tout considérer que, dans une maladie qui suit spontanément un cours bénin, une intervention active, de quelque nature qu'elle soit, paraît superflue. Tout ce que nous devons faire se borne à un traitement symptomatique. Comme une fièvre violente existe rarement, l'emploi d'un antipyrétique est superflu ; on peut s'en passer, même avec des températures d'un degré plus élevé que la normale, l'élévation de la température durant tout au plus deux à trois jours. Si l'état général est fortement altéré, le repos au lit est tout à fait indiqué ; une diète légère est à ordonner, et il ne faut pas oublier de donner un purgatif qui, comme l'ont remarqué avec beaucoup de justesse les anciens médecins, est un élément essentiel pour soulager l'état général.

Dans l'angine lacunaire la fièvre est d'habitude plus violente, les symptômes de la maladie plus intenses. Ces malades doivent garder le lit ou du moins être tenus de rester à la chambre, d'abord pour la seule raison que souvent il se joint à l'angine lacunaire une périamygdalite phlegmoneuse qui dans tous les cas occasionne une maladie de plus longue durée. Ces malades devraient rester enfermés parce que, ainsi que cela a été dit plus haut, l'angine lacunaire indique parfois une infection diphtéritique : voilà pourquoi il est aussi à recommander d'isoler les petits enfants qui pourraient se trouver dans l'entourage du malade. B. Fraenkel recommande dans le cas d'angine lacunaire de l'adulte 1 gramme de chlorate de potasse à prendre dans l'intervalle de 12 heures; pour les enfants il faut naturellement donner une dose plus petite; selon lui, la maladie, 24 à 36 heures après ce traitement, se termine par une transpiration critique. Comme gargarisme, nous recommandons, aussi bien pour l'angine catarrhale que pour l'angine lacunaire, les solutions chaudes émollientes, les cataplasmes enveloppants, qui sont plus à même de soulager les douleurs locales que n'importe lequel des moyens antiseptiques en usage qu'on désigne à tort comme des moyens spécifiques. Seulement au début de l'angine et quand même il n'y a pas d'altérations bien visibles, nous recommandons de faire avaler des morceaux de glace, car quelquefois, par l'application du froid localement au début de la maladie, l'angine peut prendre un caractère plus atténué; dans tous les cas on doit en première ligne tenir compte des sensations subjectives du malade. Comme les médecins ne peuvent pas s'affranchir de l'idée que le lavage local avec une solution antiseptique est d'un grand avantage dans le cours de l'angine, qu'on en prescrive donc au malade puisqu'on y tient; le choix du moyen antiseptique est tout à fait indifférent, car aucun de ces moyens ne peut avoir un effet spécifique.

Ce qui a beaucoup plus d'importance que le traitement direct des angines mentionnées, c'est le fait que, chez certains malades, on peut prévenir au moins en partie le retour d'accès réitérés, en détruisant les éléments qui prédisposent à l'angine. Dans ce cas viennent en compte : la débilité physique, comme élément qui prédispose en général, les maladies chroniques de l'amygdale, les corps étrangers des amygdales et leur hypertrophie.

On peut réagir contre la débilité générale par une cure méthodique d'hydrothérapie. Quant aux changements anatomiques de l'amygdale, on doit s'en occuper en dehors des accès. Les amygdales hypertrophiées doivent être amputées, les lacunes profondes ouvertes par une sonde recourbée, les concrétions doivent être grattées avec une curette. Voilà la thérapeutique qui doit être appliquée aussi dans toutes les amygdalites chroniques, quand il y a dans les lacunes des épaississements et des sécrétions.

Le traitement de l'abcès péritonsillaire a droit à toute notre attention. Tout d'abord les efforts devraient naturellement tendre à empêcher la formation de l'abcès. Si l'angine phlegmoneuse se déclare dès le premier moment comme telle, ou si elle s'allie à une angine lacunaire, une rougeur plus forte dans le voisinage de l'amygdale, un commencement d'infiltration œdémateuse, précéderont la formation d'un abcès. Dans cette période on réussit parfois à enrayer par l'emploi du froid la formation d'un abcès. Morell Mackenzie a recommandé dans ce but l'application de résine de gaïac (0,20 centigr. par jour); il a réussi par ce moyen à couper l'angine phlegmoneuse.

Cependant, dans la plupart des cas, on ne réussit pas à empêcher la formation d'un abcès; quand il y a un gonflement quelque peu marquant, il faut conseiller d'employer tout de suite les gargarismes pour faire mûrir l'abcès. Quand il y a serrement des mâchoires et difficulté à avaler, ce qui d'ordinaire rend impossible toute prise de nourriture, il faut tâcher de débrider promptement l'abcès, ce qui fait cesser tout d'un coup tous les malaises. Pendant le développement de l'abcès, le badigeonnage local avec un pinceau imbibé de cocaïne et les injections hypodermiques de morphine peuvent amener une amélioration passagère; la guérison définitive cependant n'a lieu qu'au moment de la sortie du pus. Si l'on a, ne fût-ce qu'approximativement, la certitude qu'il y a du pus dans la profondeur, on ne doit pas tarder et introduire un bistouri libre au moins jusqu'à 1 centimètre et demi de la pointe, élargir l'incision pour assurer de cette façon l'écoulement du pus qui est parfois très compact et mélangé de lambeaux de tissus nécrosés. Des médecins inexpérimentés commettent souvent la faute de ne pas faire l'incision assez profonde : ils ont peur de léser un organe important; et pourtant il faut songer que, dans la plupart des cas, l'abcès se développe au début profondément dans le tissu sous-muqueux, et que c'est de là qu'il gagne successivement vers la surface où il peut percer spontanément.

C'est une torture inutile que de laisser le malade traverser toutes ces phases, quand on est en mesure d'amener la guérison quelques jours plus tôt.

Il est cependant difficile et fort incertain, nous devons l'admettre, de déterminer où il faut piquer, quand l'abcès est situé dans les couches profondes; il arrive souvent que le couteau pénètre à côté de l'abcès; dans ce cas, l'incision aura pour effet de diminuer considérablement la tension, bien que les malaises reprennent bientôt leur première intensité. Chez les malades qui ont peur du couteau, il est préférable d'attendre un jour ou deux, dans le cas où la position de l'abcès ne peut pas être déterminée avec certitude et s'il n'y a pas de symptômes qui donnent sujet à des appréhensions. Après ce laps de temps, la position de l'abcès pourra être déterminée avec une plus grande certitude. En général on peut adopter pour la plupart des cas comme règle que, si le gonflement du voile du palais est intense, on trouvera l'abcès avec une quasi-certitude en faisant l'incision à peu près au milieu de la ligne qui joint la dernière dent molaire de la mâchoire supérieure du côté en question avec la base de la luette ; seulement l'incision doit être profonde et pas trop étroite. Dans les cas où le pus se forme dans le pilier antérieur ou postérieur, on reconnaît l'endroit abcédé par l'aspect particulièrement volumineux d'un des piliers : c'est là qu'il faut alors faire l'incision. Après le débridement de l'abcès, la tension ordinairement diminue immédiatement d'une manière considérable ; mais parfois il arrive que les bords de l'ouverture de l'incision se collent l'un contre l'autre et que le pus s'amasse et gêne de nouveau. Dans ce cas, il suffit la plupart du temps de soulever avec la sonde l'ouverture pour que le pus puisse de nouveau s'écouler. Depuis des années j'ai l'habitude d'injecter une solution antiseptique dans la cavité de l'abcès, ce qui fait souvent sauter des lambeaux de tissus nécrosiques qui y étaient restés. Je suis convaincu que cette méthode, dans certains cas, préserve au moins en partie des récidives d'inflammation phlegmoneuse qui, chez certains individus, sont fréquentes.

Quant à l'angine fibrineuse, il faut encore ajouter que, dans les cas ordinaires où la couche fibrineuse ne se produit que parallèlement à une angine lacunaire, nous n'avons pas besoin de prendre des mesures thérapeutiques particulières, la couche fibrineuse disparaissant en même temps avec les bouchons lacunaires, quand on fait un traitement convenable. Il n'y a pas de procédé bien certain à employer contre la forme chronique de l'angine fibrineuse dans laquelle parfois, pendant des mois, la formation des membranes se renouvelle sans cesse. Le mieux me paraît être d'éviter tout topique corrosif ou excitant et de se borner à soumettre le malade à de simples gargarismes détersifs.

Hajeck, *de Vienne (Autriche)*.

Traduit de l'allemand
par Emile Laurent et Sigismond Csapo.

CHAPITRE X

ANGINE DIPHTÉRIQUE

Définition. — Tour à tour dénommée angine couenneuse, ulcère gangreneux, ulcus syriacum, ulcus ægyptiacum, garotillo, morbus suffocans, etc., l'angine diphtérique est la localisation à la gorge du processus morbide spécifique, connu aujourd'hui par les savants sous la dénomination de diphtérie. Cette définition, exacte au sens précis du mot, cesse de l'être cliniquement parlant, parce qu'il est parfaitement admis par tous les auteurs que, dans l'étude de l'angine diphtérique, on comprend la diphtérie dans toutes ses manifestations aux cavités buccale, nasales et pharyngée. Nous verrons plus loin que, d'après nous, cette expression devrait disparaître parce qu'elle nous inspire des idées fausses sur la vraie localisation de la maladie, et sur le traitement qui en découle.

A vrai dire, lorsqu'on fait l'étude de l'angine diphtérique, il n'est guère possible de la scinder de l'étude de la diphtérie en général, dont elle est pour ainsi dire l'expression la plus saisissable. Je vais donc, en cela, suivre la voie parcourue par tous ceux qui se sont occupé de cette grave question, et quitte à empiéter sur le domaine de l'auteur au chapitre *Diphtérie*, je tâcherai d'en fixer d'abord et le plus rapidement possible les idées générales.

Historique. — Connue et bien décrite déjà quelques siècles avant l'ère chrétienne, étudiée et rapportée par de nombreux observateurs dans des épidémies terribles, qui se manifestèrent dans tous les temps et dans presque toutes les régions de l'Europe, elle resta toujours une des maladies contre lesquelles échouèrent les efforts les plus tenaces et les plus généreux. On pourrait même dire, que plus on avait l'occasion de l'étudier, et plus confuses et nuageuses devenaient les idées sur la nature de ce processus morbide et par conséquent sur son traitement. De sorte que, au commencement de notre siècle, on avait de la diphtérie une conception certes plus embrouillée, plus vague, qu'elle ne le fut quelques années après Jésus-Christ, lorsque Arétée de Cappadoce, dans une description typique de ses manifestations morbides, avait déjà nettement établi, au point de vue pathogénique, l'identité absolue de l'angine couenneuse et du croup.

Le génie et la ténacité de Bretonneau ramenèrent, presque vingt siècles plus tard, sur le juste chemin, l'étude de cette grave maladie. C'est lui en effet, qui, dans son mémorable mémoire sur la *diphtérite*, a démontré la nature spécifique de cette affection et nous a expliqué les vrais rapports de la fausse membrane avec les tissus sous-jacents, et l'origine locale de l'affection. Ces idées, émises par un modeste médecin de province, seraient probablement tombées dans l'oubli, si le sort n'eût voulu que ce génie jusque-là inconnu fût le premier guide du grand Trousseau dans l'art médical. Celui-ci adopta la doctrine de son maître et la répandit avec le talent de sa parole et l'incomparable autorité de ses travaux. Malheureusement il abandonna la juste conception de la diphtérie comme affection primitivement locale, et en fit une maladie essentiellement générale à manifestations locales. Cette pensée exposée avec l'autorité et la persuasion d'un savant si justement illustre, s'est imposée presque indiscutable jusqu'à nos jours. Ce fut une erreur fatale, qui paralysa pendant près d'un demi-siècle les efforts des savants; car elle faussa le vrai point de départ de l'étude pathogénique et thérapeutique de la diphtérie.

Par une réaction inévitable, Virchow et Rokitansky nièrent toute notion de spécificité, en donnant le nom d'inflammation diphtéritique à toutes les inflammations des muqueuses caractérisées par la production d'exsudats fibrineux; et, ne tenant compte que des données anatomiques, séparèrent tout à fait l'angine diphtéritique du croup.

Il a fallu rien moins que cette grande révolution produite dans toutes les branches de la médecine par les découvertes de Pasteur pour rétablir l'étude de la diphtérie sur son vrai terrain, où l'avaient placée à près de deux mille ans de distance Arétée de Cappadoce et Bretonneau. Les travaux innombrables qui depuis une dizaine d'années ont été faits, et en particulier ceux de Klebs, de Loeffler, de Roux et Yersin, ont mis aujourd'hui hors de toute contestation que la diphtérie est une affection contagieuse, inoculable et toujours locale au moins primitivement.

Etiologie et pathogénie. — La diphtérie est produite par un microorganisme d'une longueur à peu près égale au bacille de la tuberculose, et deux fois plus gros. Immobile et se colorant facilement par les moyens ordinaires, ce microbe a le caractère particulier de se cultiver plus rapidement et plus abondamment que les autres bacilles sur le sérum coagulé, de sorte que l'on peut en avoir des cultures très belles en moins de vingt heures. Plus ou moins associé à d'autres microorganismes pathogènes et surtout au streptocoque, il se développe de préférence sur les points où la muqueuse et la peau sont dépourvues d'épithélium, et y provoque la formation de pseudo-membranes. C'est même une conviction générale, que ce sont ces fausses membranes qui constituent son milieu de culture.

Nous pensons que si cette opinion n'est pas tout à fait erronée, elle est au moins exagérée. Comme la fausse membrane est, à notre examen ordinaire, la première expression saisissable et caractéristique de la diphtérie, dès les premières recherches bactériologiques, on a pris l'habitude de chercher l'agent pathogène dans ces productions. Et c'est là que Klebs le premier l'a découvert. Depuis on a continué à se servir de la fausse membrane pour déceler l'existence du bacille spécifique soit dans le but de fixer le diagnostic, soit pour avoir des éléments pour de nouvelles recherches scientifiques. Et, de ce fait, il s'est établi, dirai-je inconsciemment, la conviction que les fausses membranes sont le vrai, le seul milieu de culture de l'agent de la diphtérie. Nous verrons plus loin quelle importance capitale résulte de cette interprétation pour la direction du traitement.

Il y a pourtant déjà quelques années que plusieurs bactériologistes ayant cherché le bacille de Klebs ailleurs que dans la fausse membrane, l'avaient trouvé, soit dans la salive, soit dans le mucus nasal, soit dans les sécrétions bronchiques. Mais cette constatation n'avait pas frappé autrement les auteurs, qui continuèrent à considérer les microorganismes spécifiques, qu'ils trouvaient dans ces milieux, comme provenant de la production pseudo-membraneuse. D'autres études et des recherches que nous avons faites nous-même à l'hôpital des Enfants-Malades et au laboratoire de la Faculté, ont prouvé que le bacille de Klebs peut exister dans ces milieux liquides avant l'expression tangible de la fausse membrane, et surtout longtemps après sa disparition. Ce fait incontestable, et toujours constaté, lorsqu'on l'a cherché, doit imposer l'idée que, si la fausse membrane peut être le milieu de culture du bacille de Klebs, à coup sûr elle n'en est pas le seul. Je vais plus loin, et je ne crains pas de me tromper en affirmant qu'elle n'en est pas non plus ni le principal, ni le plus dangereux. En effet, tous les auteurs ont pu constater qu'il y a certains cas de diphtérie, et des plus graves, qui évoluent sans la présence de la moindre fausse membrane. D'autre part, tous ceux qui les ont cherchés, ont toujours trouvé les agents spécifiques dans les milieux liquides, soit salive, ou autres mucosités; et ces microbes se présentaient, comme nombre et comme vigueur, en proportion de la gravité et de la phase de la maladie. Il y a plus : les découvertes les plus récentes nous autorisent à croire que le bacille de Klebs est souvent l'hôte habituel de notre bouche et de nos cavités nasales. Dans les conditions normales de santé, il y existerait dans un parfait état d'innocuité, si l'intégrité de la couche épithéliale de la région est conservée. Mais dès qu'une cause traumatique, ou qu'un agent climatérique ou chimique vient à produire une lésion de la muqueuse avec chute de l'épithélium, et que des conditions générales de l'organisme y prédisposent, la manifestation morbide et tangible s'y déclare immédiatement. Le bacille de Klebs et ses produits toxiques trouvant dans la muqueuse dépourvue d'épithélium la voie ouverte, tentent par elle l'irruption dans l'organisme. Mais le derme irrité réagit et provoque pour sa défense l'exsudation de la lymphe, qui, en se coagulant, va emprisonner dans ses mailles, avec les débris de cellules épithéliales, les microorganismes ordinaires de la région et en particulier les microbes spécifiques. C'est cette barrière improvisée, cette défense temporaire de l'organisme qui constitue la fausse membrane, l'élément macroscopique ordinaire de la maladie, l'indicateur tangible de la violence de l'infection et de la puissance réactive du malade.

Ce premier point de la fausse membrane devient par lui-même comme un corps étranger qui irrite l'aire de muqueuse saine qui l'entoure, et occasionne la desquamation de son épithélium en élargissant la porte d'entrée de l'intoxication et l'extension consécutive de la production pseudo-membraneuse.

Tant que l'intégrité de la fausse membrane est conservée, et que la fonction épithéliale reste normale, et surtout tant que la production des sécrétions septiques n'est pas exagérée, l'organisme est dans la possibilité de lutter et de se défendre, et la maladie reste à l'état local. Mais, dès que cet équilibre est rompu, la diffusion par le sang et par la lymphe de ces poisons si violents va impressionner presque tous les organes, dont les fonctions se trouvent frappées d'impuissance rapidement progressive, et le fait primitivement local perd son importance en présence de la gravité de l'empoisonnement général.

Cette deuxième période de la maladie ne se présente pas d'ordinaire tant que la diphtérie reste simple, c'est-à-dire tant que la pathogénie de l'affection est constituée presque exclusivement par les bacilles de Klebs. Mais l'excessive facilité avec laquelle ces micro-organismes s'associent aux staphylocoques, aux pneumocoques et surtout aux streptocoques, et le fait que ces derniers envahissent plus facilement les organes, et que leur association exalte incontestablement la virulence de chacun, font que la période locale de la maladie, la période où le succès du traitement est presque certain, se prolonge rarement au delà de quelques jours, et bien vite on arrive à cette phase où, le ressort vital étant atteint, la lutte de l'organisme commence à devenir inégale et l'effort du médecin se trouve bien souvent frappé de stérilité.

La diphtérie, comme la rougeole et comme la scarlatine, à l'encontre de ce que nous observons pour la fièvre typhoïde et pour la variole, est une affection qui continue son mouvement d'expansion, et cela autant dans les grandes villes que dans les petits hameaux. Elle existe aujourd'hui dans presque toutes les régions du globe. Sa gravité, malgré les progrès de l'hygiène, au lieu de s'atténuer, jusqu'à ces dernières années du moins, n'a fait qu'augmenter, au point que la mortalité par cette maladie en quinze ans a décuplé en Danemark, à Berlin elle est devenue trois fois plus fréquente, et à Paris elle a plus que doublé après 1870. Cependant il paraît que depuis le fonctionnement des étuves municipales pour la désinfection des effets et des habitations, la contagiosité, l'épidémicité de quartier commencent à subir à Paris un léger ralentissement.

La diphtérie frappe indifféremment en proportion presque égale les deux sexes, mais, sans comparaison elle a une excessive et triste prédilection pour les enfants de deux à six ans. Je me suis demandé souvent quelle pouvait être la cause de cette préférence. Il paraît qu'elle tient au fait, que, en cette période de la vie, les muqueuses buccale et pharyngienne ayant encore la délicatesse et la vulnérabilité de celles de l'enfant du premier âge, ne sont pas, comme chez le nourrisson, à l'abri des causes de lésions traumatiques et vitales qui proviennent de la mastication, des aliments durs et à des températures souvent trop éloignées de la normale.

A un âge plus avancé la constitution de moins en moins lymphatique, la résistance physiologique de plus en plus grande de tout l'organisme, la dimension plus large des voies aériennes, et plus que tout l'élasticité et la tonicité de la muqueuse éduquée pour l'alimentation solide, font que cette maladie, sans perdre toute sa gravité et sa fréquence, devient de beaucoup plus rare et plus facilement guérissable.

Pour un grand nombre d'observateurs les climats humides et les saisons froides constitueraient une prédisposition prononcée pour le développement de la diphtérie. Il ne manque cependant pas de cliniciens de grande valeur qui contestent la vérité de cette affirmation et, statistique en main, ils nous prouvent la diffusion de cette maladie dans les conditions locales les plus opposées et en n'importe quelle saison. Si nous considérons la statistique des hôpitaux de Paris, nous constatons que la différence entre le nombre des cas observés pendant tous les mois de l'année ne varie guère que d'un tiers, avec augmentation dans les mois froids et brumeux et atténuation dans la saison chaude.

On s'est demandé quelle influence la diphtérie exerce sur les autres maladies contagieuses, et comment elle en est impressionnée. En général elle n'exerce aucune action spéciale, si ce n'est de les aggraver toutes. Mais elle coexiste facilement avec la scarlatine et la rougeole, dont elle devient souvent une manifestation secondaire et en assombrit sans comparaison le pronostic.

Tous ceux qui se sont occupé surtout d'épidémiologie ont pu constater assez souvent la coïncidence dans les mêmes régions de la diphtérie de l'homme et de celle des gallinacés. Comme l'analogie de l'expression macroscopique de l'affection, c'est-à-dire de la fausse membrane est complète, on n'avait pas hésité à interpréter les deux affections comme étant de même nature, et transmissibles d'une espèce à l'autre. Mais la bactériologie jusqu'à présent a protesté contre cette affirmation, la morphologie des deux bactéries pathogènes étant absolument différente. Cependant la clinique a déjà apporté une série si grande de faits presque incontestables à l'appui de l'identité des deux maladies, qu'on en vient à se demander si la bactériologie ne s'est pas prononcée trop précipitamment. Il ne serait pas impossible que, dans ce cas, elle se trouvât en présence d'un problème qu'elle s'est déjà posé, mais qu'elle n'a pas encore résolu, je veux parler de la transformation morphologique des bactéries.

Symptômes. — Lorsque la diphtérie, ou pour préciser mieux, la production pseudo-membraneuse se manifeste à la gorge, à la bouche ou dans les cavités nasales, il s'est établi dans la science un accord presque unanime pour la dénommer angine diphtérique. Mais si nous tenons compte : 1° que le mot angine (*angere* = serrer) n'exprime qu'un symptôme souvent absent ou non constatable; 2° que dans l'angine diphtérique, la manifestation pathologique caractéristique s'étend fréquemment à des régions autres que la gorge; 3° et que d'autre part, avec les idées que je viens d'exposer, le foyer pathogénique n'est pas dans les muqueuses, mais en dehors d'elles, c'est-à-dire dans les mucosités, il est facile de comprendre immédiatement les inconvénients, les confusions qui résultent de cette dénomination. Je me demande pourquoi on n'appellerait pas ces localisations tout simplement : diphtérie buccale, nasale, etc. Le titre serait peut-être bien modeste; mais on aurait par contre, à coup sûr, une idée plus claire et surtout plus exacte de la maladie qui nous occupe. En attendant qu'une voix plus autorisée fasse disparaître cette expression confuse, d'angine diphtérique, acceptons-la pour nous faciliter l'étude du processus morbide conventionnel qu'elle comprend.

La maladie débute habituellement par un frisson accompagné de céphalalgie, inappétence, courbature générale, et fièvre plus ou moins intense. Cependant il y a des fois où elle est si insidieuse, que son invasion et même son état pendant quelques jours ne s'annoncent par aucune manifestation anormale saisissable. Aux symptômes précédents, lorsqu'ils existent, s'ajoute le jour même ou le lendemain une douleur plus ou moins vive à l'une ou à l'autre région rétro-maxillaire, quand ce n'est pas aux deux à la fois. L'inspection de l'arrière gorge laisse presque toujours apercevoir l'existence sur la muqueuse de plaques blanches plus ou moins étendues. Ces plaques, tout à fait au début, ont en certains cas la forme de points isolés, comme des aphtes herpétiques, leur ressemblant au point de ne pouvoir les différencier à l'œil nu. S'il s'agit de diphtérie véritable, ces points ne tardent pas à s'agrandir et il est rare que le lendemain ils ne soient pas tous réunis de manière à former une seule pseudo-membrane, qui tapisse une surface plus ou moins grande d'une ou des deux amygdales. De là cette nouvelle production continue à s'étendre, et successivement elle peut se manifester au pharynx, aux piliers, au palais, aux joues, aux gencives, sans parler de son invasion dans le larynx. En même temps, si l'affection ne préexistait pas déjà dans les fosses nasales, on peut constater souvent sur elles : la formation de fausses membranes avec symptômes d'enchifrènement et de jetage. La muqueuse, à laquelle ces fausses membranes adhèrent plus ou moins intimement, est quelquefois à peine injectée; dans d'autres cas elle est très rouge et même livide. Nous verrons plus loin que cette différence d'injection de la muqueuse dépend surtout de la forme de diphtérie, comme en dépendent aussi l'épaisseur et la teinte de la fausse membrane. La fièvre, rarement très élevée, au moment de l'invasion (38-39°), ne tarde pas à s'atténuer et même à disparaître, lorsqu'elle n'est pas déterminée par des causes concomitantes, surtout l'embarras gastro-intestinal et bien souvent la violence du traitement. La douleur n'est presque jamais bien vive. Elle est cependant une cause assez constante de dysphagie. L'état général du malade, d'habitude non alarmant au début de la maladie, est caractérisé surtout par de l'apathie, par un manque de réaction. Même lorsque l'affection marche vers une catastrophe, le malade n'a guère conscience de la gravité de son mal et la mort arrive presque comme la continuation du sommeil stertoreux et agité qui domine vers la fin de la maladie. Cette agitation tient plutôt du cauchemar et du malaise général, que de la souffrance réelle; elle est sans cesse accompagnée de plaintes presque inconscientes, avec l'expression de la plus grande inertie de l'organisme pour lutter contre l'infiltration du poison.

L'engorgement des ganglions maxillaires, parotidiens et sus-hyoïdiens manque rarement; c'est une manifestation caractéristique de la diphtérie; c'est pour ainsi dire le véritable thermomètre de l'intoxication de l'organisme. Nul ou à peine prononcé au début, surtout dans la diphtérie simple, l'engorgement ganglionnaire prend plus tard la forme de véritables bubons; le tissu cellulaire qui entoure les ganglions s'infiltre à son tour et se confond avec eux, atteignant parfois des proportions telles, que le cou est déformé, au point de devenir presque aussi large que la tête, ce qui justifie l'expression de cou proconsulaire, qu'on a donné à cette déformation caractéristique. Ces engorgements sont rarement bien douloureux et quelquefois ils sont suivis de suppuration. On a voulu faire de cette complication un signe des plus funestes de la diphtérie. Mais M. Cadet de Gassicourt a fait justice de cette erreur, et, statistique à l'appui, il nous a prouvé que cette suppuration ne joue qu'un rôle secondaire et pour ainsi dire effacé.

Une des manifestations, pour ne pas dire une des complications habituelles de la diphtérie, est aussi l'albuminurie. Peu abondante ou manquant totalement au commencement, elle est souvent la mesure de l'intensité de la maladie. Pourtant, quoiqu'elle soit l'expression du degré d'intoxication de l'organisme, elle n'est presque jamais la conséquence d'une néphrite plus ou moins diffuse. Lorsqu'il existe une lésion rénale profonde, en général elle est la conséquence d'une infection secondaire.

Parmi les autres manifestations diphtériques, nous avons souvent les hémorragies, soit sous forme d'épistaxis au début de la maladie, soit à la suite de destructions violentes des fausses membranes;

dans ces cas elles ne sont pas graves; puis nous avons les hémorragies par dyscrasie, qui constituent alors presque toujours un élément de pronostic grave.

Dans l'angine diphtérique, il y a aussi à tenir compte de l'état du tube digestif. Assez habituellement le désordre de cette fonction existe déjà avant les autres symptômes d'invasion et il se manifeste par des vomissements, par de la diarrhée, ou simplement par de l'inappétence. En général, à cette période, ces symptômes n'ont qu'une importance relative. Mais lorsqu'ils se présentent avec intensité et avec persistance à la fin de la maladie, et en particulier lorsqu'on se croit déjà dans la période de convalescence, ils sont presque toujours l'indice de la mort à bref délai; car ils sont, dans ces cas, sous la dépendance de la paralysie du pneumogastrique.

Complications. — Une des complications les plus fréquentes et les plus graves de la diphtérie est en effet la paralysie. Elle apparaît quelquefois en pleine évolution des productions pseudo-membraneuses; dans cette période, elle reste presque toujours limitée au voile du palais, de sorte qu'elle provoque le nasonnement de la voix et le rejet des boissons par le nez. Mais, plus souvent, elle ne se déclare que une ou plusieurs semaines après la disparition des fausses membranes. Tant qu'elle ne dépasse pas les muscles de la voûte palatine, ce qui heureusement a lieu dans le plus grand nombre des cas, elle ne constitue pas une complication grave. Mais, malheureusement, nous ne possédons pas encore le moyen d'empêcher, en certains cas, son extension à n'importe quel groupe musculaire de l'économie. Et, lorsque les muscles frappés sont d'une importance vitale absolue, comme les muscles trachéo-bronchiques, le diaphragme, le cœur, on comprend que dans ces cas la mort soit presque toujours la terminaison, quelquefois foudroyante, de ces paralysies.

D'après un très grand nombre d'auteurs, la myocardite serait aussi quelquefois une des complications de la diphtérie ; mais son existence réelle jusqu'à présent n'a pas été absolument prouvée.

Enfin, comme complications assez fréquentes de l'angine diphtérique, dépendant plutôt des bactéries associées que du bacille de Klebs, nous observons des suppurations à localisations très variées, des érysipèles et surtout des lésions cutanées sous toutes les formes, mais spécialement comme érythèmes, bien souvent très difficiles à diagnostiquer de la scarlatine.

Nous ne parlons pas des complications broncho-pulmonaires, qui font l'objet spécial de l'article *Croup*.

Variétés. — L'angine diphtérique évolue avec une si grande variété d'aspect, d'étendue, de gravité, que les auteurs se sont efforcés d'en faire des classes différentes pour pouvoir l'étudier et la décrire plus facilement. On l'a surtout divisée en angine diphtérique bénigne, grave, toxique et hypertoxique, en dehors des formes secondaires. M. Cadet de Gassicourt a ajouté une forme prolongée, et M. Francotte voudrait compléter cette classification en y ajoutant une diphtérie fruste ou sans fausses membranes. M. Peter avait simplifié la classification de la diphtérie en en faisant deux grandes classes : la diphtérie simple ou bénigne, et la toxique ou maligne. Et il les subdivisait, la première en légère et grave, la seconde en toxique et hypertoxique.

Nous sommes d'avis que ces divisions trop artificielles, à peine admissibles avant les études bactériologiques de ces dernières années, n'ont plus les raisons d'exister aujourd'hui. La division qui s'impose maintenant est celle en diphtérie simple et en diphtérie associée.

La première, qui serait due au bacille de Klebs-Loeffler, ou presque à lui seul, a été admirablement fixée, décrite par M. Barbier. Elle présenterait, d'après lui, les caractères principaux suivants : « Mal de gorge souvent nul. Cette première phase de la maladie latente risque le plus souvent de passer inaperçue en certains milieux sociaux, d'autant plus qu'il n'y a le plus souvent ni fièvre, ni mal de tête, ni courbature. L'enfant est un peu moins en train, un peu grognon, et c'est tout. A l'examen de la gorge : fausses membranes typiques blanches, s'enlevant plus ou moins facilement en lambeaux, muqueuse presque normale, ni rouge, ni gonflée, adénopathie absente ou à peine appréciable ; la propagation au larynx est fréquente, souvent à distance, et ce sont les symptômes du croup qui mettent parfois sur la voie du diagnostic. L'avenir des malades, si le type reste pur, est également caractéristique. C'est chez eux qu'on observe la diphtérie bronchique, avec rejet par la canule de fausses membranes tubulées, et à laquelle ils succombent souvent par asphyxie pure et simple. Ils ont du coryza, mais c'est du coryza couenneux dans toute l'acception du mot, avec enchifrènement sans jetage. C'est la fausse membrane qui, diminuant ou supprimant l'entrée de l'air, détermine la gêne ou l'arrêt respiratoire par le nez. La mort survient par asphyxie causée par la diphtérie bronchique ; la canule, à aucun moment, ne laisse s'écouler du pus ou du mucopus ; elle est sèche, ou bien ce sont des accidents nerveux à brève ou à longue échéance : syncope, paralysie, qui terminent la maladie ;

mort par intoxication. La guérison survient-elle? Les malades gardent une anémie plus ou moins marquée et restent exposés aux accidents nerveux d'ordre paralytique qui surviennent dans la convalescence. » Cette diphtérie est relativement bénigne, et, bien traitée dès le début, se termine assez rapidement et régulièrement par la guérison.

Par contre, lorsque le bacille de Klebs-Lœffler n'est plus seul ou presque seul à déterminer le fait morbide, on le trouve associé aux staphylocoques, aux pneumocoques, et surtout aux streptocoques, pour constituer l'autre variété de diphtérie, celle qui mérite d'être dénommée associée, parce que, ainsi désignée, elle indique déjà dans la pensée sa cause déterminante. Elle correspond au cadre clinique des angines graves, toxiques et hypertoxiques des anciens. Plus qu'aux bacilles de Klebs ou aux staphylocoques ou aux pneumocoques, cette diphtérie doit sa gravité exceptionnelle à la prédominance des streptocoques, ce qui l'a fait appeler aussi diphtérie streptococcique. Nous allons emprunter encore à M. Barbier la description si complète qu'il a faite d'un cas type, mais très prononcé, de cette forme de diphtérie : « face pâle, bouffie ou cyanosée, teint plombé, peau luisante et quelquefois rosée au pourtour du nez et sur le nez lui-même, rougeur et excoriation de la lèvre supérieure, au-dessous des narines. Bouche ouverte, haleine horriblement fétide quand les bactéries de la putréfaction ont envahi les exsudats, ce qui n'est pas rare. Douleurs très vives à la déglutition : le malade refuse de s'alimenter. Gorge énormément tuméfiée, la muqueuse est rouge, sanieuse, saignante, boursouflée. Fausses membranes parfois dissociées ou absentes, ou bien épaisses et molasses, putrilagineuses. Cou énorme, proconsulaire : cet état tient à la suppuration des ganglions qui sont comme noyés dans une infiltration œdémateuse du tissu cellulaire du cou. Jetage abondant, séro-fibrineux, séro-sanguin, couleur jus de pipe ou même complètement hémorragique; son abondance est telle, parfois, que le liquide s'écoule goutte à goutte. Marche de l'affection suraiguë, tuant le malade en quelques heures (24 à 36), ou plus lente et alors on peut voir survenir les complications propres aux streptocoques. Si le croup apparaît, ce sont des sujets déplorables pour la trachéotomie : la mort survient au milieu des complications pulmonaires, ou d'accidents inflammatoires du côté de la plaie d'une part, et d'autre part avec des signes généraux d'infection. Mais il reste à déterminer quelle est cette infection. Il est certain que, dans ces cas, à l'autopsie, la trachée et les bronches ne sont plus tapissées d'une fausse membrane, et qu'on trouve une bronchite suraiguë, purulente, associée ou non à de la suppuration de la plaie, à du phlegmon péritrachéal, etc., et dans lesquels le streptocoque domine. C'est dans ces cas que la canule laisse s'échapper cette expectoration purulente particulière, qu'on regarde à juste titre, en clinique, comme signe pronostic du plus mauvais augure. Ajoutons que, presque toujours, l'urine renferme des flots d'albumine. L'abattement du malade, ou plus souvent une agitation extrême, la fièvre, quelquefois des convulsions terminales, sont les principaux phénomènes généraux qu'on observe. La guérison est rare dans les formes très infectieuses; la convalescence longue. La gorge, le nez, le pourtour des narines restent longtemps rouges et excoriés; on observe dans la gorge des ulcérations douloureuses, grisâtres, et, dans certains cas, de véritables pertes de substance portent sur les piliers et sur le voile du palais. Des complications ultérieures, telles que : adénites suppurées, phlegmons, etc., peuvent encore retarder la guérison, et même amener la mort. »

Il va sans dire que la diphtérie simple, comme l'associée, ne se présentent pas toujours avec des types si nets ; comme dans toute famille pathologique on observe les plus grandes variétés possibles de chaque forme, dépendant de l'âge et de l'idiosyncrasie du malade, du génie épidémique de la maladie, des conditions climatériques, etc. En outre, étant donné que *natura non facit saltus*, la séparation entre les deux diphtéries n'est pas si tranchée, que les descriptions précédentes pourraient le laisser croire; mais elles s'enchevêtrent, se confondent fréquemment l'une dans l'autre; et le plus souvent la forme associée n'est que la complication, la succession de la diphtérie due primitivement aux seuls bacilles de Klebs.

Diagnostic. — La diphtérie, assez facile à reconnaître dans les cas-types et à évolution avancée, présente bien souvent des difficultés de diagnostic presque impossibles à surmonter avec les seules ressources de la clinique. Les découvertes admirables de la bactériologie, dont la diphtérie a profité plus que toute autre affection, ont rendu aujourd'hui le diagnostic presque aussi certain que celui de la tuberculose. Les états morbides, pendant l'évolution desquels on peut constater la production d'enduits plus ou moins blanchâtres sur les muqueuses, sont différents et nombreux et peuvent souvent en imposer pour des formations pseudo-membraneuses d'origine diphtérique.

L'angine diphtérique peut être confondue d'abord avec l'amygdalite folliculaire. En effet, dans celle-ci il y a hypersécrétion inflammatoire avec formation dans les cryptes des amygdales de dépôts blancs, jaunâtres, ayant les dimensions d'un grain de millet ou plus. L'apparition de ces productions coïncide avec des symptômes d'invasion identiques à ceux de l'angine diphtérique, même plus graves. Mais ici l'engorgement ganglionnaire fait défaut, et, de plus, il est facile d'enlever par expression des amygdales les dépôts qui sont formés d'une matière blanchâtre, caséeuse, d'une odeur fétide, et s'écrasant sous le doigt.

Le muguet pourrait aussi prêter à la confusion avec la diphtérie, lorsqu'il se localise à la gorge. Cependant la facilité avec laquelle on le fait disparaître par le simple lavage avec de l'eau alcaline, son aspect de lait caillé, et, surtout, la présence de l'*oidium albicans*, nous mettent facilement à l'abri de l'erreur possible.

Il est bien moins aisé de déterminer la vraie nature des produits blanchâtres qu'on constate à la gorge dans certains cas d'angine herpétique, surtout à la période avancée, car l'erreur n'est guère possible au début, quand cette angine est caractérisée par la présence sur la muqueuse de petites élevures transparentes, arrondies, identiques aux vésicules d'herpès qu'on observe souvent aux lèvres, avec lesquelles du reste elles évoluent quelquefois. Sans parler de la transformation qu'on peut observer rarement, il est vrai, de l'angine herpétique en diphtérique, il est certain que les signes qu'on attribue à l'invasion de ces deux affections sont à peu près les mêmes, quoiqu'en général ceux de l'angine herpétique en imposent par la fièvre plus vive et par les douleurs et la gêne de la déglutition plus accentuée. Les caractères macroscopiques de la production pseudo-membraneuse sont quelquefois absolument les mêmes. Néanmoins, lorsqu'on se trouve en présence de plusieurs points blanchâtres, qui persistent à rester isolés pendant plus de vingt-quatre heures, il y a beaucoup à craindre qu'on soit en présence de l'angine herpétique; car la vraie diphtérie débute habituellement par un seul point, qui s'étend ensuite rapidement en rayonnant. Mais le vrai caractère différentiel, nous ne pouvons l'avoir, dans certains cas, que par l'examen bactériologique.

Une angine qui, à première vue, en impose souvent pour une diphtérie est, sans conteste, l'angine pultacée. Elle se présente sous forme de plaques crémeuses blanches, à contours irréguliers et de médiocre épaisseur. On a un bon élément de diagnostic sur la nature de ces productions en les mettant simplement dans l'eau. Tandis que les pseudo-membranes diphtériques conservent leur forme et leur texture, les enduits pultacés se dissocient, parce qu'ils sont constitués par des cellules épithéliales et par une matière demi-fluide sans cohésion.

Enfin, un caractère relatif de différenciation est que l'angine pultacée existe habituellement chez les personnes débilitées ou cachectisées ou dans le cours d'autres maladies graves (scarlatine, fièvre typhoïde, variole, etc.). Malheureusement elle prépare quelquefois le terrain pour l'inoculation de la vraie diphtérie.

Nous ne ferons que signaler la possibilité de l'embarras du diagnostic en présence de certaines manifestations soit aphteuses soit ulcéro-membraneuses, soit gangreneuses de la bouche. Comme aussi nous passerons sur les cas d'amygdalite phlegmoneuse avec production de fausses membranes ayant l'apparence d'exsudats diphtéritiques. La disproportion entre l'état général relativement bon et les phénomènes douleurs, fièvre, dysphagie, etc., qui sont très prononcés, et d'autre part la tuméfaction de l'abcès qu'on peut apercevoir et sentir habituellement à la partie postérieure du palais, et d'un seul côté, laissent rarement le médecin dans le doute sur la nature de la maladie.

La diphtérie évolue quelquefois, comme nous l'avons dit plus haut, avec des manifestations cutanées qui ressemblent en tous points à l'éruption scarlatineuse. Comme d'autre part la scarlatine est accompagnée d'angine avec formation assez fréquente de pseudo-membranes, on peut prévoir aisément comment, dans certains cas, le diagnostic clinique est presque impossible. Le meilleur signe différentiel, en dehors de ceux qui nous viennent de la bactériologie, est dans ce cas le degré de température. En effet, à moins de complications très rares, la diphtérie évolue à des températures aux environs ou au-dessous de 39°, tandis que la moindre infection scarlatineuse s'accompagne de fièvre vive habituellement au-dessus de 40°. Malheureusement cette règle ne peut pas être absolue.

Je m'y suis trouvé moi-même, et j'ai vu souvent les meilleurs praticiens dans l'impossibilité de poser immédiatement un diagnostic dans des cas de cette nature.

Depuis quelques années seulement la bactériologie nous a fourni un moyen à peu près sûr de reconnaître la dipthérie parmi les affections qui peuvent la simuler. Ce moyen consiste dans la recherche du bacille de Klebs, qui doit exister dans les fausses membranes et dans les mucosités de la bouche ou du nez. Cette recherche peut être faite rapidement, instantanément, en examinant sous le microscope, avec un grossissement d'au moins 600, des lamelles sur lesquelles on a étalé, desséché et coloré d'après les règles ordinaires un peu des mucosités ou une petite parcelle dissociée de la fausse membrane. S'il s'agit de diphtérie on y reconnaîtra, à l'état de culture plus ou moins pure, les bacilles que nous avons rapidement décrits au commencement de cet article. Ce procédé incontestablement bon, surtout à cause de la possibilité d'un diagnostic rapide, est souvent infidèle. Il serait imprudent, par conséquent, de s'en tenir à la constatation morphologique de la bactérie de Klebs. On doit toujours compléter cette première recherche par l'ensemencement sur des milieux de culture appropriés. Les limites de cet article ne nous permettent pas de nous étendre sur cette question si importante de la bactériologie de la diphtérie. Nous ne parlerons donc même pas des cultures dans les bouillons et du contrôle du diagnostic par l'inoculation aux animaux. Pour cela nous ne pouvons que renvoyer le lecteur aux communications justement retentissantes de Klebs, Löffler, Roux et Yersin. Nous répéterons seulement ce que nous avons déjà dit en partie précédemment, c'est-à-dire que le milieu le plus favorable pour le bacille de la diphtérie, c'est le sérum coagulé à 68° après stérilisation par chauffage discontinu à 55°. Dans ce milieu, tenu à la température humide de 37°. le bacille de Klebs se développe abondamment dans l'espace de dix-huit à vingt heures, en formant des colonnes très régulièrement arrondies, d'un blanc grisâtre, paraissant plus opaques au centre qu'à la périphérie lorsqu'on les regarde par transparence.

Marche, durée et terminaison. — L'angine diphtérique n'est pas une maladie à type uniforme, suivant régulièrement le même cycle morbide. Quelquefois même, très étendue, sans aucune intervention thérapeutique, elle évolue vers la guérison en peu de temps, ne laissant pas de traces de son passage. D'autres fois, ne présentant qu'une plaque diphtérique très limitée après être restée stationnaire pendant plusieurs jours, et silencieuse au point de n'attirer pas même l'attention des parents du petit malade, brusquement elle se fait menaçante; et, en peu de jours, l'engorgement des ganglions, la teinte sale des fausses membranes qui envahissent le palais et les fosses nasales, et surtout la dépression très grave de l'état général la rendent rapidement mortelle. Nous avons par contre des cas où, après avoir duré à la gorge un, deux jours au plus, mais toujours très légère, elle envahit petit à petit le larynx, constituant le croup à marche plus ou moins rapide. Dans ces cas en général, la fausse membrane présente le type à bacilles de Klebs non associés, elle est blanche argentine, sans congestion intense du substratum muqueux. Il y a enfin des cas qui paraissent foudroyants et dans lesquels l'examen de la gorge, du nez et des voies aériennes inférieures ne révèle aucune fausse membrane. Pourtant les symptômes présentés par le malade, son engorgement ganglionnaire excessif, l'adynamie, les hémorragies, l'albuminurie, etc., ne laissent pas de doute, au point de vue clinique, sur la nature réelle du processus morbide. D'ailleurs l'examen bactériologique ne tarde pas à apporter la confirmation absolue et l'explication de cette marche rapide et trompeuse. Les bacilles de Klebs sont très abondants et vigoureux dans la salive et dans les autres mucosités; et souvent les recherches histologiques révèlent *post mortem* la présence des streptocoques dans presque tous les organes. Il est très fréquent de voir la diphtérie envahir les fosses nasales et gagner même les sinus, ou bien, par les trompes d'Eustache, aller produire une otite diphtériqne avec formation assez fréquente d'abcès et invasion successive de l'oreille externe après rupture de la membrane du tympan.

La diphtérie est une maladie à marche relativement rapide. En général elle parcourt son chemin dans l'espace d'une à deux semaines. Nous sommes persuadé qu'elle est guérissable presque toujours en moins de huit jours, si sa marche n'est pas dévoyée par les lésions violentes de la muqueuse et si elle est traitée convenablement. On cite pas mal de cas d'angine diphtérique qui ont duré plusieurs mois. M. Cadet de Gassicourt a cru même devoir en faire une forme spéciale. Mais les études bactériologiques ont fait justice de cette diphtérie prolongée, qui est une forme tout artificielle, on pourrait dire d'origine médicale. Elle est la conséquence de l'exagération de la médication caustique, comme nous l'a démontré M. le D[r] Le Gendre. En effet, l'examen bactériologique ne décèle plus de bacilles Klebs, et il suffit de suspendre tout traitement pour que les fausses membranes disparaissent toutes seules et rapidement.

Pronostic. — Si aujourd'hui nous avons le droit de croire qu'à l'avenir le pronostic de la diphtérie sera en général favorable, il n'est pas moins vrai que, jusqu'à ce jour, la mort a été malheureusement la terminaison la plus fréquente de la diphtérie. Elle avait lieu dans la proportion de 50 à 70 p. 100 des cas. Il est vrai de dire que cette haute proportion est produite en grande partie par le nombre très grand de diphtériques morts des complications broncho-pulmonaires, autrement dans l'angine diphtérique pure la mortalité dépasse rarement 50 p. 100, et elle est déterminée presque toujours par une véritable septicémie suraiguë.

Quelquefois enfin, lorsque la convalescence est déjà bien établie, le poison diphtérique menace encore le malade par les paralysies. Très fréquentes au palais, où elles ne sont pas dangereuses, elles deviennent très graves lorsqu'elles se généralisent, et surtout quand elles deviennent l'expression de la lésion du pneumogastrique. Dans ce cas, à peu d'exceptions près, elles sont toujours mortelles.

Comme nous venons de voir, le pronostic de la diphtérie, pris en général, est très grave. Cette gravité dépend beaucoup de l'âge du malade, et surtout du moment de l'intervention du médecin. Plus l'enfant est jeune, et plus les ressources de l'art restent impuissants. — Par contre la terminaison par guérison est presque la règle chez les grandes personnes. Mais ce qui prime tout dans le pronostic, c'est l'intervention plus ou moins précoce du médecin. Nous insistons expressément sur ce point, parce qu'une longue expérience nous a toujours convaincu de plus en plus, que toute angine diphtérique, même chez les tout petits bébés, traitée convenablement dès le début, est, à peu d'exceptions près, suivie de guérison. Il va sans dire que la constitution précédente du malade, ses conditions hygiéniques actuelles, l'état climatérique, etc., sont autant de coefficients qui peuvent influer sur la marche et le pronostic de la diphtérie, comme du reste, dans toute autre affection.

Anatomie pathologique. — Nous avons écrit précédemment que les fausses membranes dans la diphtérie peuvent se produire partout où les muqueuses ou la peau sont dépourvues de leur couche épithéliale. Nous avons ajouté que lorsque la barrière opposée par ces fausses membranes devient insuffisante, les produits toxiques des bacilles pathogènes, diffusant par le sang et par la lymphe, vont impressionner tous les organes. Cette influence si étendue des agents morbides nous rend compte facilement du nombre et de la variété des lésions, que nous constatons à l'examen anatomo-pathologique. On a cherché à les diviser en trois groupes différents, selon que ces lésions ont été causées par l'action directe du bacille, ou par celle de ses poisons, ou enfin par l'action des infections secondaires.

Les bacilles directement ne produiraient qu'une lésion : la fausse membrane. Et encore il y a à se demander si dans cette nouvelle production les bacilles ont une fonction vraiment active. Car il est possible que leur rôle ne soit pas plus important que celui des débris de cellules épithéliales, c'est-à-dire, qu'ils soient comme partie constitutive et non occasionnante de la fausse membrane. En effet, ces bacilles s'y trouvent comme emprisonnés par les mailles serrées et feutrées de la fibrine exsudée. Nous serions plutôt disposé à croire que la vraie cause irritante du derme, le véritable agent provocateur de l'exsudation de la lymphe ce sont les poisons sécrétés par les bacilles libres dans les milieux liquides ou à la surface de la fausse membrane.

Nous n'insisterons pas plus longuement sur cette question particulière, parce que nous en avons déjà parlé suffisamment au commencement de l'article. Venons plutôt à l'examen rapide des autres lésions qui sont incontestablement le résultat de l'action seule des sécrétions spécifiques.

Nous avons d'abord l'engorgement des ganglions maxillaires, du cou, et quelquefois des péribronchiques et des mésentériques. Cet engorgement est caractérisé par une hypertrophie des follicules, qui se traduit au microscope par une accumulation considérable de leucocytes se colorant fortement. Cet engorgement pourrait dépendre aussi de l'action d'infections secondaires. Mais lorsque la lésion est la conséquence de la seule action du poison diphtérique, il n'y a aucun microorganisme dans les tissus.

Le tube digestif est quelquefois, mais bien rarement, le siège de fausses membranes; mais par contre il présente très souvent des traces d'entérite catarrhale.

Le foie est généralement volumineux, congestionné, comme on l'observe dans la plus part des maladies infectieuses.

La rate aussi est toujours hypertrophiée, avec accumulation très grande de petites cellules vivement colorées.

Les reins sont presque toujours frappés dans la diphtérie. Ils présentent les caractères ou d'une congestion ou bien d'une néphrite parenchymateuse légère, et souvent, ces lésions ne sont pas symétriques. Ici encore, comme pour l'engorgement ganglionnaire, si la lésion est uniquement sous la dépendance du poison diphtérique, l'examen microscopique ne décèle pas de microbes dans les reins.

Le cœur porte souvent les traces de l'intoxication diphtérique. Il est légèrement augmenté de volume, mais dilaté plutôt qu'atrophié; et on y constate les manifestations de la myocardite avec dégénérescence à aspect granuleux ou vitreux. On y constate quelquefois de l'endocardite; mais cette lésion est presque toujours la conséquence d'infections secondaires.

Le sang est toujours altéré. Il est noirâtre ou brun, ou bien il a l'apparence de la gelée de groseille ou de l'eau rougie. Les globules blancs sont plus nombreux, et les rouges, ont diminué du nombre et surtout leur hémoglobine a perdu sa puissance pour l'absorption de l'oxygène.

Déjerine et Gombault ont trouvé dans leurs recherches sur le système nerveux des diphtériques la névrite des racines antérieures rachidiennes en correspondance avec la zone paralytique précédente; le degré d'intensité de cette névrite était proportionnel à la durée de la paralysie. Les lésions du cerveau sont à peu près nulles, représentées surtout par de petites extravasations sanguines, avec quelques rares foyers de ramollissement.

Les muscles, surtout ceux du voile du palais, et en cas de croup, ceux du larynx, sont pâles, œdématiés, et dans certains cas ils sont atteints d'une véritable dégénérescence granuleuse. Lorsque l'évolution de la diphtérie a été dominée non par le seul bacille de Klebs, mais par l'association d'agents différents, dont le streptocoque est habituellement le plus pernicieux, dans ces cas, en plus des lésions précédentes, on en trouve d'autres inhérentes à l'influence de l'association bactérienne.

Sans parler de la différence de nature et d'aspect de la fausse membrane, nous dirons néanmoins que quelquefois son substratum peut présenter des lésions ulcéro-gangreneuses; mais contrairement à celles qu'on observe dans la diphtérie simple, elles sont à forme humide. On les observe le plus souvent comme complication de la plaie après trachéotomie, et aussi dans les amygdales, dans le palais, dans les cartilages du larynx, et, quoique rarement, sous forme de gangrène pulmonaire.

L'association bactérienne dans la diphtérie détermine beaucoup plus souvent les lésions suppuratives; et il est assez fréquent de constater des lésions de cette nature dans les ganglions, dans l'oreille moyenne, dans le tissu cellulaire, dans les articulations et quelquefois dans le médiastin et dans la plèvre. L'examen bactériologique des tissus lésés y décèle toujours la présence des bactéries pathogènes.

Dans certains cas ces microbes et en particulier les streptocoques existent dans tous les tissus de l'organisme. Ce sont les cas où l'affection avait présenté la forme jadis dénommée hypertoxique.

Comme résultat de l'association bactérienne nous pouvons avoir encore de l'endocardite avec présence à l'examen bactériologique de micrococques, de diplocoques, et de chaînettes courtes.

Enfin une des conséquences des plus fréquentes et des plus graves, ce sont les lésions broncho-pulmonaires. Elles sont identiques à celles qu'on observe à la suite des autres maladies générales infectieuses aiguës. Bien étudiée par MM. Darier et Mosny, la broncho-pneumonie des diphtériques se présente presque toujours sous la forme lobulaire à noyaux disséminés avec manifestations atélectasiques identiques à celles produites par la coqueluche. Il n'est pas extraordinaire d'y trouver même des ecchymoses sous-pleurales et des foyers hémorragiques au sein même du parenchyme pulmonaire. L'examen bactériologique fait voir dans les coupes des amas abondants de stretocoques, quelques pneumocoques, et d'assez rares bacilles de Klebs.

Traitement. — Les affections qui ont toujours tenu en échec les efforts incessants de la science sont, par contre, les plus riches en moyens thérapeutiques pour les combattre. L'abondance de ces moyens en prouve, sinon l'inutilité, au moins leur action douteuse et très limitée. On peut dire, sans crainte d'exagérer, qu'il n'y a pas de médicament et pas de médication qui n'ait été employé et vanté contre la diphtérie. Les émissions sanguines, les purgatifs, le froid, le chaud, les toniques, les déplastisants, les lénitifs, les caustiques, la diète, l'alimentation forcée, etc., etc., tout a été essayé ; et, si quelquefois on a eu le bonheur de voir les efforts couronnés de résultats assez favorables, presque toujours on a été découragé par les plus décevantes désillusions.

Il n'est donc pas étonnant, si encore en 1884, M. Cadet de Gassicourt, dans son *Traité clinique des maladies de l'enfance*, dans cet ouvrage si parfait, si vécu, n'a pu retenir ce cri du cœur : tous les médicaments sont impuissants.

« Je ne crois pas céder, ajoute-t-il, en m'exprimant ainsi, au scepticisme thérapeutique; mais l'expérience que j'ai acquise, ne me laisse pas les illusions encourageantes que je vois à beaucoup de mes confrères, et je ne trouve un moyen curatif ni dans les applications topiques, ni dans les médications internes. »

Les progrès bactériologiques qui se sont accomplis depuis et des études cliniques plus complètes nous autorisent à affirmer que dès aujourd'hui la diphtérie est moins rebelle à notre intervention; et nous pouvons espérer, à bon droit, qu'un avenir thérapeutique bien prochain réduira sa mortalité au taux moyen des autres maladies de l'enfance.

Nous ne donnerons pas ici une description même très résumée de toutes les médications proposées précédemment contre la diphtérie, soit parce qu'il faudrait un espace immense, soit parce que le plus grand nombre ont été reconnues inutiles et quelquefois dangereuses.

Nous nous contenterons de citer celles qui, ayant conservé leur réputation, sont encore aujourd'hui assez souvent employées, et sont en certains cas même préférées aux autres moyens de traitement.

On a cru pendant longtemps qu'on allait être maître de la diphtérie parce qu'on avait trouvé des agents capables de faire disparaître les fausses membranes par la voie de la dissolution. Parmi la grande quantité de médicaments doués de cette propriété, on n'utilise plus guère aujourd'hui que l'eau de chaux, l'acide lactique, la papaïne, et surtout le jus de citron, qui agirait à la fois comme dissolvant et comme antiseptique. Nous ne citerons qu'au point de vue historique l'emploi des alcalins, qui étaient administrés à l'intérieur comme antiplastiques, et localement comme dissolvants des fausses membranes. Un autre groupe de médicaments qui a été beaucoup utilisé contre la diphtérie, c'est celui des astringents. Deux, parmi ceux-ci, sont encore aujourd'hui en grand honneur : ce sont le tannin et le perchlorure de fer. Le tannin, conseillé surtout par MM. Loiseau, de Montmartre, Couzot et Créquy, est administré soit en insufflations alternées tous les quarts d'heure avec des insufflations d'alun, soit en des injections d'un mélange de tannin et de mucilage de gomme à 10 p. 100 avec 2 p. 100 d'alcool de menthe. On complète ces applications locales par des lavages abondants comme le fait M. Créquy. Le perchlorure de fer, vulgarisé par MM. Aubrun père et fils, fut un des médicaments les plus employés. Nous-même, nous nous en sommes toujours servi comme agent médicamenteux contre la diphtérie. Nous dirons plus loin combien minime est la part de mérite réel qui lui revient. Aubrun l'administrait de la manière suivante : il faisait prendre toutes les cinq minutes le jour et tous les quarts d'heure la nuit, une cuillerée à café d'une solution de 20 gouttes de perchlorure de fer à 30° dans un verre d'eau froide; en même temps il pratiquait trois à quatre fois par jour des badigeonnages avec le médicament pur. Goldsmidt, de Strasbourg, continue à employer le perchlorure de fer à l'intérieur, et il affirme en obtenir de très bons résultats. Nous avons débuté dans notre lutte contre la diphtérie en donnant le perchlorure de fer selon la méthode des Aubrun. Mais petit à petit nous avons successivement constaté beaucoup d'inconvénients, et au fur et à mesure nous avons modifié la manière d'administrer ce médicament. Nous avons d'abord supprimé les attouchements, car l'irritation inflammatoire de réaction était si vive qu'avec cette médication on assistait souvent à une aggravation incontestable et immédiate de la maladie. Du reste, il y a longtemps que notre opinion est arrêtée au sujet de la médication caustique : elle est toujours très douloureuse, quelquefois inutile et trop souvent nuisible. Nous avons ensuite supprimé l'administration à l'intérieur du perchlorure de fer qui produisait des constipations tenaces, et diminuait la possibilité de l'alimentation du malade : deux conditions particulièrement malheureuses pour résister à l'infection spécifique. Nous avons constaté que plus le titre de la solution de perchlorure de fer était faible, et plus la quantité du liquide pour le lavage des cavités nasales et buccale était abondante, plus les résultats étaient favorables et rapides. Ces modifications successives dans l'application du perchlorure de fer, déterminées uniquement par l'observation constante des faits, m'ont amené à la conclusion que j'émettais déjà en 1887, c'est-à-dire que l'action thérapeutique du médicament qui entre dans la solution. doit être bien secondaire : ce qui constitue vraiment la base du traitement c'est l'irrigation, le lavage fait le plus fréquemment possible le jour et la nuit. Guidé par cette conviction, depuis ce moment je n'emploie plus la solution de perchlorure de fer qu'au millième au plus, si ce n'est pas simplement de l'eau bouillie, et je fais avec un instrument irrigateur quelconque des irrigations très abondantes, à peu près toutes les heures, dans le nez et dans la bouche.

Un groupe de médicaments qui dans le passé et encore un peu aujourd'hui, a dominé, en tyran, le traitement de la diphtérie, c'est celui des caustiques. Cette importance, dont il a joui est le résultat de la malheureuse assertion de Bretonneau, que le traitement rationnel de la diphtérie se composait de la cautérisation et de la trachéotomie. Les caustiques les plus employés furent l'acide chlorhydrique fumant, le nitrate d'argent, le perchlorure de fer pur, comme nous venons de le voir et le cautère actuel.

Cette méthode caustique déguisée en méthode antiseptique énergique est revenue en honneur ces derniers temps, grâce aux efforts convaincus de MM. Soulez, Gaucher et Dubousquet-Laborderie.

Elle consiste dans la destruction violente des fausses membranes et en badigeonnages à l'aide d'un tampon d'ouate hydrophile imbibé du mélange suivant : camphre 20 grammes, huile de ricin 15 grammes, alcool à 90° 10 grammes, acide phénique cristallé 5 grammes, acide tartrique 1 gramme. Ces applications doivent être répétées toutes les trois heures le jour, et, en cas d'insomnie du malade, une ou deux fois la nuit. A ces applications directes on ajoutait des irrigations avec une solution antiseptique faible (eau phéniquée 5 p. 100). L'expérience petit à petit a corrigé la sévérité de ce traitement, et tandis que d'une part on insistait de plus en plus sur l'importance de l'irrigation fréquente et abondante, d'autre part on s'efforçait d'être de moins en moins violent contre la fausse membrane, et on substituait à la mixture phéniquée précédente, qui est très caustique, d'autres mélanges dans lesquels l'action irritante de l'acide phénique se trouve annihilée par la nature de l'excipient. C'est à ce titre qu'est dû le succès du phénol sulforiciné de Berlioz et Yvon. En effet, ses applications sur les muqueuses, au lieu de provoquer une vive réaction, ne déterminent guère qu'une sensation de chaleur et de cuisson très peu marquée et constituent de fait comme un vernis protecteur de la région badigeonnée.

La faveur dont jouissent les antiseptiques, qui, dans l'état actuel de nos connaissances étiologiques, paraissent répondre aux indications causales de la maladie, a fait que, tour à tour, on les a déjà presque tous expérimentés contre la diphtérie, dans l'espoir d'en trouver un parmi eux qui fût vraiment spécifique. Mais, à part l'acide phénique, comme nous venons de le voir, il n'y a plus guère que les composés mercuriels, qui gagnent à présent une confiance de plus en plus grande et, croyons-nous, méritée. Ce n'est pas d'aujourd'hui qu'on s'est servi du mercure pour combattre la diphtérie. Les abus seulement qu'on en a fait sont la cause de l'ostracisme auquel il était comme condamné il y a quelque temps. Mais ses propriétés spéciales d'être à la fois le meilleur antiseptique, et de provoquer facilement la salivation, ne pouvaient manquer de lui faire la place qui lui est due. En effet, Pepper et Jacobi, aux Etats-Unis, Werner en Russie, Jomoy, dans la République Argentine, en administrant le bichlorure par la voie interne, Escherich à Prague par des applications directes de la solution aqueuse, Jacques à Marseille par des injections endo-amygdaliennes, Goubeau d'Eceuille et Moizard par les badigeonnages avec le sublimé dans la glycérine au 1/20, Pillière de Charleville, avec les pulvérisations de solutions de sublimé, le Dr Sellden de Suède, en administrant à l'intérieur le cyanure, et tant et tant d'autres nous prouvent ce juste revirement général en faveur d'un médicament peut-être le plus utile de la thérapeutique, et qui, dans ce cas spécial, incontestablement est capable de nous rendre de grands services.

Enfin, une méthode de traitement de la diphtérie, née seulement depuis deux ans, paraît vouloir déjà se substituer avec grand avantage à toutes les autres, c'est la sérothérapie. Méthode toute scientifique, elle s'est présentée au dernier congrès de Buda-Pest, comme assez sûre d'elle-même, et déjà étayée par un nombre de faits probants, pour laisser espérer qu'on a trouvé en elle la vraie voie thérapeutique de la diphtérie. L'idée de traiter les maladies infectieuses par le sérum d'animaux immunisés, réalisée déjà contre le tétanos, a été appliquée par Behring pour combattre les effets funestes du bacille de Klebs, et par Samuel Bernheim contre la tuberculose[1]. L'expérience sur les animaux ayant répondu complètement à la pensée de l'expérimentateur, le traitement par les injections de sérum antitoxique fut tentée dans les hôpitaux; et il y a à peine un an que Behring et Bernheim communiquaient leurs premiers résultats, qui, sans être tout à fait concluants, étaient déjà encourageants. Après Bernheim et Behring, Kitasato, Heubner, Ehrlich, Boer, Kossel, Aronson et surtout Roux et Martin, ont apporté une contribution si favorable à cette méthode, qu'elle constitue actuellement la plus heureuse application des études bactériologiques à la thérapeutique et qu'elle mérite, dès aujourd'hui, la plus sérieuse considération comme traitement de la diphtérie.

M. Roux se sert de sérum immunisé de cheval. Il en injecte, aussitôt que possible, sous la peau du flanc du malade, 20 centimètres cubes en une piqûre. Cette injection n'est pas douloureuse, et, si elle est faite aseptiquement, elle ne donne lieu à aucun accident. Vingt-quatre heures après la première injection, il en fait une seconde de 20 ou de 10 centimètres cubes; et ces deux injections suffisent ordinairement. Il n'en fait une troisième que dans le cas où la température resterait élevée : l'application de cette méthode a été faite par MM. Roux et Martin, sur toutes les entrées au pavillon de la diphtérie de l'hôpital des Enfants-Malades, à partir du 1er février au 24 juillet de cette année. Sur 448 malades, 339 sortirent guéris, soit à 75,67 p. 100 de guérisons. La mortalité, quoique encore bien appréciable (24,33 p. 100), marque une diminution à peu près de la moitié sur celle observée jusqu'à ce jour, soit dans ce même hôpital, soit à l'hôpital Trousseau. Il faut pourtant ajouter comme corollaire, pour ne pas dire comme considération capitale, que, avec le traitement par le sérum, MM. Roux et Martin ont eu garde de proscrire tout traitement local, toute attaque directe, violente de la fausse membrane; et qu'ils ont fait pratiquer d'abondantes irrigations de la gorge avec de l'eau simplement bouillie, ou à laquelle on avait ajouté par litre 50 grammes de liqueur de Labarraque.

Dans un travail que nous avons communiqué à la Société de thé-

[1] La Sérothérapie est décrite par Samuel Bernheim dans le tome Ier de notre *Traité de Médecine*. (Voir *Tuberculose*.)

rapeutique en 1889, ayant pour but d'étudier pourquoi dans le traitement de la diphtérie, les mêmes médicaments donnent des résultats satisfaisants à certains praticiens et des résultats négatifs à d'autres, après avoir passé en revue et analysé les traitements qui ont eu le plus de vogue dans le passé, nous avons été amené à la conclusion que l'administration des médicaments contre la diphtérie est suivie d'autant plus de succès qu'elle est faite sous forme de lavages très fréquents, ou bien qu'elle est accompagnée de très fréquentes injections, ou irrigations, ou pulvérisations, ou vaporisations d'autres liquides, ou encore, qu'elle est capable de déterminer une abondante salivation et sécrétion des muqueuses, ce qui constitue encore un véritable lavage. Cette assertion thérapeutique que, depuis ce moment, nous n'avons jamais trouvé, en défaut, nous explique le retour en faveur des préparations mercurielles, mieux appliquées contre la diphtérie ; elle nous rend compte de la faveur toujours croissante des irrigations fréquentes et abondantes avec des liquides de moins en moins actifs comme principes médicamenteux ; elle justifie l'abandon de plus en plus accentué des attaques violentes et directes contre la fausse membrane ; et enfin elle nous fait comprendre le succès mérité de la sérothérapie de MM. Roux et Martin, en comparaison des modestes résultats de l'inventeur même de la sérothérapie de la diphtérie. En effet nous savons déjà par la biologie du bacille de Klebs, que, à peu d'exceptions près, cet agent pathogène ne pénètre pas dans les tissus, qu'il pullule et produit ses poisons presque toujours dans les cavités buccale, nasales ou laryngo-trachéale, d'où ces poisons pénètrent dans l'organisme par force endosmotique à travers les muqueuses, surtout lorsqu'elles sont dépourvues d'épithélium. Et de plus, comme MM. Roux et Yersin l'ont démontré, nous savons aujourd'hui que ces poisons ne déterminent d'effets toxiques saisissables qu'à la condition d'arriver dans l'organisme en quantités relativement abondantes.

Or, MM. Roux et Martin, en supprimant les lacérations répétées qu'avec les attouchements plus ou moins vigoureux on faisait précédemment à la couche protectrice pseudo-membraneuse ou épithéliale de la muqueuse, ont déjà fait disparaître une cause d'insuccès; en faisant accompagner leur injection de sérum immunisé par des lavages abondants, mais avec des liquides non irritants, non virtuellement antiseptiques, ils ont acquis à leur méthode une aide, qui est certainement une des causes des plus importantes de leur succès.

Ce n'est pas que nous ayons l'intention de contester l'action vraiment thérapeutique du sérum immunisé. Mais nous avons tenu à faire cette observation afin que l'engouement en faveur de la méthode ne vienne pas à lui faire tort, et pour qu'on ne perde pas de vue que, dans le traitement des maladies, les causes coefficientes de la guérison, qui peuvent paraître négligeables, en sont quelquefois les capitales. En plus de cela, nous ne devons pas oublier que la diphtérie n'est pas seulement à bacilles de Klebs, et que la plus grave même est celle où la bacille de Klebs s'efface pour laisser dominer le streptocoque. Or, la sérothérapie de Behring et de Roux ne visant que le premier, il est facile de comprendre que malheureusement ce problème, plus difficile que le traitement de la diphtérie, échappe à cette nouvelle médication.

C'est dans ces cas que nous croyons à l'action exceptionnellement favorable des préparations mercurielles et iodées. Par leurs propriétés particulières de pouvoir modifier l'état osmotique des muqueuses de la bouche et des voies aériennes, en accentuant pour ainsi dire le mouvement expulsif de la muqueuse et en supprimant ou au moins en diminuant le mouvement d'absorption, et, d'autre part, en développant leur action incontestablement la plus antiseptique qu'on connaisse contre le streptocoque, le mercure et l'iode, employés à propos et en quantités suffisantes, sont certainement les agents les plus sérieusement utiles que nous possédons pour combattre avec une réelle efficacité la diphtérie.

De ce que nous venons d'exposer au sujet du traitement de la diphtérie, si nous voulons dégager les prescriptions thérapeutiques qui doivent être considérées aujourd'hui comme les plus indiquées, nous trouvons d'abord que l'importance capitale du traitement réside dans les irrigations. Ces irrigations doivent être très abondantes et répétées fréquemment. Elles peuvent être faites au moyen d'un irrigateur quelconque rempli d'une solution antiseptique très faible (eau boriquée 1 p. 100, solution de perchlorure de fer 1/2 p. 1000), ou même simplement d'eau bouillie chaude. Car il ne faut pas oublier que l'effet vraiment utile de l'irrigation est déterminé, non par le principe médicamenteux, mais par l'action mécanique du liquide, qui produit le balayage des microbes et de leurs produits toxiques. Naturellement l'irrigation n'a pas de pouvoir sur les toxines qui ont pénétré dans l'organisme. Et pour cela nous croyons utile, soit les injections de sérum anti-toxique selon la méthode de Behring et de Roux, soit les injections hypodermiques de bichlorure de mercure et d'iodure de sodium. Ces injections doivent être relativement volumineuses, au moins vingt à trente grammes d'eau bouillie ou de sérum stérilisé, contenant l'une un milligramme de sublimé, l'autre vingt centigrammes d'iodure de sodium. Ces injections seront répétées tous les jours, ou moins souvent, en se guidant d'après les conditions générales, d'après la température, et surtout d'après l'état de sécrétion des muqueuses nasales et pharyngo-buccale.

Dans le traitement de la diphtérie, en dehors l'élément essentiellement thérapeutique, il nous reste un ensemble de règles hygiéniques qu'il est indispensable de connaître et ne point négliger, si nous voulons garder en notre faveur tous les coefficients du succès.

A cet effet, on aura soin d'abord d'isoler le malade de manière à éviter la diffusion de la maladie. On le placera de préférence dans une chambre bien éclairée et bien aérée, de laquelle on aura enlevé les tentures et tout meuble non absolument indispensable. Il est très utile que l'atmosphère soit maintenue humide et à la température de 18 à 20°. On conseillait, avec beaucoup de confiance ces temps derniers, de pulvériser ou de faire évaporer dans la chambre du malade des solutions phéniquées, dans l'espoir de constituer autour du malade comme une atmosphère antiseptique. Malheureusement, comme nous l'avons fait observer dans un autre travail, ce n'est qu'une fallacieuse illusion. L'antisepsie n'est que virtuelle, et par contre les inconvénients de cet air phéniqué sont plus que réels. On ne fait qu'ajouter une intoxication à une autre, avec des effets incontestablement pernicieux, particulièrement pour le bulbe.

Il faudra veiller avec un soin particulier à ce que les évacuations intestinales soient régulières et plutôt abondantes, dans le but de tenir bien ouverte la seule voie d'élimination qu'il nous est le plus facile de conserver dans de bonnes conditions. Car on ne doit pas perdre de vue que, chez ces malades, la peau fonctionne assez mal, et que la congestion habituelle des reins et leur état albuminurique, rendent bientôt insuffisante, par cette voie, l'élimination des poisons pathogènes et des produits morbides, qui ne tardent pas à aggraver considérablement les conditions du malade en accumulant l'intoxication de l'organisme.

Dans le même but, on conseillera de préférence l'alimentation lactée, comme celle qui permet plus longtemps la perméabilité du filtre urinaire. En tout cas cette alimentation sera au moins liquide ou demi-liquide pour éviter que les efforts de la mastication et les traumatismes possibles par les aliments durs ne viennent s'ajouter à l'état inflammatoire et à la desquamation de la muqueuse.

Le malade devra rester couché avec la tête très basse pour diminuer la tendance à la pénétration dans le larynx des mucosités de la gorge chargées des agents pathogènes. Nous avons eu maintes fois l'occasion de constater le bienfait de cette modeste précaution hygiénique, soit pour éviter l'atteinte du larynx, soit pour limiter l'étendue.

Il est prudent de ne pas faire lever trop tôt les diphtériques, surtout lorsqu'ils présentent des manifestations de paralysie. Dans ces cas, avec le repos absolu, on administrera les préparations strychnées (de un quart à deux milligrammes de sulfate de strychnine) proportionnellement à l'âge du malade et à sa réaction au médicament. Contre cette tardive et redoutable complication pourront rendre aussi de grands services les électrisations, poursuivies avec ténacité, des muscles paralysés.

L'entrée dans la chambre doit être interdite, en règle générale, à quiconque n'est pas délégué spécialement aux soins du malade. Ces infirmiers auront la précaution de rester couverts d'une longue blouse qu'ils quitteront en sortant; et ils devront assez souvent, surtout avant les repas, avoir le soin de se laver avec une eau antiseptique (liqueur de van Swieten, solution phéniquée au 1/100).

Tous les effets du malade seront régulièrement désinfectés soit par les étuves à air humide et surchauffé, soit par l'ébullition, soit par une longue immersion dans un liquide fortement antiseptique. Après guérison, la chambre sera soigneusement désinfectée par le raclage des murs, s'il est possible, et surtout par les pulvérisations de sublimé au 1/1000.

Enfin, à cause de la persistance assez longue du bacille de Klebs dans la salive des guéris de diphtérie, on ne permettra pas au convalescent de reprendre avant un mois ses occupations et de communiquer complètement avec les autres.

G. Guelpa, *de Paris.*

TROISIÈME PARTIE

MALADIES DE L'ŒSOPHAGE

CHAPITRE PREMIER

ŒSOPHAGITE ET PÉRIŒSOPHAGITE

Etiologie, symptômes et pronostic. — L'œsophage, simple lieu de passage, ne donne pas lieu à des symptômes bien saillants, à moins de lésions graves. De là vient que l'œsophagite et la périœsophagite, affections certes bien communes, passent le plus souvent inaperçues et du malade et du médecin. Les symptômes sont peu intenses : l'organe peu sensible, non chargé d'une sécrétion essentielle à la digestion, fait peu défaut aussi longtemps que son passage reste libre aux aliments.

Le plus souvent c'est le contact d'une substance trop chaude (liquides bouillants) ou angulaire ou corrosive (acides, etc.) qui est cause de l'œsophagite. Plus rarement il s'agit de l'extension d'une phlegmasie voisine, laryngienne, pharyngienne, gastrique ou d'un des organes des médiastins. Parfois c'est une maladie infectieuse (typhus, variole, syphilis) qui est en cause.

La douleur rapportée au pharynx, à l'épigastre, à la région présternale, au dos, entre les épaules est le premier symptôme observé. Elle est exaspérée par le passage des aliments trop froids ou trop chauds et principalement des aliments solides. Parfois la dysphagie s'accompagne du rejet des aliments par contraction réflexe du tube musculeux.

La sonde œsophagienne provoque une douleur plus vive encore et ne parvient pas toujours jusqu'à l'estomac. En la retirant on constate qu'elle est enduite d'un dépôt muqueux, visqueux, provenant de la paroi enflammée et qui, au microscope, se trouve être composé de débris épithéliaux, de globules sanguins, parfois d'éléments du pus.

Quelquefois les aliments rendus sont sanguinolents.

On a observé dans quelques cas de suppuration, d'abcédation périœsophagienne, de la fièvre, de l'infiltration œdémateuse du cou, de l'adénopathie sus-claviculaire, de l'œdème du larynx.

D'ordinaire l'œsophagite et la périœsophagite se résolvent dans l'espace de quelques jours. Il est rare qu'elles donnent lieu à un abcès qui se videra dans la bouche, l'estomac, les médiastins, la bronche gauche, le péricarde, la plèvre, les poumons, la crosse de l'aorte. Dans ces cas, qui sont des curiosités scientifiques, la rupture de l'abcès s'accompagne d'une douleur très aiguë entre les épaules, d'orthopnée. Parfois la scène se termine par la mort brusque (communication avec aorte — hématémèse mortelle, etc...). Si l'abcès s'enkyste et que le malade guérisse, l'œsophage restera rétréci.

Lorsque l'œsophagite et la périœsophagite ne sont pas consécutives à quelque accident qu'on a pu constater, le diagnostic est obscur et souvent on ne pourra que soupçonner le mal.

Le pronostic variera évidemment avec la cause du mal. L'œsophagite et la périœsophagite primitives guérissent volontiers. Si elles sont consécutives à l'absorption de liquides corrosifs, de corps étrangers, elles guérissent souvent à moins d'abcédation avec communication anormale dans quelque viscère.

Anatomie pathologique. — Dans les cas mortels on constate à l'autopsie des lésions ulcératives. Les parois de l'œsophage sont envahies sur une hauteur et une circonférence variables de cellules embryonnaires, de suppuration franche, d'hémorragies, de dégénérescence graisseuse et, si le mal a persisté longtemps, d'hypertrophie du tissu conjonctif. Le tissu cellulaire périœsophagien est de même enflammé ou à l'état de suppuration et l'on observe différentes fistules suivant la marche du pus. Lorsque le malade guérit à la suite de ces fistulisations, on aura sous les yeux, à une autopsie tardive, la formation de cicatrices variées.

L'œsophagite légère n'est accompagnée que d'une légère congestion des vaisseaux avec sécrétions muqueuses exagérées, chute épithéliale, etc.

Traitement. — Si un corps étranger est en cause, il faut l'extraire ou le refouler du côté de l'estomac. Nous n'insistons pas, ce traitement n'entrant pas dans notre sujet.

Dans les cas légers d'œsophagite ou de périœsophagite primitives, la simple diète, l'ingestion d'aliments liquides et froids soulageront le malade. On calmera la douleur avec les opiacés, les vomissements avec la potion de Rivière et la limonade, l'inflammation avec les révulsifs au cou et sur les côtés de la colonne vertébrale (au besoin on appliquera quelques sangsues), les hémorragies avec les boissons glacées, l'ergotine, les limonades acidulées, le perchlorure de fer. Si la dysphagie est absolue, on nourrira le malade à la sonde, mais, en général, on sera très sobre de cathétérisme pour ne pas irriter davantage la muqueuse, ne pas produire des hémorragies qu'on eût pu éviter avec plus de prudence, ou même la perforation de la paroi œsophagienne plus ou moins réduite en épaisseur. On se servira de préférence d'une sonde à olive. Pour ne pas répéter trop souvent un cathétérisme aussi dangereux, on pourra laisser la sonde à demeure pendant une partie de la journée et utiliser les lavements nutritifs.

Si le malade ne peut avaler les aliments et que le cathétérisme soit impossible, il reste la ressource de pratiquer l'œsophagotomie externe, opération difficile, grave et utile seulement si la partie supérieure de l'œsophage est malade. Le plus souvent on sera réduit à faire le cathétérisme rétrograde après gastrotomie préalable.

L'œsophagite et la périœsophagite chroniques sont combattues par l'iodure de potassium à haute dose.

Enfin le rétrécissement consécutif à ces deux affections est traité avec les meilleurs résultats par la dilatation lente et progressive.

STIEFFEL, *de Joinville*,
et LORAIN,
Ancien chef de clinique de la Faculté de Nancy.

CHAPITRE II

VARICES DE L'ŒSOPHAGE

A la suite des deux affections que nous venons de décrire, nous placerons les varices de l'œsophage qui sont souvent produites par les mêmes causes que l'œsophagite (absorption habituelle de liquides chauds, de substances épicées, etc...). Mais le plus souvent les varices de l'œsophage se rencontrent chez les vieillards, à l'âge où la stase veineuse est si commune. On peut affirmer que tout vieillard artérioscléreux, sujet aux vertiges et aux bourdonnements d'oreilles, à pommettes et aux lèvres violacées, sans présenter du reste d'asystolie franche, est plus ou moins affecté de varices œsophagiennes. Chez l'adulte elles ne se rencontrent que s'il y a quelque obstacle du côté de la veine porte : ce sont donc principalement les vieillards et les adultes cardiaques ou cirrhotiques qui seront atteints de varices œsophagiennes.

Ces varices ne présentent du reste rien de particulier. Elles sont à l'œsophage ce que les varices sont aux membres inférieurs, les hémorroïdes au rectum. D'ordinaire elles siègent au niveau du cardia.

Elles ne donnent pas lieu à des symptômes bien définis, en dehors des hémorragies (hématémèse parfois mortelle — melœna). Encore est-il difficile de préciser d'où vient l'hémorragie, de l'œsophage ou de l'estomac. Cela importe, du reste, fort peu, le traitement étant le même : en présence de cette hémorragie on aura recours aux boissons glacées, aux astringents minéraux et végétaux, à la chaleur aux extrémités, à la position élevée du tronc, au besoin à la transfusion. Mais d'habitude cette hémorragie veineuse s'arrête spontanément après une perte suffisante de sang et l'abaissement de la pression sanguine qui s'ensuit.

On évitera les récidives par l'alimentation semi-liquide et froide, les purgatifs répétés et les médicaments tels que l'ergotine, le perchlorure de fer qui s'opposent, mais bien peu, aux hémorragies. L'iodure de potassium à la dose de 25 centigrammes par jour sera très utile à ces malades artérioscléreux.

Si les varices œsophagiennes sont secondaires à une affection du cœur, du foie ou de la veine porte, on agira directement sur la cause du mal.

STIEFFEL, *de Joinville*,
et LORAIN,
Ancien chef de clinique de la Faculté de Nancy.

CHAPITRE III

ŒSOPHAGISME OU RÉTRÉCISSEMENT SPASMODIQUE DE L'ŒSOPHAGE

Étiologie et symptômes. — Rien n'est commun comme le spasme passager de l'œsophage. C'est, comme on le sait, un des symptômes principaux chez l'hystérique et même chez le simple névropathe. Il est peu de femmes qui n'aient au moins une fois ressenti ce spasme. C'est une sensation de constriction très pénible, siégeant au tiers supérieur de l'œsophage, sensation non continue, passagère, se reproduisant plus ou moins souvent, jusqu'à quinze et vingt fois par minute et cela pendant quelques heures consécutives. Ce n'est pas ce symptôme qui nous occupe, mais le même symptôme prolongé, ayant une durée de quelques semaines, rarement de plus de deux à trois mois, avec des intervalles de mieux, quelquefois de deux à trois ans, et même on a cité un cas ayant persisté trente ans. Ainsi prolongé on a fait de ce symptôme une maladie appelée œsophagisme bien qu'en réalité il ne s'agisse que d'un phénomène nerveux de l'hystérie ayant une durée anormale. Il est très rare de rencontrer de semblables cas et nous avouons qu'il est infiniment plus commun de rencontrer ce spasme du côté de l'estomac (spasme avec gargouillement, espèce de chorée, de tic de l'estomac, qui dure plus ou moins longtemps, parfois deux ans, parfois d'une manière indéfinie, et cela en dépit de tous les traitements imaginables, et guérissant souvent brusquement sans traitement aucun).

D'ordinaire le début est brusque, le malade éprouve une sensation d'étouffement, la déglutition est douloureuse, difficile, souvent impossible. Les aliments sont régurgités, parfois rejetés. Le plus souvent les liquides passent, d'autrefois, par un phénomène bizarre, bien propre à l'hystérique, ce sont les solides qui seuls parviennent jusque dans l'estomac. Le cathétérisme est plus ou moins aisé. On n'insistera pas si on se heurte à une difficulté trop grande. Aujourd'hui on a échoué : demain on réussira aisément. Quelquefois le diaphragme participe à cette espèce de convulsion des fibres lisses de l'œsophage et le malade est pris de hoquet. Les muscles striés, le trapèze et le sterno-cléido-mastoïdien ont également été trouvés contracturés dans certains cas, et ceci nous encourage à penser que certains cas d'œsophagisme et de mouvements péristaltiques de l'estomac avec gargouillements dont nous venons de parler plus haut, sont de nature choréique : la contracture des muscles striés, l'endocardite concomitante avec lésion valvulaire consécutive et œdème des malléoles que nous avons observées chez une de nos malades atteinte de tic de l'estomac et guérie spontanément après trois ans de maladie, sont des symptômes bien faits pour ne pas voir dans ces accidents de l'œsophage et de l'estomac des phénomènes purement nerveux.

On a ausculté l'œsophage pendant la déglutition du côté gauche de la région cervicale, en arrière de la trachée, depuis l'os hyoïde jusqu'à la clavicule, et de la première à la huitième vertèbre dorsale le long du rachis, mais cette auscultation ne donne pas de résultats précis.

Déjà nous avons constaté la marche capricieuse de la maladie, sa durée irrégulière, ses retours, son passage possible à l'état chronique. Si le mal est passager, il ne laisse nulle trace, mais, s'il persiste indéfiniment, le patient finit par dépérir, faute d'alimentation suffisante, et l'état peut devenir grave. Lorsque l'œsophagisme est consécutif à quelque lésion ulcéreuse bénigne de l'œsophage, du larynx, de l'épiglotte, au passage d'un corps étranger, à l'ingestion d'aliments trop chauds ou trop épicés, à la suppression d'une hémorragie habituelle, à la grossesse, à la ménopause, à l'absorption de belladone, de noix vomique, de jusquiame ou de stramoine, à une colère, à une émotion quelconque, à quelque affection utérine (déplacement horizontal ou vertical), à la présence d'un tænia, à une affection nasale, à une maladie de l'oreille externe (vers dans l'oreille), à l'épilepsie, etc..., le pronostic est généralement bénin et il suffit de connaître la cause pour faire disparaître l'effet. Le pronostic est grave quand la cause est elle-même d'un pronostic sombre, comme dans les cas d'œsophagisme dans le cours du tétanos, de la rage, de l'empoisonnement par les champignons, d'une affection de la moelle épinière ou des vertèbres, ou encore quand l'œsophagisme est symptomatique d'une altération organique commençante (cancer, anévrysme).

Diagnostic. — Le spasme de l'œsophage ne supporte pas grande difficulté de diagnostic. Cependant il est arrivé qu'on ait cru à la présence d'une tumeur maligne ou artérielle, alors qu'il s'agissait d'œsophagisme, mais dans ce dernier cas on a affaire à des malades jeunes, névropathes. Le cathétérisme sera plus aisé dans le spasme œsophagien; il sera toujours possible, sinon le jour même du premier examen, du moins dans la suite; on le facilitera au moyen d'une pommade à la cocaïne dont on enduira la sonde. Une grosse sonde passera souvent plus facilement qu'une petite. En retirant la sonde elle est parfois saisie brusquement et immobilisée pendant un moment par le spasme. Enfin, au besoin, on anesthésierait le malade au chloroforme et tout obstacle spasmodique céderait.

L'œsophagisme bien constaté, reste à trouver la cause sans laquelle nul traitement rationnel n'est possible.

Traitement. — Le cathétérisme est le meilleur traitement à instituer. Il sert en même temps comme moyen de diagnostic, de traitement et d'alimentation. On utilisera de préférence des sondes de gros calibre qu'on enduira de pommade belladonée ou plutôt cocaïnée, ou, mieux encore, on portera la cocaïne en solution concentrée au dixième avec une éponge au niveau de l'obstacle avant le cathétérisme. Il est arrivé que cette manœuvre préparatoire exécutée une seule fois ait suffi à guérir le malade.

Au besoin, on se servira de sondes de plus en plus grosses et l'on fera la dilatation lente et progressive. La dilatation brusque, qui n'est pas sans danger, a donné à Broca les mêmes bons résultats qu'elle donne dans la fissure à l'anus et dans le vaginisme. Rien n'empêcherait d'opérer la dilatation en une séance sous anesthésie chloroformique.

En même temps qu'on pratiquera la dilatation lente, méthode plus prudente et par suite préférable à la dilatation brusque, on pourra administrer les narcotiques (asa fœtida, par la bouche ou en lavements : camphre, éther, bromures, valériane, chloral, injections de morphine et d'atropine, etc...), sans compter beaucoup sur leur efficacité. L'électricité et l'hydrothérapie donneront des résultats meilleurs et, de plus, tonifieront le malade.

On s'attaquera à l'une des nombreuses causes d'œsophagisme passées en revue plus haut (chorée, vers, épilepsie etc...).

Enfin on ne négligera pas la suggestion hypnotique, ce moyen thérapeutique si merveilleusement efficace dans les névroses. Agiront dans le même sens certains moyens destinés à frapper l'imagination : telle la cautérisation ignée à la région dorsale ou au-devant du cou, telle la sonde à dilatateur présentée au malade comme ayant été préparée spécialement pour lui, etc...

STIEFFEL, *de Joinville*,
et LORAIN,
Ancien chef de clinique de la Faculté de Nancy

CHAPITRE IV

RÉTRÉCISSEMENT DE L'ŒSOPHAGE

Étiologie. — Le rétrécissement de l'œsophage est le résultat de causes multiples. Déjà nous venons d'étudier l'œsophagisme, cause commune du retrécissement passager de l'œsophage.

Nous ne nous arrêterons pas au rétrécissement congénital tenant à un vice de développement, ni au rétrécissement dû au séjour de corps étrangers dans l'œsophage ou de tumeurs polypeuses (myomes, fibromes pédiculés, fibro-sarcomes, papillomes, kystes), sujets qui n'entrent pas dans le cadre de notre travail.

Nous étudierons le rétrécissement consécutif au passage d'un corps étranger, à une plaie par brûlure (caustiques, aliments trop chauds), aux œsophagites répétées, à l'ulcération œsophagienne d'origine inflammatoire correspondant à l'ulcère simple de l'estomac, le rétrécissement dû à la présence d'une tumeur cancéreuse dans la paroi même de l'œsophage et obstruant plus ou moins la lumière du canal (cancer, épithélioma, quelquefois squirrhe), enfin le faux rétrécissement de l'œsophage, l'obstacle ne siégeant ni dans la cavité ni dans l'épaisseur des parois de l'œsophage, mais en dehors du canal œsophagien (corps thyroïde hypertrophié, ganglions bronchiques, anévrysme de l'aorte, cancer du médiastin, déformation de la colonne vertébrale, anomalie de la sous-clavière passant entre la trachée et l'œsophage ou entre l'œsophage et la colonne vertébrale).

Symptômes, diagnostic et pronostic. — On conçoit combien les symptômes doivent varier avec des causes aussi différentes. On se trouve, certes, dans tous ces cas, en présence du symptôme rétrécissement œsophagien, mais combien il est différent selon la cause qui l'a produit! S'il est consécutif à une plaie, à une brûlure, l'histoire du mal éclairera suffisamment le diagnostic : le rétrécissement a été précédé d'un accident qui l'explique, il s'est formé peu à peu.

Les aliments solides d'abord, les liquides ensuite ont passé difficilement, sont régurgités en quantité plus ou moins abondante, selon les dimensions de la poche formée au-dessus de la portion rétrécie. L'obstacle est permanent. Il n'arrive pas, à moins que l'élément spasmodique intervienne, que les aliments passent plus ou moins facilement. La difficulté est toujours la même et va augmentant régulièrement. Le cathétérisme avec la sonde à olive apprendra d'une manière précise le siège, l'intensité, l'étendue du rétrécissement, et quelquefois, s'il y a plusieurs points rétrécis, le nombre des rétrécissements. Les symptômes seraient identiques en cas de rétrécissement consécutif aux œsophagites, à la syphilis. Ils sont, au contraire, bien différents si le rétrécissement provient d'une tumeur maligne de l'œsophage. Le rétrécissement est encore graduel, la dysphagie augmente encore petit à petit, mais, symptôme caractéristique, le malade s'affaiblit et diminue de poids très rapidement, sans que ce dépérissement soit en rapport avec l'insuffisance d'alimentation au moment où les aliments liquides parviennent encore jusqu'à l'estomac. Les régurgitations, les vomissements sont fréquents, les aliments sont peu altérés, mêlés de déchets épithéliaux, de sang plus ou moins altéré et parfois d'éléments de la tumeur. Les régurgitations sont presque continuelles chez le cancéreux de l'œsophage. Il y a sécrétion ininterrompue des parties cancéreuses et des portions voisines, irritées par les sécrétions cancéreuses et par la présence de la tumeur. Par moments, le spasme intervenant, le passage des aliments est plus difficile. D'autres fois, des parcelles de la tumeur en se détachant facilitent quelque peu le passage des aliments. Le cathétérisme donnera les mêmes renseignements exacts qu'il a donnés plus haut. En outre, la sonde ramène parfois des parcelles qui, examinées au microscope, sont reconnues pour de l'épithélioma ou du cancer.

Le cancéreux éprouve une douleur vague dont le siège n'est pas en rapport avec le niveau du rétrécissement. Une sensation de gêne, de constriction est perçue à la partie inférieure du cou, entre les épaules, le long de la colonne vertébrale. Lorsque la poche dilatée siégeant au-dessus du rétrécissement est remplie, c'est une sensation de plénitude, quelquefois une douleur que le vomissement finit par diminuer.

Au palper, on ne perçoit rien à moins de cancer de la partie supérieure de l'œsophage. Cependant il arrive, mais bien rarement, que le cancer des parties inférieures de l'œsophage s'accompagne de tuméfaction des ganglions sus-claviculaires.

Il est une série de troubles de voisinage dus à la présence de la tumeur œsophagienne : cette tumeur comprend ou envahit les organes voisins. Lorsque le néoplasme siège à la partie inférieure du cou, elle comprime la trachée, les bronches, les poumons, et il y a du cornage, de la dyspnée pouvant nécessiter la trachéotomie; d'autres fois, elle comprime les organes du médiastin, les lymphatiques péri-œsophagiens et péritrachéaux. On assiste très souvent à la compression précoce du pneumogastrique et des récurrents, d'où troubles laryngés (altération de la voix qui devient rauque, paralysie plus ou moins complète des cordes vocales pouvant amener une aphonie plus ou moins complète), toux et hoquet.

Lorsque la tumeur envahit ces organes après les avoir comprimés, on observe les mêmes accidents plus accentués. De plus, il se formera des fistules variées avec la colonne vertébrale, l'artère pulmonaire, l'aorte, la trachée, les bronches, les plèvres, le poumon, le péricarde, et l'on prévoit la série d'accidents à laquelle on est exposé d'assister : paralysies diverses, mort subite, bronchopneumonie, pneumothorax et rapidement du pyo-pneumothorax, péricardite, etc., etc.

Si l'on a affaire à une tumeur siégeant en dehors des parois œsophagiennes, le rétrécissement se produit plus lentement que dans le cas précédent, le cathétérisme est moins douloureux et plus longtemps possible ; mais en dernier lieu l'occlusion du conduit peut être aussi parfaite que si la paroi même était atteinte.

On conçoit que la marche du rétrécissement œsophagien soit très variable selon la cause qui l'a produit. Les rétrécissements inflammatoire ou syphilitique arrivent à la guérison en général. Le diagnostic est assombri cependant quand la médication spécifique a été tardive et qu'il faut intervenir chirurgicalement, le rétrécissement étant infranchissable. On sait qu'on ne peut aujourd'hui que pallier les accidents du cancer dont la marche est fatale. La mort survient dans l'espace de un à deux ans, quoi qu'on fasse, par inanition, le malade finissant par prendre une alimentation très insuffisante. Il se cachectise de plus en plus, est pris d'œdème des membres inférieurs et très souvent présente le symptôme appelé phlegmasie blanche des cancéreux, et qui consiste en une phlébite de la veine fémorale. D'autres fois la mort résulte de la perforation de l'œsophage et du passage des aliments dans le médiastin, les poumons, les plèvres, le péricarde, un gros tronc artériel, la trachée, et la mort est brusque ou bien survient dans l'espace de quelques jours, consécutive à la formation d'un abcès gangréneux.

Tout en étudiant le symptôme rétrécissement œsophagien, nous avons insisté sur le diagnostic. Le plus souvent on sera rapidement éclairé sur la nature de l'obstacle. Les antécédents, l'âge, la coloration jaune paille et le dépérissement si rapide du cancéreux, la nature des matières vomies, le cathétérisme indiqueront s'il s'agit d'un rétrécissement inflammatoire ou cancéreux, les deux cas les plus communs.

On est cependant exposé à faire fausse route lorsqu'un rétrécissement cicatriciel, non traité, a entraîné, par défaut d'alimentation, un amaigrissement considérable et à la période ultime de l'affection, il serait peu aisé au médecin qui n'a pas observé le malade depuis le début de se prononcer catégoriquement.

On ne sera guère sujet à confondre le rétrécissement de l'œsophage avec la paralysie labio-glosso-laryngée, qui est une affection bien spéciale, ne pouvant pas prêter à erreur.

On recherchera avec soin si la compression n'est pas d'origine extra-œsophagienne et due à un anévrysme de l'aorte, de la sous-clavière, etc.

Appelé à l'agonie du malade, alors qu'une communication anormale s'est faite avec les plèvres, les bronches, les poumons, le péricarde, etc., on a pu, sans inconvénient pour le malade, conclure à de la phtisie, à de la gangrène pulmonaire, à de la péricardite, etc.

Enfin, que le malade présente ou non des antécédents syphilitiques, on est toujours autorisé à soupçonner la syphilis et à instituer un traitement spécifique énergique, destiné à servir et comme traitement et comme moyen de diagnostic.

Anatomie pathologique. — Nous passerons rapidement sur les lésions observées à l'autopsie. Dans les cas d'inflammation simple terminés par la mort, on constatera une cicatrice circulaire plus ou moins étendue en hauteur, une diminution du canal œsophagien au-dessous du rétrécissement, une dilatation ampullaire immédiatement au-dessus du rétrécissement, dilatation formant une vaste poche à parois plus ou moins irritées par le séjour anormal des aliments.

La tumeur cancéreuse elle-même ne présente rien de particulier à la région. Elle s'accompagne des mêmes désordres locaux : rétrécissement au-dessous et dilatation au-dessus de la tumeur que nous venons de constater dans le rétrécissement cicatriciel. Il peut exister une série d'îlots carcinomateux produisant autant de points rétrécis. On observera les lésions de voisinage telles que l'adénopathie ganglionnaire, les fistules et communications anormales décrites plus haut.

Traitement. — Il n'est pas besoin d'insister sur l'alimentation de ces malades. On sera forcément réduit à s'en tenir aux liquides (lait, bouillon, eau rougie). A un moment donné, ceux-là même ne passent plus, et les lavements nutritifs (lait, bouillon, jaunes d'œufs ajoutés au bouillon, bouillon peptonisé, vin, sang défibriné) seront de quelque utilité. Malheureusement s'il est bien vrai que le rectum absorbe les aliments, il n'en est pas moins démontré par la pratique que cette absorption est lente, insuffisante, et que le rectum se fatigue vite de ce travail auquel il n'est pas accoutumé, et qu'en définitive le malade ne peut plus garder les lavements, finit par les accepter avec répugnance et à ne plus les utiliser si on persiste à les lui administrer.

Le rétrécissement cicatriciel sera traité par la dilatation lente et progressive, aidée de la cocaïne pour combattre la douleur et l'élément spasmodique. C'est la méthode de traitement la plus usitée et la moins dangereuse. On se sert d'une boule dilatatrice (tige de baleine sur laquelle se vissent des boules d'ivoire d'un diamètre croissant) ou de sondes œsophagiennes de numéros de plus en plus gros. L'instrument, quel qu'il soit, est laissé quelques minutes en place. On fait deux à trois séances par semaine.

La dilatation forcée, en une séance, bien qu'ayant donné des résultats favorables, ne saurait être conseillée, puisque même en l'absence de toute tumeur friable, alors que le rétrécissement est cicatriciel, la paroi de l'œsophage est parfois très diminuée par places en épaisseur, et par conséquent peu résistante, il est possible de provoquer une fausse route rapidement mortelle.

On a fait pour l'œsophage ce qui a été fait pour l'urèthre, mais les deux conduits ont des fonctions tellement différentes, un voisinage si peu comparable que le même traitement, nous voulons parler de l'œsophagotomie interne correspondant à l'uréthrotomie interne et exécutée avec un uréthrotome agrandi, ne doit être utilisé qu'exceptionnellement. La section électrolytique mise en usage par M. A. Fort est passible de la même objection. Ce sont de bons procédés de nécessité dans quelques cas exceptionnels où la dilatation lente a échoué. La section du rétrécissement au couteau ou à l'électricité est suivie de la dilatation lente. Ce sont là des interventions graves. On agit à l'aveuglette, sans savoir exactement ce que l'on fait, ce qui n'est pas l'idéal en chirurgie, ni même en médecine; on est exposé à provoquer une perforation rapidement mortelle. Souvent, du reste, l'œsophagotomie interne est insuffisante et il faut avoir recours à l'œsophagotomie externe si le rétrécissement est voisin du pharynx, ce qui constitue une opération délicate et grave ; l'on a fait la résection de 5 à 6 centimètres de l'œsophage qu'on a fixé ensuite à la peau du cou. En dernier lieu, si le rétrécissement siège plus bas, on fera la gastrotomie avec établissement d'une bouche stomacale, suivie du cathétérisme rétrograde et de la dilatation lente de l'œsophage. Si le danger est pressant, on fait la gastrotomie en une séance. Si rien ne presse, on fixe l'estomac à la paroi abdominale en ne l'ouvrant que plus tard, au moment du besoin : des adhérences s'établissent entre la paroi postérieure de l'abdomen et la paroi externe de l'estomac, qui éviteront, lors de l'ouverture de l'estomac, l'épanchement du contenu de cet organe dans le péritoine.

Le rétrécissement cancéreux de l'œsophage exige le même traitement : c'est le même régime, la même dilatation lente. On devra dans ces cas être encore plus sobre de cathétérisme et surtout d'opérations sanglantes sur le tube œsophagien ou sur l'estomac. L'œsophagotomie, la gastrotomie, opérations graves sans doute, mais permises plus haut, alors qu'on peut sauver un malade, n'ont plus leur raison d'être ici, car, ou bien elles abrègent la survie, ou bien elles donnent une survie de cinq à six mois chez des malades qui auraient le plus souvent vécu le même laps de temps sans opération. On n'opérerait que si le malade l'exigeait dans l'espoir de soulager sa douleur. On devra se contenter, vers la fin de l'évolution de la tumeur, de nourrir le malade à la sonde sans plus essayer de le dilater. Pour éviter le cathétérisme répété, on laisse une sonde à demeure, passée dans le nez. On introduit la sonde par la bouche, puis on passe un fil à travers une narine et on le ramène par la bouche. On le fixe à la sonde qu'on retire ensuite par la narine en tirant sur le bout nasal du fil. Au préalable on a enlevé l'extrémité de la sonde en cul-de-sac. Elle est maintenue contre l'orifice externe de la narine avec une épingle anglaise.

Enfin, en présence d'un rétrécissement syphilitique, on instituera le traitement médical en conséquence, en même temps qu'on effectuera la dilatation lente. Si la cicatrice est déjà constituée d'une manière définitive, on sera autorisé à utiliser la dilatation électrolytique, l'œsophagotomie externe ou la gastrotomie, suivies de la dilatation lente, directe ou rétrograde.

STIEFFEL, *de Joinville*,
et LORAIN,
Ancien chef de clinique de la Faculté de Nancy.

QUATRIÈME PARTIE

MALADIES DE L'ESTOMAC

CHAPITRE PREMIER

CHIMISME STOMACAL

On entend sous ce nom les méthodes employées pour définir les réactions chimiques que fait subir au suc gastrique l'introduction des aliments dans la cavité stomacale.

Les recherches concernant la physiologie de la digestion et la pathologie stomacale sont des plus nombreuses, et toutes ont en vue l'étude du suc gastrique considéré dans son élément acide, l'acide chlorhydrique.

C'est à Bidder et Schmidt[1] que l'on attribue ordinairement la démonstration de l'existence de cet acide dans l'estomac.

On attache alors une telle importance à l'HCl libre que quelques médecins, Ewald entre autres, proposèrent de considérer la valeur quantitative de cet acide comme le thermomètre de l'activité digestive.

Il y a donc lieu de distinguer :

1° Les méthodes physiologiques ayant essentiellement pour but de déterminer la nature de l'acide normal du suc gastrique ;

2° Les méthodes cliniques plus récentes, s'occupant surtout des divers cas de la pathologie stomacale.

Procédé de Bidder et Schmidt. — Ces auteurs dosent le chlore total du liquide gastrique à l'état de chlorure d'argent par pesée D'autre part, ils dosent toutes les bases minérales du contenu sto-

[1] *Du Chimisme stomacal,* Hayem et Winter, Masson, édit., 1891.

macal et en expriment le poids en chlorures. Il s'est trouvé que le chlore total était constamment supérieur au poids du chlore de toutes les bases réunies supposées à l'état de chlorures. On n'en pouvait déduire qu'une chose, c'est qu'il existe dans le suc gastrique un excès de chlore non minéralisé. Bidder et Schmidt ont conclu que cet excédent de chlore ne pouvait se rapporter qu'à l'HCl libre et ils ont trouvé une preuve à l'appui de leur opinion dans la détermination acidimétrique. Les moyens chimiques mis en œuvre par ces auteurs sont absolument irréprochables. Les résultats qu'ils ont obtenus ne sauraient nullement être considérés comme entachés d'erreur. Mais il est permis de critiquer l'interprétation qu'ils en ont donnée.

Procédé de Rabuteau. — En 1874, Rabuteau fit connaître une méthode très originale pour la recherche et le dosage de l'HCl dans le suc gastrique. Elle est fondée sur l'insolubilité des chlorures minéraux dans l'alcool amylique et sur la grande solubilité dans ce véhicule des chlorhydrates de quinine et de cinchonine.

Méthode de M. Ch. Richet. — M. Ch. Richet examine le suc gastrique par le procédé de Schmidt, en dosant le chlore total d'une part et toutes les bases de l'autre.

Il trouve ainsi un excès constant de chlore non minéralisé dans le suc gastrique frais et il en conclut que ce suc renferme un acide chloré. Ses expériences ont du reste été faites non seulement avec le suc gastrique de l'homme, mais aussi avec celui du poisson. Les résultats furent les mêmes.

L'HCl libre existant dans le suc gastrique, M. Ch. Richet a cherché à démontrer cette existence d'une façon plus palpable encore.

Dans ce but, il a utilisé quelques-unes des propriétés reconnues aux solutions d'HCl.

C'est ainsi qu'un acétate alcalin en présence de l'HCl libre perd son acide acétique avec formation d'un chlorure alcalin. Le coefficient de partage primitif très élevé de l'HCl est alors remplacé par le coefficient de l'acide acétique. En appliquant cette marche opératoire au suc gastrique, M. Richet a constaté que ce liquide ne se comporte nullement comme une solution d'HCl et il en a conclu que l'acide chloré du contenu stomacal n'est pas de l'HCl libre. Les résultats étaient encore les mêmes, lorsqu'au lieu d'opérer sur du suc gastrique, il opérait sur l'extrait chlorhydrique de la muqueuse stomacale. L'HCl ajouté perdait ses caractères d'acide libre, ce qui ne pouvait résulter que de sa combinaison avec des substances organiques neutres ou faiblement basiques contenues dans cette muqueuse. D'autre part, M. Richet, en dialysant dans des conditions identiques du suc gastrique et une solution d'HCl, a vu que ces deux liquides ne se comportaient nullement de la même façon.

Ces expériences ont fait admettre par M. Richet que l'acide chloré du suc gastrique n'est pas de l'HCl libre, mais un acide chlorhydro-oraganique probablement analogue ou identique au chlorhydrate de leucine.

Les moyens de démonstration employés par l'auteur sont tellement rigoureux que les conclusions, qu'il en a tirées, s'imposent. Et l'on s'étonne que ces conclusions aient été combattues par Ewald.

Procédés cliniques. — L'existence d'un acide chloré dans le suc gastrique normal étant un fait démontré, la clinique devait chercher à mettre à profit cette découverte.

Elle a été appliquée par Leube en 1871 qui, le premier, a cherché à tirer parti de l'emploi déjà connu de la sonde gastrique pour pratiquer l'exploration chimique du contenu de l'estomac.

Mais c'est surtout à Ewald et à Boas que revient l'honneur d'avoir vulgarisé l'emploi des explorations chimiques propres à faciliter le diagnostic des maladies de l'estomac.

Procédé d'Ewald. — La méthode d'examen de ces auteurs comprend diverses opérations telles que le dosage de l'acidité totale, la recherche de l'acide libre, des acides gras, la digestion artificielle, la recherche des peptones, la mesure du pouvoir réducteur, etc.

Evaluation de l'HCl. — La marche adoptée par Ewald et son collaborateur Boas pour l'étude de l'acidité du contenu stomacal obtenu par expression après un repas d'épreuve déterminé, repose sur ce principe, établi par Bidder et Schmidt, que l'acidité du suc gastrique est, dans les conditions les plus normales, due à l'HCl libre et un peu aux phosphates acides.

Dans des conditions anormales, l'HCl libre peut, dans la production de l'acidité totale, céder plus ou moins complètement le pas aux sels acides et à des acides anormaux.

De là pour eux la nécessité de mesurer, avant tout, l'acidité totale, puis de rechercher qualitativement l'HCl libre. Lorsque ces réactions qualitatives sont nettement positives, les auteurs en concluent que l'acidité est due à l'HCl et, conformément au principe de Bidder et Schmidt, ils appliquent la valeur numérique fournie par l'acidimétrie et l'HCl libre du contenu stomacal. Lorsque les réactions qualitatives de l'HCl sont quelque peu douteuses ou affaiblies, ils en concluent que la plus grande partie de l'acidité est due aux sels acides et mesurent alors la richesse de l'HCl libre, en comparant entre elles d'une part des solutions colorimétriques renfermant des quantités connues d'HCl ; d'autre part du suc gastrique additionné du même réactif colorant.

Comme liqueur acidimétrique, ils emploient la solution titrée de soude.

Les matières colorantes[1] dont se servent plus spécialement Ewald et Boas sont :

1° La tropéoline OO (orangé Poirrier);

2° Le rouge du Congo;

3° Le violet de méthyle ;

4° Le vert malachite (voisin du vert brillant).

La tropéoline et le rouge du Congo sont plus particulièrement destinés à définir si l'acidité est due à un acide libre ou à des sels acides.

Les solutions saturées (aqueuses ou alcooliques) de tropéoline présentent une couleur rouge jaune, foncée par les acides libres (0,025 p. 100), qui la font passer au brun foncé et les sels acides au rouge paille.

La solution de rouge du Congo est rouge brun. L'addition d'un acide libre la fait virer au bleu ciel; les sels acides sont sans influence sur elle.

Cette réaction paraît être plus sensible que la précédente pour la recherche des acides libres.

Le violet de méthyle et le vert malachite servent à caractériser la nature de l'acide libre lorsque les réactifs précédents en indiquent l'existence.

Le violet de méthyle en solution aqueuse étendue communique à cette solution une couleur violette franche. L'addition d'un acide minéral (notamment l'HCl) fait virer cette couleur au bleu ciel ou au bleu vert, suivant la quantité d'acide libre ajoutée.

Le vert de malachite, dont les solutions sont vert foncé, prend une teinte vert mousse sous l'influence de l'HCl. Cette réaction est, d'après Ewald, moins sensible que la précédente.

A côté de ces réactifs colorants, Ewald et Boas se servent encore de la réaction de Günzburg pour déceler la présence de l'HCl.

[1] *Du Chimisme stomacal*, par Hayem et Winter.

On sait que le réactif de Günzburg est formé de :

Phloroglucine.	2	grammes
Vanilline.	1	—
Alcool absolu	30	—

Quelques gouttes de ce réactif mélangées avec un liquide renfermant de l'HCl libre, développent, lorsque l'on chauffe doucement le mélange, une magnifique coloration rouge pourpre.

Cette réaction est très sensible; mais il faut avoir soin, pour qu'elle soit caractéristique, d'évaporer doucement au bain-marie. Une chauffe à feu nu peut déterminer la calcination superficielle du mélange et masquer complètement la réaction.

L'intensité plus ou moins grande de la coloration produite avec des quantités connues de suc gastrique peut, d'après Ewald, donner une notion assez approchée de la richesse en HCl du suc gastrique en expérience. Il suffit pour cela de diluer successivement le liquide gastrique (dilution ayant un titre connu) et de noter celle de ces dilutions qui cesse de provoquer la réaction.

Plus récemment (1888), Boas a donné la formule d'un réactif de l'HCl qui serait, dit-on, plus sensible que les précédents. Ce réactif est formé de :

Résorcine.	1	gramme
Sucre ordinaire	3	—
Alcool dilué	100	—

A 2 ou 3 gouttes de ce réactif on ajoute 5 ou 6 gouttes de suc gastrique. On évapore doucement le mélange dans une capsule de porcelaine. Le résidu prend, à chaud, une belle coloration rose ou rouge vif, lorsque le liquide renferme de l'HCl libre. Cette coloration disparaît rapidement par refroidissement.

Boas conseille de faire avaler au malade 20 centigrammes de résorcine et 10 centigrammes de sucre de canne, quelques minutes avant l'extraction du contenu stomacal. Le mélange retiré de l'estomac est évaporé doucement et donne directement les indications dont nous venons de parler.

Ce réactif serait impressionné par les dilutions d'HCl à partir de 0,05 p. 1000.

Tels sont les moyens mis en usage par les deux auteurs allemands, pour doser et spécifier l'acidité du suc gastrique.

Evaluation des acides étrangers. — Acide lactique. — Nous

n'avons pas parlé encore de l'évaluation de l'acidité due aux acides étrangers (lactique, acétique, butyrique).

Il est bon de rappeler qu'Ewald considère l'acide lactique comme une production normale des premiers stades de la digestion. Dans les stades avancés, l'existence de cet acide doit être considérée comme une formation anormale d'origine fermentative.

Pour la recherche de l'acide lactique, Ewald se sert du réactif d'Uffelmann (solution étendue de perchlorure de fer avec quelques gouttes d'acide phénique) qu'on fait agir sur la solution aqueuse de l'extrait éthéré. Le liquide lactique prend au contact du réactif d'Uffelmann une belle coloration jaune serin très brillante.

Acide butyrique. — Les acides gras, notamment l'acide butyrique, donnent, avec le réactif d'Uffelmann, une coloration jaune rouge pâle (mais seulement en solution assez concentrée 0,50 p. 100).

L'acide butyrique peut encore se reconnaître après le traitement du liquide stomacal par l'éther. Il suffit d'ajouter au résidu aqueux quelques fragments de chlorure de calcium, qui séparent cet acide sous forme de gouttelettes oléagineuses. La graisse que l'on peut rencontrer dans l'estomac est facile à reconnaître. L'extrait éthéré étant repris par l'eau, des gouttelettes graisseuses viennent nager à la surface du liquide aqueux.

Acide acétique. — Le meilleur réactif de l'acide acétique est, d'après Ewald, le nez. A cela il n'y aurait rien à objecter. Il ne faut pas oublier, cependant, que, même pour impressionner l'odorat, il en faut des quantités assez notables, capables par leur acidité d'intervenir nettement dans le titre acidimétrique. Cet acide vient alors diminuer d'autant l'exactitude de l'évaluation de l'HCl déduite de l'acidité totale.

On peut chimiquement constater la présence de l'acide acétique, en neutralisant exactement le liquide stomacal, et en y versant quelques gouttes de perchlorure de fer. Ce mélange porté à l'ébullition donne un précipité ocreux d'acétate de fer en présence de l'acide acétique. Mais, malheureusement, les acétates donnent la même réaction, ainsi que les formiates.

De cette recherche purement qualitative des acides organiques, il n'y a évidemment pas grand'chose à conclure. L'abondance de ces acides dépendra, en première ligne, du repas d'épreuve ingéré. Aussi, doit-on, dans le choix de ce repas, se mettre le plus possible à l'abri de ces petites causes d'erreur. Le repas d'Ewald (pain et thé) paraît fort adroitement choisi, pour répondre à cette indication.

En Allemagne, la marche opératoire d'Ewald a été adoptée, tout d'abord, par un grand nombre de cliniciens. Mais le défaut fréquent des réactions colorimétriques en présence d'une acidité totale bien marquée, n'a pas tardé à provoquer l'emploi de méthodes plus rigoureuses.

En France, on est resté quelque peu en retard. Cependant M. Germain Sée et ses élèves ramenèrent l'attention sur l'utilité de l'examen du chimisme stomacal. Malheureusement, M. Sée, plus encore que les Allemands, ne s'est appliqué à faire usage, que des moyens purement qualitatifs pour rechercher l'HCl libre.

M. Sée, dans ses premières publications, s'est surtout efforcé de mettre en relief la valeur du réactif de Günzburg, pour déceler et doser l'HCl libre. Il est certain que ce réactif est très sensible. Mais peut en dire autant du violet de méthyle et on hésite à se prononcer en faveur de l'un ou de l'autre.

En se servant de l'intensité des réactions obtenues à l'aide de ces colorants pour faire un dosage de l'HCl on ne peut arriver qu'à des approximations insuffisantes, et encore ces estimations ne portent-elles que sur un seul des éléments qui doivent être dosés.

Procédé de Cahn et v. Mehring. — En 1887, Cahn et v. Mehring ont publié un procédé d'analyse du suc gastrique assez curieux : 50 centimètres cubes de suc gastrique filtré sont distillés jusqu'à réduction au quart du volume primitif, et ramenés ensuite à leur volume primitif. On distille de nouveau jusqu'à réduction au quart. Dans le liquide distillé, on mesure par titrage les acides volatils ; la partie qui n'a pas distillé est agitée à six reprises avec 50 centimètres cubes d'éther, pour enlever tout l'acide lactique ; on dose celui-ci par le titrage ; enfin le titrage du résidu aqueux, resté après le traitement par l'éther, donne le degré d'acidité chlorhydrique.

Procédé de Sjögvist. — Ce procédé peut être considéré comme chimiquement fort rigoureux pour doser l'HCl si le réactif de Würster constitue un bon indicateur pour le dosage final du baryum.

Procédé de Léo. — Ce procédé repose sur ce principe que l'acidité due aux phosphates acides de K et de Na n'est pas modifiée par le carbonate de calcium. Cette acidité change, au contraire, par l'addition de ce carbonate, lorsqu'elle est liée plus ou moins complètement à la présence d'acides libres.

Procédé de M. Winter[1]. — On prélève sur le liquide stomacal filtré trois fois 5 centimètres cubes que l'on distribue dans trois capsules : *a*, *b*, *c*.

Dans la capsule *a*, on verse un excès de carbonate de soude. On porte à l'étuve à 100° ou au bain-marie les trois capsules ainsi préparées. Après dessication, on porte *a* progressivement et avec précaution au rouge sombre naissant en évitant les projections et en ne dépassant pas cette température. Pour hâter la destruction des matières organiques et pour diminuer l'action de la chaleur, on agite fréquemment avec une baguette de verre. On cesse de chauffer dès que la masse, ne présentant plus de points en ignition, devient pâteuse par un commencement de fusion du carbonate de soude.

L'opération ne doit durer que quelques minutes et la calcination être juste suffisante pour fournir une solution incolore. Après refroidissement, on ajoute de l'eau distillée et un léger excès d'acide nitrique pur; on fait bouillir pour chasser l'excès d'acide carbonique ; on ramène alors la solution à la neutralité, ou même à une légère alcalinité, par addition de carbonate de chaux ou de carbonate de soude purs. En se servant de carbonate de soude on est averti que cette dernière limite est atteinte par une abondante précipitation à chaud de sels calcaires entraînant tout le charbon.

Après filtration sur papier Berzelius et lavage du résidu à l'eau bouillante, on réunit toutes les liqueurs et on dose le chlore à l'aide de la décision décinormale de nitrate d'argent en présence du chromate neutre de K.

L'addition, comme il est dit plus haut, d'un très léger excès d'acide nitrique, favorise la pénétration de la dislocation du résidu charbonneux. L'addition finale du carbonate de soude en très léger excès, exalte, sans la gêner, la sensibilité de la réaction indicatrice. En opérant comme il vient d'être dit, et en s'entourant de toutes les précautions nécessaires en pareil cas, on obtient des résultats absolument constants avec un même liquide. La sensibilité de la méthode au chromate d'argent est d'ailleurs extrême.

Le nombre fourni par *a* et exprimé en HCl, représente la totalité du chlore contenu dans le liquide stomacal.

b. Après une évaporation prolongée à 100°, d'une durée d'une heure après disparition de tout liquide, on y verse un excès de carbonate de soude, on évapore à nouveau et on achève comme ci-dessus.

[1] *Du Chimisme stomacal*, par Hayem et Winter, Masson, édit., 1891.

Le nombre fourni par *b* représente tout le chlore, moins celui qui a été chassé par l'évaporation prolongée à 100°, c'est-à-dire moins l'HCl libre : $a - b =$ HCl libre. Par l'évaporation au bain-marie à 100°, on obtient du reste les mêmes résultats qu'à l'étuve à 110°. Mais si l'on dépasse quelque peu cette dernière température, la masse dégage des fumées blanches et les résultats changent. Aussi pour avoir des résultats absolument constants, faut-il préférer l'évaporation prolongée à 100°.

Dès que la portion *c* est desséchée, on la calcine avec ménagement, sans aucune addition. En écrasant le charbon on hâte la fin de l'opération qui, pour être suffisante, n'exige que fort peu de de temps. Ici, surtout, toute surélévation de température doit être évitée. On s'arrête dès que le charbon est devenu bien sec et friable. On se sert d'une capsule assez profonde, dont le fond seul est léché par la flamme du bec, et dont la partie supérieure est garantie par une toile métallique. Après refroidissement, on achève comme ci-dessus. Le nombre trouvé représente le chlore des chlorures fixes, $b - c$ indique par conséquent le chlorure perdu pendant la calcination ménagée du résidu, c'est-à-dire le chlore combiné aux matières organiques et à l'ammoniaque.

De nombreux dosages comparatifs ont appris qu'en opérant de la sorte, on n'éprouve pas, par le fait de la dissociation, de pertes appréciables de chlorures fixes.

Cette méthode, appliquée à diverses reprises aux mêmes liquides, nous a toujours fourni des résultats remarquablement constants. L'approximation peut être facilement poussée de 0,005, à 0,007 p. 100 de liquide.

Acidité totale, peptone, pepsine, etc. — L'examen chimique d'un liquide stomacal donné comporte outre le dosage des éléments chlorés, la recherche quantitative de l'acidité totale et la détermination qualificative des peptones.

La plupart des cliniciens ajoutent à ces déterminations celles de la pepsine, du pouvoir d'absorption et de motricité de l'estomac, l'examen microscopique du résidu alimentaire, etc.

Acidité totale. — La détermination de l'acidité totale d'un liquide est une opération tellement classique qu'il suffira d'en dire quelques mots. Le titre de la solution acidimétrique est sans importance ; ce titre doit être faible, pour permettre les évaluations minimes.

Quelques-uns se servent de la solution de soude décinormale. D'autres se servent de solutions de chaux et d'hydrate de baryte.

Tous ces moyens sont bons, à la condition que les liqueurs soient titrées exactement et que la réaction limite soit suffisamment sensible. Dans le procédé Winter, on se sert d'une solution d'hydrate de soude comme liqueur acidimétrique, et de la phtaléine du phénol en solution alcoolique comme indicateur. Quelques gouttes de phtaléine versées dans un liquide acide n'en modifient pas la couleur. L'addition à ce mélange d'une solution alcaline en excès donne naissance à une belle coloration rouge très intense. On laissera donc couler la liqueur acidimétrique dans un volume connu du liquide à analyser et additionné de quelques gouttes de phtaléine de phénol, jusqu'à ce qu'il se produise, après agitation, une belle coloration rouge pourpre persistante. La limite sera alors atteinte et très légèrement dépassée.

On peut titrer la liqueur sodique au moyen d'une solution acide titrée (SO^4H^2 ou HCl), en opérant exactement comme il vient d'être dit.

On emploie de préférence une solution d'HCl dont on détermine le titre au moyen de nitrate d'argent. Voici comment on procède :

Étant donnée une solution quelconque et faible d'HCl dans l'eau distillée, on en prélève 5 cent. cubes et on sature exactement par un carbonate alcalin ou alcalino-terreux pur et exempt de chlore (carbonate de soude ou carbonate de chaux). Puis, dans cette solution chlorurée, on dose le chlore total. Dans une deuxième portion de la même solution chlorhydrique, on dose les chlorures fixes par évaporation du liquide et dosage du chlore restant. Par différence on obtient la richesse de la solution en HCl.

L'acide chlorhydrique pur du commerce, ne laissant, en général, pas de résidu fixe, le titre de la solution chlorhydrique est directement donné par le premier dosage, celui du chlore total.

La richesse qualitative des peptones et des autres produits de la digestion de l'albuminurie peut se faire assez simplement à l'aide de la réaction du buiret. Dans un centimètre cube de liquide à examiner on laisse glisser un petit cristal de sulfate de cuivre, puis dans ce mélange on verse rapidement un léger excès de soude.

En présence des matières albuminoïdes et peptoniques, il se développe aussitôt, au contact de la soude et du cuivre, une coloration d'autant plus violacée qu'il y a plus de matières albuminoïdes non peptonisées, et d'autant plus pourpre qu'il y a plus de peptones.

Quand on veut appliquer la réaction aux seules peptones, il faut au préalable se débarrasser de l'albumine, de la syntonine et de la propeptone. A cet effet on peut se servir de la méthode indiquée par Hofmeister. Au liquide on ajoute de l'acétate de sodium, puis, goutte à goutte, du chlorure ferrique jusqu'à ce que la liqueur ait pris une teinte rouge persistante; on la neutralise alors presque complètement par un alcali, on porte à l'ébullition et on filtre le liquide refroidi.

Ce liquide qui ne doit plus renfermer ni fer, ni albumine, peut servir directement à la recherche de la peptone.

On a proposé d'autres procédés pour la recherche et le dosage de la peptone, notamment sa précipitation par l'acide phosphotemgstique.

Ces méthodes sont plus compliquées et ne donnent pas de résultats bien supérieurs à ceux que fournit le simple examen avec le cuivre.

La réaction du buiret peut d'ailleurs servir à une évaluation approximative des peptones. Il suffit, pour cela, de tenir compte de l'intensité plus ou moins grande de la coloration produite par la soude et le sulfate de cuivre. Toutefois cette appréciation ne prend de la valeur que dans des mains bien exercées.

La présence de la syntonine se constate en ajoutant au liquide à examiner une quantité juste suffisante de lessive de soude pour la neutralisation; la syntonine se précipite.

Les propeptones peuvent être reconnus et précipités de la façon suivante :

On commence par éliminer la syntonine comme il vient d'être dit. Puis au liquide on ajoute du chlorure de sodium à saturation; on chauffe et on traite par l'acide acétique, les peptones se précipitent. La pepsine active, en solution dans un liquide, se caractérise par la plus ou moins grande rapidité avec laquelle ce liquide dissout, dans un temps donné, une quantité connue de fibrine ou de blanc d'œuf en présence de l'HCl. Ce dosage ne saurait être rigoureux, et dans la pratique on n'en peut tirer aucun parti.

Pouvoir d'absorption. — Pour mesurer le pouvoir d'absorption de l'estomac, Faber et Penzoldt conseillent de faire absorber de l'iodure de K et de déterminer le moment précis où cet iodure apparaît dans la salive : le moment varie de quinze minutes chez les sujets sains jusqu'à cinquante minutes chez les malades.

On fait prendre 20 centigrammes de KI dans une capsule de gélatine et on examine la salive toutes les cinq minutes, en y plongeant des bandes de papier amidonné, humectées d'acide nitrique fumant. L'iode colore le papier en bleu.

MOTRICITÉ. — Le pouvoir de motricité de l'estomac peut d'après Ewald et Siévers, s'apprécier au moyen du salol. Ce corps indécomposable en liqueur acide ne se transformerait pas dans l'estomac, mais dans l'intestin grêle, en liqueur alcaline. Les produits de cette transformation sont l'acide salicylique et l'acide phénique qui, l'un et l'autre, s'éliminent par les urines (phénylsulfate de soude et salicylurique). Chez les sujets sains, l'acide salicylique apparaît dans l'urine au bout d'une demi-heure après l'ingestion de 1 gramme de salol.

Dans les cas de trouble de la motricité, cette apparition peut être fort retardée, d'où la possibilité d'étudier l'intensité de ces troubles d'après le temps qui s'écoule entre l'ingestion du salol et l'apparition de l'acide salicylique et le perchlorure de fer qui, au contact de cet acide, prend une coloration bleu violacé intense.

Tels sont, résumés, les divers procédés employés dans l'étude du chimisme stomacal dont, en France, MM. Hayem et Winter ont donné une application rigoureuse, aujourd'hui très répandue. Aussi comme conclusion au travail de ces auteurs donnerons-nous le compte rendu qu'en a rédigé M. Tiercelin dans sa communication sur « la médication antidyspeptique, d'après le professeur Hayem :

« Depuis de longues années, dit M. Tiercelin, le traitement des maladies de l'estomac a été livré au hasard, et le médecin, en face d'un gastropathe, en était réduit à chercher, par des tâtonnements, souvent nuisibles au malade, le régime qui pouvait le soulager.

« Grâce aux recherches chimiques appliquées, à la connaissance exacte de l'état gastrique, on a pu depuis quelques années, donner au traitement des maladies d'estomac une direction scientifique qui produira, l'avenir nous le prouvera, d'excellents résultats.

« Il faudra certainement encore beaucoup de travail et de temps pour qu'on arrive à classer les différents types que rencontrent les cliniciens et montrer les rapports qui les unissent aux types chimiques ; il faudra longtemps pour donner les formules de traitement propres à chaque type ; mais tels qu'ils sont déjà, les résultats sont excellents et des plus encourageants.

« M. le professeur Hayem, dans le quatrième volume de ses leçons de thérapeutique, vient de montrer quel parti on a déjà pu tirer de ces applications de la chimie à la thérapeutique stomacale et quel progrès on a déja fait dans cette voie. Il traite, tout au long, dans ce volume, la méthode qu'on doit suivre pour arriver au diagnostic certain des différentes formes de gastrites ; il étudie au point de vue clinique et aussi anatomo-pathologique les différents types de gastropathie ; il passe en revue tous les régimes et tous les médicaments employés dans cette affection et il décrit enfin la médication qui lui paraît être la mieux appropriée aux diverses formes que la clinique et la chimie lui ont permis de diagnostiquer.

« C'est un véritable traité des gastrites, telles qu'on les entrevoit maintenant.

« La dyspepsie n'est pas une maladie, c'est un symptôme qui peut exister même sans souffrance, contrairement à ce que disait Lasègue, et est caractérisée par une déviation du type chimique ; c'est le mauvais fonctionnement de l'estomac qui peut ne pas se traduire par la douleur, mais se traduit toujours par une altération du produit de la digestion. Elle doit être recherchée et mérite d'être traitée, car elle retentit sur tout l'organisme et conduit beaucoup de malades à la neurasthénie.

« La type chimique normal étant pris comme étalon, il y a dyspepsie chaque fois que l'analyse du suc gastrique dénote une diminution ou une exagération du pouvoir digestif ou un trouble dans l'évolution de la digestion.

« Les types de gastropathies peuvent être rangés dans les trois catégories suivantes :

Hyperpepsie ;
Hypopepsie ;
Apepsie.

« Cette division se retrouve cliniquement et chimiquement ; il y a un rapport parfait entre ces deux modes d'investigation et, de plus, l'anatomie patolhogique est parfaitement d'accord avec la clinique, en montrant que chacun de ces états est dû à des lésions parfaitement définies.

Chimiquement. — « L'étude du processus chimique a conduit M. Hayem à distinguer dans le chimisme stomacal trois sortes de troubles : les troubles quantitatifs, les troubles qualitatifs et les troubles évolutifs.

« Dans l'hyperpepsie, il y a exagération de la sécrétion chlorhydrique soit que cet acide soit libre, soit qu'il soit combiné aux substances organiques alimentaires (hyperchlorhydrie dans le premier cas, hyperpepsie générale dans le second).

« Voilà pour le trouble quantitatif.

« Quand l'hypéracidité est due à des fermentations anormales (présence d'acides organiques ou d'acides supérieurs) c'est une fausse hyperacidité. Voilà pour le trouble qualitatif.

« Enfin l'évolution de la digestion est également troublée ; il y a prolongation du travail stomacal qui continue même en dehors de la digestion. L'estomac, sous l'influence d'une excitation persistante, reste perpétuellement sécrétant. Aussi cet état s'accompagne-t-il fréquemment de gastrosuccorrhée.

« L'étude de l'évolution de la digestion montre aussi que, chez l'hyperpeptique, à l'hyperpepsie générale peut succéder l'hyperchlorhydrie qui alors est tardive.

« Dans l'hypopepsie il y a, au contraire, accélération du processus digestif et évacuation précoce.

« C'est là surtout qu'on trouve les fermentations anormales et les fausses hyperacidités. L'étude de l'évolution montre que la digestion stomacale est souvent, dans les cas intenses, terminée avant une heure. L'estomac se débarrasse complètement des aliments qu'il ne peut digérer et les confie au duodénum chargé de le suppléer dans ces fonctions qu'il est incapable de remplir. Dans l'apepsie, le travail digestif n'existe pour ainsi dire pas ; c'est l'exagération de l'hypopepsie.

Cliniquement.— « Dans l'hyperpepsie générale ou chloro-organique, l'appétit est conservé, souvent exalté et même excessif, la digestion est pénible avec gêne, malaise, sensation de ballonnement et de plénitude,plus rarement avec crampes. Les régurgitations sont fréquentes; souvent la faim redevient intense avant que la digestion ne soit terminée et le malade accumule dans son estomac déjà dilaté de nouveaux aliments. Les vomissements sont rares, la constipation habituelle, la langue en général propre, la soif peu intense, les symptômes nerveux très fréquents ; l'hyperpepsie prédispose aux psychoses; le plus souvent l'hyperpepsique est maigre.

« Dans l'hyperpepsie chlorhydrique l'appétit est très excité, la soif intense, les digestions sont pénibles et douloureuses.

« Les crampes et la gastralgie habituelles reviennent de préférence la nuit et atteignent quelquefois l'intensité des douleurs de la crise hépatique, les régurgitations sont fréquentes, la langue reste propre, mais le pyrosis est la règle. La constipation existe le plus souvent.

« L'épigastre est sensible, la douleur s'irradie de là dans tous les sens et particulièrement dans les lombes. La digestion est ralentie, aussi la dilatation existe-t-elle presque toujours. Les vomissements sont fréquents, surtout après les écarts de régime, et surviennent souvent sous forme de crises. L'estomac peut à jeun sécréter des quantités énormes d'acide chlorhydrique qu'il rejette. C'est la gastrosucorrhée acide; les symptômes nerveux et l'insomnie sont très prononcés, le malade est souvent réveillé au milieu de la nuit par des douleurs extrêmement vives.

« Dans l'hypopepsie intense la dilatation est plus rare que dans l'hyperpepsie, les grands vomissements sont rares, mais les pituites et les vomiturititions sont fréquentes; on rencontre la constipation ou la diarrhée. la gastralgie est rare.

« Il y a de l'abattement et de la somnolence, les malades sont plutôt obèses que maigres. La digestion est en général rapide et souvent après une heure l'estomac est vide, excepté quand il y a un obstacle mécanique; dans ces cas il y a des fermentations et le malade maigrit.

« On peut dans ces cas aussi, comme dans l'hyperchlorhydrie, rencontrer certains cas d'hypersécrétion gastrique, véritable gastrosuccorrhée. De sorte qu'il n'est pas possible de faire de cette hypersécrétion la caractéristique d'une maladie particulière de l'estomac.

« Dans l'apepsie on rencontre les mêmes symptômes que dans l'apopepsie dont elle n'est que l'exagération; et, chose singulière, là encore l'état général des malades peut rester satisfaisant. Pourtant le plus souvent ils s'affaiblissent et maigrissent rapidement.

« M. Hayem, reprenant chacun des symptômes rencontrés dans ces divers états, les étudie avec beaucoup de soin.

« Il divise les dilatations en trois classes : la première comprenant la dilatation liée aux troubles évolutifs et sécrétoires se rattache à l'histoire de l'hyperpepsie; la seconde comprenant la dilatation paralytique ou parétique, par affaiblissement de la contraction réflexe, par atonie; enfin la troisième est la dilatation d'ordre mécanique ou statique. Il décrit les vomissements, la gastralgie, la flatulence, les dyspepsie buccale et intestinale, la sialorrhée, la constipation et la diarrhée, l'entéroptose et les troubles nerveux consécutifs et les rapports qui unissent ces symptômes avec les différents états gastriques, l'hyperpepsie, l'hypopepsie ou l'apepsie, ainsi que les indications qui découlent de la constatation de ces symptômes pour le traitement qu'on devra suivre.

« Au point de vue pathogénique, il étudie le rôle des micro-organismes dans les dyspepsies; nombreux dans l'hyperpepsie, ils seraient très peu abondants dans le liquide stomacal de l'hypopeptique. Puis il recherche les causes des dyspepsies qui sont fort nombreuses; les préoccupations, les soucis, le surmenage, la mauvaise hygiène, l'alcool, le tabac, les médicaments, l'usage abusif du corset.

« Il étudie l'état gastrique dans le cancer, dans les gastrites alcooliques, tabagiques, médicamenteuses, infectieuses; dans la chlorose, l'anémie pernicieuse, la tuberculose, les néphrites, les maladies du foie, du cœur, de la nutrition. Puis, abordant la grande question de la dyspepsie nerveuse, il décrit deux catégories de faits :

« 1° La forme nerveuse de la dyspepsie organopathique;

« 2° Les déterminations gastriques survenant dans le cours des affections nerveuses, comme dans certaines névroses, dans certaines affections médullaires, l'ataxie par exemple. Les vomissements de la grossesse pourraient être rangés dans cette catégorie de faits.

« Mais dans tous les cas il y a lésion stomacale; l'élément nerveux dans la dyspepsie paraît être plus souvent un mode réactionnel d'un facteur pathogénique.

« Le plus souvent la gastropathie préexiste et elle ne prend une forme nerveuse que parce qu'elle évolue chez un névropathe.

« L'anatomie pathologique montre que des lésions parfaitement définies correspondent aux différents états signalés par la clinique et l'examen chimique.

« La gastrite hyperpeptique qui correspond à l'hyperpepsie et à l'hyperchlorhydrie d'emblée ou tardive est due à une altération parenchymateuse de la muqueuse gastrique : modification des glandes avec multiplication des cellules de revêtement.

« Dans toute l'étendue de l'estomac il n'existe qu'un seul et même type de cellules persistantes répondant par leur caractère aux cellules dites de revêtement. A l'hypopepsie et à l'apepsie, au contraire, correspondent des états différents de la muqueuse qui a subi la dégénérescence muqueuse ou dans laquelle le tissu interstitiel a pris un développement tel qu'il a complètement étouffé l'élément glandulaire.

« Ce n'est qu'après avoir parfaitement établi le diagnostic de la forme de gastrite en présence de laquelle on se trouve qu'on pourra avec fruit en formuler la médication.

« Ce sera surtout par le régime qu'on arrivera à modifier l'état d'irritation qui constitue la gastropathie. Les médicaments pourront dans quelques cas servir comme adjuvants, mais il faudra en user avec beaucoup de ménagements, car ils sont presque tous des irritants de la muqueuse gastrique.

« Dans l'hyperpepsie, le lait sera la base du traitement; le régime lacté sera absolu dans les formes intenses d'hyperchlorhydrie et dans l'ulcère, puis associé à des aliments de digestion facile dans les cas moins graves : viande crue et râpée dans du bouillon dégraissé, solution de viande, œufs mollets ou crus, biscuits, viandes grillées ou rôties.

« En cas de fermentation, lavage de l'estomac avec une solution d'acide salicylique au 1/1000.

« Les alcalins d'une façon discontinue peuvent aussi être utilisés. Le maillot humide, les pédiluves chauds, les bains alcalins, les lotions et les douches suivies de frictions seront d'une grande utilité, de même que le massage et l'électricité.

« Dans les cas d'hypopepsie le régime lacté est encore le régime de choix. Mais il sera moins exclusif que dans l'hyperpepsie. Comme adjuvants on pourra avoir recours à la pepsine, à la papaïne, aux alcalins pris avant les repas. Quand il y a de la dilatation avec fermentations anormales, on a recours aux lavages fréquemment répétés faits avec une solution légèrement antisepsique (acide salicylique); on pourra aussi avoir recours à l'acide chlorhydrique ou à la strychnine contre l'apepsie. »

Depuis peu, a paru un nouvel aliment : *la Biscotte*, diastase de légumine sur le compte de laquelle M. Dujardin-Baumetz s'exprime ainsi, à propos des gastrites accompagnant l'ictère par rétention : « ..... Le lait fait partie, bien entendu, de ce régime, mais c'est un aliment très difficile à digérer dans les cas d'acholie, et c'est avec une très grande modération qu'on doit en faire usage. Le défaut de sécrétion de bile rend en effet son absorption difficile, et c'est là une des causes les plus fréquentes des indigestions intestinales presque constantes dans les cas d'ictères par rétention. Donc, peu de lait.

« Le régime végétarien s'est accru d'une préparation fort utile qui remplace avantageusement le pain, je veux parler de la biscotte de légumine. J'ai déjà souvent abordé cette question des ressources alimentaires qu'on peut tirer des embryons des graminées et des légumineuses. Isolé sous le nom de fromentine, d'embryonine, de légumine, il avait été jusqu'ici difficile d'en tirer un produit véritablement alimentaire. »

Bovet, *de Pougues*.

CHAPITRE II

EMBARRAS GASTRIQUE AIGU

Symptomatologie. Etiologie. — L'embarras gastrique aigu débute brusquement, sans symptômes prémonitoires, par des frissons répétés qui durent de une à six heures. Le malade présente une courbature généralisée à tous les membres, une céphalalgie violente, une température variant de 39 à 41°. La langue est blanche au milieu, rouge sur les bords, absolument comme la langue de la typhoïde. La bouche est pâteuse amère, et tout aliment emprunte cette saveur terreuse à la bouche; l'appétit est nul et se trouve remplacé par le dégoût de tout aliment. La soif est vive et résulte de l'hyperthermie et de l'état de l'estomac. Le patient réclame principalement des boissons acidulées. Les aliments pris antérieurement et séjournant encore dans l'estomac sont vomis. Une fois l'estomac vide, les nausées persistent, le malade rend de la bile en même temps que la nourriture nouvellement ingérée; les vomissements sont fétides; l'haleine présente la même fétidité due à la décomposition putride des aliments. D'ordinaire, le malade est constipé. Parfois, au contraire, il a de la diarrhée. L'épigastre est sensible à la pression. La douleur est calmée par les applications chaudes. Parfois, dans la forme bilieuse, la peau presente une teinte subictérique (ictère par polycholie), et le foie congestionné est légèrement tuméfié.

On a constaté la présence de taches rosées abdominales; nous pensons qu'alors il s'agissait de fièvres typhoïdes avortées, de typhoïdettes, de fièvres typhoïdes soi-disant jugulées.

Cet état persiste quatre à dix jours avec toute son intensité, sans que la rémission matinale de la température soit très prononcée, et tout rentre insensiblement dans l'ordre. La convalescence est courte; cinq à six jours suffisent pour revenir à l'état de santé habituelle.

La maladie ne se termine jamais par la mort et l'on se demande par quel secret il a été donné aux auteurs de décrire avec force détails l'anatomie pathologique de cette affection. Tout ce qu'il nous est permis d'affirmer, c'est qu'il s'agit d'une inflammation aiguë de la muqueuse stomacale, que celle-ci se trouve fort probablement congestionnée, recouverte de débris épithéliaux et muqueux, que le suc gastrique est alcalin, puisque les substances rejetées présentent une réaction alcaline et que l'acide chlorhydrique fait défaut.

D'autre part, les éléments musculaires et nerveux de l'estomac se trouvent influencés par l'inflammation de voisinage, et cela nous explique tous les symptômes observés. Cependant, les nausées, les vomissements, sont surtout le résultat de la fermentation acide anormale des aliments qui donne lieu à un développement plus ou moins considérable d'acides autres que l'acide chlorhydrique (acide butyrique, etc...), alors que normalement l'acide chlorhydrique et la pepsine du suc gastrique dissolvent et rendent assimilables les substances albuminoïdes en les transformant en peptones dialysables.

L'embarras gastrique aigu est le plus souvent consécutif à un écart de régime, à l'absorption d'un aliment mal préparé ou répugnant au goût du sujet, d'un aliment trop froid ou trop chaud ou insuffisamment broyé par la mastication, à un excès alcoolique, à l'ingestion d'une substance toxique, à l'insuffisance d'alimentation, le jeûne produisant le même résultat qu'un excès de régime (dans le jeûne, c'est l'élément nerveux de l'estomac qui semble être en souffrance; dans l'excès de régime, l'aliment superflu, encombrant, agit comme corps étranger).

L'embarras gastrique, tel que nous venons de le décrire, existe parfaitement, quoi qu'en disent les auteurs, comme une entité morbide bien déterminée et rien moins que rare. Cela nous paraît tellement évident et au-dessus de toute contestation que nous croyons inutile d'insister sur ce point. En dehors de ces cas très communs où l'affection a une existence propre, indépendante d'une affection secondaire, l'embarras gastrique aigu se voit très souvent comme symptôme de début des fièvres éruptives, de la fièvre typhoïde, de la pneumonie, du typhus, dans le cours des affections chirurgicales, dans les accidents de croissance chez l'enfant, enfin comme crise aiguë dans l'évolution de l'embarras gastrique chronique. On a dit et répété que l'embarras gastrique aigu ne se rencontrait que chez l'adulte et le vieillard, jamais chez l'enfant. Or, c'est précisément l'enfant qui est le plus sujet à cette affection qui, chez lui, n'a qu'une durée de un à deux ou trois jours : la croissance, l'éruption d'une dent qui, en somme, est encore un accident de croissance, l'ingestion d'un aliment indigeste pour un estomac non encore surmené et par cela même d'une sensibilité exquise chez certains enfants, suffisent pour amener chez lui l'affection en question. Il faut avouer que l'allure de la maladie est un peu spéciale chez l'enfant; d'ordinaire, l'affection est très bénigne, au moins lorsqu'elle n'est pas accompagnée de convulsions, et l'on sait combien fréquente est cette complication chez certains enfants dès que la température atteint 39°. D'habitude, il vomit tout aliment pendant un ou deux jours, a plus ou moins de diarrhée, une température de 38 à 40°, et brusquement les symptômes s'amendent : le mal a duré à peine deux ou trois jours.

Diagnostic. — Le diagnostic de cette affection est essentiel à établir de bonne heure, non pas pour le traitement à constituer, puisque tout traitement guérira également le malade, mais parce qu'il s'agit de rassurer, de tranquilliser l'entourage du malade, de conseiller s'il faut isoler ou non le patient. La grande difficulté est de savoir si on va assister à l'éclosion d'une fièvre typhoïde. On sera très réservé; on aura quelque chance de ne pas se tromper si on tient compte de l'état sanitaire, du mode de début brusque dans l'embarras gastrique et lent dans la fièvre typhoïde, de la marche de la température, qui atteint son apogée dès le premier jour dans l'embarras gastrique et ne présente pas ou peu de rémission matinale, tandis que dans la fièvre typhoïde l'ascension de la courbe thermique se fait graduellement, de la présence des taches rosées, etc... Du reste, si un diagnostic précis est impossible, ce qui est fréquent, l'allure de la maladie ne tardera pas à mettre le médecin dans la bonne voie.

Très exceptionnellement, il s'agira de différencier l'embarras gastrique d'avec l'ictère catarrhal, affection aussi rare que l'embarras gastrique est commun. Dans l'ictère catarrhal, l'ictère est plus prononcé que celui qu'on rencontre parfois dans l'embarras gastrique les urines sont alors plus riches en matières colorantes de la bile les selles sont blanchâtres et la température moins élevée.

Traitement. — S'il s'agissait d'une simple altération du suc gastrique, le traitement devrait consister à restituer au suc stomacal une quantité suffisante de pepsine et d'acide chlorhydrique. Or, ce traitement tout théorique ne soulagerait guère le malade.

Si l'embarras gastrique était le seul résultat de fermentations anormales, les antiseptiques intestinaux devraient également soulager d'une manière suffisante. Or leur action qui est utilisable n'est as davantage curative, car il faut bien se convaincre que dans embarras gastrique tous les éléments (muqueuse, glandes, muscles t nerfs) qui constituent l'estomac, sont irrités.

Les anciens donnaient toutes leurs préférences aux éméto-cathariques et il faut avouer qu'après avoir été soumis à une dose de 5 à 0 centigrammes d'émétique additionnés de 20 à 40 grammes de ulfate de soude, le patient se croira guéri de sa maladie, alors qu'il 'est guéri en réalité que du médicament. Le malade reste frappé e ce grand coup balayeur. Cela satisfait sa thérapeutique à lui, qui 'est en somme que l'héritage de nos ancêtres scientifiques. Loin de ous de ne vouloir reconnaître nulle action efficace à ce traitement iolent : nos prédécesseurs faisaient de l'antisepsie sans le savoir, n débarrassant vivement l'organe malade des éléments morbides, es ferments anormaux et en substituant une irritation artificielle une irritation pathologique ; mais le mal est-il assez grave pour user e tels moyens, et ce qui est indiqué en face d'une ophtalmie purulente, qui met l'œil en un danger pressant, l'est-il dans une affection énigne entre toutes, et qui va guérir spontanément en dépit ou à 'aide d'un traitement quelconque? Pour nous, il nous répugne d'user e cette médication inutilement énergique. Du reste, n'est-elle pas ans danger chez les vieillards, chez les femmes enceintes, chez les ardiaques ? Nous préférons infiniment nous en tenir à un traitement lus doux. Et d'abord, un régime sévère nécessité par l'état de l'estomac et l'hyperthermie sera institué ; le lait sera donné d'autant lus coupé d'une infusion quelconque, que les vomissements seront lus tenaces. Il sera pris froid après ébullition préalable. Chez les nfants en bas âge, nous le diluons au 1/10 et au 1/20 et l'additionons d'eau de chaux. Le bouillon est pris froid et dégraissé. Les boisons acidulées sont permises. L'alcool est proscrit absolument sous outes ses formes.

La révulsion épigastrique, les cataplasmes, les lavements évacuants i le malade est constipé, et en même temps les purgatifs doux magnésie calcinée, huile de ricin, calomel, sirop de chicorée composé, huile d'amandes douces, etc...) adaptés à l'âge du malade, es alcalins destinés à combattre les acides provenant des fermentaons anormales, les antiseptiques intestinaux (acide borique, naphol A, salol, betol, iodoforme, saccharine, résorcine, chloroforme, harbon, etc...), seront utilisés avec avantage. Contre la douleur, on sera de l'opium, même chez l'enfant, à qui on pourra faire prendre élixir parégorique qui ne contient que 5 centigrammes d'opium ar 10 grammes d'élixir et est par conséquent très maniable.

La convalescence devra être l'objet des plus grands soins, pour éviter le passage de cette affection à l'état chronique, surtout chez les malades sujets à l'embarras gastrique fébrile. On ne tolérera que les aliments de facile digestion (laitage, viandes, œufs). On défendra les aliments gras, féculents, l'alcool. A ce moment, les amers (quinquina, quassia, rhubarbe, aloës, etc...), les poudres inertes (craie préparée, charbon, magnésie calcinée), les toniques de la fibre musculaire (strychnine et noix vomique, massage, électricité) seront utilisés suivant les cas.

STIEFFEL, *de Joinville*,
et LORAIN,
Ancien Chef de clinique à la Faculté de Nancy.

CHAPITRE III

GASTRITES

Les gastrites sont caractérisées par divers états inflammatoires de la muqueuse gastrique.

On peut les diviser en :

1° Gastrites aiguës simples ;

2° Gastrites chroniques symptomatiques.

1° Gastrites aiguës simples. — L'*embarras gastrique* représente la plus simple des gastrites aiguës.

Si l'irritation simple de l'estomac favorise une évolution microbienne, il y a fièvre, il y a *embarras gastrique fébrile*, il y a altération anatomique de la muqueuse avec infection générale de l'économie. Dans ce dernier cas, la muqueuse est hyperhémiée et ecchymotique en certains points, avec hypertrophie glandulaire et altération plus ou moins complète des sécrétions.

L'embarras gastrique simple ou gastrite catarrhale aiguë simple, se manifeste spontanément ou à la suite d'écarts de régime. Il y a frissonnement, malaise général, vertiges, pâleur, tendance à la syncope, flatulence et éructation de gaz fétides, vomissements et diarrhée. La langue est sale, l'haleine fétide, la soif plus ou moins vive et l'appétit nul.

La région épigastrique est gonflée, sensible ou douloureuse à la pression.

L'embarras gastrique fébrile est accompagné d'élévation de température qui peut atteindre 40°, avec certains symptômes généraux, tels qu'insomnie et cauchemars.

Le traitement de l'embarras gastrique fébrile consiste presque exclusivement dans l'évacuation et le repos de l'estomac; l'évacuation se fait par la prise du vomitif suivant, pour un adulte :

Tartre stibié.	5 centigrammes
Poudre d'ipéca.	1gr,50
Sirop de sucre.	30 grammes
Hydrolat	60 —

F. s. a. vomitif à prendre en 3 fois à dix minutes d'intervalle.

(PAUL CORNET.)

Le repos de l'organe enflammé sera obtenu par la diète lactée exclusive.

2° Gastrites chroniques symptomatiques. — Ces gastrites sont le plus souvent secondaires, trouvant leur étiologie dans une diathèse telle que la tuberculose ou la syphilis.

Indépendamment de ces gastrites chroniques secondaires, il y a lieu de reconnaître la *gastrite chronique primitive* ou catarrhe chronique des Allemands, dont l'étiologie échappe le plus souvent, ou réside dans l'abus de l'alcool et du tabac.

L'alcool, ou le vin, même de bonne qualité, retarde la digestion, s'il est pris à dose abusive. La gastrite alcoolique est d'abord hyperpeptique, et conduit, après un temps plus ou moins long, à l'hypopepsie et à l'apepsie. Chez les fumeurs invétérés, on constate également une gastrite tabagique, à type d'abord hyperpeptique, si l'abus n'est pas trop grand, et à type plus ou moins hypopeptique chez les grands et vieux fumeurs.

Dans tous les cas de gastrite chronique de cause alcoolique, tabagique ou diathésique, l'anatomie pathologique est assez précise et se traduit par une diminution partielle et disséminée du tissu glandulaire, des ulcérations superficielles ou profondes. On voit encore l'hypertrophie aréolaire des tissus muqueux et sous-muqueux avec dégénérescence graisseuse ou atrophie de certaines glandes à pepsine. La région pylorique prend l'aspect dermoïde, et l'on voit, çà et là, au microscope, certaines cellules pigmentées, qui donnent à la muqueuse une teinte ardoisée spéciale. La tunique musculaire a perdu son épaisseur et sa tonicité normales, tandis que dans d'autres cas elle est épaissie et sclérosée. Au point de vue secrétoire, il y a surabondance d'acide chlorhydrique.

La *gastrite syphilitique* a été particulièrement étudiée par Gaillard, Virchow, Leudet, Lancereaux. Il y a dans ce cas, hypertrophie et ulcération de la muqueuse, et parfois de véritables gommes cicatrisables.

La *gastrite tuberculeuse* prend parfois la prédominance d'une entité morbide. La muqueuse peut être épaissie par des tubercules susceptibles de produire des perforations. Au point de vue du chimisme, M. Hayem prétend que dans la « dyspepsie de la tuberculose », on trouve autant l'hyperpepsie que l'hypopepsie ; le premier type, dans la tuberculose au début, et le second type dans les dernières phases de cette diathèse.

Cette variabilité dans l'évolution chimique se retrouve dans les symptômes qui sont eux-mêmes très variables et suivent les fluctuations de la diathèse tuberculeuse.

Dans tous les cas, que la gastrite chronique soit primitive ou secondaire, il y a un ensemble de symptômes communs, qui sert de base à un traitement unique. Ces symptômes sont le pyrosis, la cardialgie, les vomissements, et chimiquement la superproduction d'HCl.

Traitement des gastrites chroniques. — On prescrira les alcalins. Exemple :

Bicarbonate de soude	25 grammes

En 10 paquets.
Prendre 1 paquet dans un peu d'eau, une heure après le repas.

L'eau de Vichy pure, pendant et entre les repas, à la dose de deux à trois verres par jour.

Ou bien faites prendre aux repas, un des cachets suivants :

Carbonate de chaux.	25 centigrammes
Salicylate de bismuth	15 —
Poudre d'opium	2 —

Pour un cachet n° 15.

Ou bien la poudre américaine de Paterson :

Sous-nitrate de bismuth	10 centigrammes
Hydrate de magnésie	10 —

Pour un paquet à prendre en une fois.

Voilà pour le traitement médicamenteux. Mais n'oublions pas que la thérapeutique fondamentale des affections de l'estomac réside dans l'hygiène et la diététique. D'abord il convient de supprimer les boissons alcooliques telles que le vin, ou, comme maximum de concession à faire au malade, de lui permettre l'usage du vin blanc peu alcoolisé, coupé avec de l'eau de Vals ou de Vichy.

Le régime lacté est d'une grande importance. On le donne pur ou coupé avec une eau alcaline quelconque.

Le lavage gastrique est également indiqué.

Dans la tuberculose gastrique il y aura souvent grand avantage à gaver les malades, en leur introduisant par le tube œsophagien des composés alimentaires liquides; ce sera par exemple de la poudre de viande délayée dans du bouillon.

Malgré ces divers moyens, les gastrites chroniques sont tenaces, et la thérapeutique est seulement palliative, sinon impuissante.

Paul Cornet, *de Paris.*
Médecin de l'Hôpital International.

CHAPITRE IV

DYSPEPSIES

Le mot dyspepsie implique sa définition. Il signifie, d'une façon toute générale, un ensemble de symptômes variés dus à des troubles digestifs, alors qu'à l'état physiologique l'acte digestif n'est pas perçu.

L'étude des dyspepsies a été longtemps obscure, par suite de données insuffisantes ou incertaines sur l'acte digestif normal, d'où l'interprétation plus ou moins erronée d'une symptomatologie compliquée.

Division. — Sauvage, en 1768, n'établit autour de la dyspepsie que des symptômes ; Cullen, en 1780, simplifie la division ; puis vient Broussais, qui fait de la gastrite la base de toutes les maladies et pour lequel la dyspepsie n'existe pas comme entité clinique. Beau[1] émet une opinion toute contraire : c'est la dyspepsie qui engendre la plupart des maladies et cette manière de voir est défendue par Litten et Kulneff, tandis que Jaccoud, Lécorché, Leven[2], Niemeyer, défendent les idées de Broussais. Pour Nonat, il y a cinq classes de dyspepsies : simple, gastralgique, flatulente, acide, et par irritation. Pour Chomel, Trousseau, les dyspepsies sont également nombreuses.

Vient l'école allemande qui apporte un jour nouveau sur les affections du tube digestif, grâce aux investigations chimiques de Leube, Rosenthal, Reichman, Leyden, Ebstein. Avec eux, les dyspepsies se divisent en deux groupes :

1° Dyspepsies nerveuses sans troubles de l'estomac ;

2° Catarrhe de l'estomac avec troubles chimiques.

[1] *Traité des Dyspepsies*, 1866.

[2] Leven. *Traité des Maladies de l'estomac*, 1879.

En France, Germain Sée, l'importateur des idées allemandes, reconnaît :

1° Les dyspepsies chimiques ;

2° Les gastro-névroses sans altération du chimisme.

Enfin bon nombre d'auteurs font des affections de l'estomac, et d'une façon pour ainsi dire exclusive, de véritables névropathies. L'un d'eux, Soupault[1], soutient la division suivante :

1° Dyspepsies asthéniques ;

2° Dyspepsies hyposthéniques.

Il est certain que la neurasthénie entre comme facteur important dans l'étiologie des dyspepsies et que les neuropathies gastriques sont même nombreuses, mais il nous semble qu'une classification neurologique des dyspepsies ne les comprend pas toutes, puisqu'il en est où les troubles nervo-moteurs n'existent pas ou ne sont pas prééminents.

D'autre part, la chimie gastrique a fait de tels progrès dans ces derniers temps et les affections gastro-intestinales sont tellement répandues, avec le plus souvent un tel retentissement, qu'une bonne classification des dyspepsies doit reposer, selon nous, sur la fonction elle-même de l'organe atteint, c'est-à-dire sur le chimisme de l'estomac.

Ici les auteurs ne s'entendent plus. Tandis que Germain Sée, Mathieu[2], Debove[3], etc., donnent à la sécrétion de l'acide chlorhydrique un rôle prépondérant et pour ainsi dire exclusif, Hayem et Winter[4] préconisent une méthode où les éléments chlorés sont considérés et interprétés à la fois dans leur ensemble, en eux-mêmes et dans leurs rapports. Le procédé Winter est ingénieux et simple, quoique scientifique, et, transporté dans le domaine clinique, il prête à des conceptions séduisantes et utiles.

Le procédé Winter a nos préférences. Nous l'avons éprouvé longtemps et longuement au laboratoire même d'Hayem, et, nous autorisant de nos aptitudes personnelles en analyses chimiques, nous pouvons avancer que les objections techniques qu'on a pu faire à la méthode Winter sont vaines et parfois enfantines.

Si cliniquement on ne peut affirmer, comme pour bien d'autres

[1] Soupault. *Les Dyspepsies nerveuses*, 1893.

[2] A. Mathieu. *Thérapeutique des affections de l'estomac et de l'intestin*, 1893.

[3] Debove et Rémond. *Des affections de l'estomac.*

[4] Hayem et Winter. *Du Chimisme stomacal.*

théories médicales, que le chimisme Winter représente la vérité physiologique, du moins peut-on dire que la méthode, quoique jeune encore, a rendu en nosologie et en thérapeutique gastrique de signalés services.

Nous n'insistons pas davantage sur la méthode pour ne pas empiéter sur la tâche d'un autre collaborateur de cet ouvrage, M. Bovet, et nous abordons notre classification des dyspepsies, laquelle est celle de M. Hayem.

Nous les diviserons donc en :

1° Dyspepsies par altération quantitative des éléments chlorés ;

2° Dyspepsies par altération qualitative ;

3° Dyspepsies par troubles évolutifs.

1° DYSPEPSIES PAR ALTÉRATIONS QUANTITATIVES. — Ces altérations sont relatives à la chlorhydrie, c'est-à-dire à $H + C$ ($H =$ acide chlorhydrique libre, $C = HCl$ combiné aux matières organiques). H et C peuvent fournir tous deux à l'analyse des chiffres élevés. Dans ce cas de double exagération, il y a *hyperpepsie généralisée.*

Deux autres cas sont possibles relatifs à H et à C pris isolément ; H ou l'acide chlorhydrique peut être en quantité exagérée, C restant normal ; la réciproque peut avoir lieu. Dans le cas de H surélevé, il s'agit d'*hyperpepsie chlorhydrique ;* dans le cas de C surélevé, il s'agit d'*hyperpepsie chloroorganique.*

Mais cette même chlorhydrie $H + C$ peut fournir à l'analyse des chiffres inférieurs à la normale. Il peut y avoir affaiblissement stomacal, c'est-à-dire *hypopepsie,* pouvant aller jusqu'à un travail nul ou *apepsie.*

Reprenons chacune de ces sous-divisions.

A. *Hyperpepsie généralisée.* — Une heure après le repas d'épreuve, d'Ewald (60 grammes de pain et 250 centimètres cubes de thé sans lait ni sucre), une digestion normale donne à l'analyse une chlorhydrie dont les chiffres oscillent autour des suivants :

$$H = 0,044$$
$$C = 0,168$$

Pour qu'il y ait hyperpepsie *généralisée,* il faut que les chiffres trouvés s'écartent sensiblement des précédents et qu'on ait, par exemple :

$$H = 0,180$$
$$C = 0,226$$

L'*hyperpepsie chloroorganique* est révélée par les chiffres suivants :

$$H = 0,020$$
$$C = 0,283$$

Dans les deux cas, hyperpepsie généralisée et hyperpepsie chloroorganique, le liquide gastrique est très abondant, peu muqueux, contient quelques débris alimentaires bien émulsionnés et peu de peptones.

Les symptômes subjectifs sont les suivants : appétit conservé et souvent exalté jusqu'à un fort excès ; il y a de véritables fringales, deux ou trois heures après le repas. La digestion n'est pas douloureuse, mais pénible; il y a gêne, malaise, sensation de plénitude ou de ballonnement. Il y a des crampes ou crises gastralgiques; les vomissements sont rares; la constipation est habituelle. La neurasthénie accompagnant très fréquemment l'hyperpepsie, celle-ci est considérée, pour ce motif, par beaucoup comme une névrose. Nous dirons simplement que l'hyperpepsie est accompagnée fréquemment de symptômes nerveux : grande excitabilité, sommeil difficile ou insomnie, céphalalgie, palpitations, mélancolie, irritabilité du caractère, impuissance génitale et tous les symptômes neurasthéniques décrits si magistralement par Charcot.

B. *Hyperpepsie chlorhydrique* ou *hyperacidité* ou *hyperchlorhydrie* des auteurs. — Comme phénomènes objectifs, l'analyse, au bout d'une heure, révèle ainsi qu'il suit une quantité anormale d'HCl libre. Ainsi on peut avoir :

$$H = 0,250$$
$$C = 0,056$$

Liquide fluide, avec débris alimentaires peu modifiés, provenant souvent de repas antérieurs. Comme symptômes subjectifs, on remarque un appétit excité, mais sans fringales. La soif est très vive.

La gorge est sèche et brûlante [1], digestion pénible, crampes, régurgitations et pituites acides. Salive épaisse, langue propre. Alternative de constipation et de diarrhée.

Le ralentissement des fonctions gastriques prépare une dilatation stomacale consécutive. Vomissements fréquents, quelquefois purement nerveux, c'est-à-dire, survenant sans cause apparente, et par crises; quelquefois très abondants et provoqués surtout par des

[1] Hayem. *Les Médications*, 1893.

écarts de régime. Sommeil pénible, avec réveil et cri au milieu de la nuit. Impuissance génitale.

Jusqu'ici, nous nous sommes occupés de l'hyperpepsie chlorhydrique à un moment donné, c'est-à-dire après la digestion, et sous l'influence de l'excitation alimentaire. Mais il y a des cas où l'hypersécrétion chlorhydrique est continue, c'est-à-dire, que l'hypersécrétion est telle que l'estomac continue à produire un suc acide, même à l'état de vacuité alimentaire absolue. C'est la *gastro-succorrhée* ou *maladie de Reischmann*.

Hayem[1] ne croit pas que dans cette maladie, l'estomac soit complètement vide, d'autant qu'il lui a été toujours impossible, par de nombreux lavages, de débarrasser complètement l'estomac de débris alimentaires, lesquels suffisent pour prolonger cette hypersécrétion. Cet auteur admet donc que la gastro-succorrhée est plutôt une « hypersécrétion résiduelle », qu'une sécrétion continue à jeun, et que le liquide gastrique présente à l'analyse chimique des variations très grandes, aussi bien d'un cas à l'autre que d'un jour à l'autre chez le même sujet.

C. *Hypopepsie.* — On appelle ainsi l'état dans lequel H et C présentent à l'analyse des chiffres inférieurs à ceux rencontrés dans les cas normaux. Cet abaissement est plus ou moins grand; de là plusieurs degrés dans l'hypopepsie, que Hayem résume d'une façon tout artificielle en trois catégories.

Disons que le liquide extrait est épais, peu abondant, filtrant difficilement et plus foncé que dans l'hyperpepsie. Débris alimentaires mal émulsionnés.

L'état ultime de l'hypopepsie est l'apepsie, et est caractérisé par l'absence plus ou moins complète de H, mais jamais complète de C.

Les symptômes subjectifs sont moins nets que dans l'hyperpepsie, avec cette dominante toutefois qu'ils sont moins pénibles pour le patient qui peut même, dans certains cas, être hypopeptique sans s'en apercevoir autrement que par certaines manifestations vagues. Ainsi la douleur est rare et intense. Il peut y avoir constipation ou diarrhée. Les vomissements sont rares ou, s'ils existent sous l'influence d'excitations passagères (pituites alcooliques, vomissements tuberculeux), ils sont faibles.

Symptômes neurasthéniques notables avec somnolence.

[1] Hayem. *Loc. cit.*

2° Dyspepsies avec altérations qualitatives. — Ces altérations sont relatives à l'acidité du liquide gastrique. On sait que cette acidité totale a pour cause multiple :

1° L'acide chlorhydrique libre;

2° Les composés chloroorganiques acides; c'est-à-dire que normalement on a :

$$A = H + C$$

ou bien, ce qui revient au même :

$$A - H = C$$

ou bien encore :

$$\frac{A - H}{C} = 1$$

Désignons ce rapport par a [1].

Théoriquement $a = 1$, suivant le rapport précédent; mais dans la pratique, et normalement, l'analyse démontre que a oscille autour de 0,86. Or dans les diverses dyspepsies, on trouve ce rapport de beaucoup inférieur ou supérieur à 0,86; on dit alors qu'il y a altération qualitative.

Si A est supérieur à 0,86, s'il y a hyperacidité, c'est que d'autres facteurs que H + C interviennent dans l'acidité totale; ce sont des acides organiques divers, dus à des fermentations anormales.

Au contraire, si le rapport a est de beaucoup inférieur à 0,86 et parfois nul, s'il y a hypoacidité ou anacidité, cela veut dire que les combinaisons chloroorganiques sont de mauvaise nature qu'elles sont neutres ou ammoniacales, ou d'acidité instable et presque immédiatement neutralisée. Ainsi l'analyse du liquide gastrique peut donner une acidité nulle, alors que C est très élevé :

$$A = 0,000$$
$$C = 0,250$$

Il y a donc altération qualitative de C, et les dyspepsies par cette altération peuvent exister indépendamment de tout autre trouble; mais disons qu'elles accompagnent le plus souvent l'hyperpepsie,

[1] Winter. *Chimisme gastrique.*

l'hypopepsie, et toute autre altération gastrique. Cliniquement, elles se traduisent par la flatulence.

3° Dyspepsies avec troubles évolutifs. — Ce n'est pas tout. Le travail gastrique peut évoluer irrégulièrement. Les observations de Hayem et les nôtres qui sont déjà nombreuses, démontrent que :

1° Certains malades qui souffrent manifestement de symptômes dyspeptiques, ont au bout d'une heure un chimisme normal ;

2° Chez d'autres, l'estomac, après deux et trois heures, retient encore du liquide.

En d'autres termes et plus précisément, il peut y avoir ralentissement ou accélération du processus digestif : accélération, quand après une demi-heure, le chimisme présente les mêmes rapports qu'au bout d'une heure pour le même repas d'Ewald ; ralentissement, quand ce même équilibre constaté normalement au bout d'une heure, se présente seulement après deux ou trois heures.

Et quel est le critérium d'appréciation touchant ces troubles évolutifs ? Il est dans les fluctuations de F, c'est-à-dire dans l'évaluation des chlorures fixes.

On sait que, dans le système Hayem-Winter, F ou les chlorures fixes, représentent les éléments utilisables au détriment de T. Or, Winter, après ses nombreuses analyses, a trouvé que F est à T, comme 1 est à 3, ce qui veut dire que, dans une évolution normale, on trouve sensiblement, au bout d'une heure,

$$\frac{T}{F} = 3$$

Pour nous résumer, nous rappellerons que, dans le diagnostic nécessairement complexe des dyspepsies, il y a lieu de tenir compte à la fois de tous les différents facteurs que nous avons envisagés jusqu'à présent, et que les altérations évolutives du processus gastrique ne constituent pas une entité chimique, pas plus que les altérations qualitatives. Ces deux sortes de troubles ne doivent pas être considérés comme constituant des dyspepsies particulières, mais comme accompagnant ou n'accompagnant pas ces deux grandes classes qui sont seules à réunir des bases solides, certaines et nettement tranchées, savoir :

1° Les dyspepsies hyperpeptiques ;

2° — hypopeptiques.

Au point de vue du diagnostic, il est heureux que le chimisme de l'estomac, compris et étudié d'une façon logique, simple, précise et scientifique, d'après cette méthode à laquelle nous donnons la supériorité sur les autres, soit venue faciliter les recherches et servir de précieux point de repère pour le médecin. Les symptômes cliniques sont encore complexes, variables, et insuffisants pour reconnaître les dyspepsies d'une façon utile pour la thérapeutique. Le premier pas vers un bon diagnostic est dans une analyse sérieuse et méthodique du liquide de l'estomac.

Thérapeutique des dyspepsies. — Nous envisagerons :

1° La thérapeutique générale commune à toutes les dyspepsies;

2° La thérapeutique symptomatique commune;

3° La thérapeutique particulière spéciale à telle variété de dyspepsie.

1° Thérapeutique générale. — La thérapeutique générale consiste à appliquer aux affections de l'estomac des agents modificateurs, essentiellement représentés par le régime alimentaire ou hygiénique. Nous avons donc à nous occuper de l'alimentation et des conditions d'hygiène favorables.

On appelle régime une alimentation appropriée à l'état des voies digestives. Il faut que les aliments qui constituent le régime soient complets au point de vue nutritif, c'est-à-dire qu'ils doivent contenir, en quantité nécessaire pour l'entretien du corps, des matières azotées, des corps gras et des hydrates de carbone. Certaines substances répondent à cette indication.

Lait. — Il contient des sels, des matières azotées, des matières grasses et des hydrates de carbone, qui en font un aliment complet spécialement adapté à la nutrition du premier âge.

Son rôle est considérable en thérapeutique gastro-intestinale. C'est, sans insister davantage, un liquide opaque, tout d'abord acide, puis alcalin, dont la caséine est coagulée dans l'estomac sous l'influence du ferment. Cette coagulation se fait en milieu acide. Or, comme on a cherché à établir, que, dans la destruction morbide de la muqueuse gastrique, la présure est la substance qui disparaît la dernière, certains auteurs en tirent l'explication des bons effets du régime lacté dans le cancer de l'estomac et certaines dyspepsies chroniques.

Le lait contient des matières albuminoïdes, une matière grasse, une matière sucrée, des sels et de l'eau. La digestion de cet ensemble est rapide et facile, avec une valeur alimentaire démontrée par sa composition.

Comment établir le régime lacté? Le malade doit prendre 1 à 4 litres de lait par jour, cru ou cuit, suivant ses goûts dont il faut savoir d'autant mieux tenir compte que la répugnance pour le lait se rencontre encore assez fréquemment. Le lait peut être accompagné de potages lactés. On l'administre le mieux suivant les règles de Karell, c'est-à-dire en quatre ou cinq fois dans la journée, en commençant par des rations de 50 à 150 centimètres cubes, pour atteindre, toujours en quatre fois, une quantité quotidienne de 2 à 4 litres.

Dans tous les cas d'affections de l'estomac, autres que l'ulcère, la cure lactée ne doit pas dépasser trois semaines si l'on veut éviter une dénutrition trop rapide ou trop accentuée.

Le lait présente certains inconvénients. Ainsi certains malades ont pour lui une répugnance invincible. Chez d'autres, l'usage relatif ou absolu de lait provoque une constipation opiniâtre ou, au contraire, une diarrhée très fluide. Dans d'autres cas, il y a vomissements, ou divers autres troubles digestifs.

Certains médicaments peuvent atténuer dans une certaine mesure ces obstacles à la diète lactée. Ce sont :

1° L'eau de chaux seconde;

Une ou deux cuillerées à bouche, avant ou dans une tasse de lait.

2°

Chlorure de calcium.	1 gramme
Eau distillée.	100 —

F. s. a. solution, une cuillerée à bouche avant chaque tasse de lait.

3° Uffelmann conseille :

Acide chlorhydrique.	1 gramme
Eau distillée.	200 —

Une cuillerée à café chaque fois.

Le régime lacté convient aux hyperpeptiques, aux hypopeptiques, en un mot à tous les dyspeptiques en général.

Petit lait. — C'est du lait, privé d'une façon presque absolue de matière grasse et de caséine. Rappelons, après Charles Richet, qu'un

[1] Mathieu. *Thérapeutique des maladies de l'estomac et de l'intestin*, 1893.

peu de caséine est nécessaire pour la plus facile digestibilité du petit lait. Malgré cela, et en vertu de certaines prédispositions individuelles, il est quelquefois mal supporté.

La cure au petit lait se fait dans des stations nombreuses et prospères, en Hongrie, en Suisse, dans le Tyrol. Elle consiste à prendre le matin à jeun, 250 centimètres cubes de petit lait, en deux fois, à 10 minutes d'intervalle.

Sans aller dans les stations dont les bons effets peuvent être rapportés en bonne part non seulement au petit lait lui-même mais aux conditions climatériques, on peut prendre ce médicament chez soi, le matin ou l'après-midi, deux heures au moins avant les repas.

C'est un liquide nourrissant dans une certaine mesure, et laxatif; pour ce dernier motif, il ne faut pas dépasser deux à trois grands verres, bus en trois fois, à vingt minutes d'intervalle. Il présente l'inconvénient d'être quelquefois mal toléré, au point de produire une diarrhée assez abondante avec véritable irritation rectale.

Le petit lait convient surtout dans la pléthore abdominale névropathique.

Képhir. — Le képhir est un lait fermenté, très employé en Russie, surtout dans la tuberculose, et particulièrement étudié en France par Hayem et Winter. Il contient par double fermentation de l'alcool et de l'acide carbonique, celui-ci favorisant la dissolution des sels de chaux et de fer.

Le képhir convient surtout dans l'hypopepsie et dans l'apepsie, et spécialement quand il y a dyspepsie intestinale et diarrhée.

On en fait prendre deux et trois litres par jour, entre les repas et aux repas qui ne doivent pas être supprimés. En effet, la diète képhirique absolue ne saurait convenir qu'à ceux qui peuvent se dispenser de toute activité musculaire.

Disons enfin que ce breuvage produit souvent une constipation plus ou moins tenace, et que son goût peu agréable déplaît invinciblement à certaines personnes.

Œufs. — L'œuf se rapproche du lait, et par sa consistance et par sa composition qui fait de l'œuf un aliment complet.

Il renferme en effet de l'albumine, c'est-à-dire des matières azotées, une matière grasse, des hydrates de carbone, de l'eau et des sels. Ils exigent un travail digestif assez puissant et dépendant beaucoup du degré de cuisson; ainsi le blanc d'œuf est mieux digéré à l'état cru.

Le jaune d'œuf, véritable émulsion de matières grasses, est difficilement attaqué par la muqueuse gastrique, et ne convient pas aux hyperpeptiques hyperchlorhydriques. On doit donc le réserver aux hypopeptiques, ou bien encore aux hyperpeptiques sans dilatation ni hyperchlorhydrie.

Certaines préparations culinaires ont pour but cette séparation du blanc du jaune. Telles sont les crèmes, et en particulier la crème américaine, constituée par un mélange bien intime de deux jaunes d'œufs avec du sucre en poudre et quelques gouttes de rhum ou de kirsch.

Le lait de poule consiste dans une émulsion de jaunes d'œufs, du sucre, de l'eau chaude et de l'eau de fleurs d'oranger.

Viandes. — La viande exige un certain travail de digestion, lequel se traduit physiologiquement par une forte excitation de l'estomac, et chimiquement par une augmentation du chlore total de l'estomac et, en particulier, des combinaisons chloro-organiques.

Le chiffre de l'acidité totale est en outre surélevé, en même temps qu'il y a formation fort sensible de peptones et de syntonine.

En ce qui concerne la digestibilité, elle présente des rapports étroits avec l'âge de l'animal qui fournit la viande; ainsi le bœuf est plus difficilement digéré que le veau, le mouton que l'agneau; mais la valeur nutritive, est en raison inverse de l'âge.

La viande est contre-indiquée chez les hypopeptiques. Chez ceux qui peuvent la supporter, on la donnera sous forme de pulpe crue ou cuite, mais jamais avec une préparation fermentative quelconque.

Bouillon. — Peu nutritif, en raison de sa composition presque substantiellement aqueuse. Cependant, il paraît démontré par l'expérience (Herzen), que le bouillon froid, dégraissé, pris une demi-heure avant les repas, possède des propriétés peptogènes.

Poissons. — Sont riches en azote et, pour ce motif, presque aussi nutritifs que la viande. Les poissons à chair grasse, tels que le saumon, sont plus difficilement digérés.

Escargots. — Il en est de même des escargots, dont l'importance nutritive est d'ailleurs nulle.

Les *huîtres* sont assez bien supportées par les hyperchlorhydriques. Il semble qu'un vin blanc léger en favorise la digestibilité.

Légumes. — On peut diviser ces aliments en deux classes, les farineux et les légumes verts.

Les premiers sont peu nourrissants et peu digestibles, et ne conviennent à aucun dyspeptique, bien moins aux hyperchlorhydriques d'emblée ou aux dilatés avec fermentation.

Les légumes verts cependant sont assez bien digérés par certains dyspeptiques, chez lesquels les garde-robes sont favorisées.

Fruits. — Doivent être défendus aux flatulents et aux diarrhéiques et prescrits en purée cuite aux constipés.

Pain. — Moins facilement digéré que le lait, il favorise la sécrétion chlorhydrique et la fermentation acétique, ce qui le contre-indique chez les hyperpeptiques, d'une façon absolue, et d'une façon relative chez les hypopeptiques dilatés. Ainsi chez ces derniers, on prescrira de 30 à 35 grammes de pain rassis, avec le moins de mie possible.

Les *pâtes* qui servent à faire les potages sont bien supportées, même par les dyspeptiques, à condition qu'elles soient en poudre et bien cuites.

Il n'en n'est pas de même des *pâtisseries* qu'on doit proscrire dans tous les cas, en exceptant toutefois certains gâteaux, tels que les meringues et les échaudés.

Boissons. — Les boissons sont indispensables pour une bonne digestion, et la meilleure des boissons est constituée par l'eau pure, simplement filtrée. L'eau bouillie convient moins parce que, privée d'air, elle est désagréable au goût et souvent indigeste.

Le *vin* est nuisible par l'alcool, et par ses nombreuses falsifications. C'est pourquoi il ne convient pas aux estomacs irrités et surtout aux hyperpeptiques.

Le *vin blanc* est de beaucoup préférable et le plus souvent toléré, si l'on a soin surtout de le couper convenablement avec une eau minérale quelconque, légèrement alcaline.

Le *café* et le *thé*, aux repas ou en dehors des repas, ne conviennent qu'aux hypopeptiques non dilatés.

2° THÉRAPEUTIQUE SYMPTOMATIQUE COMMUNE. — *Traitement de la douleur.* — La douleur est stomacale ou intestinale. Elle a lieu à jeun ou pendant la digestion, par crise ou d'une façon continue, calmée ou réveillée par la pression manuelle sur le ventre ou l'intestin.

L'opium et ses dérivés constituent le meilleur agent contre la douleur en général.

Prescrivez :

Carbonate de chaux pur.	25 centigrammes
Magnésie calcinée	5 —
Poudre d'opium brut.	2 —

Pour un petit cachet.
De 1 à 3, de suite après les repas. (Paul Cornet.)

Ou bien encore :

Laudanum de Sydenham.	5 grammes

De cinq à huit gouttes sur un morceau de sucre, ou mieux dans un peu d'eau non sucrée, de suite après le repas.

Ou bien encore :

Chlorhydrate de morphine.	10 centigrammes
Eau distillée de laurier-cerise	5 grammes

Une à deux gouttes sur du sucre.
(Gallard.)

Ou bien encore :

Extrait thébaïque	10 centigrammes
Sirop de fleurs d'oranger.	20 grammes
Eau de laurier-cerise	20 —
Hydrolat.	90 —

F. s. a. potion.
Une cuillerée à bouche par heure. (Paul Cornet.)

La belladone préconisée par Trousseau contre la douleur, ainsi qu'il suit :

Extrait de belladone.	10 centigrammes
Poudre de belladone.	10 —

F. s. a. dix pilules.
De une à deux pilules.

Le chloroforme rend de grands services sous la forme d'eau chloroformée diluée ou à l'état pur :

Eau chloroformée saturée	āā 50 grammes
Eau distillée simple	

M. s. a. Une cuillerée à café tous les quarts d'heure jusqu'à effet.

Chloroforme.	X gouttes
Alcoolat de mélisse	5 grammes
Sirop diacode	30 —
Eau de laurier-cerise	10 —
Hydrolat de tilleul.	100 —

F. s. a. potion.
Une cuillerée à bouche par heure. (Paul Cornet.)

Dujardin-Beaumetz[1] a le premier vanté contre les douleurs gastriques, l'anesthésique préconisé par Koller contre les conjonctivites douloureuses, la cocaïne :

Chlorhydrate de cocaïne.	50 centigrammes
Eau distillée.	300 grammes

M. s. a. Deux cuillerées à bouche toutes les deux heures.

(DUJARDIN-BEAUMETZ.)

Chlorhydrate de cocaïne.	15 centigrammes
Eau de chaux	250 grammes

M. s. a. Une cuillerée à café par heure, jusqu'à effet.

(PAUL CORNET.)

L'extrait gras de canabis indica a été proposé avec succès par G. Sée, à la dose quotidienne de 5 centigrammes.

Extrait de cannabis.	5 centigrammes
Alcoolat de mélisse	10 grammes
Sirop thébaïque	30 —
Julep gommeux.	100 —

F. s. a. potion. Une cuillerée à bouche par heure.

Un élève de G. Sée, Mathieu[2] conseille de ne pas dépasser la dose maxima de 3 centigrammes.

Une asclépiadacée, le condurango blanco, a été révélé comme un calmant puissant, par Vicenso-Palmesi, Riegel, Ewald, Guyenot Outhier[3], Dujardin-Beaumetz et Friedrichs. Voici quelques formules :

Ecorce de condurango.	15 grammes
Eau distillée.	300 —

Faites réduire par ébullition jusqu'à 150 grammes, après macération préalable de douze heures.

Une cuillerée à bouche trois fois par jour. (FRIEDRICHS.)

Extrait fluide de condurango.	X gouttes
Hydrate de chloral.	1 gramme
Sirop d'écorce d'oranges amères.	30 —
Eau distillée.	100 —

F. s. a. potion. De trois à six cuillerées à bouche par jour. (KRAUSS.)

Poudre d'écorce de condurango	1 gramme
Bicarbonate de soude	15 centigrammes

Pour un cachet.

Un cachet avant chaque repas. (PAUL CORNET.)

On a conseillé contre les douleurs de l'estomac d'autres moyens tels que le nitrate d'argent (Rosenheim[4]), l'antipyrine, l'exalgine

[1] Dujardin-Beaumetz. *Clinique thérapeutique*, 1891.

[2] Mathieu. *Loc. cit.*

[3] *Thèse de Paris*, 1890.

[4] *Krankeiten der Speiseröhre und des Magens.*

(Beaumetz), le bromure de calcium à la dose de 2 à 3 grammes par jour (Germain Sée), l'électricité intus et extra, les révulsifs. Nous croyons que les médicaments mentionnés plus haut suffisent amplement par leur nombre et par leur choix, pour combattre isolément le symptôme douleur.

Traitement du vomissement. — Disons d'abord que les médicaments utilisés contre la douleur (opium, condurango, cocaïne, etc.) sont souvent efficaces contre le vomissement considéré comme symptôme isolé.

Puis, viennent les boissons glacées (eau glacée, champagne frappé) et comme indication générale, l'absence de tout aliment solide ou liquide.

La potion Rivière produit de bons effets par l'acide carbonique qu'elle produit dans l'estomac. Elle est composée de deux potions, l'une acide est étiquetée n° 1, et l'autre alcaline est marquée n° 2. On fait prendre au malade, autant de fois qu'il est nécessaire, une cuillerée à café du n° 1, et de suite après, une cuillerée à café du n° 2. On ne donnera ni eau de Seltz, ni potion Rivière, ni eau gazeuse quelconque, s'il y a inconvénient, comme dans l'ulcère, à distendre l'estomac.

Les emplâtres appliqués sur l'épigastre, tels sont l'emplâtre diachylon, la mouche d'opium, l'emplâtre de thériaque, l'emplâtre belladone empêchent les vomissements, et cela d'une façon plus certaine, si l'on s'adresse aux emplâtres plus actifs, tels que le vésicatoire. On peut encore avoir recours aux sinapismes et aux cautères.

L'électricité faradique, au pinceau électrique peut être utilisée avec avantage. Il en est de même du lavage, et des pulvérisations d'éther, et des applications glacées quelconques sur le creux épigastrique.

Comme médicaments particuliers, citons la teinture d'iode recommandée par Lasègue dans les vomissements de la grossesse :

Teinture d'iode. . . . . Q. s.
X gouttes dans un peu d'eau sucrée.

Enfin chez les dyspeptiques, soit hystériques, soit tuberculeux, chez lesquels les vomissements sont incoercibles et causent une rapide dénutrition, il faudra recourir au gavage. Ce procédé mis en honneur par Charcot, Joffroy, Debove, consiste à introduire par la sonde œsophagienne des bouillies alimentaires liquides.

Traitement de la constipation. — La constipation accompagne un grand nombre de cas dyspeptiques de nature diverse. Ce syndrome trouve donc sa cause dans ces dyspepsies elles-mêmes, gastriques ou intestinales ; il peut se rattacher à beaucoup d'autres causes telles que un obstacle mécanique, une alimentation défectueuse, l'insuffisance des sécrétions intestinales, l'atonie de l'intestin.

Le traitement de la constipation trouvera donc ses indications :

1° Dans la suppression de ses causes primitives ou occasionnelles.

2° Dans le régime. Ainsi la viande constipe, tandis que les légumes favorisent les garde-robes, par l'abondance des résidus qu'ils laissent dans l'intestin. Le lait pris en abondance, provoque la constipation.

3° Dans l'hygiène, il faut, suivant l'utile précepte de Trousseau, se présenter à la garde-robe chaque jour, à la même heure. L'absence d'exercice, les fatigues intellectuelles, les chagrins, les préoccupations sont des conditions contraires, et qu'il faut éviter, dans la mesure du possible. La gymnastique et le massage abdominal sont des moyens mécaniques recommandables. Il en est de même des lavements qui peuvent être à l'eau chaude ou froide, à la glycérine, à l'huile, au sulfate de soude, et des suppositoires au beurre de cacao, pur ou additionné de 1 à 2 centigrammes d'extrait de belladone par suppositoire.

L'électricité statique, faradique, ou à courants continus, chez les neurasthéniques et les constipés par atonie, produit d'assez bons résultats.

4° Dans le traitement médicamenteux, les purgatifs salins seront conseillés d'une façon passagère. Voici quelques formules :

Magnésie calcinée. . . . . Q. s.

Une demi ou une cuillerée à café le matin, dans un peu d'eau sucrée.

Magnésie calcinée . . . . ⎫
Crème de tartre . . . . ⎬ ãã 15 grammes
Soufre précipité . . . . ⎭

De une à trois cuillerées à café aux repas, dans un peu d'eau sucrée.

(G. Sée.)

Conseillez encore le podophyllin ou la poudre de podophylle sous la forme suivante :

Poudre de podophylle	50 centigrammes
Extrait de jusquiame.	18 —

F. s. a. dix pilules.

Une pilule le soir, en dînant très légèrement. (Paul Cornet.)

La poudre de cascara sagrada a l'avantage de ne pas produire de coliques et d'être fidèle :

Poudre de cascara.	30 centigrammes

Pour un cachet à prendre le soir au coucher.

L'écorce de bourdaine est très employée en Allemagne, à la dose de 1 à 1gr,50 de poudre en cachet.

On peut encore prescrire :

Pulpe de tamarin	20 grammes
Eau	1 litre

A prendre dans la journée, comme tisane laxative.

Le massage est général ou local, c'est-à-dire réservé à l'abdomen.

Dans ce dernier cas, on emploie un procédé opératoire qui varie suivant chaque auteur. On peut en prescrire deux : pour Beaumetz[1] la séance ne doit pas dépasser une demi-heure. On commence par faire un effleurage et quelques malaxations lentes et superficielles des muscles obliques, après quoi on malaxe l'estomac, du cardia au pylore, avec une énergie progressive. Pour Cseri (de Pesth), les séances de massage doivent durer dix minutes, et le malade placé dans le décubitus dorsal, les cuisses fléchies et la bouche ouverte, en lui recommandant de respirer largement.

Le massage convient particulièrement dans la constipation chronique par atonie, et dans les gastropathies mécaniques par entéroptoses.

Le massage est absolument contre-indiqué dans l'ulcère et le cancer de l'estomac.

3° Thérapeutique spéciale a telle forme dyspeptique. — A. *Hyperpepsie.* — Régime de facile et rapide digestion. Révulsifs au creux épigastrique, contre l'irritation de l'estomac ; cure de Vichy, hydrothérapie ; dans l'hyperpepsie douloureuse, lavages de l'estomac avec de l'eau tiède (35 à 38°) et alcalinisée par 20 à 30 grammes de bicarbonate de soude par litre ; ou au nitrate d'argent 0,1 p. 100. Prescrire les médicaments alcalins :

Bicarbonate de soude	15 centigrammes
Phosphate de soude	20 —
Magnésie calcinée	5 —

Pour un cachet.
Faites-en 20 semblables, un après chaque repas. (Paul Cornet.)

[1] Beaumetz. *Clinique thérapeutique.*

Bains alcalins ou très légèrement sulfureux.

Dans l'*hyperchlorhydrie d'emblée*, on établira le régime lacté exclusif; combattre la soif par des lavements tièdes, ou des bains tièdes prolongés ; lavages de l'estomac, à l'acide salicylique (1 p. 100). Faire reprendre progressivement l'alimentation carnée, par de la viande râpée, crue ou cuite, à la dose de 40 à 60 grammes, deux fois par jour.

B. *Hypopepsie.* — Mêmes indications générales que dans l'hyperpepsie, c'est-à-dire repos de l'estomac par le régime lacté, ou le képhir dans l'hypopepsie intense.

Eaux minérales alcalines, deux verres entre les repas.

Pepsine amylacée	50 centigrammes
Pancréatine	10 —
Diastase.	5 —

Pour un cachet n° 20.
Un après chaque repas.

(Paul Cornet.)

Contre la diarrhée, donner :

Acide lactique	10 à 20 grammes
Eau distillée.	1 litre

M. s. a. A prendre en boisson dans la journée.

Lavages de l'estomac, avec l'acide salicylique dans l'hypopepsie faible, avec le benzoate de soude dans l'hypopepsie accentuée.

Hydrothérapie modérée. Comme stations minérales, on conseillera Pougues, Saint-Nectaire, Châtel-Guyon.

C. *Dyspepsie à forme nerveuse.* — Dans les cas légers avec vomissements, mais bon état général et même embonpoint, on trouvera une amélioration suffisante dans un régime approprié, dans les inhalations d'oxygène, l'hydrothérapie et les lavages.

Dans les cas graves, avec vomissements incoercibles et exagération des autres symptômes, il faudra isoler les malades si l'on veut tirer tous les bons résultats d'une thérapeutique symptomatique active.

Paul Cornet, *de Paris*,
Médecin de l'Hôpital International.

CHAPITRE V

DILATATION DE L'ESTOMAC

Définition. — *La dilatation de l'estomac est l'augmentation de la capacité de cet organe produite par la distension de ses parois.*

Cette définition est peut-être un peu vague, mais elle a l'avantage de ne préjuger en rien de l'étiologie, ni du pronostic de cette affection.

Historique. — La dilatation de l'estomac, quoique étant une affection des plus fréquentes n'a pas jusqu'ici servi de thème à des travaux importants.

Nous pouvons citer toutefois le mémoire de A. Duplay, publié en 1833 dans les *Archives générales de médecine* et ayant pour titre : *De l'ampliation morbide de l'estomac considérée surtout sous le rapport de ses causes et de son diagnostic.*

Un second mémoire a été publié en 1859 par Rilliet dans la *Gazette hebdomadaire de médecine et de chirurgie.*

En 1870, Kussmaul a fait paraître, dans les *Archives générales de médecine*, un travail sur le traitement des dilatations de l'estomac au moyen de la pompe stomacale.

Huchard, en 1884, a communiqué à l'Académie de médecine une série d'observations de dilatation stomacale.

Enfin Peebles et Trousseau, Kemplerer, de Berlin, etc., ont présenté, dans diverses sociétés savantes, la relation de cas plus ou moins nombreux de cette affection.

Étiologie. — Certains auteurs veulent que la dilatation de l'estomac soit un état acquis plutôt qu'une maladie, nous ne serons pas de leur avis ; dans la plupart des cas, en effet, l'ectasie stomacale a une pathogénie et un traitement propres et elle ne disparaît pas par cela même qu'on fait cesser la cause qui l'a produite.

La dilatation de l'estomac, si elle est plus fréquente chez l'adulte, n'en est pas moins commune chez l'enfant où, d'après Blache, elle serait due presque toujours à la gastro-entérite chronique, et parfois, d'après Moncowo, à la syphilis héréditaire et au paludisme.

Les causes de cette affection peuvent, d'une façon générale, être divisées en intrinsèques et extrinsèques, c'est-à-dire provenir de l'organe lui-même ou des organes environnants.

Causes intrinsèques. — 1° Rétrécissement ou obstruction partielle du pylore.

Ce rétrécissement ou cette obstruction peuvent être dus à des tumeurs (cancer, polype, etc.), à des cicatrices provenant d'ulcères guéris, à des contractions spasmodiques produites par un catarrhe localisé et devenues permanentes par suite d'un dépôt interstitiel d'éléments plastiques (Kussmaul), à la déglutition des mucosités nasales qui viennent former un bouchon muqueux (Boulland, de Limoges).

2° Altération des parois de l'organe.

Cette altération porte principalement sur la tunique musculeuse et est due soit à une dégénérescence graisseuse occasionnée par du catarrhe chronique de la muqueuse, par des adhérences aux viscères environnants ou à la paroi abdominale (A. Duplay) ou par une intoxication quelconque, soit à une paralysie analogue à celle de la paroi vésicale et produite par des troubles nerveux ou musculaires; soit à un affaiblissement organique dû au rhumatisme, à la phtisie, aux fièvres asthéniques, à la débilité générale, à l'hystérie, etc.; soit à un obstacle au cours du sang veineux (cirrhose hépatique, lésions valvulaires du cœur); soit à la gastro-entérite chez l'enfant (Blache); soit à l'abus des eaux minérales.

3° Enfin, hypertrophie proprement dite de l'organe, consécutive à l'habitude de manger trop copieusement.

Causes extrinsèques. — Les causes extrinsèques sont de beaucoup les moins importantes et les moins nombreuses. On peut citer comme principales, les tumeurs (polypes, kystes hydatiques) des organes voisins qui, arrivant peu à peu au voisinage du pylore, finissent par l'oblitérer.

Dans le même ordre, on peut noter la position vicieuse que prennent aussitôt après les repas les personnes qui ont l'habitude de travailler assises (écrivains, cordonniers, bicyclistes, etc.). Clozier, de Beauvais, dans une communication à l'Académie de médecine, le 18 septembre 1888, fait aussi intervenir l'attitude verticale ou attitude bipède de l'homme; mais nous croyons que, fût-il quadrupède, toutes les causes énumérées ci-dessus n'en produiraient pas moins la dilatation stomacale.

Diagnostic. — Le diagnostic de la dilatation de l'estomac est peu aisé à préciser, malgré la fréquence de cette affection. Trois moyens sont employés pour y arriver : 1° l'analyse chimique; 2° la percussion; 3° la succussion. Les symptômes morbides viennent alors compléter les données fournies par ces trois moyens.

1° *Analyse chimique.* — L'analyse chimique est, à notre avis et quoi qu'on en ait dit, un des moyens les plus imparfaits de reconnaître la dilatation stomacale, et cela pour deux raisons : la première c'est qu'elle n'est pas à la portée de tous les praticiens et la seconde que les renseignements qu'elle fournit peuvent être communs à un certain nombre d'affections gastriques dont plusieurs sont concomitantes avec la dilatation. Malgré cela, nous ne pouvons la passer sous silence.

L'hyperacidité du suc gastrique a été observée dans la plupart des cas de dilatation, que cette hyperacidité soit due à la présence de l'acide lactique ou à celle de l'acide chlorhydrique.

Le bacterium coli commune y a été également rencontré, mais on le trouve dans bien d'autres affections.

Enfin le signe peut-être le plus important au point de vue chimique et bactériologique est la présence des ferments et des micro-organismes de la putréfaction dans le résidu alimentaire qu'on trouve d'une façon permanente au fond des estomacs dilatés. Ce résidu est éminemment toxique.

C'est du reste ce résidu alimentaire liquide qui nous fournira tout à l'heure les signes de clapotement et de gargouillement qui nous serviront à poser le diagnostic.

Ajoutons en terminant qu'il suffit, pour déceler la présence de ce liquide, de pratiquer sur l'estomac à jeun le sondage gastrique, comme on le pratique lorsqu'on veut faire l'analyse chimique. Si le liquide se trouve dans les culs-de-sac et ne s'engage pas facilement dans la sonde, il suffira souvent pour le recueillir d'employer un instrument un peu plus long.

2° *Percussion.* — La percussion a pour but de déterminer la limite inférieure de l'estomac.

Cette limite varie suivant que l'estomac se trouve plus ou moins rempli de matières alimentaires, mais cette considération n'est que secondaire, parce que lorsqu'on veut examiner de cette façon la limite inférieure de l'estomac, il faut toujours le faire lorsque l'organe se trouve en état de vacuité.

D'après Sappey les limites extrêmes de l'estomac normal seraient comprises entre les deux lignes parallèles passant la première à 1 centimètre au-dessus de l'appendice xiphoïde, la seconde à 2 centimètres au-dessus de l'ombilic.

En général on peut dire que tout estomac qui descend au-dessous de l'ombilic est un estomac anormal. Lorsque l'estomac est normal, la palpation ne doit pas permettre de déceler sa limite inférieure au-dessous des fausses côtes gauches.

Mais supposons-nous en présence d'un estomac dilaté et qui par conséquent contient du liquide en permanence. La sensation produite par la percussion sera un bruit de clapotement.

Est-ce à dire pour cela que la constance de ce bruit de clapotement indiquera forcément une dilatation stomacale? Non, assurément, parce que ce bruit peut aussi bien se produire dans le côlon transverse sans qu'il soit possible, le plus souvent, de déterminer si c'est dans l'un ou l'autre organe qu'il se produit.

Si, cependant, faisant absorber au malade un demi-verre de liquide environ, le bruit de clapotement devient plus intense sans changer de place, on pourra affirmer, presque avec certitude, qu'il y a dilatation de l'estomac.

3° *Succussion.* — La succussion est une manœuvre qui consiste à imprimer au thorax des secousses réitérées, secousses qui décèlent la présence de liquide par le gargouillement, que ce liquide contenu dans la plèvre, dans l'estomac ou dans l'intestin, gargouillement analogue à celui qui se produit dans une bouteille qu'on secoue quand elle est incomplètement remplie de liquide.

Le gargouillement peut également être produit par le simple glissement de la main sur l'organe qui contient des liquides et des gaz, mais cela d'une façon moins constante.

Nous écartons de suite le gargouillement qui se produit dans la plèvre et dont le siège suffit à empêcher toute erreur de diagnostic, mais comme le clapotement, le gargouillement peut se produire soit dans l'estomac, soit dans le côlon.

Nous servant alors du même procédé que pour le clapotement, c'est-à-dire faisant avaler du liquide au malade, nous pourrons presque affirmer que nous sommes en présence d'une dilatation de l'estomac, si ce gargouillement s'accroît sans changer de siège.

Symptômes morbides. — L'*augmentation de l'appétit* a été donnée comme un des signes principaux de la dilatation stomacale, mais cette augmentation de l'appétit, si elle existe fréquemment au commencement de la maladie, ne tarde pas à disparaître soit par la *douleur gastrique*, soit par la sensation de *plénitude*, de *pesanteur* et d'*oppression* que provoque l'ingestion des aliments; les *boulimiques* seuls ne rentrent pas dans cette catégorie et ne savent comment apaiser leur faim insatiable.

La *distension* de l'estomac, ainsi perçue par le malade, peut être visible à l'extérieur et produire une sorte de voussure de l'abdomen qui a donné lieu à de graves erreurs de diagnostic.

Lorsque la dilatation est due à un rétrécissement du pylore, il se produit souvent des *vomissements noirâtres et acides*. On trouve encore comme signes fréquents : les *éructations*, l'*amertume de la bouche*, la *fétidité de l'haleine*, la *constipation* et la *céphalalgie avec vertiges et hallucinations de la vue*. Bouchard affirme, de plus, l'existence de la dilatation stomacale chez les femmes dont le nez et les joues sont habituellement rouges.

Ainsi, le clapotement, le gargouillement et les symptômes morbides précités, sont les signes auxquels on reconnaîtra l'ectasie gastrique.

Pronostic. — Le pronostic de la dilatation stomacale est essentiellement variable, suivant l'intensité de la maladie et surtout suivant les causes qui l'ont produite (ulcères, cancers). De Beurmann et Kussmaul, Bouchard, Hayem, etc., ont relaté des cas de mort subite à la suite d'accès de tétanie, s'étendant aux muscles respiratoires chez des malades atteints de dilatation considérable de l'estomac.

Tous ces faits prouvent combien le praticien doit être réservé au point de vue du pronostic, lorsqu'il se trouve en présence de cas de dilatation de l'estomac qui, bénins parfois, sont aussi parfois foudroyants.

Traitement. — Le traitement de la dilatation stomacale est symptomatique ou causal.

Nous avons vu, au paragraphe *Étiologie*, quelles étaient les principales causes de cette affection. Lorsqu'il s'agit d'une cause extrinsèque telle qu'une tumeur d'un organe voisin, la ligne de conduite est tout indiquée, c'est l'ablation, la ponction ou le traitement quelconque de cette tumeur. Il n'y a pas à insister sur le traitement de ces causes extrinsèques, qui est évidemment variable, suivant chacune d'elles.

Un certain nombre de causes intrinsèques peuvent être traitées directement et chirurgicalement, mais une pareille intervention n'est autorisée que lorsque la lésion a atteint un tel degré que la vie du malade est en danger et que le dénouement fatal est imminent. C'est ainsi que seront pratiquées les pylorectomies, gastrostomies, gastrectomies, etc., lorsqu'il s'agira d'une lésion organique nécessitant une de ces interventions.

Les intoxications aiguës ou chroniques, produisant la dilatation par suite d'inertie organique, peuvent être également traitées suivant chaque cas ; c'est ainsi que les lavages fréquents du sinus maxillaire seront indiqués chez les malades qui déglutissent à chaque instant du pus provenant de cette cavité.

L'hypertrophie, due à la boulimie, sera traitée par l'abstinence, qui a donné des cas de guérison complète.

Enfin, l'atonie et la paralysie de l'organe qui existent presque dans tous les cas, seront traitées surtout par l'électrisation et les massages dont nous parlerons à la fin de ce chapitre.

Le traitement des symptômes est beaucoup plus complexe ; on peut dire qu'à chaque symptôme particulier s'adresse un moyen thérapeutique spécial.

La noix vomique et la strychnine sont données contre la paralysie de la tunique musculaire. Les lavements et les purgatifs aident l'estomac à se débarrasser de son contenu, et lorsqu'ils sont insuffisants, on a recours aux vomitifs. Kussmaul a conseillé également de pratiquer l'extraction des matières alimentaires au moyen de la sonde œsophagienne. On a recommandé aussi le bicarbonate de soude contre l'hyperacidité ou bien l'acide chlorhydrique, lorsque cette hyperacidité, est due à l'acide lactique. Enfin, les lavages de l'estomac, dont nous dirons un mot lorsque nous aurons parlé des divers régimes conseillés par Barth, Bouchard, Dujardin-Baumetz et Huchard, peuvent être utilement employés.

Barth conseille d'interdire plus ou moins complètement les potages liquides, les ragoûts, les sauces grasses, les condiments épicés, les salades, les féculents en coque, les entremets sucrés, les pâtisseries et les fruits crus. Supprimer la mie de pain, les pâtes fermentées, le vin rouge et les liqueurs alcooliques.

Il permet les œufs, les viandes bien cuites, le poisson bouilli, les purées de légumes passées, le fromage pas trop fort, les fruits cuits. Pain grillé ou en croûte. Boissons : thé léger avec lait, bière coupée avec moitié d'eau de Vals, eau pure aromatisée avec une très petite quantité d'eau-de-vie. Les repas seront pris à huit heures d'intervalle, ils seront modérément abondants. La quantité de boisson ne dépassera pas un verre et demi par repas. Le malade ne prendra rien dans l'intervalle. On peut permettre, entre 7 et 8 heures du matin, un œuf à la coque ou une tasse de cacao sans pain.

S'il y a des signes de stagnation alimentaire : alcalins, poudres absorbantes, acide chlorhydrique, qu'il prescrit à la dose de 2 à 4 gouttes dans un verre d'eau, deux ou trois heures après le repas. De temps en temps, léger purgatif.

D'après Bouchard, il faut faire par jour, deux repas séparés par un intervalle de neuf heures, ou trois repas. L'intervalle sera alors de quatre heures entre le premier et le second, et de huit heures entre le deuxième et le troisième. Le malade mangera lentement en mâchant avec soin. Éviter les aliments liquides. Prescrire la croûte de pain ou le pain grillé. On pourra pour le déjeuner prendre un œuf à la coque et des fruits. Pour le dîner : viandes chaudes braisées, viandes froides, viandes en purée, poisson bouilli, légumes en purée, crème, riz au lait, fruits en compote. Ne permettre, parmi les fruits frais, que les fraises, les pêches et le raisin. Ne boire qu'un verre et demi par repas. Pas de vin pur. Couper le vin avec des eaux minérales.

Dans la dilatation avec diarrhée, Dujardin-Beaumetz conseille le régime végétal : féculents, légumes, fruits. Pas de viandes, ni d'œufs, 300 grammes de bière par repas. Mettre un intervalle de sept heures entre les repas. Prendre quatre à cinq cuillerées par jour, aux repas ou en dehors de :

Sulfure de carbone.	25 grammes
Essence de menthe	IV gouttes
Eau	450 grammes

Agiter, laisser reposer, renouveler l'eau à mesure qu'on en prend.

Ou bien :

Salicylate de bismuth	} ââ 20 grammes
Naphtol	
Magnésie	

Pour 60 cachets.
Un de ces cachets au déjeuner et au dîner.

Ou bien :

Acide borique	10 grammes
Eau.	1 litre

Pour lavage de l'estomac.

Ou bien :

Eau chloroformée saturée.	150 grammes
— de fleurs d'oranger	50 —
— de tilleul	150 —

Ou bien :

Eau chloroformée saturée	150 grammes
— de menthe.	30 —
— de laitue	150 —

Par cuillerées.

Quand la dilatation est peu considérable avec un léger état de putridité stomacale et intestinale :

Salicylate de bismuth.	ââ 10 grammes
Magnésie	
Bicarbonate de soude	

En 30 cachets.
Un à chaque repas.

Quand la maladie est plus avancée.

Salicylate de bismuth	ââ 10 grammes
Naphtol α	
Charbon	

Pour 30 cachets.
Même administration.

Après avoir passé en revue ces différents modes thérapeutiques qui sont actuellement les plus usités, il nous reste à parler de trois sortes d'interventions plus récentes et aussi, croyons-nous, plus efficaces : le lavage, l'électrisation et le massage de l'estomac.

Nous parlerons d'abord du *lavage de l'estomac;* ce lavage se fait au moyen du tube de Faucher qui a remplacé depuis 1879 la sonde œsophagienne trop rigide, et, partant, capable de léser les parois de l'estomac. Le lavage de l'estomac a pour but de débarrasser cet organe des liquides fermentés ou acides qu'il contient en permanence, lorsqu'il est dilaté. Ce lavage doit être fait à jeun, le soir, et avec une faible quantité de liquide alcalin: il doit être répété assez fréquemment ; les malades s'y habituent du reste fort bien et finissent presque toujours par le réclamer eux-mêmes comme le meilleur moyen de mettre un terme à leur gastralgie, à leurs éructations et à leur inappétence.

L'*électrisation de l'estomac* peut se faire de deux façons : électrisation à l'intérieur de l'organe, électrisation à l'extérieur de l'organe.

On se sert pour cette électrisation de courants continus ou courants faradiques.

Pour pratiquer l'électrisation intra-stomacale, voici comment s'y prend Einhorn, de New-York : il fait déglutir une électrode, sorte de boule métallique, entourée d'une capsule en caoutchouc, percée de trous, puis il fait boire de l'eau au malade, eau qui sert de conducteur entre l'électrode et la paroi. Cette boule est jointe à la batterie par un fil fin mais solide. Il se sert pour cela de courants continus.

Baraduc, au contraire, prétend que la galvanisation ne s'applique qu'à la dyspepsie chimique, à l'anachlorhydrie et aux vomissements, tandis que la faradisation intra-stomacale est indiquée dans l'atonie de l'organe, l'hyperchlorhydrie et la dilatation.

Baraduc pratique, en outre, la galvanisation du pneumogastrique et voici comment il résume sa théorie.

L'estomac, par son double système nerveux pneumogastrique (sensitivo-sécréteur) et splanchnique (moteur viscéral) comporte une double action électrique : la galvanisation du pneumogastrique au cou pour la dyspepsie chimique, anachlorhydrique (vomissements par irritabilité stomacale) et la faradisation intrastomacale pour : *a.* inhiber les troubles sécrétoires de la névralgie du pneumogastrique chez les chlorotiques; *b.* modifier les états nerveux, l'estomac irritable des névrosés, des rhumatisants et détruire les auras intra-gastriques en usant dans les deux cas de fil fin à haute tension; *c.* dans la dilatation d'estomac la faradisation avec fil gros combat la paralysie motrice, rétrécit d'une façon réelle et persistante la dilatation, diminue les sécrétions acides, augmente la sécrétion urinaire et rétablit les fonctions gastro-intestinales.

Enfin, on a pratiqué également avec succès l'électrisation de la paroi abdominale placée immédiatement en avant de l'estomac. On s'est servi pour cela soit de la galvanisation, soit la faradisation. La faradisation semble donner de meilleurs résultats que la galvanisation, mais ces résultats sont tellement variables et inconstants qu'on ne peut ériger l'électrisation intra-stomacale en véritable traitement de la dilatation gastrique.

Le dernier, le plus nouveau, et, à notre avis, le meilleur moyen thérapeutique pour arriver à l'amélioration ou à la guérison de la dilatation de l'estomac est le massage.

Disons de suite que ce mode de traitement a ses indications et ses contre-indications, suivant la cause qui a produit l'affection.

En règle générale le massage de l'estomac est contre-indiqué lorsqu'il y a lésion pylorique ou ulcération de quelque nature qu'elle soit de la paroi abdominale.

Dans ce dernier cas, le massage ne ferait qu'irriter les lésions, et dans le premier, produirait une distension exagérée de la cavité en tendant à expulser vers un orifice étroit ou presque complètement obstrué des matières qui ne peuvent y passer normalement et sont obligées de ressortir par l'orifice buccal.

En dehors de ces deux cas, le massage nous a presque toujours donné d'excellents résultats dans la dilatation stomacale de même que dans certaines autres affections de l'estomac telles que la gastrite récente ou ancienne quelle qu'en soit la cause, la gastralgie nerveuse, etc.

Nous ne pourrions parler du traitement de ces diverses affections sans sortir de notre sujet. Aussi nous contenterons-nous, en terminant, de décrire la technique du massage stomacal, qui est du reste la même pour toutes les maladies de cet organe, susceptibles d'être améliorées par la massothérapie.

Disons de suite avant d'entrer dans les détails que la dilatation stomacale s'accompagnant presque toujours de constipation, le massage de l'intestin doit être pratiqué en même temps que celui de l'estomac.

Ce massage doit se faire autant que possible de deux à trois heures après le principal repas, c'est-à-dire après le repas de midi, alors que l'estomac étant encore rempli par les matières alimentaires, la main trouve un organe plus résistant et peut en même temps par les mouvements qu'elle exerce favoriser le mouvement de ces matières dans la cavité gastrique et partant leur digestion plus rapide.

Le patient est couché sur le dos, la tête un peu élevée et les jambes légèrement fléchies, de façon à produire le relâchement des muscles de la paroi abdominale ; on a auparavant recommandé au malade de vider sa vessie et d'aller à la selle si possible.

La main de l'opérateur est enduite d'un corps gras quelconque, le plus ordinairement de vaseline. Il se place alternativement à droite ou à gauche du patient et se sert alternativement de l'une ou l'autre main. Il prend en somme la position la plus facile et qui lui évitera de se fatiguer dans les différentes manœuvres que nous allons décrire.

Placé tout d'abord à la droite du malade, on pose la main à plat du côté gauche de l'abdomen, le bord externe du médius appliqué le plus près possible des fosses côtes gauches et s'insinuant même au-dessous des fausses côtes, l'extrémité des doigts allant toucher à gauche le plan horizontal sur lequel le patient est couché. Ceci fait, on ramène la main vers la droite, en contournant les côtes et en venant rejoindre l'appendice xiphoïde. Cette manœuvre est pratiquée d'abord légèrement (effleurage), puis de plus en plus profondément (massage proprement dit). On suit de cette façon la courbure de l'estomac, du cardia au pylore, massant dans la direction des fibres favorisant ainsi les mouvements physiologiques de l'organe.

L'estomac ainsi massé, on passe à l'intestin grêle dont on fait glisser les anses les unes sur les autres par une sorte de massage vibratoire, la main appliquée sur la paroi abdominale sur laquelle elle ne doit pas glisser, mais qui doit lui servir pour ainsi dire de doublure, de gant : ce n'est pas la main elle-même qui masse, c'est la face profonde de la paroi abdominale. L'opérateur peut, pour cette manœuvre comme pour la suivante, se placer tantôt à droite, tantôt à gauche du malade.

Enfin, l'intestin grêle une fois massé, on pétrit le gros intestin, commençant à droite, au cæcum, pour terminer à gauche au rectum. Pour ce faire, on prend entre ses doigts, à droite de l'abdomen, et aussi bas que possible, le côlon ascendant qu'on continue à malaxer en remontant jusque vers le côlon transverse ; on suit ce dernier de la même façon, de droite à gauche, puis on y pétrit le côlon descendant, allant le plus profondément possible jusqu'à la partie terminale du rectum. On répète plusieurs fois cette manœuvre de façon à diviser la masse le plus souvent très dure contenue dans l'organe et à faciliter ainsi son élimination.

Chacun de ces temps du massage stomacal et intestinal doit durer à peine deux à trois minutes pendant les premières séances pour aller jusqu'à cinq ou six minutes à partir de la quatrième ou cinquième séance.

On ne pratique le massage de l'intestin grêle et du gros intestin dans le cas de dilatation stomacale que lorsque cette affection est accompagnée de constipation, ce qui est pour ainsi dire la règle.

Nous avons vu guérir par ce traitement des malades qui souffraient depuis près de vingt ans de dilatation de l'estomac avec dyspepsie, anorexie et constipation opiniâtre.

Paul ARCHAMBAUD, *de Paris*,
Médecin de l'Hôpital International.

CHAPITRE VI

GASTRALGIE

On donne le nom de gastralgie à la névralgie des nerfs de l'estomac. La gastralgie, douleur vive de l'estomac n'est ordinairement que le signe d'une dyspepsie ; elle est le plus fréquemment liée à l'hyperchlorhydrie ou toute autre maladie stomacale.

Symptomatologie. — Dès que la crise gastralgique apparaît, le malade se plaint de douleurs peu vives au début et qui vont en augmentant ; il ne peut rester en repos, se couche sur l'abdomen, sur le dos, ne sait en un mot quelle position prendre pour soulager son mal. La douleur siège ordinairement au niveau de l'appendice xiphoïde, en arrière de la grosse tubérosité de l'estomac ; elle est tantôt superficielle, tantôt profonde. L'estomac est douloureux à la pression ; le moindre mouvement, comme aussi certains exercices (équitation, marche), peuvent la faire naître ; elle peut être telle que le malade évite de respirer et paraît atteint de dyspnée. Les malades éprouvent tantôt de fortes brûlures de l'estomac ou ont la sensation d'une déchirure de l'organe. Chez eux, les crises se comportent quelquefois de la façon suivante : douleur vive de l'épigastre avec irradiation vers les hypocondres ou le dos ; sueurs froides, pâleur de la face et même syncope. D'autres fois, au plus fort de la crise, le cœur bat très vite, le patient croit mourir ; puis la douleur diminue et se termine par un vomissement, qui varie, suivant qu'il s'agit de telle ou telle lésion de l'estomac, ou encore n'est composé que d'un liquide glaireux. Ces crampes sont souvent observées lors qu'il n'existe aucune lésion du côté de l'estomac, chez les hystériques ; chez les neurasthéniques, chez les femmes à l'époque des menstrues, chez celles souffrant d'une affection utérine, chez les chlorotiques ; elles sont suivies de périodes de complète accalmie.

Chez les tabétiques, ainsi que l'a très bien dit Charcot, on trouve également des crises gastriques suivies de vomissements sans lésion stomacale. Cette douleur de l'estomac est quelquefois accompagnée de douleurs de la région dorsale ou des parois du thorax (névralgie intercostale ou encore de la région lombaire).

Si la gastralgie dépend, comme c'est ordinairement la règle, d'une affection de l'estomac elle est accompagnée des autres signes de cette maladie. Elle se déclare à certaines heures, aussitôt après l'ingestion des aliments dans l'ulcère de l'estomac. Si elle survient trois ou quatre heures après le repas et si elle est calmée par l'ingestion de nourriture, on a affaire à de l'hyperchlorhydrie. Dans le cancer de l'estomac, la gastralgie peut être spontanée ou être provoquée par l'alimentation. Les fonctions intestinales sont ordinairement troublées chez les gastralgiques ; on trouve de la constipation, de la distension gazeuse.

Etiologie. — Elle se confond ordinairement avec celle des maladies auquelles elle appartient, mais on la voit quelquefois provoquée par le froid, par la fatigue, les émotions, les chagrins. On observe souvent la gastralgie chez les jeunes filles à la période de l'apparition des menstrues; elle est fréquente chez les neurasthéniques.

Diagnostic. — Comme nous l'avons dit plus haut, les diverses maladies de l'estomac, ulcère simple dyspepsie hyperchlorhydrique peuvent être accompagnées de crises gastralgiques ; il n'est donc pas besoin d'établir le diagnostic de ces dernières d'avec ces maladies.

Il ne faut pas confondre la gastralgie accompagnée d'irradiations douloureuses intercostales avec la névralgie intercostale. Les névralgies intercostales sont accompagnées de points douloureux qu'on peut facilement faire naître par la pression à l'émergence des rameaux nerveux. C'est surtout avec la colique hépatique qu'on confond souvent la gastralgie. La douleur, dans cette dernière, siège du côté gauche et s'irradie en arrière mais à gauche ; tandis que dans la colique hépatique, elle siège à droite, s'irradie vers l'épaule droite, le foie est souvent congestionné et douloureux à la pression dans le mal hépatique. L'examen des urines, des matières fécales, décèle la présence de la bile dans la colique hépatique. — Le diagnostic étant fait, on étudiera par les signes ordinaires quelle est la maladie d'estomac qui a donné naissance à la crise (ulcère simple, cancer de l'estomac, hyperchlorydrie, maladie de Reichmann); ou bi[en] encore, si elle n'est pas liée à une affection abdominale, rein flottant, colique néphrétique, maladie de l'utérus, etc. Il faut se rappeler que la gastralgie à crises répétées est très souvent un des premiers signes de l'ataxie locomotrice et accompagne aussi la sclérose en plaques; la tuberculose pulmonaire à sa première période est, elle aussi, accompagnée de gastralgie. On se rappellera que la gastralgie essentielle est ordinairement légère et disparaît facilement en supprimant la cause qui l'a produite.

Traitement. — Deux indications thérapeutiques sont à remplir dans la gastralgie : la première consiste à calmer la douleur; pour cela on peut appliquer de la glace sur la région épigastrique ; donner par gouttes une préparation morphinée (chlorhydrate de morphine 10 centigrammes, eau distillée 5 gr.), ou mieux faire une injection hypodermique de morphine ; on peut aussi administrer, si l'estomac le supporte, le chlorhydrate de cocaïne à la dose de 2 à 3 centigrammes. L'eau chloroformée diluée et glacée calme la douleur. Germain Sée a recommandé l'extrait gras de cannabis indica en potion à la dose de 5 centigrammes en vingt-quatre heures. L'usage des boissons chaudes suffit très souvent pour calmer la douleur. Dans l'intervalle des crises, les révulsifs sur la région stomacale seront employés. Quelques heures après la crise on peut permettre au malade du lait, des potages, des œufs.

La deuxième indication consistera à traiter la maladie stomacale ou autre qui aura donné naissance à la gastralgie, et cette dernière guérira. Très souvent l'hydrothérapie bien appliquée donne d'excellents résultats.

MOOK, *de Paris.*

CHAPITRE VII

HÉMATÉMÈSE

On donne le nom d'hématémèse au vomissement de sang quelle que soit sa provenance.

Symptomatologie. — L'hématémèse revêt diverses formes, suivant que le sang rejeté a séjourné ou non dans l'estomac. Dans le premier cas, il se présente sous l'aspect de grumeaux ressemblant à du marc de café ou à de la suie délayée, qui peuvent séjourner très longtemps dans l'organe et ne sont rejetés que par petites quantités.

Dans le second cas, il est liquide ou coagulé et garde sa couleur naturelle.

Si l'hémorragie est abondante, le vomissement se fait presque subitement, l'estomac cherchant à se débarrasser de la masse qui le remplit.

Lorsqu'il s'agit de petites hémorragies, les sensations ressenties par le malade sont presque nulles, tandis que dans les grands vomissements le malade éprouve une sensation de plénitude de l'estomac, un goût de sang dans la bouche, une chaleur au creux épigastrique, que suit bientôt le vomissement.

Si l'hématémèse est abondante, on observe chez le malade une pâleur de la face, des éblouissements, des bourdonnements d'oreilles et même des pertes de connaissance. Si c'est un vaisseau important qui donne, le vomissement de sang revient coup sur coup, et la mort peut survenir subitement ou en très peu d'heures.

Le pouls est faible, bat avec rapidité. On a observé, suivant Leube, un phénomène assez curieux, l'amaurose totale et incurable qu'on explique par les rapports qui existent entre l'estomac et le système nerveux.

Si l'hémorragie est peu abondante, mais revient fréquemment, on observe chez le malade une anémie qui ne fait qu'augmenter. Si ces hémorragies proviennent de maladies organiques, on observe les signes de ces dernières : cachexie des cancéreux, douleurs de l'ulcère de l'estomac, etc.

Chez les hystériques où l'hématémèse survient au moment des menstrues, on remarque souvent la lourdeur de la tête, des bouffées congestives du haut du corps, un malaise général, une sensation de tension et de chaleur à l'épigastre.

Chez ces dernières l'hémorragie ne provoque jamais de frayeur, tandis qu'on observe une grande angoisse et une crainte de nouvelles hémorragies chez les autres malades.

Etiologie. — L'hématémèse s'observe dans le cours d'états morbides fort nombreux. On l'a observée dans le cours de maladies infectieuses, comme l'ictère grave, le purpura, l'hémophilie, la leucocythémie. Mais c'est surtout dans les maladies suivantes qu'on la rencontre le plus fréquemment : l'ulcère rond de l'estomac. Si en effet on a affaire à un malade chlorotique, chez lequel on trouve des douleurs très vives, qui augmentent par la pression épigastrique, et retentissent dans la région dorsale, on peut être sûr que c'est de l'ulcère de l'estomac qu'il s'agit. Si au contraire cette douleur survient au moment du passage du bol alimentaire et si en même temps on trouve du rétrécissement de l'œsophage, c'est à un ulcère de ce dernier organe qu'on a affaire. Si le malade indique que le siège de la douleur est plus à droite, au-dessous du foie, qu'elle augmente deux ou trois heures après le repas, et que l'hémorragie survient à ce moment, on se trouve en présence d'un ulcère du duodénum, surtout s'il s'agit d'un homme. Les hématémèses rouges peuvent se rencontrer dans le cancer de l'estomac. Trousseau, et après lui Dieulafoy, ont signalé des hématémèses à sang rouge dans le cancer de l'estomac, qui se produisaient plusieurs mois et même quelques années avant tout autre symptôme de cette maladie organique.

Mais le plus souvent les vomissements de sang du cancer sont noirs, comparables à du marc de café. L'hémorragie se fait ici à petites doses ; le sang s'accumule dans l'estomac et subit l'action du liquide stomacal. Les vomissements noirs peuvent aussi s'observer dans la gastrite alcoolique et les autres gastrites chroniques, dans la dilatation de l'estomac, ainsi que l'a signalé Bouchard, dans le cancer du foie (Josias). Charcot a également noté sa présence dans les crises des tabétiques. Pour éclairer le diagnostic, il faut se rappeler les autres symptômes de ces diverses maladies.

L'hématémèse peut provenir d'ulcérations, de varices œsophagiennes ou de lésions des artères de l'estomac. A ce sujet, nous rappelons l'histoire d'un malade que nous avons observé pendant dix ans, qui, atteint de psoriasis, voyait apparaître tous les ans une ou deux fois des hématémèses qui donnaient quelquefois deux litres de sang. On n'a observé chez lui aucun autre phénomène morbide, que de l'anémie consécutive à cette grande perte de sang.

On trouve aussi des hématémèses dans les cirrhoses hépatiques, où l'on attribuait la perte de sang aux varices de l'œsophage, quoique ces dernières puissent exister sans qu'il y ait cirrhose.

Chez les hystériques atteintes d'hématémèses, celles-ci remplacent très souvent les menstrues. Chez ces dernières, il faut rechercher les stigmates hystériques pour éclairer son diagnostic. On peut encore diviser l'hématémèse, en hématémèse d'origine gastrique et hématémèse d'origine périgastrique.

Diagnostic. — Si on se trouve en face d'un vomissement noir, grâce au microscope, on peut s'assurer s'il renferme des globules de sang. Grâce au spectroscope, on peut différencier facilement les vomissements sanguins des vomissements noirs biliaires. L'hématémèse peut être confondue avec l'hémoptysie; cette dernière se fait ordinairement par un vomissement précédé de toux; le sang est rutilant, battu d'air. Il survient chez les personnes qui présentent d'autres lésions pulmonaires, comme des râles sous-crépitants et humides, etc., qu'on ne trouve pas dans l'hématémèse. Avec celle-ci on rencontre surtout des phénomènes gastriques, comme dyspepsies, douleurs épigastriques, vomissements, dilatation, tumeurs de l'estomac, vomissements de matières ressemblant à de la suie délayée.

Anatomie pathologique. — Nous ne dirons que très peu de chose de l'anatomie pathologique de l'hématémèse, car elle se confond avec celle des maladies dont elle n'est qu'un des symptômes.

Traitement. — Le traitement de l'hématémèse se confond avec le traitement des maladies qu'elle accompagne. Cependant nous croyons devoir indiquer la conduite à tenir en face d'un vomissement de sang.

Repos absolu au lit. Comme alimentation, toutes les heures quelques cuillerées de lait glacé. Dans l'intervalle, tenir dans la bouche de la glace qu'on peut avaler par petits fragments. Toutes les deux heures donner avec le lait une pilule de 1 centigramme d'extrait thébaïque; on fera des piqûres de morphine. Comme hémostatique on fera une injection hypodermique d'une solution d'ergotine à 1 pour 15.

On peut également appliquer de la glace sur l'estomac. Suspendre toute espèce d'alimentation par la bouche et nourrir le malade par des lavements alimentaires, composés de lait, poudre de viande, jaunes d'œufs. Si tout cela ne suffit pas, on peut pratiquer la transfusion du sang ou faire des injections de sérum artificiel.

Mook, *de Paris.*

CHAPITRE VIII

ULCÈRE DE L'ESTOMAC

Historique et définition. — L'ulcère de l'estomac a été plus ou moins pressenti par Galien, Celse, Littre (1704), Baillie (1805) ; mais c'est Cruveilhier (1838) qui fut le vrai nosographe de cette maladie qui porte son nom. Parmi les modernes, on peut citer Virchow, Rokitansky, Letulle, Ewald, Boas, Debove, qui ont étudié l'ulcère à divers points de vue.

On appelle encore l'ulcère de l'estomac, *ulcère rond*, *ulcère perforant*, *ulcère chronique*, *ulcère simple*. Cette dernière dénomination préférée par Debove, paraît en effet la meilleure.

On peut définir le mal de Cruveilhier : une ulcération de forme arrondie, intéressant plus ou moins la paroi de l'estomac, et se traduisant cliniquement par une douleur plus ou moins vive, par des vomissements et des hématémèses.

Étiologie. — Maladie plus fréquente que le cancer de l'estomac, plus commune chez la femme que chez l'homme, et se montrant de préférence à l'âge adulte pour les uns (Debove), à l'âge mûr et chez les vieillards pour d'autres (Brinton).

Certaines professions prédisposent à l'ulcère : les cuisiniers (Bamberger), les tourneurs en porcelaine (Bernutz). Il en est de même des mauvaises conditions d'hygiène ou d'alimentation, sans parler de certaines diathèses comme la chlorose, la tuberculose, la syphilis dont la causalité, comme productrices de l'ulcère de l'estomac, est tout au moins problématique.

Anatomie pathologique. — L'ulcère de l'estomac siège principalement à la face postérieure de l'estomac, dans la moitié des cas, et par fréquence décroissante, à la petite courbure, au pylore, à la face antérieure, à la grande courbure, à la partie inférieure de l'œsophage ou au voisinage du cardia.

L'ulcère de l'estomac est unique le plus souvent ; néanmoins, on a compté jusqu'à huit ulcères, dans certains cas.

Sa forme est circulaire, elliptique, ovalaire, et plus ou moins complètement annulaire, dans l'ulcère pylorique.

Son diamètre est comme celui d'une pièce de 50 centimes ou de 1 franc, rarement plus grand.

Ses bords sont nettement tranchés, comme à l'emporte-pièce ; de couleur pâle et d'aspect détergé lorsque l'ulcère est récent, ils entourent un fond plus ou moins profond, suivant que l'ulcération intéresse plus ou moins l'estomac et les organes voisins.

Pathogénie. — La pathogénie de l'ulcère de l'estomac n'est pas déterminée et a donné lieu à des théories qui varient suivant les auteurs.

Pour Virchow, Lebert, Godivier, il y aurait embolie des artères de l'estomac, d'où nécrose et auto-digestion de la muqueuse.

Pour Hayem, Foerster, Cornil et Ranvier, il y aurait thrombose, à la suite d'artérite chronique ou de dégénérescence amyloïde ou graisseuse des artères.

Pour d'autres, la nécrose d'une artère de l'estomac ne serait due ni à une embolie ni à une thrombose, mais à une contraction spasmodique des artérioles.

Pour Mathieu[1], il n'y a qu'une seule cause pathogénique acceptable, c'est une gastrite préalable avec hyperchlorhydrie et autodigestion de la muqueuse.

Pour Javorski et d'autres, il y a altération du suc gastrique avec hyperacidité et exagération de la puissance digestive ; il y a un catarrhe acide qui précède et occasionne l'ulcère.

Debove et Renault combattent toutes ces manières de voir comme insuffisantes, et préfèrent admettre qu'on ignore la pathogénie de l'ulcère, dont la cause semble être spéciale et inconnue comme celle de la syphilis.

Symptomatologie. — On distingue cliniquement deux périodes :

1° Période prodromique ;

2° Période d'état.

Période prodromique. — Dans la période prodromique, le malade est un dyspeptique. Il a d'abord conservé l'appétit, mais il se plaint de malaises vagues, de pesanteur, de plénitude, de ballonnement après les repas, avec des nausées et des bâillements fréquents.

[1] Mathieu. *Thérapeutique des affections de l'estomac et de l'intestin.*

Plus tard, les repas sont suivis d'une douleur plus ou moins vive, localisée au creux épigastrique. Les nausées sont suivies de véritables vomissements aqueux ou alimentaires. Le malade dort mal, a maigri beaucoup, est plus ou moins anémié; il est devenu irritable et nerveux.

Cette période prodromique est plus ou moins longue; elle dure des semaines et des mois.

Période d'état. — L'ulcère est nettement affirmé par trois grands symptômes qui sont :

1° La douleur;

2° Les vomissements;

3° Les hématémèses.

Douleur. — Symptôme constant qui n'est d'abord qu'une pesanteur, une constriction, mais devient rapidement une brûlure atroce survenant d'une façon fulgurante ou par crises, dont l'acuité peut provoquer la syncope.

La douleur apparaît après les repas, 10 à 20 minutes après, d'autant plus près du repas que l'ulcère est plus voisin du cardia ou de l'œsophage, d'autant plus éloignée que l'ulcération est plus ou moins pylorique. Elle siège presque toujours au point xiphoïdien, sur un espace limité; elle est accompagnée d'une douleur dorsale correspondant diamétralement au même point; elle s'irradie quelquefois vers les hypocondres, l'ombilic, les épaules, le bras et l'avant-bras.

Cette douleur est provoquée ou exagérée par plusieurs causes : pression sur l'épigastre, mouvement, alimentation, émotions, etc. Elle dure ordinairement le temps d'une digestion, avec intensité progressive.

Vomissements. — Ils sont fréquents et suivent presque toujours la douleur, mais n'apparaissent que longtemps après ce premier symptôme. Après les repas, les vomissements sont forcément alimentaires; en dehors d'eux, ils sont liquides, acides, filants, pituitaires.

Hématémèses. — Les vomissements de sang sont fréquents et se présentent dans le tiers des cas environ. Ils surviennent après les repas, ou à l'occasion d'excès.

Le sang peut avoir deux aspects : ou il est vif, rutilant, comme rejeté immédiatement par le vaisseau nécrosé; ou bien les globules sont altérés par un commencement de digestion, et les hématémèses sont couleur marc de café ou de suie délayée. Une partie de ce sang peut passer dans l'intestin, surtout si l'ulcère est pylorique, et alors l'hémorragie n'a plus lieu par l'œsophage mais par l'intestin. Dans ce cas, il y a *mœlœna*, c'est-à-dire émission de garde-robes noirâtres, d'aspect goudronné. Il peut y avoir à la fois hématémèse et mœlœna.

En dehors de ces trois symptômes fondamentaux : douleur, vomissement, gastrorrhagie, il y a lieu d'envisager d'autres symptômes secondaires qui les accompagnent et dont l'ensemble n'en a pas moins sa valeur. Ainsi il y a des troubles dyspeptiques d'abord peu marqués, puis caractérisés par de l'inappétence, une bouche pâteuse surtout au réveil, de l'insomnie, des pituites le matin, et dans la journée, des régurgitations aigres ou acides.

On peut constater par le clapotage ou la sonde, une dilatation de l'estomac, plus ou moins avancée, avec de l'atonie intestinale, de la flatulence et des alternatives de constipation et de diarrhée.

Enfin, chez les jeunes femmes principalement, on constate de l'anémie et une aménorrhée intense.

Diagnostic. — Il y a lieu, pour bien établir le diagnostic de l'ulcère de l'estomac, d'utiliser tous les moyens d'investigation chimique qui permettent de dissiper les doutes que laisse parfois l'examen clinique.

C'est ainsi qu'on peut apprécier le pouvoir d'absorption de la muqueuse gastrique, par la durée d'élimination d'un poids déterminé d'iodure de potassium.

Il semble prouvé, d'une façon suffisamment unanime, que pour un estomac sain, l'iodure de potassium apparaît dans la salive, de 6 à 15 minutes après l'ingestion de 20 centigrammes de sel.

Ce même médicament peut servir à déterminer la puissance digestive du suc gastrique, par le procédé de Gunzbourg et de Marfan[1].

L'activité motrice de l'estomac est un facteur important dans le bon ou le mauvais fonctionnement de l'organe. Mais les moyens pour apprécier cette activité sont ou peu pratiques ou insuffisants. La méthode de Klemperer consiste à introduire dans l'estomac une quantité déterminée d'huile, et à mesurer la quantité qui a passé dans l'intestin après un temps donné. Un autre procédé a été indiqué par Sievers et Ewald, et repose sur la fixité du salol en milieu acide, et son dédoublement en milieu alcalin. Mais ce procédé a perdu toute sa valeur, le jour où nous sommes venus démontrer par nos

[1] Debove et Renault. *Ulcère de l'estomac.*

longues et laborieuses recherches au laboratoire de M. le professeur Hayem, à la Faculté de médecine de Paris : 1° que le salol se décompose d'abord dans l'intestin; 2° que dans l'estomac on trouve de l'acide salicylique, deux à trois heures après l'ingestion de 2 à 3 grammes de salol; 3° que le salol n'est pas complètement décomposé dans l'intestin[1].

On ne confondra pas l'ulcère avec la *gastralgie*. Dans celle-ci les vomissements sont rares; la douleur n'est pas bien localisée et survient sans cause apparente; il n'y a ni hématémèse, ni mœlœna.

Dans la *gastroxie*, il n'y a pas continuité ni progression dans la douleur, laquelle est périodique et procède par crises, qui se répètent pendant plusieurs jours, et dans l'intervalle desquelles la santé paraît parfaite et la fonction de l'estomac normale. De plus, il n'y a ni hématémèse, ni mœlœna.

Dans la *gastrite*, la douleur est plus vague, sans irradiation; et comme la gastrite est le plus ordinairement produite par l'abus de l'alcool, on constate tous les symptômes classiques de l'éthylisme.

Quant au *cancer* de l'estomac, on se rappellera qu'avec lui la douleur épigastrique est sourde, augmentée par la pression, avec des poussées paroxystiques, dont la cause n'apparaît pas. Les vomissements ne viennent pas de préférence après les repas, mais au réveil ou à tout autre moment. Les gastrorrhagies du cancer sont peu abondantes mais répétées et toujours formées de sang altéré, à couleur de suie délayée.

Enfin, tandis que chez le cancéreux l'appétit est nul ou très diminué, la langue sale, la bouche pâteuse, avec une cachexie plus ou moins rapidement progressive et fatale; dans l'ulcère, au contraire, l'appétit est le plus souvent conservé, et le malade se rétablit assez vite sous l'influence d'un traitement convenable. On se rappellera que dans l'ulcère il y a souvent adénopathie à distance; et pour distinguer du cancer certains ulcères à tumeur, on analysera les urines. D'après Rommelaere[2], lorsqu'il y a tumeur maligne, l'urée reste au-dessous de 12 grammes par vingt-quatre heures.

Complications. Marche. Durée. — L'ulcère de l'estomac tend naturellement vers la guérison; mais il peut y avoir, soit exagération des symptômes, soit apparition d'une maladie intercurrente qui modifie défavorablement la situation.

[1] Paul Cornet. *Du salol dans l'organisme*, in *Progrès médical*, octobre 1892.
[2] *Journal de Bruxelles*, 1883.

La *douleur* peut être aiguë et violente, au point d'empêcher le sommeil et de provoquer une syncope parfois mortelle.

Les *vomissements* peuvent être répétés et incoercibles, jusqu'à rendre impossible l'alimentation et produire conséquemment l'inanition ; la gastrorrhagie peut être mortelle.

Une grave complication consiste dans la *perforation* de l'estomac. Cette perforation du fond de l'ulcère a lieu à tout âge, plutôt chez la femme, plutôt au jeune âge, et bien plus souvent sur la face antérieure de l'estomac que sur la face postérieure. Cette dernière particularité tient à la moins grande mobilité de cette dernière face et par suite à sa moins grande disposition aux ruptures.

La perforation est suivie de *péritonite aiguë*, ou de péritonite localisée, avec *abcès gazeux* sous-diaphragmatiques dont le diagnostic est fort difficile.

Une *fistule* peut se former, qui mette l'estomac en communication avec les organes voisins (poumons, péricarde, cœur).

La marche de l'ulcère de l'estomac peut être rapide, s'il survient une des complications précitées. Dans les cas ordinaires, c'est une affection chronique qui dure des mois et des années, avec guérison finale sous l'influence du traitement, ou bien avec des rechutes ou des récidives après accalmies plus ou moins longues.

S'il n'y a pas de complications, la mort peut survenir par inanition ou cachexie.

Traitement. — La thérapeutique de l'ulcère de l'estomac comprend le *traitement général* et le *traitement symptomatique*. Celui-ci est suffisanment défini. Quant au traitement général, il est établi par le régime diététique et les médicaments auxquels on attribue une action modificatrice sur l'ulcère même.

Régime lacté. — Le régime lacté exclusif est, depuis Cruveilhier, l'unique traitement de l'ulcère de l'estomac, le seul auquel on puisse attribuer les cas de guérison.

Comment administrer le lait ? Cru ou cuit, chaud ou froid, à la volonté des malades dont la susceptibilité, à ce point de vue, présente des variations très grandes. Mais le malade ne prendra que les quantités indiquées par le médecin et de la manière indiquée. On prescrira 2 litres à 2 litres 1/2 de lait par jour, sans addition d'eau ; et cela pendant un temps assez prolongé — Mathieu prétend que la cure lactée ne doit pas dépasser deux à trois semaines, après lequel temps il devient insuffisant. Nous croyons qu'il n'est aucune base pour établir une durée fixe au traitement lacté, et que l'on doit s'en rapporter à la marche générale de la maladie et aux caractères symptomatiques. D'ailleurs, s'il est certain que l'usage prolongé du lait ne puisse suffire à ceux qui travaillent, il n'y a qu'à leur prescrire le repos pour atténuer dans une certaine mesure les inconvénients d'une médication si utile.

Le lait sera pris à doses fractionnées, soit une tasse toutes les deux heures, ou mieux d'après les préceptes de Karell, c'est-à-dire trois ou quatre fois par jour.

Additions au lait. — On peut, sur les conseils de Debove, augmenter la valeur nutritive de l'alimentation lactée par des potages à la poudre de lait, au tapioca, à la fécule, ainsi qu'aux poudres de viande ou de lentilles.

Retour à l'alimentation. — Après le régime lacté, c'est progressivement qu'on reviendra, après guérison, à une nourriture plus substantielle. Dans ce but, Leube a classé les aliments d'après leur digestibilité, et cela d'une façon peut-être insuffisamment démontrée, mais qui n'en sera pas moins utile dans la pratique.

Leube admet quatre régimes :

1° Bouillon, solution de viande, œufs mollets et crus, biscuits sans sucre, eau pure ou minérale ;

2° Cervelle de veau bouillie, ris de veau bouilli, pied de veau bouilli, volailles jeunes dont on ne doit pas manger la peau, soupes bien trempées au dîner, bouillie au lait avec du tapioca et des œufs battus ;

3° Bœuf à moitié ou complètement cru, bœuf saignant, pulpe rôtie dans du beurre frais, jambon maigre raclé de la même façon, un peu de pain blanc pas trop frais, à titre d'essai, faibles doses de thé ou de café au lait ;

4° Poulet et pigeon rôtis, chevreuil, perdrix, un peu de lièvre, rosbif saignant et froid, veau rôti, brochet, macaroni, bouillie de riz au lait.

Pas de sauces ni de légumes.

Plus tard, toujours d'après Leube, vin de Bordeaux, une heure ou deux avant le repas.

Comme boisson aux repas, on proscrira l'alcool sous toutes ses formes (vin, bière, etc.).

Médication alcaline. — Les médicaments dits alcalins répondent tous, dans l'esprit de leurs préconisateurs, à l'idée de neutraliser l'acidité exagérée du milieu gastrique, et comme conséquence, d'arrêter ou d'entraver dans une certaine mesure l'auto-digestion de la muqueuse, de calmer la douleur, ou de maintenir le repos de l'estomac en entravant sa fonction.

C'est à cette dernière théorie que répond le traitement de l'ulcère de l'estomac par le bicarbonate de soude à hautes doses, suivant la méthode de Debove.

On prescrira :

Bicarbonate de soude	30 grammes

En 10 paquets.
Un toutes les deux heures dans un peu d'eau.

ou bien, prendre une demi-heure après le repas un des cachets :

Bicarbonate de soude	1 gramme
Craie préparée.	25 centigrammes
Magnésie calcinée	25 —

Pour 1 cachet.
En faire 6 semblables qu'on donnera de demi-heure en demi-heure après les repas.

(DEBOVE.)

Dans ces cachets, le carbonate de chaux est un alcalin qui présente l'inconvénient de provoquer la constipation par sa tendance à s'agglomérer en masse.

La magnésie calcinée est un correctif qui a pour but, avec un rôle alcalin, de réagir contre la constipation.

L'eau de chaux est encore un alcalin qui peut être mêlé aux boissons. Il présente le désavantage de contenir en dissolution trop peu de substance active.

La médication cicatrisante se propose de panser ou de cicatriser les ulcérations gastriques. On a surtout utilisé le nitrate d'argent, ainsi qu'il suit :

Nitrate d'argent	1 centigramme
Mie de pain	Q. s.

Pour une pilule n° 10.
De 1 à 10 par jour.

(TROUSSEAU.)

ou encore :

Nitrate d'argent cristallisé.	20 centigrammes
Eau distillée.	100 grammes

M. s. a. dans un flacon coloré.
Cinq à six cuillerées à café dans la journée.

(PAUL CORNET.)

Le sous-nitrate de bismuth a pour but de panser la muqueuse,

Bonnemaison, de Toulouse, prescrit 70 à 80 grammes en vingt-quatre heures, dans du lait ou de l'eau.

Une formule qui conviendrait est celle-ci :

Sous-nitrate de bismuth.	70 grammes
Gomme arabique.	5 —
Eau de chaux	250 —

Faites une émulsion concentrée qu'on versera dans 750 centimètres cubes de lait pour faire un litre à boire dans la journée.

Le perchlorure de fer a aussi été employé comme il suit :

Perchlorure de fer.	10 grammes

X gouttes 3 à 4 fois par jour dans un peu d'eau.

Chlorhydrate de cocaïne.	20 centigrammes
Eau distillée.	100 grammes

Une cuillerée à café de quart d'heure en quart d'heure, de 5 à 7 fois.

Soit l'eau chloroformée :

Eau chloroformée saturée	100 grammes
Eau distillée.	100 —

M. s. a. Une cuillerée à soupe toutes les trois heures.

Cette solution présente parfois l'inconvénient d'être irritante, si étendue qu'elle soit.

Enfin, la douleur sera encore avantageusement combattue par les révulsifs (vésicatoires, sinapismes, ventouses sèches, frictions à l'essence de térébenthine) et les fomentations chaudes.

La médication hémostatique sera réalisée par :

1° Les injections sous-cutanées d'ergotine

Ergotine d'Yvon	1 centimètre cube

En injection au creux épigastrique.

2° Par le repos absolu au lit et souvent par le lait;

3° Par la glace intus et extra, c'est-à-dire sucée par petits morceaux ou grossièrement concassée et appliquée sur l'épigastre;

4° Enfin l'extrait thébaïque, employé seul ou associé à l'ergotine, comme il suit :

Ergotine.	4 grammes
Extrait thébaïque	10 centigrammes
Sirop de ratanhia.	30 grammes
Eau de fleurs d'oranger	10 —
Julep gommeux	120 —

F. s. a. une potion à donner par cuillerée à bouche de quart d'heure en quart d'heure, jusqu'à effet, puis toutes les heures.

Contre les vomissements, le lait, le repos, les médicaments hémostatiques et calmants seront utiles. En cas d'insuccès, on emploiera :

1° La teinture d'iode, suivant Lasègue :

Teinture d'iode	X gouttes
Sirop thébaïque	30 grammes
Alcoolat de mélisse	5 —
Julep gommeux	100 —

F. s. a. potion. Une cuillerée à bouche toutes les deux heures.

2° L'acide cyanhydrique en solution au centième :

Solution à 1 p. 100. . . . . V à XV gouttes

3° Potion Rivière, n°s 1 et 2 :

4° :

Azotate d'argent.	20 centigrammes
Eau distillée.	100 grammes

M. s. a. Deux cuillerées à café trois fois par jour.

Malgré tous ces moyens, les vomissements peuvent être incoercibles et sous une dépendance exclusivement nerveuse. Alors on aura utilement recours au gavage ou à l'alimentation par la sonde. Pour cela, on introduit dans l'estomac par la sonde, soit du lait, si le régime est exclusivement lacté, soit trois fois par jour le liquide alimentaire suivant :

Lait.	1/2 litre
Poudre de viande	30 grammes
Bicarbonate de soude	10 —
Craie préparée.	5 —

(Debove.)

Quant au lavage de l'estomac dans l'ulcère, nous croyons devoir le proscrire de la façon la plus absolue, attendu que rien ne met préventivement à l'abri des gastrorrhragies fatales qu'une intervention mécanique peut produire.

Paul Cornet, *de Paris*,

Médecin de l'hôpital international.

CHAPITRE IX

CANCER DE L'ESTOMAC

Étiologie. — Affection grave, qui entre pour 2 p. 100 environ, d'après différentes statistiques, parmi les causes générales de mortalité.

Certains pays paraissent fournir plus de cancéreux ; d'autres, tels que l'Egypte, en seraient préservés, d'après Griesinger.

L'homme est plus souvent cancéreux que la femme, et plutôt à l'âge de cinquante ans et au-dessus. Au-dessous de cet âge, le cancer est de plus en plus rare. Il a été vu au-dessous de vingt ans, mais c'est une extrême rareté.

L'hérédité joue un rôle assez important, quoique peu déterminé et paraissant se limiter de plus en plus à une période de prédisposition, au fur et à mesure que la notion du contage direct ou indirect prend du terrain.

Siège du cancer. — On trouve le cancer surtout au pylore, puis au cardia; enfin, et par fréquence décroissante, à la grande et à la petite courbure, sur la paroi antérieure ou postérieure.

Anatomie pathologique. — Tumeur en général unique, intéressant d'abord la muqueuse, et successivement les régions sous-muqueuse, musculeuse et séreuse.

Ce sont ou de simples dépressions blanchâtres ou des nodosités de volume variable, aplaties et disséminées. Ces dépressions ou nodosités s'ulcèrent et l'on constate alors une perte de substance plus ou moins étendue, de forme variable, unique ou multiple, à bords saillants, mamelonnés, et dont le fond est constitué par la muqueuse infiltrée. Leur consistance est variable.

Le mot cancer implique plusieurs sortes de tumeurs, à forme et à marche différentes.

C'est cette polymorphie qui fait conclure à Dujardin-Beaumetz que le mot cancer est impropre, puisque, anatomo-pathologiquement et cliniquement, il semble qu'on ait affaire à plusieurs entités morbides.

Il est classique, après les travaux de Cornil et Ranvier, d'admettre cinq ou six formes de cancer :

1° L'*épithélioma* ou tumeur molle à nodosités marquées et à ulcérations tardives ;

2° *Cancer médullaire* ou noyau spongieux, mou au toucher, et le plus souvent mamelonné ;

3° Le *squirrhe*, comme le cancer médullaire, se rencontre au pylore. Consistance élastique, avec points ramollis, isolés et en nombre variable. Coupe dure et fibreuse. Le fond de la tumeur est tapissé par la muqueuse ou par un tissu résistant, développé aux dépens de la couche sous-muqueuse. Stroma de fibres conjonctives très abondantes, laissant entre elles de rares espaces allongés, pleins de cellules tassées, irrégulières, à gros noyaux et à granulations protéiques.

4° Dans le cancer *colloïde*, il y a une dégénérescence muqueuse et gélatiniforme qui remplit les alvéoles de masses volumineuses et envahissantes.

5° Enfin on désigne sous l'expression *métastases du cancer de l'estomac* l'envahissement par propagation veineuse ou lymphatique des ganglions voisins ou à distance. Les ganglions rétro-péritonéaux sont le plus souvent envahis d'une façon volumineuse. Il n'y a pas que les ganglions qui peuvent devenir secondairement cancéreux, mais le péritoine, le foie, le diaphragme, les poumons, les plèvres, les reins, les capsules surrénales, le cœur, l'intestin, les organes génito-urinaires, en un mot presque tous les organes.

Symptomatologie. — Le premier symptôme qui se présente est l'*anorexie*, c'est-à-dire absence de sensation de la faim. Dans l'ulcère de l'estomac, cette sensation persiste, mais le malade, par crainte des souffrances, évite l'alimentation.

La *douleur* est presque constante, à intensité et sièges variables, et sans rapports bien établis avec la situation du néoplasme.

Les néoplasmes des orifices pylorique et cardiaque sont fréquemment accompagnés de *vomissements ;* les néoplasmes pariétaux présentent moins souvent ce symptôme.

Les vomissements sont d'abord périodiques, puis continuels.

L'*hématémèse* n'est pas un symptôme bien spécial, suivant Beaumetz. L'hémorragie indique seulement qu'il y a ulcération. En tout cas, elle est stomacale avec couleur marc de café, ou intestinale avec couleur de goudron.

La *constipation* est fréquente à tout temps de l'évolution cancéreuse. La *diarrhée* est presque aussi fréquente, de sorte qu'il y a en réalité des alternatives de constipation et de débâcle.

Comme *signes cliniques*, on constate un teint jaune paille qu'on retrouve dans des états cachectiques non cancéreux, une peau sèche, ridée, de l'*œdème malléolaire*. On rencontre encore, dans le cours ultime du cancer, la *plegmatia alba dolens*, sans que ce symptôme ait la valeur diagnostic ou pronostic que lui attribuait Trousseau.

Il peut y avoir *fièvre* avec intermittence, comme dans la malaria.

A la *palpation*, il y a douleur, puis sensation plus ou moins facile d'une tumeur, dont il faudra s'exercer à apprécier le siège, la mobilité, le volume, l'étendue, les adhérences avec le foie ou le diaphragme.

La *percussion* est encore plus ingrate et ne fournit pas de renseignements précis.

L'examen du liquide de l'estomac a servi de base au diagnostic pour certains auteurs (Boas, etc.), qui ont fait de l'anachlorhydrie un état constant dans le cancer. Malheureusement l'absence d'acide chlorhydrique n'est pas absolue.

L'examen des *urines*, nous l'avons vu, a permis également d'établir qu'un taux d'urée inférieur à 12 grammes pour vingt-quatre heures indiquerait un état cancéreux. Pour Beaumetz, ce moyen d'investigation permet seulement de conclure à un mauvais état général.

Un symptôme important par sa grande fréquence est le *retentissement ganglionnaire*, c'est-à-dire l'engorgement des ganglions périphériques, cervicaux, sous-claviculaires, axillaires, inguinaux.

Quant à l'*ictère*, l'*albuminurie*, le *muguet*, l'*ascite*, ce ne sont pas des symptômes proprement dits du cancer ; ils indiquent seulement que divers organes sont intéressés secondairement.

La *durée* du cancer est variable ; relativement courte, dix, douze, dix-huit mois, lorsqu'il y a cancer d'emblée; plus ou moins longue, lorsque le cancer vient se greffer sur une gastrite chronique ou un ulcère.

[1] Troisier, Belin. Thèse Paris, 1888.

Le *diagnostic* du cancer demeure très difficile, et d'autre part il est nécessaire de le faire de bonne heure, si l'on veut intervenir chirurgicalement.

Quant au *pronostic* il est fatal. Les hardiesses de la chirurgie peuvent bien occasionner une survie ; elles sont encore trop récentes pour entrer dans la thérapeutique du cancer de l'estomac.

Traitement. — Le traitement du cancer de l'estomac est médical ou chirurgical.

Le traitement médical est surtout symptomatique. Toutefois il est deux médicaments auxquels on a attribué des propriétés particulières sur la tumeur néoplasique : c'est le condurango blanco et le chlorate de soude.

Le condurango blanco a été préconisé par Friedreich, Heiligenthal, Erichsen, Riess qui accusent les uns et les autres des améliorations plus ou moins grandes [1].

La formule de Friedreich est celle-ci :

Racine de condurango.	15 grammes
Eau.	360 —

A faire macérer douze heures et réduire au bain-marie. A prendre par cuillerées à bouche deux ou trois fois par jour.

Ce médicament aurait, dans un cas, fait diminuer une volumineuse tumeur et réduire en dix-sept jours des ganglions sous-claviculaires. Mais l'ensemble des résultats contribue à donner au condurango une simple influence apéritive.

Le traitement symptomatique du cancer de l'estomac se propose d'abord d'assurer l'antisepsie intestinale. On y parvient par l'administration des cachets de Dujardin-Beaumetz, dont la formule doit être, pour des raisons de technique pharmaceutique, réduite de moitié, ainsi qu'il suit :

Salicylate de bismuth	5 grammes
Magnésie calcinée	5 —
Bicarbonate de soude	5 —

F. s. a. 30 cachets médicamenteux.
Prendre un cachet avant chaque repas.

Ou bien encore :

Chlorate de soude	5 grammes
Carbonate de chaux.	10 —
Poudre d'opium	60 centigrammes

F. s. a. 30 cachets
Un cachet après chaque repas.

[1] Debove. *Maladies de l'estomac.*

La médication analgésique sera remplie par les injections de morphine. On administrera, par exemple, 1 centimètre cube de la solution suivante :

Chlorhydrate de morphine.	5 centigrammes
Sulfate neutre d'atropine.	5 milligrammes
Eau bouillie.	10 grammes

F. s. a. solution.

Ou bien encore, on prescrira une cuillerée à bouche tous les quarts d'heure jusqu'à effet, de la solution suivante :

Menthol.	20 centigrammes
Alcool à 90°	10 grammes
Eau distillée.	180 —

Les vomissements seront combattus par les moyens analgésiques et par la glace intus et extra.

Enfin le traitement général du cancer de l'estomac a été l'objet d'un essai nouveau, avec le chlorate de soude, par M. Brissaud[1]. « Ce traitement a pour idée directrice l'action spécifique, connue depuis longtemps, de la solution de chlorate de potasse sur les épithéliomes des muqueuses des voies digestives supérieures. On sait aussi que ce médicament agit sur les cancroïdes cutanés, par exemple, sur l'épithéliome du grand angle de l'œil...

« Je ne prétends pas guérir tous les cancers, mais il y a certaines formes qui sont curables par le chlorate de soude, surtout les épithéliomas sans propagation ni au foie ni ailleurs, sans complications par thromboses ou phlébites.

« La toxicité du chlorate de soude est bien moindre que celle du chlorate de potasse, car ainsi que Stockwiez l'a montré, il faut 1 gramme de chorate de soude pour tuer 1 kilogramme d'animal; enfin il est facilement éliminé...

« Je donne d'abord 8 à 10 grammes par jour, et si les vomissements, les hématémèses ne cessent pas, j'accrois les doses jusqu'à cessation des vomissements.

« Je donne ce médicament dans 100 grammes d'eau, par cuillerée à café dans les vingt-quatre heures. La seule contre-indication est l'albuminurie même légère, comme l'a montré Hayem.

« Enfin, il ne faut pas dépasser la dose de 16 grammes à cause des accidents bulbaires possibles. »

[1] *Bulletin médical*, août 1893.

Traitement chirurgical du cancer. — Grand nombre de chirurgiens ont agrandi, dans une petite mesure, par leurs nombreuses tentatives, le champ thérapeutique du cancer de l'estomac.

Malheureusement, le cancer est diagnostiqué souvent fort tard, chez des sujets âgés ou cachectiques, de sorte que la chirurgie est ainsi privée de ses meilleures conditions de succès.

La première pylorectomie a été pratiquée par Péan, en 1879, puis Bilroth, Bardenheimer, Rydygier, Kocher, Molitor et beaucoup d'autres, obtinrent par leur intervention des résultats plus ou moins encourageants.

La gastro-entérostomie, la duodénostomie (Langenbuch), la jéjunostomie (Jessé), ont été pratiquées aussi.

En résumé, il paraît juste de dire que ces tentatives sont louables, et que, si le traitement chirurgical du cancer de l'estomac n'est pas curatif, il s'est montré palliatif dans certains cas.

Paul Cornet, *de Paris*,
Médecin de l'hôpital international.

CINQUIÈME PARTIE

MALADIES DU PANCRÉAS

CHAPITRE PREMIER

GÉNÉRALITÉS SUR LE PANCRÉAS

Anatomie du pancréas. — Le pancréas est une glande volumineuse, de forme allongée et aplatie d'avant en arrière, située transversalement dans l'abdomen, à la hauteur de la deuxième vertèbre lombaire.

Son poids est de 70 grammes environ, sa longueur de 15 à 20 centimètres, sa hauteur à la partie moyenne de 4 à 5 centimètres, et son épaisseur de 2 à 3 centimètres.

Son extrémité droite renflée, *tête du pancréas*, est appelée encore portion verticale pour la distinguer de la portion horizontale, qui comprend le corps et la queue (Verneuil). Elle est entourée par le duodénum, qui décrit autour d'elle une courbe verticale en fer à cheval. Quelques gros troncs lymphatiques formés par la réunion des chylifères passent entre la tête et le duodénum.

Son extrémité gauche effilée, *queue du pancréas*, va s'unir à la face interne de la rate par un petit repli séreux, épiploon pancréatico-splénique.

La face antérieure, recouverte par le péritoine, est en rapport avec l'estomac dont elle est séparée par l'arrière-cavité des épiploons. Dans le cas d'abaissement considérable de l'estomac, le pancréas, recouvert seulement par l'épiploon gastro-hépatique, se trouve contigu à la paroi abdominale.

La face postérieure, dépourvue de séreuse, sauf à son extrémité caudale, est en rapport, au niveau de la tête, avec la veine porte et la veine cave; au niveau du corps avec l'aorte, les piliers du diaphragme et la deuxième vertèbre lombaire; enfin, au niveau de la queue, avec la capsule surrénale et le rein.

Le bord supérieur du pancréas, plus épais que l'inférieur, est creusé d'une gouttière, dans sa moitié gauche, qui loge l'artère splénique. Il est encore en rapport avec le tronc cœliaque, le lobule de Spigel, le plexus solaire et une chaîne de ganglions lymphatiques.

Le bord inférieur est en rapport de droite à gauche avec la troisième portion du duodénum, les vaisseaux mésentériques supérieurs et l'intestin grêle, dont le sépare le mésocôlon transverse.

Le pancréas est parcouru en son milieu et de gauche à droite par un canal, aboutissant commun des conduits excréteurs, c'est le canal de Wirsung qui, après s'être uni au cholédoque, va se jeter avec lui dans l'ampoule de Vater située à la partie postérieure et inférieure de la deuxième portion du duodénum. Le canal de Wirsung se bifurque ordinairement au niveau de la tête du pancréas et forme un petit canal accessoire qui s'ouvre au-dessus du premier, au sommet du tubercule de Santorini.

Les nombreux rapports de cette glande peuvent donner lieu, lorsqu'elle est atteinte, à des symptômes fonctionnels et à des signes physiques qui, pris isolément, n'ont rien de pathognomonique, mais permettent d'arriver à un diagnostic précis lorsqu'ils sont réunis.

Symptômes généraux. Exploration. — Une tumeur, un cancer de la tête du pancréas comprimera ses canaux excréteurs; il pourra en résulter des troubles digestifs variés que nous étudierons spécialement à propos de la dyspepsie.

Dans ce cas encore, l'oblitération du cholédoque, qui se creuse parfois une gouttière dans le tissu pancréatique, entraînera un ictère chronique et la dilatation de la vésicule biliaire.

Les troncs lymphatiques formés par la réunion des chylifères pourront aussi être comprimés, dans leur passage entre le duodénum et la tête du pancréas, par une tumeur de cette région, d'où arrêt de la circulation du chyle et de son absorption.

La compression du pylore ou du duodénum pourra amener la dilatation de l'estomac. La compression de la veine porte ou de la veine cave sera suivie de l'apparition d'une ascite ou de l'œdème des membres inférieurs.

Nous verrons à l'article *Glycosurie* l'importance des rapports du pancréas et du plexus solaire.

La situation profonde du pancréas rend son exploration difficile.

Dans l'examen de cet organe, la *percussion* préconisée par Piorry n'est d'aucune utilité, la *palpation* seule peut rendre de réels services, encore faudra-t-il que la glande soit considérablement augmentée de volume. Son accès deviendra plus facile si l'estomac est fortement abaissé et dans tous les cas vide d'aliment. Il sera bon aussi de vider l'intestin par un lavement.

Pour pratiquer la palpation, on suivra la règle habituelle, flexion et abduction des cuisses, distraction du malade par la conversation. On procédera par pression progressive et continue avec les mains préalablement chauffées. On se trouvera quelquefois bien de la position génu-brachiale et, si le relâchement n'est pas suffisant, ou si l'exploration est trop douloureuse, on pourra recourir à la chloroformisation.

Les tumeurs développées dans le pancréas sont en général perpendiculaires à la colonne vertébrale et siègent vers le milieu de la ligne qui va de l'appendice xyphoïde à l'ombilic. Elles ne participent pas aux mouvements respiratoires à moins d'adhérences contractées avec le foie ou la rate. Ces tumeurs peuvent présenter des pulsations communiquées par l'aorte sous-jacente et faire croire à un anévrisme de cette artère d'autant plus aisément que la compression de ce vaisseau peut donner lieu à des souffles.

Dans certains cas, l'hypertrophie secondaire des ganglions lymphatiques situés au niveau du bord supérieur du pancréas peut en imposer pour une tumeur de cet organe.

Les kystes du pancréas, dont le volume est quelquefois considérable, peuvent être confondus avec des kystes de l'ovaire ou des kystes hydatiques du foie.

Pour éviter cette erreur, on pourrait avoir recours à la distension artificielle de l'estomac par l'acide carbonique ; s'il s'agit du pancréas, la tumeur sera recouverte par l'estomac distendu et la percussion donnera à son niveau une sonorité tympanique.

D'après Kuster, contrairement aux kystes de l'ovaire et aux kystes hydatiques du foie, les tumeurs kystiques du pancréas, lorsque leur volume n'est pas excessif, sont toujours séparées du foie et du pubis par une zone de sonorité tympanique.

La tumeur formée par le cancer du pancréas n'est pas facile à percevoir, elle n'est reconnue que dans un tiers des cas (Arnozan). Elle est souvent masquée par le lobe gauche du foie et échappe alors à la palpation. La tumeur est en général limitée à l'extrémité droite, entre le foie et l'ombilic, rarement à gauche. Elle peut être confondue avec une tumeur de la vésicule biliaire, d'autant plus facilement que l'ictère l'accompagne souvent.

D'après Bonnamy, on aurait un bon signe de cancer du pancréas, si on constatait, comme pour les kystes, une zone de sonorité entre la matité du foie et celle de la tumeur. Celle-ci est peu mobile, dure et bosselée, mais ces caractères sont difficiles à étudier en raison de la situation profonde de l'organe et de la douleur provoquée par la pression.

J. Destarac, *de Toulouse*,
Chef de clinique médicale à la Faculté.

CHAPITRE II

DYSPEPSIE PANCRÉATIQUE

Existe-t-il une dyspepsie pancréatique?

Si l'on considère le rôle important que joue la sécrétion de cette glande dans la digestion, on est forcé d'admettre son existence.

Le suc pancréatique, en effet, est un suc digestif complet, capable à lui seul de mener à bien les divers phénomènes de la digestion avec l'aide de ses trois ferments dont les propriétés sont bien connues.

La *steapsine*, découverte par C. Bernard et baptisée par Defresne, digère les matières grasses d'une manière complète et définitive.

La *trypsine* (Kühne) digère les matières albuminoïdes et azotées et achève leur conversion en peptone (Corvisart).

L'*amylopsine* (C. Bernard) digère les féculents, si bien que les aliments, après leur passage dans le duodénum, n'en présentent plus trace.

On conçoit aisément que toute modification apportée dans la sécrétion et la constitution chimique du suc pancréatique puisse être une cause de dyspepsie.

Mais si la dyspepsie pancréatique doit être admise en théorie, il est plus difficile d'en démontrer l'existence dans la pratique, et cela pour plusieurs raisons.

Le pancréas est inaccessible, il ne peut être soumis comme l'estomac à nos moyens d'investigation. C'est la principale cause de l'obscurité qui règne au sujet de la dyspepsie pancréatique, tandis que les dyspepsies gastriques sont enfin sorties du chaos, grâce à l'emploi de la pompe stomacale.

Son étude n'est pas non plus facilitée comme celle du foie par la couleur de son liquide qui ne laisse pas, comme la bile, de traces dans l'économie.

Enfin, son action complexe est encore obscurcie par la multiplicité des phénomènes qui ont leur siège dans le duodénum et qui ressortissent aux fonctions des organes voisins. Ses rapports intimes avec ces organes font qu'il subit fatalement le contre-coup de leurs lésions et dès lors il est quelquefois impossible de faire la part de ce qui lui revient en propre.

Toutes ces difficultés réunies nous expliquent suffisamment le silence des auteurs sur cette question, tandis que l'étude des troubles gastriques s'enrichit tous les jours et semble absorber à son profit toute la pathologie des dyspepsies.

Causes. — Toutes les phases de la digestion étant intimement liées, il est évident qu'un bol alimentaire mal préparé par la diastase salivaire et le suc gastrique se prêtera mal à l'action des ferments pancréatiques, d'autant plus que ces ferments ne pourraient se produire qu'après un commencement de digestion stomacale et le passage dans la circulation des peptones formées dans l'estomac (Corvisart, C. Bernard, Schiff).

Les troubles de la sécrétion biliaire retentiront sur la sécrétion pancréatique. La trypsine, en effet, serait détruite par la pepsine si la bile, comme l'a démontré C. Bernard, ne venait fort heureusement précipiter le ferment gastrique à son entrée dans le duodénum. Lorsque l'écoulement de la bile est suspendu, la digestion des albuminoïdes est compromise, car, d'une part, la trypsine est détruite par la pepsine et, d'autre part, ce dernier ferment, qui a besoin, pour agir, d'un milieu acide, perd toute action dans le milieu alcalin du duodénum.

Comme l'estomac, le pancréas est certainement sujet à des troubles chimiques neuro-sécréteurs et sensitifs, et l'on a remarqué que les incitations portées sur les nerfs, l'estomac et la peau modifient immédiatement la sécrétion du pancréas. Ces troubles s'accompagnent souvent d'une douleur très nette (Bernstein, Heidenhain, Arnozan).

Mais des notions plus complètes nous échapperont encore longtemps. Nous devons nous contenter pour le moment de diagnostiquer la dyspepsie pancréatique, alors seulement que les lésions de la glande sont profondes et les troubles consécutifs très accentués.

Dans ce cas il sera permis d'observer une symptomatologie spéciale qui mérite bien le nom de dyspepsie pancréatique.

Les causes en sont multiples : la compression, l'oblitération du canal par un cancer, une tumeur, un kyste, un calcul, l'abus du sucre et des féculents (Cantani), les inflammations diverses conduisant à la pancréatite chronique et, en un mot, toutes les lésions destructives. Ce sont là les causes que nous retrouverons dans l'étiologie du diabète maigre qui n'est en somme, jusqu'à nouvel ordre, qu'un chapitre à part de la dyspepsie pancréatique.

Symptômes. — *Amaigrissement.* — L'amaigrissement signalé la première fois par Pemberton manque rarement. On pourrait l'expliquer par l'entrave apportée à la digestion pancréatique. Chauveau et Kaufmann en donnent tout récemment [1] une autre explication, ils attribuent la fonte rapide des sujets à la suppression d'une action modératrice directe exercée sur la désintégration histologique par la sécrétion pancréatique interne.

Sialorrhée. — Une salivation abondante a été observée par divers auteurs (Polinière, Mondière, etc.). Ils la regardent comme un phénomène de suppléance, le pancréas étant une glande salivaire. C'est là une opinion qui paraît abandonnée de nos jours. Frank a vu un malade atteint de cancer du Pancréas rejeter jusqu'à dix livres de salive par jour. Des faits analogues ont été signalés par Berthomieu, Tavernier, etc. D'après Friedreich, la salive contiendrait dans ce cas beaucoup de leucine, substance qui se rencontre fréquemment dans le pancréas.

Vomissements graisseux. — Laennec, Henrot les ont observés. Il se fait quelquefois une sorte de sélection, les corps gras étant seuls rejetés tandis que les autres aliments sont parfaitement digérés. Ce fait indique bien une dyspepsie toute spéciale qui aurait une valeur réelle pour le diagnostic (Arnozan, Mollière).

Diarrhée pancréatique. — Pour Wedekind et Portal, la plupart des diarrhées séreuses abondantes seraient dues à une hypersécrétion pancréatique. On a rattaché certains cas de diarrhée aux oreillons, en vertu de l'analogie admise autrefois entre les glandes salivaires et le pancréas.

Selles graisseuses. — C'est le symptôme le plus important ; il fut signalé pour la première fois en 1820 par Kuntzman. En 1833, Bright en rapporta sept cas et faillit découvrir par la simple clinique l'action du suc pancréatique. Depuis les découvertes de C. Bernard,

[1] Acad. des sciences, mars 1893.

ce symptôme a été très souvent observé, et Moyse, son élève, le considère comme pathognomonique. L'expérimentation est encore venue à l'appui de la clinique, et Thiroloix, Von Mering, Minkowski, etc., ont fréquemment observé les selles graisseuses chez le chien au cours de leurs expériences sur le pancréas.

La graisse peut se présenter tantôt sous forme de boulettes de grosseur variable analogues à du beurre, tantôt figées à la surface ou surnageant sous forme d'un liquide huileux. Cette substance est soluble dans l'éther, elle peut fondre à la chaleur et s'enflammer.

Les troubles de la sécrétion biliaire pourraient aussi amener des selles graisseuses, mais Ancelet pense que le pancréas est lui-même atteint dans ce cas, le canal de Wirsung ayant des rapports très étroits avec le cholédoque.

Il peut arriver encore que la graisse ingérée en trop grande quantité apparaisse dans les selles, le pancréas ne pouvant les digérer malgré l'intégrité de ses fonctions. Mais dans ce cas le phénomène disparaîtra si l'on ramène l'ingestion des graisses à la quantité normale.

Arnozan fait remarquer que la stéarrhée peut être produite par la non-absorption des graisses, bien que leur digestion soit parfaite et le pancréas intact. Cette particularité pourrait se rencontrer dans la compression des troncs des chylifères à leur passage entre le duodénum et la tête du pancréas. Dans ces cas de stéarrhée par non-absorption, les corps gras seraient rejetés à l'état d'émulsion; cette hypothèse émise par Ancelet a été confirmée par Aran.

Notons en terminant qu'Ancelet et Friedreich admettent la persistance de la stéarrhée alors que toute ingestion de graisse est supprimée. La désassimilation des tissus pourrait expliquer ce fait extraordinaire comme aussi les quelques cas de lipurie observés. On a supposé encore que cette graisse était rejetée après avoir longtemps séjourné dans l'intestin, qu'elle provenait de la couche sous-muqueuse de l'intestin ulcéré, enfin qu'elle pouvait être fournie en partie par la cholestérine.

En résumé, la fréquence de la stéarrhée coïncidant avec les lésions pancréatiques constatées à l'autopsie, donne à ce symptôme une importance considérable pour le diagnostic.

Lipurie. — On a signalé les urines graisseuses dans les lésions du pancréas. Tulpius et Ellioston en citent deux cas. Bowditch l'ayant constatée pendant la vie trouva à l'autopsie un pancréas en partie détruit. Ces faits sont trop rares pour qu'on puisse leur attribuer une grande importance.

La *mélanodermie* a été signalée par Aran dans un cas de tuberculose du pancréas.

La *glycosurie* fera l'objet d'un chapitre spécial.

Diagnostic. — La dyspepsie pancréatique, à ses débuts, est d'un diagnostic difficile pour les raisons que nous avons indiquées plus haut. Elle est ordinairement confondue avec les dyspepsies gastriques et intestinales; elle passe alors d'autant plus facilement inaperçue qu'on néglige de la rechercher.

Comme le fait observer Arnozan, le pancréas est absolument dédaigné dans la plupart des autopsies. L'attention n'est éveillée que lorsque les lésions avancées de la glande amènent quelques-uns des symptômes que nous avons décrits.

Parmi ceux-ci, la stéarrhée occupe le premier rang. Il sera facile de distinguer si elle est due à l'ingestion exagérée de matières grasses ou à un défaut d'absorption. Dans le premier cas, elle disparaîtra par le régime, dans le second, les graisses rendues seront émulsionnées.

Pour déceler la présence de la graisse, Bonnamy recommande le procédé suivant : prendre avec une cuiller la partie supérieure des matières fécales, la mélanger à de l'éther, agiter et filtrer. Si on plonge dans un liquide ainsi éclairci un morceau de papier buvard, celui-ci après évaporation reste transparent comme s'il avait été imbibé d'huile.

Courtaret accorde une importance comme signe diagnostic à la douleur siégeant vers le rebord costal gauche et au sommet de l'hypocondre du même côté.

Pisenti et Gerhard admettent la diminution de l'indican dans les urines. Thiroloix ne l'a pas toujours observée chez les chiens dépancréatés.

L'absence de dédoublement du salol pourrait avoir une grande importance (Marfan). A l'état normal, le salol ingéré se dédouble dans l'intestin en acide salicylique et acide phénique, et il est aisé de constater ce dédoublement en examinant les urines. La rétention ou le défaut de sécrétion pancréatique empêcherait ce dédoublement de se produire.

Le diagnostic sera d'autant plus facile qu'un plus grand nombre de signes coexisteront.

Nous ferons observer que les symptômes de la dyspepsie pancréatique résument à peu près la pathologie générale du pancréas. La dyspepsie étant habituellement le résultat de lésions graves de cette glande, derrière les effets on devra chercher la cause. On trouvera le plus souvent dans ce cas la lithiase, un kyste, un cancer, ou les inflammations diverses que nous décrirons par la suite.

Traitement. — Les divers temps de la digestion étant solidaires, on devra toujours se préoccuper des phénomènes de dyspepsie gastrique et intestinale. Le bon fonctionnement de l'estomac et de l'intestin pouvant suppléer jusqu'à un certain point l'action du pancréas.

Contre la constipation, on préférera le calomel qui semble avoir une action excitante sur le foie et le pancréas. On veillera à l'antisepsie de l'intestin. On pourra administrer dans ce but deux cachets par jour contenant chacun 0gr,50 de naphtol et de salol.

On recommandera au malade des repas modérés, il devra manger lentement et bien mâcher les aliments afin de faciliter l'insalivation. Éviter les aliments gras. Interdire l'alcool et le vin rouge. Préférer le vin blanc largement coupé d'eau, ou mieux les infusions aromatiques chaudes. La boisson par excellence serait la bière, surtout la bière puisée au bassin, alors que la fermentation est à peine commencée, car dans ces conditions elle est très riche en maltine.

La maltine est une substance azotée extraite des graines germées, qui a la propriété de saccharifier l'amidon. On l'administre à la dose 20 à 30 centigrammes à chaque repas, de préférence sous forme de pastilles, l'alcool et le vin nuisant à son action.

La pancréatine, qui renferme tous les ferments du pancréas d'où elle est extraite, sera donnée à la dose de 40 centigrammes à la fin du repas (Huchard). On a prétendu que la pancréatine ne résisterait pas au milieu acide de l'estomac. Pour obvier à cet inconvénient, on peut préparer des pilules de pancréatine en les enrobant de cire qui ne commence à se désagréger qu'à la troisième heure.

Chomel, Ancelet, Fles ont fait manger à leurs malades des pancréas de veau et de cochon; ils ont obtenu de meilleurs résultats en les donnant crus, la préparation culinaire détruisant les ferments de la glande.

Brown-Séquard a donné avec succès des lavements combinés de viande (250 gr.) et de pancréas (100 gr.).

Nous dirons à propos de la glycosurie ce que nous pensons des injections de suc pancréatique qui pourront toujours être tentées.

Les alcalins rendront de grands services à la dose de 1 à 2 grammes par repas et sous forme d'eau minérale : Vals, Vichy; ils excitent la digestion et facilitent l'émulsion des graisses.

Arnozan recommande les aliments prêts à être absorbés, tels que peptone et graisses déjà émulsionnées.

C'est là le traitement symptomatique de la dyspepsie du pancréas. Ses causes et les indications spéciales qu'elles comportent seront étudiées ultérieurement à propos des diverses maladies du pancréas capables de la produire.

J. Destarac, *de Toulouse*,
Chef de clinique médicale à la Faculté.

CHAPITRE III

GLYCOSURIE PANCRÉATIQUE

Historique. — La glycosurie pancréatique, qui constitue avec son cortège de symptômes graves le diabète maigre ou pancréatique, est une question encore à l'étude et, malgré de nombreux travaux, le dernier mot n'est pas encore dit sur sa pathogénie.

Depuis longtemps déjà on avait observé des lésions du pancréas chez des diabétiques, mais c'est à M. Lancereaux que revient l'honneur d'avoir montré en 1877 la relation qui existe entre les lésions du pancréas et un diabète grave à marche rapide qu'il nomme diabète maigre par opposition avec le diabète gras.

Dès 1889, avec V. Mering et Minkowski, commence une série d'expériences bien conduites en vue de reproduire la glycosurie pancréatique.

Tout d'abord, le rôle du pancréas paraît indiscutable ; c'est la suppression de la sécrétion interne qui produit la glycosurie et le diabète maigre (V. Mering, Minkowski, Hedon, Gley, Lépine, etc.).

Mais bientôt surviennent des expériences contradictoires. Des faits de lésions pancréatiques sans diabète, et des observations de diabète maigre sans lésion pancréatique, mais avec altération du plexus solaire se multiplient. Dès lors, la lésion du système nerveux tend à se substituer à la lésion pancréatique comme cause efficiente. Le diabète maigre n'est plus le résultat d'une fonction spéciale du pancréas, mais d'un trouble nerveux retentissant sur tout l'individu.

I. Théorie pancréatique. — La théorie pancréatique repose sur les expériences fondamentales de Mering et Minkowski confirmées par[1] Hedon, Gley, Lépine.

[1] Hedon. *Arch. méd. exp.*, 1891.
Gley. *Soc. biol.*, 1891.
Lépine. *Lyon méd.*, 1889-90-91.

Les conclusions qui en découlent sont les suivantes :

1° Le pancréas, glande à sécrétion interne, verse dans le torrent circulatoire, par l'intermédiaire des veines, des produits qui assurent et ménagent la consommation du sucre dans l'organisme (Hedon, Gley[1], Lépine, Chauveau et Kaufmann[2]).

2° Il faut la suppression complète du pancréas pour que la glycosurie apparaisse; cette suppression produit chez le chien un diabète analogue au diabète pancréatique humain.

Cependant de Dominicis[3], sur 34 animaux dépancréatés, a vu treize fois la glycosurie manquer, bien qu'il y eût les autres symptômes du diabète maigre. Rémond[4] (de Metz) a vu le diabète faire défaut après l'ablation complète du pancréas préalablement sclérosé. Thiroloix a obtenu le même résultat négatif bien que le pancréas fût entièrement supprimé au point de vue fonctionnel par l'injection de bitume de Judée.

3° La résection partielle, si on laisse plus du dixième du volume total de la glande, ne produit pas la glycosurie. (Cette fonction rappelle celle du corps thyroïde dont la moindre partie empêche l'apparition de la cachexie strumiprive.) Ce fait n'est pas constant; Rémond (de Metz) a vu la résection partielle produire le diabète; Thiroloix a presque toujours obtenu le même résultat.

4° La ligature des conduits excréteurs ne produit pas la glycosurie, c'est aussi l'opinion de Cl. Bernard, Pawlow, Arnozan et Vaillard, Hedon, Gley. Cependant, Bouchardat, Sandras, Rémond (de Metz) ont vu la ligature être suivie de glycosurie.

5° Aucune autre lésion vasculaire ou nerveuse ne peut produire la glycosurie. Pour le prouver, V. Mering et Minkowski ont pratiqué la disjonction du pancréas, ne le laissant en rapport qu'avec le mésentère. Ils n'ont pas obtenu de sucre, bien que tous les nerfs aient été sectionnés. Cette opinion est en opposition avec les expériences de Klebs, Lustig, Thiroloix, etc.

II. Théorie nerveuse. — Les idées de Munk, Klebs, Jaccoud sont reprises par Thiroloix[5], qui défend la théorie nerveuse : « Le diabète pancréatique est lié, non à la lésion du pancréas en tant qu'organe

[1] Gley obtient la glycosurie en liant toutes les veines pancréatiques.

[2] Chauveau et Kaufman. Acad. des sciences, 20 mars 1893.

[3] De Dominicis. *Gaz. hebd. et chirurgic.*, 1890.

[4] Rémond. *Gaz. des hôpitaux*, juillet 1890.

[5] Thèse Paris, 1892.

glandulaire, mais à l'altération des organes nerveux contenus dans son parenchyme ou situés autour de lui. »

Pour lui, la section, la résection partielle, l'ablation totale n'agissent qu'en traumatisant les nerfs. Ce traumatisme n'existant pas dans la simple ligature du canal et dans l'injection de la glande, qui conduit cependant à l'atrophie complète, il n'y a pas de glycosurie. Ceux qui ont produit la glycosurie par simple ligature ont certainement lésé les nerfs sans s'en douter.

Il donne à l'appui de sa thèse les observations de diabète maigre, où l'autopsie a révélé constamment des lésions du plexus solaire coïncidant avec des lésions du pancréas, et les cas de diabète sans lésion du pancréas mais avec altération des ganglions solaires.

De plus, l'altération du système nerveux abdominal, qui tient sous sa dépendance les fonctions présidant aux recettes de l'économie, lui paraît seule pouvoir expliquer la gravité des symptômes qui accompagnent la glycosurie pancréatique.

En somme, si pour Baumel (de Montpellier) et Baum tous les diabètes sont d'origine pancréatique, tous sont pour Thiroloix « fonction d'une altération du système nerveux ».

On peut se convaincre, en parcourant ses expériences trop souvent contradictoires, que la lumière n'est pas encore faite sur ce sujet.

A Minkowski, Hedon, Gley, Lépine, etc., on peut objecter : 1° que l'ablation et l'atrophie complète du pancréas en supprimant sa fonction n'ont cependant pas toujours produit la glycosurie; 2° qu'au contraire les sections et les résections partielles ont produit le diabète bien que la plus grande partie de la glande fût conservée. Enfin qu'on ne peut nier que des altérations du plexus solaire sans lésions du pancréas aient pu produire le diabète maigre.

A Thiroloix, on peut opposer ses propres expériences; l'ablation d'un pancréas sclérosé n'a pas donné de glycosurie dans son observation n° 7. Dans ce cas cependant, comme dans celui de Rémond, cette ablation a dû entraîner la section de tous les nerfs. Dans les expériences n°s 15, 17, 18, les résections partielles n'ont pas donné de glycosurie. Dans ses observations chez l'homme, les lésions nerveuses ne sont pas toujours signalées.

On peut enfin lui opposer cette expérience de V. Mering, bien faite pour ébranler sa théorie, où la disjonction du pancréas avec section de tous les nerfs n'a pas amené la présence du sucre dans les urines.

Tous ces résultats sont encore trop incertains pour qu'on soit autorisé à en tirer une conclusion définitive. Ce que l'on peut admettre dès aujourd'hui, c'est que la symptomatologie du diabète maigre n'est pas sous la dépendance exclusive des lésions pancréatiques et qu'on peut l'observer avec l'intégrité de cette glande, le plexus solaire étant seul atteint dans certaines observations. Peut-être dans ce cas l'intégrité du pancréas n'est-elle qu'apparente et la lésion du plexus solaire n'agirait-elle qu'en modifiant les éléments glandulaires et en troublant leur sécrétion?

Théories pathogéniques. — Les diverses théories émises sur la pathogénie de la glycosurie pancréatique peuvent se grouper en trois catégories selon que le principal rôle est dévolu à la sécrétion externe, à la sécrétion interne ou au système nerveux.

1° *Sécrétion externe.* — *a.* Le suc pancréatique altéré arrive dans l'intestin et fait subir aux aliments des transformations anormales, causes du diabète (Bouchard, Pink, Heidenhain, Popper, Zimmer, Cantani).

b. Pour Bouchard, les éléments anatomiques viciés par l'inaction résultant d'une mauvaise digestion pancréatique ne peuvent plus consommer un sucre d'ailleurs mal élaboré. Il suppose encore que le pancréas dont les canaux sont obstrués par un calcul, une tumeur, laisse pénétrer dans le sang un ferment qui agirait sur le foie en activant la transformation du glycogène en sucre.

c. Le pancréas serait un émonctoire; il éliminerait normalement des substances dont l'accumulation dans le sang après sa destruction amène le diabète (Corvisart, Schiff).

d. Le diabète serait dû à la résorption de produits toxiques élaborés dans l'intestin, produits qu'à l'état normal le suc pancréatique détruirait (de Dominicis).

2° *Sécrétion interne.* — *a.* Le pancréas détruit normalement une substance (poison ou ferment) qui, s'accumulant dans le sang après l'ablation de la glande, produit un trouble de nutrition qui entraîne le diabète (Hedon).

b. Pour Lépine, le pancréas est une glande vasculaire sanguine (Renaut[1]) qui envoie dans le sang un ferment spécial, *ferment glycolytique*, chargé de présider à la destruction constante du sucre

[1] *Arch. de phys.*, 1881.

dans l'économie. La suppression de ce ferment amène la glycosurie. Il reconnaît accessoirement à certaines glandes intestinales le même pouvoir glycolytique et il ne refuse pas aux tissus la propriété de détruire une certaine quantité de sucre, ce qui lui permet de répondre à des objections sérieuses telles que la continuation de la destruction du sucre après la suppression complète du pancréas. Pour M. Arthus, le glycolyse n'est qu'un phénomène cadavérique et le ferment glycolytique ne préexiste pas dans le sang circulant.

3° *Système nerveux*. — Le diabète maigre n'est qu'une forme du diabète nerveux de Cl. Bernard, suractivité fonctionnelle du foie par excitation nerveuse directe ou réflexe. Ses symptômes graves s'expliquent par le siège de la lésion qui a un retentissement sur tout l'organisme.

4° On pourrait admettre une quatrième catégorie dans laquelle les troubles pancréatiques sont associés aux troubles nerveux.

En effet, d'après MM. Chauveau et Kaufmann [1], les produits de sécrétion que l'on suppose versés dans le sang par la glande pancréatique actionnent en sens inverse les centres régulateurs de la fonction hépatique. Ils excitent le centre frénateur situé dans la partie bulbaire de la moelle allongée et modèrent le centre excitateur situé près de l'extrémité supérieure de la moelle cervicale entre le bulbe rachidien et l'origine de la quatrième paire spinale. L'ablation du pancréas en supprimant cette sécrétion détruit l'action frénatrice et exalte l'action excitatrice, d'où glycosurie.

Diagnostic. — L'étude du diabète maigre trouvera mieux sa place à l'article *Diabète*, à côté du diabète gras et du diabète nerveux qui représentent les trois types admis aujourd'hui.

Nous nous contenterons dans ce chapitre d'étudier parallèlement la glycosurie et ses principaux symptômes dans le diabète pancréatique et le diabète gras. Il sera facile de voir combien les différences sont tranchées.

Il n'en est pas de même du diabète nerveux dont les symptômes varient avec l'intensité et le siège de la lésion. Parfois il se rapproche du diabète gras, comme lui modéré dans son allure et lent dans son évolution. Bien plus souvent, il rappelle le diabète maigre par l'absence d'obésité, son début accidentel, l'intensité de tous les symp-

[1] Acad. des sciences, mars 1893.

tômes. Mais la conservation de la santé générale, les rémissions fréquentes, la guérison d'autant plus certaine que le diabète est plus aigu, la disparition du sucre dans les états fébriles (Lancereaux) permettront le plus souvent de ne pas les confondre.

TABLEAU COMPARÉ DU Diabète gras ET DU Diabète maigre

Diabète gras	Diabète maigre
Causes.	
Hérédité. Maladies par ralentissement de la nutrition (Bouchard), diathèse herpétique (Lancereaux). Influences de l'alimentation : sucre, viande, graisse, alcool. Sédentarité. Race.	Hérédité négative. Peut-être antécédents nerveux. Ordinairement lithiase, tumeur du pancréas. Lésions du plexus solaire. Le plus souvent c'est la lithiase pancréatique qui est invoquée.
Début.	
Début lent, insidieux, précédé d'obésité. Les symptômes passent longtemps inaperçus.	Début brusque, dramatique en pleine santé. Les symptômes atteignent d'emblée une grande intensité.
Symptômes.	
Glycosurie.	
Glycosurie intermittente, rarement excessive, ne dépasse pas 150 à 200 gr. par jour. Elle peut être influencée par le régime, les médicaments.	Glycosurie intense, persistante, de 400 à 1,800 gr. par vingt-quatre heures. Elle n'est pas influencée par le régime et les médicaments.
Urée.	
60 gr. d'urée environ.	L'urée peut aller jusqu'à 150 gr.
Polydipsie.	
La soif est modérée, de 2 à 4 litres de liquide.	Soif excessive, jusqu'à 15 litres.
Polyurie.	
2 à 4 litres d'urine.	De 5 à 18 litres d'urine.
Albumine.	
Fréquente, coïncide avec la glycosurie ou alterne avec elle. Devient quelquefois une vraie complication.	Albuminurie exceptionnelle.
Polyphagie.	
Inconstante et tardive.	Précoce et effrayante, jusqu'à 15 et 20 livres d'aliments par jour.

Troubles intestinaux.

Constipation habituelle. Diarrhée et vomissements rares.	Diarrhée habituelle, quelquefois graisseuse. Matières non digérées. Vomissements fréquents. Coliques rattachées par Kustes à une névralgie cœliaque, par Lancereaux à la lithiase pancréatique.

Amaigrissement.

Très lent, se montre à la dernière période.	Précoce et rapide ; les malades peuvent perdre de 15 à 20 kilos en trois ou quatre mois.

Troubles du côté de la peau.

Tiennent à l'irritation causée par le sucre : prurit, eczéma, psoriasis, lichen.	Tiennent à la dénutrition. Pigmentation de la peau qui devient rugueuse et écailleuse. Chute des cheveux.

Marche.

Lente avec rémission spontanée ou sous l'influence du traitement.	Fatale, progressive, sans rémission.

Durée.

Peut durer de dix à quarante ans.	Ne dure guère que trois ou quatre ans

Traitement. — Comme le dit M. Lancereaux, la thérapeutique du diabète est des plus pauvres. Le régime et les médicaments sont à peu près sans action sur la glycosurie.

Il faut surtout se préoccuper des symptômes qui indiquent une dénutrition excessive et essayer de suppléer à la fonction du pancréas. Le ferment diastasique de la salive et du suc pancréatique ayant une action identique, on peut comme le recommande M. Lancereaux, administrer le jaborandi ou son alcaloïde, la pilocarpine, dans le but d'exciter la sécrétion salivaire et de compenser ainsi l'absence d'amylopsine.

On pourra employer dans le même but la maltine à la dose de 20 à 30 centigrammes à chaque repas.

La pancréatine sera donnée à la dose de 50 centigrammes à la fin du repas.

Les alcalins seront utiles en excitant la sécrétion du suc gastrique et en facilitant l'émulsion des graisses. En un mot, le traitement que nous avons indiqué à propos de la dyspepsie pancréatique trouvera ici son application.

Il faudra veiller à l'antisepsie intestinale au moyen du naphtol β et du salol à la dose de 50 centigrammes, se préoccuper des phénomènes d'auto-intoxication et d'acétonémie. Dans ce cas comme dans l'urémie, on doit favoriser l'élimination des poisons par l'intestin, par les reins et la peau; on administrera dans ce but les purgatifs drastiques, les diurétiques, et l'on provoquera la sudation.

Pour prévenir les accidents, recommander aux malades d'éviter la fatigue, les émotions et le refroidissement qui en sont la cause habituelle. On favorisera l'oxygénation par les inhalations d'oxygène. Si le cœur faiblit, recourir aux injections de caféine et d'éther.

Notre expérience personnelle dans la clinique de M. Mossé ne nous a point convaincu de la valeur thérapeutique des injections de liquides organiques. Chez les quelques malades qui prétendaient s'en bien trouver, la substitution de la glycérine neutre a donné le même résultat que les injections séquardiennes. On pourra cependant essayer les injections de suc pancréatique. Rémond et Rispal[1] ont obtenu dans un cas l'amélioration de tous les symptômes. En revanche, White-British[2] a fait ingérer à deux diabétiques du pancréas de mouton cru et frais et a obtenu de l'érythème, mais pas d'amélioration; même insuccès avec les injections de suc pancréatique.

« Le diabète (prétend M. Brown-Séquard)[3], aussi bien le diabète maigre que le diabète gras, est toujours amélioré par les injections de liquides organiques. Je ferai seulement remarquer que dans cette affection comme ailleurs le liquide testiculaire est plus puissant que les autres liquides organiques, partant que le liquide pancréatique. »

J. Destarac, *de Toulouse*,
Chef de clinique médicale à la Faculté.

[1] *Soc. biol.*, 15 avril 1893.
[2] *Médic. journ.*, mars 1893.
[3] *Soc. biol.*, avril 1893.

CHAPITRE IV

CANCER DU PANCRÉAS

Historique. — Le cancer du pancréas est surtout connu depuis les travaux d'Ancelet, de Da Costa, de Friedreich. Plus récemment ont paru les thèses de Salles de Madre (Paris, 1880 et 1883), de Vernay (Lyon, 1887), une étude de Bard dans la *Revue de médecine* de 1888, etc.

Étiologie. — Les nombreux rapports du pancréas font qu'il est souvent atteint dans le cas de cancer abdominal. Il est difficile alors de déterminer par où a débuté la lésion et de dire s'il s'agit d'un cancer secondaire ou d'un cancer primitif propagé aux organes voisins. Quoi qu'il en soit, sur une statistique de 627 cas de cancer abdominal, le pancréas était atteint isolément 12 fois et conjointement avec d'autres organes 127 fois (Segré).

L'étiologie est aussi obscure que celle du cancer en général. Il est plus fréquent chez l'homme que chez la femme et ne se rencontre guère avant quarante ou cinquante ans; on en a cependant signalé deux cas chez des nouveau-nés et un cas chez un enfant de deux ans.

Anatomie pathologique. — Nous nous occuperons surtout du cancer primitif, le cancer secondaire n'ayant rien de spécial.

Les formes histologiques sont, par ordre de fréquence : le squirrhe, le cancer médullaire, le cancer mélanique, plus rarement l'épithéliome, le sarcome et le lymphome.

Le cancer occupe de préférence la tête du pancréas et le plus souvent y reste limité. Plus rarement, il envahit tout l'organe en bloc ou sous forme de nodosités disséminées. Dans tous les cas, il donne naissance à une tumeur variant du volume d'un œuf à celui du poing.

La partie respectée par le cancer peut rester saine si le canal n'est pas complètement obstrué, les troubles dyspeptiques feront défaut dans ce cas tout à fait exceptionnel. Ordinairement le canal de Wirsung est obstrué, la partie située au-dessus de l'obstacle se dilate et donne quelquefois naissance à de véritables kystes; quant au tissu glandulaire lui-même, il est voué fatalement à la sclérose et à l'atrophie. Cette atrophie, obtenue expérimentalement chez les animaux par la ligature du canal pancréatique, est complète au bout d'un mois environ (Thiroloix).

Le cancer du pancréas expose les organes voisins à la compression, à la propagation et aux adhérences inflammatoires.

La compression du cholédoque est la plus fréquente ; elle entraîne la rétention biliaire avec dilatation de la vésicule. La veine cave inférieure, la veine porte souvent comprimées produisent l'ascite et l'œdème des membres inférieurs. On a noté encore, mais plus rarement, la compression du duodénum, du pylore, de l'uretère, du côlon, des vaisseaux mésentériques et spléniques et de l'aorte.

Tous les organes voisins peuvent être englobés par des adhérences et la propagation de la tumeur, c'est alors que le diagnostic de cancer primitif devient difficile.

L'évolution rapide du cancer du pancréas donne rarement le temps à l'ulcération et à la généralisation de se produire. Dans le foie cependant, on trouvera assez souvent des nodosités multiples. Le fait est plus rare pour la rate, l'intestin, l'estomac et surtout pour le poumon et le cœur.

Symptômes. — Le développement du carcinome se traduit toujours par une cachexie à marche rapide dont voici les traits principaux :

1° Début ordinaire après l'âge moyen de la vie ;

2° Amaigrissement rapide avec perte des forces ;

3° Douleur au creux épigastrique d'une intensité progressive ;

4° Ictère de plus en plus foncé, sans alternatives d'amélioration et d'aggravation et dilatation de la vésicule biliaire ;

5° Tumeur à l'épigastre ou au-dessous de l'hypocondre droit.

A la dernière période, l'anorexie absolue, les vomissements, les hémorragies intestinales emportent le malade réduit à l'état de squelette.

A ce tableau d'ensemble viennent s'ajouter suivant les circonstances les symptômes particuliers qui peuvent dépendre : 1° des troubles digestifs ; 2° de la tumeur et des phénomènes de compression qui en résultent ; 3° de la cachexie.

1° Les *troubles digestifs*, qui se rencontrent au maximum quand l'obstruction du canal est complète, sont étudiés en détail au chapitre *Dyspepsie*. Nous nous contenterons de signaler l'anorexie avec soif excessive; ce dernier signe se produit indépendamment du diabète maigre qui, d'ailleurs, succède rarement au cancer. Les vomissements sont fréquents, mais supposent quelque compression du pylore ou du duodénum.

2° Pour ce qui a trait à la tumeur, on se reportera au chapitre des symptômes généraux.

Parmi les *phénomènes de compression*, la *douleur* épigastrique a une valeur importante. Elle est profonde, térébrante, avec faibles rémissions; elle se distingue des autres douleurs, qui peuvent siéger dans la même région par sa violence qui devient bientôt pour le malade un atroce supplice.

Elle s'irradie dans les directions les plus diverses et se déplace de gauche à droite selon que le malade se couche d'un côté ou de l'autre. La percussion des premières vertèbres lombaires est douloureuse. La miction et la défécation sont extrêmement pénibles. La position préférée par le malade est la position assise, le corps penché en avant, tous les muscles dans le relâchement. Ces douleurs seraient dues, d'après Friedreich, à une névralgie du plexus solaire.

L'*ictère* par compression existe dans les deux tiers des cas avec son cortège habituel. Il est permanent, sans rémission, accompagné de distension de la vésicule biliaire.

L'*ascite* est moins souvent observée; sa marche est irrévocablement progressive comme celle de l'ictère.

L'*œdème* des membres inférieurs accompagne souvent l'ascite comme dans les maladies du cœur.

Comme symptômes plus exceptionnels, on peut rencontrer la dilatation de l'estomac par compression du pylore ou du duodénum, l'obstruction intestinale par compression du côlon, l'hydronéphrose par compression de l'uretère.

3° La *cachexie cancéreuse* est remarquable dans ce cas par sa rapidité et son intensité. La perte des forces et l'amaigrissement sont extrêmes. Cet amaigrissement, qui réduit le malade à l'état de squelette, se produit en dehors du diabète maigre. L'ictère masque souvent la teinte jaune paille des cancéreux. La phlegmatia alba dolens peut être un des premiers symptômes comme dans le cancer de l'estomac. Les ulcérations qui se produisent à la dernière période sont la cause d'hémorragies souvent mortelles.

Diagnostic. — On ne doit pas se dissimuler que le diagnostic du cancer du pancréas est souvent d'une grande difficulté.

La recherche attentive des signes de dyspepsie sera du plus grand secours.

La coexistence de la douleur et de l'ictère pourrait faire songer à la lithiase biliaire. Mais dans ce cas la douleur est moins continue avec irradiation vers l'épaule, la vésicule est souvent remplie de calculs dont la présence peut être reconnue par la palpation. Après la crise, l'état général s'améliore et il n'est jamais aussi profondément altéré.

Le diagnostic avec le cancer de la vésicule biliaire est plus difficile; dans les deux cas, il y a ictère chronique, tumeur siégeant à peu près dans la même région et cachexie progressive. Toutefois, dans le cancer du pancréas, la vésicule est dilatée et non transformée en tumeur dure et résistante. La tumeur du pancréas, du moins au début, est séparée du foie par une zone de sonorité, tandis que le cancer de la vésicule présente une matité qui se continue sans interruption avec celle du foie. Ce dernier est volumineux et présente assez souvent des bosselures carcinomateuses.

Dans le cas de cirrhose avec ictère et ascite, le foie et la rate seront augmentés de volume, la douleur, les troubles digestifs, la cachexie rapide feront défaut.

Marche. Durée. Terminaison. — Le cancer du pancréas est parfois précédé de prodromes, tels que dyspepsie, malaise, affaiblissement. Ordinairement, il débute brusquement par une douleur qui devient progressivement d'une intensité extrême, par un ictère de plus en plus foncé, par un amaigrissement et une cachexie rapide. La durée est plus courte que dans la plupart des cancers viscéraux. Abstraction faite des signes prodromiques incertains qui ont fait attribuer dans certains cas une durée excessive au cancer du pancréas, son évolution dépasse rarement six mois, un an au plus.

Traitement. — Il ne peut être que symptomatique, car on ne peut songer à extirper un organe d'une telle importance. On se contentera de traiter les troubles dispeptiques et de combattre les diverses complications par les moyens appropriés. On n'hésitera pas surtout à calmer les douleurs atroces par les injections de morphine.

J. Destarac, *de Toulouse*,
Chef de clinique médicale à la Faculté.

CHAPITRE V

LITHIASE PANCRÉATIQUE

Anatomie pathologique. — Les calculs du pancréas sont surtout composés de carbonate de chaux avec une faible quantité de phosphate de chaux.

Ils peuvent se présenter sous forme de sable ou de concrétions plus volumineuses atteignant quelquefois la grosseur d'une noix.

Leur couleur est blanchâtre, leur surface lisse ou grenue, leur forme ovoïde et parfois ramifiée comme les conduits où ils ont pris naissance.

Ils siègent habituellement à l'embouchure du grand canal qu'ils obstruent plus ou moins, plus rarement dans les rameaux secondaires. Les cavités, qui les contiennent, sont très souvent recouvertes d'incrustations calcaires et remplies par un liquide louche, d'aspect laiteux.

Causes. — La lithiase reconnaît pour cause tout obstacle à l'écoulement du suc pancréatique, qu'il s'agisse de compression par tumeur, cancer, de rétrécissement fibreux, etc. Le catarrhe du canal de Wirsung agira dans le même sens. La coexistence de la lithiase biliaire et urinaire avec la lithiase pancréatique a fait admettre pour celle-ci la même cause diathésique.

Symptômes. — La conséquence immédiate de la présence des calculs et de l'oblitération des canaux qui en résulte est la formation d'un kyste volumineux ou d'une série de kystes plus petits, et ultérieurement l'inflammation interstitielle avec dégénérescence de la glande. La suppuration pourra aussi se produire par un mécanisme analogue à celui de l'angiocholite suppurée.

La rétention plus ou moins complète du suc pancréatique donnera naissance à des troubles dyspeptiques plus ou moins accentués.

Enfin, la lithiase pancréatique serait reconnue depuis les travaux de Lancereaux comme la cause la plus fréquente du diabète maigre.

La symptomatologie est encore bien pauvre. En outre des troubles dyspeptiques et surtout des selles graisseuses fréquemment observées, on admet l'existence de coliques pancréatiques bien que le canal de Wirsung ne possède pas de fibres musculaires (Friedreich).

Il n'est pas encore démontré, malgré les faits de Merklen et de Portal, que des calculs puissent être expulsés à travers l'intestin.

L'ictère par arrêt du calcul dans l'ampoule de Vater, les vomissements, les hémorragies intestinales ont été signalés.

Traitement. — Le traitement sera encore dans ce cas celui que nous avons indiqué à propos de la dyspepsie et du diabète maigre. Le traitement diathésique rendrait des services si la coexistence de la lithiase biliaire ou rénale était démontrée.

J. Destarac, *de Toulouse*,
Chef de clinique médicale à la Faculté.

CHAPITRE VI

KYSTES DU PANCRÉAS

L'étude la plus complète sur cette question est le mémoire de Bœckel, 1891, il a réuni 44 observations. Le cas le plus récent avec succès est rapporté dans une leçon de M. Schwartz (*Sem. méd.*, juin 1893).

Étiologie. Anatomie pathologique. — Les kystes succèdent le plus ordinairement à la rétention du suc pancréatique tenant à l'obstruction par un calcul ou à la compression par une tumeur, cancer, bride fibreuse, etc. On a pu les reproduire expérimentalement par la ligature. Ces kystes par rétention peuvent être plus ou moins nombreux et en communication avec le canal principal.

Les kystes uniques sont en général volumineux pouvant atteindre les dimensions d'une tête de fœtus et même de deux têtes d'adulte (Zeemann et Oser). Ils sont parfois formés d'une seule poche sans communication avec le canal central qui peut rester libre et continuer sa fonction. Pour Le Dentu et Arnozan, l'origine par rétention de ces kystes est douteuse, le traumatisme serait plus souvent invoqué.

Certains kystes multiloculaires seraient de nature épithéliomateuse.

On a décrit encore des kystes hémorragiques pouvant se former d'emblée sous l'influence d'un traumatisme ou secondairement par altération des parois bourgeonnantes et friables; on a même émis dans ce cas l'hypothèse de l'autodigestion.

Le contenu des kystes, qui a pu atteindre 5 et 10 litres, peut être formé par du suc normal ou altéré, du sang et quelquefois du pus.

Le tissu de la glande est fatalement voué à la sclérose et à l'atrophie.

Les kystes hydatiques du pancréas sont extrêmement rares, on en compte à peine quelques cas.

Symptômes. — Les symptômes peuvent dépendre de la rétention du suc pancréatique, de l'atrophie du tissu glandulaire et, en second lieu, de la présence de la tumeur. Les premiers ont été décrits à propos de la dyspepsie et du diabète, les seconds avec les symptômes généraux et l'exploration.

La tumeur pourra être facilement perceptible, car elle atteint ici un volume souvent considérable, ce qui a permis de la confondre avec un kyste de l'ovaire ou du foie.

Diagnostic. — Le kyste provoque très souvent comme le cancer des crises de névralgie cœliaque et, comme lui, il peut produire les phénomènes de compression que nous avons décrits, mais il ne s'en distingue que par l'absence d'ictère, de cachexie précoce et par le volume de la tumeur.

Le kyste du pancréas proémine surtout au-dessus de l'ombilic, une zone de sonorité le sépare du pubis, ce qui aidera à le distinguer du kyste de l'ovaire dont la matité se continue avec le pubis. Dans les deux cas, pour éviter l'erreur, on pourra avoir recours à la dilatation de l'estomac par des gaz et du gros intestin par des liquides injectés en lavement. S'il s'agit d'un kyste du pancréas, on aura un son hydroaérique et du clapotement en avant de la tumeur.

On distingue le kyste du pancréas de la grossesse et des tumeurs de l'utérus par l'indépendance et le peu de volume de la matrice, par l'absence de bosselures dans les culs-de-sac, et l'existence de la sonorité sus-pubienne. On le distinguera des tumeurs du rein par l'absence de troubles urinaires, sa situation médiane et ses rapports avec l'estomac et le côlon transverse.

Traitement. — Le traitement chirurgical a donné d'excellents résultats : 15 sur 15 d'après Bœckel. Les ponctions sont fort dangereuses, exposant à la péritonite et aux blessures de l'estomac. Le procédé de choix est l'extirpation du kyste s'il n'y a pas d'adhérences et, s'il y a adhérence, la suture des parois kystiques aux téguments abdominaux.

J. Destarac, *de Toulouse*,
Chef de clinique médicale à la Faculté.

CHAPITRE VII

PANCRÉATITES

I

PANCRÉATITE AIGUË

La pancréatite aiguë, niée autrefois par Grisolle, est admise aujourd'hui après de nombreux faits contrôlés par la nécropsie.

Au point de vue anatomo-pathologique, on peut distinguer trois formes de pancréatite aiguë : la forme parenchymateuse, la forme suppurée, la forme hémorragique. Mais, en réalité, ces variétés sont souvent confondues; l'hémorragie, en effet, peut être préparée par la simple inflammation du pancréas et celle-ci à son tour peut se terminer par la suppuration à moins qu'elle ne tende vers la guérison ou l'état chronique.

Etiologie. — Les causes invoquées sont nombreuses : les excès de toute sorte, alcool, tabac, sucre, féculents. Les obstructions par un calcul ou toute autre cause.

Mondière aurait observé l'inflammation pancréatique à la suite des oreillons; ce fait viendrait confirmer l'analogie qu'on est tenté d'admettre entre le pancréas et les glandes salivaires. Il en serait de même de la diarrhée pancréatique succédant à l'absorption du mercure (Friedreich).

Le pancréas est atteint secondairement au même titre que le foie et les reins dans les maladies infectieuses : typhus, rougeole (Ancelet), tuberculose (Klebs), pneumonie, érysipèle, etc.

La *suppuration du pancréas* aurait plus particulièrement pour causes la thrombose de la veine porte, la pyohémie, la fièvre intermittente et surtout les entérites prolongées, la diarrhée de Cochinchine et toutes les affections intestinales. Les choses se passent dans ce cas comme pour le foie. La propagation des germes se fait à travers le canal de Wirsung comme à travers le cholédoque et nul doute que souvent ces deux organes ne soient atteints simultanément, puisque la porte ouverte aux infections leur est commune.

Les calculs, en ralentissant l'écoulement du suc pancréatique et en dilatant ses canaux, favorisent l'ascension des germes, et Arnozan a placé avec raison l'angiopancréatite suppurée à côté de l'angiocholite, le mécanisme et le résultat étant identiques.

La *pancréatite hémorragique* peut succéder aux mêmes causes que nous venons d'énumérer. Les inflammations diverses pourront, de même que l'artério-sclérose, l'obésité, la ménopause, prédisposer à l'hémorragie ; le traumatisme en sera souvent la cause provocatrice.

Symptômes. — 1° La pancréatite aiguë parenchymateuse évolue en silence. Elle peut guérir sans laisser de traces ou passer à l'état chronique en entraînant la suppression fonctionnelle de l'organe. Elle peut donner lieu alors aux symptômes généraux de la dyspepsie et du diabète.

2° Le diagnostic de la *pancréatite suppurée* est très difficile ; il n'aurait point été fait pendant la vie, d'après Arnozan. On a noté dans les cas vérifiés à l'autopsie des douleurs dorso-lombaires et épigastriques qui, sourdes d'abord, augmentent progressivement d'intensité pour devenir bientôt intolérables. Une fièvre hectique les accompagne. Les vomissements sont fréquents avec diarrhée ou constipation ; on peut voir survenir les symptômes du diabète et les selles graisseuses. Lorsque l'abcès acquiert un certain volume, il peut provoquer les mêmes phénomènes de compression que le cancer et les kystes et, comme eux, être perçu à la palpation.

La fièvre hectique survenant chez un sujet porteur d'un kyste du pancréas permettra de soupçonner la transformation purulente de son contenu.

La mort peut survenir brusquement par la péritonite aiguë ou lentement par épuisement et cachexie.

3° Nous ne nous occuperons point des hémorragies passives par stase sanguine qui ne présentent point d'intérêt. Mais la *pancréatite aiguë hémorragique* offre un tableau saisissant ; nous l'emprunterons tout entier à la remarquable étude de M. Arnozan : « Un sujet jusque-là bien portant ou bien souffrant de dyspepsie est pris d'une attaque de cardialgie. La douleur va en croissant, menaçante, terrifiante ; l'angoisse est extrême. Le malade est pâle, défaillant, tourmenté de nausées incessantes, se sentant mourir. Les vomissements surviennent et se répètent sans amener soulagement. Toute pression est insupportable. La région épigastrique est tendue et gonflée. La fièvre s'allume. Après un petit nombre de jours pendant lesquels on a pu constater, outre tous ces symptômes, une soif ardente et une constipation opiniâtre, des vertiges et des syncopes se succèdent et le malade, tombant brusquement dans le collapsus, ne tarde pas à mourir. »

La mort peut survenir parfois avec une telle brusquerie qu'on a cru devoir décrire à part cette forme sous le nom d'*apoplexie du pancréas*.

Nous ne ferons que signaler l'hémorragie survenant comme complication d'un kyste et se formant dans sa cavité. Elle peut, lorsqu'elle est abondante, entraîner des accidents rapidement mortels (Ruehle).

Traitement. — Il sera purement symptomatique, d'autant plus que le diagnostic est rarement fait du vivant du malade.

L'intervention chirurgicale n'aurait des chances de succès que dans les abcès volumineux à marche lente qui donneraient à peu près les mêmes signes que les kystes et seraient justiciables du même traitement.

II

PANCRÉATITE CHRONIQUE

La pancréatite chronique peut être l'aboutissant de toutes les maladies du pancréas, mais les troubles locaux de la circulation du sang et du suc pancréatique sont les causes les plus efficaces.

Le point le plus intéressant dans ce cas est l'extrême variété des lésions macroscopiques. Le pancréas peut être complètement atrophié, avoir son volume normal ou être hypertrophié. Souvent les lésions ne sont apparentes qu'à l'examen microscopique : c'est dire combien elles passent facilement inaperçues.

D'après Vulpian, les pancréatites chroniques répondent aux deux types de la cirrhose atrophique et hypertrophique.

Rien de particulier à dire sur les symptômes et le traitement; ce seront ceux de la dyspepsie et du diabète qui succèdent si souvent à la pancréatite chronique.

III

SYPHILIS DU PANCRÉAS

Les lésions du pancréas seraient fréquentes dans la syphilis héréditaire et congénitale. Elles se présentent comme chez l'adulte sous la forme d'inflammation interstitielle ou de gommes disséminées.

Dans un cas de Friedreich, il y avait oblitération congénitale des voies biliaires. Drozda a vu la compression de la veine splénique et de la veine porte déterminer le gonflement de la rate et de l'ascite.

Les lésions syphilitiques se rencontrent en même temps dans d'autres organes. Les symptômes n'ont rien de caractéristique et l'efficacité du traitement serait douteuse (Arnozan).

IV

TUBERCULES DU PANCRÉAS

Ancelet a réuni 37 observations de tuberculose où le pancréas était altéré; dans 10 cas seulement il s'agissait de vrais tubercules du pancréas. On a noté des granulations miliaires, des tubercules de volume variable, des abcès tuberculeux. Aran a constaté un cas d'abcès avec complication de mélanodermie.

V

PARASITES DU PANCRÉAS

Les *kystes hydatiques* du pancréas sont très rares, l'embryon étant arrêté dans ses pérégrinations avant d'arriver jusqu'à lui.

Chambon, Portal, Turner, Hunter, Meissner en ont, chacun, observé un cas.

Les *ascarides lombricoïdes* ont été quelquefois rencontrés dans le canal de Wirsung et le cholédoque. L'absence d'inflammation a fait admettre qu'il s'agissait dans ces cas d'une introduction *post mortem*. Cependant John Shea a vu l'introduction d'un ver dans le conduit pancréatique amener la mort par suppuration de la glande. Ces faits encore rares pour le pancréas sont mieux connus pour le foie où la pénétration d'ascarides a souvent produit l'angiocholite suppurée.

J. Destarac, *de Toulouse*,
Chef de clinique médicale à la Faculté.

SIXIÈME PARTIE

MALADIES DE L'INTESTIN

CHAPITRE PREMIER

DIARRHÉES

Définition. — Et d'abord, qu'est-ce que la diarrhée ? — Ce mot est de date relativement récente, quoique la chose ait existé de tout temps et qu'il en soit parlé dans tous les traités médicaux, même les plus anciens, sous des noms très divers. Les définitions, qu'en ont données les auteurs, en sont aussi des plus variées. Nous ne passerons pas en revue celles de Pinel, Roche, Sauvages, Dalmas, Monneret, Barthez, Trousseau, Legendre, Bouchut et d'autres, comme les auteurs du *Compendium* ou des divers *Dictionnaires* de médecine. Il semble surprenant qu'un phénomène connu de tous ait eu tant de peine à être défini, et néanmoins il est fort difficile à exprimer nettement et complètement. Après Marcel de Tostes, Du Cazal et Gombault, nous dirons que « la diarrhée est caractérisée par une sécrétion anormale, plus ou moins excessive, de la muqueuse des intestins, augmentée ou non des produits élaborés dans l'estomac, et des liquides sécrétés par les glandes annexes du tube digestif ».

Historique. — L'historique des diarrhées nous entraînerait fort loin. Il nous paraît oiseux de rappeler les nombreux travaux dont elles ont été l'objet, et les classements divers proposés par Sauvages, pour qui elles formaient vingt et une espèces, par Rostan, Dalmas, Monneret, Gendrin, Becquerel et Rodier, Trousseau, Valleix, Andrieu, Guéneau de Mussy, Germain Sée et tant d'autres. Nous ne nous occuperons pas des diarrhées *catarrhales*, décrites avec le catarrhe aigu ou chronique de l'intestin, ni des diarrhées spéciales, ou *dyscrasiques*, dont la description est mieux à sa place avec celle des maladies qui les déterminent, comme la fièvre pernicieuse, la fièvre puerpérale, la variole, la goutte, l'urémie, etc.

Nous décrirons simplement les diarrhées *mécaniques* et les diarrhées *nerveuses*, et nous les considérerons, d'une part, chez l'enfant, parce qu'elles revêtent chez lui des caractères et un intérêt particuliers, et d'autre part chez l'adulte, où il est plus aisé d'en tracer un bon tableau.

Etiologie. — Par diarrhées *mécaniques*, nous entendons celles causées par un excès de pression à l'intérieur des vaisseaux mésentériques, d'où résulte une transsudation séreuse exagérée dans l'intestin. L'équilibre entre la pression intravasculaire et les résistances normales des épithéliums intestinaux étant rompu, ceux-ci tombent, et il se produit une abondante extravasation séreuse qui les entraîne et occasionne la diarrhée. Ainsi en est-il lorsque la circulation de la veine porte est gênée, soit par un caillot obturant le vaisseau lui-même, comme dans la pyléphlébite adhésive, soit par une altération du foie que la veine porte traverse (hépatite, cirrhose, cancer, syphilis), soit par un obstacle siégeant en dehors de cet organe et comprimant la veine (affection du cœur droit ou des poumons). Parmi les diarrhées mécaniques on peut aussi comprendre celles produites par les purgatifs, quoiqu'il y ait à considérer dans leur action un élément nerveux, ou par les affections rénales, comme l'albuminurie, ou celles que les anciens appelaient critiques parce qu'elles jugent les affections accompagnées d'épanchements séreux dans les plèvres, le péritoine, etc.

Les diarrhées *nerveuses* sont celles où le système nerveux a une part pathogénique considérable, et provoque le flux par son action spéciale sur les vaisseaux ou les fibres de l'intestin, dont la transsudation séreuse est de ce fait augmentée. Telles sont les diarrhées provoquées par la dentition, par des émotions subites, par la suppression des vapeurs ou des sueurs chez certaines femmes au moment de la ménopause, et même par des brûlures étendues de la peau. Il se produit là un réflexe de l'impression périphérique sur les réseaux vasculaires de l'intestin.

Anatomie pathologique. — Ces diarrhées amenant très rarement la mort par elles seules, l'anatomie pathologique n'a pas à en être faite, et nous ne pouvons que renvoyer pour ce sujet aux détails donnés dans les chapitres relatifs aux diverses espèces d'entérites.

Bactériologie. — Il n'en est pas de même de la bactériologie, qui peut être étudiée sur le vivant. C'est ainsi que dans la diarrhée blanche des enfants allaités, le plus souvent due à un vice d'alimentation, Lesage a reconnu que le colibacille était l'agent pathogène principal tandis que, dans la diarrhée verte bacillaire, assez fréquente à cet âge, un bacille spécial, aérobie, chromogène, était la cause à la fois de la diarrhée et de la coloration verte des selles. Il est certain aujourd'hui que le colibacille se trouve, avec d'autres microbes, dans toutes les déjections diarrhéiques, et il devient difficile de déterminer nettement le rôle que jouent les bactéries dans la production des diarrhées. En même temps, on y trouve des cellules épithéliales et des cristaux de phosphate ammoniaco-magnésien.

Symptômes. — A bien dire, la diarrhée est caractérisée par un seul symptôme : des selles plus fréquentes, plus liquides et plus abondantes qu'à l'ordinaire. Cependant elle est, d'habitude, précédée de malaises, d'inappétence, de coliques, de gargouillements ou de borborygmes, avec ou sans fièvre. Les premières matières rendues sont pour ainsi dire naturelles, puis elles deviennent liquides ; leur expulsion soulage un moment, mais les malaises reparaissent plus ou moins vite, s'accompagnant de phénomènes douloureux, de sueurs, de sensations de faiblesse, etc.

Les déjections peuvent renfermer des fèces ramollies, des aliments mal digérés, des boissons, de la sérosité albumineuse, du mucus, de la bile, des matières grasses, des débris de toute sorte. Dans les cas d'entérites graves, on y trouve du sang et du pus.

Elles varient dans leur composition, comme dans leur consistance, leur odeur, leur couleur, leur abondance et leur nombre.

Dans les diarrhées dues aux mauvaises digestions, les selles sont souvent demi-molles et liées, d'autres fois muqueuses ou bilieuses, et même parfois liquides.

La quantité de matières n'est pas en rapport avec la gravité du mal, mais plutôt avec l'étendue des lésions : à l'état normal, un adulte excrète de 130 à 160 grammes par jour, et généralement en une seule fois ; dans la diarrhée, la quantité rendue peut aller jusqu'à 8, 12 et même 20 kilogrammes, et le nombre des selles varie de trois ou quatre jusqu'à six, dix, vingt et même davantage.

Les matières sont souvent colorées en vert par la bile, mais quelquefois aussi par le calomel qui a été administré. Leur couleur peut être rendue jaune ou rouge par la rhubarbe ; noire par les sels de fer, de plomb et surtout de bismuth, et parfois aussi par du sang décomposé. La suppression de la bile les rend semblables à du mortier, à de l'eau sale, à de la lavure de chair.

L'odeur est faible dans la diarrhée séreuse, mais généralement elle est fétide, avec des caractères d'autant plus tranchés que l'affection est plus grave.

Les borborygmes sont dus à la collision spontanée des gaz et des liquides dans l'intestin.

Le ténesme résulte de l'irritation du rectum et de l'anus.

Le malaise général, les coliques, les faiblesses tiennent à l'action du plexus solaire et à la déperdition en eau, sels et albumine qu'éprouve l'organisme.

Diagnostic. — Après ces détails, il sera facile de reconnaître la diarrhée ; mais l'essentiel est de bien établir sa valeur diagnostique. Dans l'indigestion et la lienterie, elle est formée surtout d'aliments mal digérés, et possède une odeur insupportable. Dans la colite, elle est plus abondante, formée surtout d'un liquide séreux, contenant du mucus comparable à du frai de grenouille et quelquefois sanguinolent.

Nous indiquerons ses caractères dans la dysenterie aiguë ou chronique.

Dans la fièvre typhoïde, elle est bilieuse et fétide. Bilieuse ou séreuse dans la tuberculose intestinale, elle est peu abondante, mais continue et difficile à arrêter.

Si elle renferme du pus, elle indique que des abcès du foie, ou du bassin, ou des ligaments larges se sont ouverts dans la cavité intestinale.

Chez certains vieillards, elle est parfois le résultat d'amas de matières dans l'intestin devenu paresseux, mais irrité par leur présence : elle est ainsi plutôt un signe et une conséquence de la constipation : l'existence de scybales dans le rectum éclairera le diagnostic.

Chez les jeunes enfants, la diarrhée simple peut être lientérique, avec selles un peu jaunâtres, parfois vertes à la surface, ou bien formées de caséine coagulée et de granulations graisseuses ; — la diarrhée verte due à la polycholie est remarquable par son acidité et la réaction qu'elle donne par l'acide nitrique ; — la diarrhée verte bacillaire est caractérisée par la présence du bacille spécial décrit par Lesage.

Traitement. — Dans ce que nous dirons des soins à donner à l'entérite simple, au choléra infantile et à la dysenterie, se trouveront toutes les indications du traitement des diarrhées. Nous rappellerons donc très sommairement les médications bonnes à leur opposer.

Avant tout, une hygiène sévère dans l'alimentation, les vêtements, l'habitation, les habitudes.

Pour les diarrhées légères, diète à peu près absolue, eau albumineuse ou de riz.

Contre la diarrhée catarrhale, purgatif salin léger, ou un vomitif à l'ipéca s'il y a flux biliaire ; ou bien le calomel, seul ou combiné à l'ipéca, avec ou sans un peu d'opium. Les sels de bismuth sont fort recommandables, ainsi que la craie préparée, et les antiseptiques intestinaux, salol, naphtol, eucalyptol, etc.

Si la diarrhée est due au froid et à la suppression brusque de la sueur, il faut rappeler la fonction par les sudorifiques.

Contre la diarrhée nerveuse, l'opium à petite dose est le remède par excellence; mais quand on l'administre pour la première fois, surtout chez les enfants, il faut le donner avec une grande prudence, sous quelque forme que ce soit, en poudre, en pilule d'extrait gommeux, par gouttes de teinture ou de laudanum, pour la bouche, ou en lavements. L'éther, l'essence de térébenthine calmeront l'éréthisme nerveux.

La belladone réussira dans les diarrhées douloureuses.

Dans la diarrhée des enfants, il faut tout d'abord surveiller l'hygiène, réglementer l'allaitement, et ne pas trop laisser prendre pied au flux intestinal; on utilise les alcalins, eau de chaux, eaux naturelles de Vichy, de Vals, de Pougues ; — le bismuth ou les sels de chaux ; — les opiacés avec grande précaution, laudanum, élixir parégorique, codéine ; — les lavements amidonnés ou boratés, ou astringents ; — les cataplasmes sur le ventre, simples ou laudanisés ; — l'acide lactique, comme antibacillaire, et la pepto-lactine ; — les excitants et les alcooliques, thé, liqueur ammoniacale anisée, brucine; — les injections sous-cutanées de caféine ; — les bains chauds ou sinapisés ; — les courants faradiques ; — puis enfin la viande crue.

Contre la diarrhée chronique, il faut d'abord établir un régime approprié : la modification de certaines habitudes peut suffire à la faire disparaître. La diète lactée, la viande crue sont quelquefois des plus utiles. Il peut être bon de recourir auparavant à un purgatif salin ou au calomel. L'opium et le bismuth feront ensuite les frais de la cure médicamenteuse. Puis viendra l'ipéca, selon la méthode brésilienne, ou simplement en décoction et au besoin en lavements. En cas d'insuccès, on aura recours au nitrate d'argent, donné en pilules, à la dose de quelques centigrammes, ou sous forme de lavements, préconisés par Guéneau de Mussy d'une façon toute particulière. On utilisera aussi, avec ou sans opium, les astringents de la pharmacopée, ratanhia, colombo, monésia, guarana, tanin. Graves vantait l'acide nitrique, dans certains cas, ainsi que le pernitrate de fer.

On pourra enfin essayer d'administrer, comme le faisait Trousseau, un sel purgatif à faibles doses, 20 ou 10, ou même 5 grammes donnés à jeun, chaque matin, pendant une à deux semaines, et, plus tard, seulement tous les deux jours.

La diarrhée syphilitique sera justiciable du traitement spécial, mercuriel et ioduré.

Les sels de quinine s'adresseront à la diarrhée paludéenne, mais devront être essayés contre les autres espèces.

Aux diarrhées arthritiques, goutteuses ou herpétiques, on opposera les alcalins, les arsenicaux et surtout les eaux minérales, parmi lesquelles les sulfureuses doivent tenir une bonne place. L'hydrothérapie, les frictions, le massage seront de précieux adjuvants de toutes ces cures.

De même, dans les diarrhées liées à l'anémie, joints aux préparations ferrugineuses, toniques et amères, ils pourront être d'un grand secours.

Contre la diarrhée tuberculeuse, régime particulier, frictions sèches ou stimulantes, révulsion sur la peau de l'abdomen, vésicatoires volants répétés autour de l'ombilic ; — à l'intérieur, sels de bismuth ou de plomb, opium, astringents, cathérétiques, par la bouche ou en lavements.

La diarrhée critique qui survient chez les cardiaques doit être respectée jusqu'à un certain point, comme celle qui suit les coliques hépatiques ou les congestions du foie, comme la diarrhée purulente qui évacue un abcès, comme enfin celle des typhoïdiques et celle des femmes au moment de la ménopause.

E. Duhourcau, *de Cauterets.*

CHAPITRE II

DYSENTERIE

Définition. — La dysenterie est une inflammation ulcéro-membraneuse du gros intestin, contagieuse et épidémique, caractérisée par des selles plus ou moins liquides, abondantes et répétées, contenant des mucosités sanguinolentes, s'accompagnant de ténesme et d'épreintes, et amenant un état général parfois des plus graves.

Historique. — Décrite par les auteurs les plus anciens, tels que : Galien, Celse, Cœlius Aurelianus, Pline, etc., sous des noms divers et par les médecins arabes ou du moyen âge, elle a toujours été connue pour avoir des caractères endémo-épidémiques et pour produire une extrême mortalité.

Sydenham la considérait comme « une fièvre jetée sur les intestins » ; — Pringle comme une affection pestilentielle ; — elle a été prise par Zimmermann pour une fièvre bilieuse putride, et par Stahl pour une fièvre rhumatismale. A Annesley, elle parut être due à des sécrétions intestinales viciées. Chacun de ces auteurs jugeait de la dysenterie d'après les phénomènes morbides observés par lui.

Plus tard, en France, Gély, Masselot, Follet, Colin, et en Algérie Hospel, Cambory, Catteloup en décrivirent quelques caractères spéciaux : l'ulcération intestinale, les fausses membranes, la folliculite, la gangrène, cette dernière, observée surtout sous les tropiques par Dutroulau, a été soigneusement étudiée par lui.

Les anatomo-pathologistes, comme Virchow, Cruveilhier, Heubner, n'ont vu dans la dysenterie qu'un catarrhe ou une affection diphtéritique de l'intestin.

Kelsch et Kiener, dans leur *Traité des maladies des pays chauds*, en ont donné une excellente description. Ils la regardent toujours comme la même maladie, sous quelque climat qu'elle se développe, empruntant sa gravité aux milieux, aux conditions telluriques ou saisonnières où elle prend naissance ; ils admettent l'influence probable d'un poison dysentérique, mais sans l'avoir recherché.

Etiologie. — Jusqu'à notre époque, on n'a attribué la dysenterie qu'à des causes considérées aujourd'hui comme secondaires, prédisposantes, modifiant le terrain, aidant ou aggravant la maladie confirmée : telles sont les influences atmosphériques, les chaleurs continues, ou bien l'encombrement, la misère, la famine, que l'on voit se développer dans une ville assiégée, sur un navire, ou dans une armée en campagne. Mais il faut, en l'état actuel de la science, lui reconnaître une cause directe, primordiale, créant la spécificité, un agent d'infection, en un mot, que nous étudierons plus loin, et qui est la vraie cause de ces épidémies que l'on voit éclater un peu partout et principalement dans les pays chauds.

Il y a de plus à considérer le côté contagieux de la dysenterie, dont l'étude peut à la rigueur rentrer dans celle de l'épidémicité même. A ce point de vue, la dysenterie est *sporadique*, c'est-à-dire qu'elle frappe isolément un individu qui, après une journée chaude, s'est refroidi dans la nuit, ou bien qui a fait usage d'aliments de mauvaise qualité, comme la viande salée, les fruits verts, ou d'eaux altérées ; — elle est *endémique*, c'est-à-dire que là où ces conditions étiologiques sont permanentes comme dans les pays chauds, elle règne d'une façon continue ; — enfin, elle est *épidémique*, lorsque, aux causes précédentes, viennent s'en ajouter d'autres tenant à des défauts d'hygiène ou de précautions, telles que l'encombrement qui, en favorisant l'accumulation des déjections et l'absence de propreté, crée un milieu toxique, la mauvaise alimentation et les fatigues excessives débilitant tout l'organisme : ainsi s'expliquent les épidémies qui frappent les armées, les flottes, les villes assiégées, ou qui, dans des limites plus étroites, atteignent les casernes ou les prisons. Les conditions atmosphériques peuvent avoir leur part d'influence sur ces épidémies. Mais il faut tenir compte aussi de la contagion, en ce sens que celle-ci s'exerce, non pas tant par le simple contact que par la transmission d'un contage allant de l'homme malade à l'homme sain. C'est surtout par l'eau de boisson que la maladie se dissémine, un peu comme la fièvre typhoïde ; bien des faits d'expérience le prouvent. Les émanations de matières fécales abandonnées à l'air seraient aussi une cause de contagion.

Dans chacune de ces variétés de dysenterie, on observe des cas graves et des cas légers, qui relèvent de causes tout à fait accidentelles ou personnelles.

C'est une maladie essentiellement sujette à des rechutes ou des récidives, et dont, par conséquent, une première attaque est loin de donner la moindre immunité.

De même aucun âge ne met à l'abri de la dysenterie, pas plus dans les armées que dans les villes ou les campagnes. C'est surtout l'affaiblissement des individus, produit soit par des causes morales, soit par des causes physiques (privations, fatigue, anémie palustre), qui favorisent son éclosion. Aucune contrée ne peut se dire à couvert de ses atteintes, mais elle est plus fréquente et plus grave dans les pays intertropicaux, où la chaleur aide son développement, de même qu'elle a pour ainsi dire ses foyers de prédilection dans les pays tempérés, et même jusque dans certaines régions froides.

Anatomie pathologique. — On n'a que trop souvent à constater les lésions intestinales produites par la dysenterie, lesquelles occupent surtout le rectum et l'S iliaque. Dans la première période du mal, la muqueuse offre les signes d'un catarrhe très intense : elle est hyperhémiée, épaissie, infiltrée, et présente quelquefois des taches ecchymotiques. Sa surface est dépouillée de son épithélium, et parfois recouverte par un exsudat pseudo-membraneux déposé par couches continues, par plaques, ou par points isolés. Ce sont là les lésions de la dysenterie sporadique, à formes légères, qui guérissent le plus souvent.

Si le mal progresse, il se forme des ulcérations, soit sur les follicules, où on les retrouve généralement, arrondies, à bords taillés à pic, la muqueuse étant congestionnée dans l'intervalle et souvent recouverte d'un exsudat comme croupal, soit sur la muqueuse même, qui s'est infiltrée d'un exsudat plastique et s'est peu à peu nécrosée.

Lorsque les parties mortifiées se détachent, elles sont éliminées sous forme de lambeaux plats, ou tubulés, ou enroulés. Le tissu dénudé suppure, et l'ulcération peut s'étendre et gagner en profondeur, détruisant la tunique musculeuse, enflammant le péritoine et produisant quelquefois une perforation. L'intestin grêle est rarement atteint. Ces ulcérations guérissent parfois, amenant une rétraction du tissu cicatriciel, des déformations, et un rétrécissement, d'où possibilité d'occlusion ou d'invagination intestinale.

Si le mal continue, la gangrène peut gagner la muqueuse qui alors se détache sous forme de lambeaux noirs, ou de bouillie noirâtre, à odeur spéciale.

On a signalé des phlegmons sous-muqueux. Plus fréquemment on retrouve les ganglions mésentériques gonflés, rouges, les veines mésaraïques obturées par des caillots, et le foie plus ou moins congestionné. Dans les pays chauds, l'hépatite suppurée et les abcès du foie ne sont pas rares : on les attribue au transport dans le foie, par les veines porte et mésaraïques, des principes septiques puisés dans l'intestin.

Lorsque les selles ont été abondantes, le sang se trouve épaissi, visqueux, noir, par suite de sa déshydratation ; il subit aussi d'autres altérations, variables dans ses éléments, fibrine, globules, albumine, etc.

Bactériologie. — C'est surtout la présence de bactéries spéciales dans le sang et les liquides intestinaux qui caractériserait la dysenterie. En plus des microbes qu'on peut rencontrer d'habitude dans ces liquides, il y en a trois à qui la pathogénie de la dysenterie a été particulièrement attribuée : ce sont l'anguillule de Normand, l'amœba coli et le bacille de Chantemesse et Widal.

L'anguillule de Normand, qui rappelle assez la filaire du sang de l'homme, fut découverte par ce médecin chez des dysentériques de Cochinchine, et comme, avec Bavay, il la rencontra dans tous les cas graves, il en fit l'agent spécifique de cette affection. Si ce rôle a été contesté à l'anguillule stercorale, d'autres auteurs, comme Talamon, semblent admettre que, à l'instar de la filaire, elle puisse produire les selles muqueuses et sanglantes de la dysenterie.

L'amibe du côlon fut étudiée par Lesch et Eichwald, à Saint-Pétersbourg, et leur parut être la cause de la dysenterie. Koch retrouva cette amibe dans l'intestin de malades morts de la dysenterie en Égypte. Kartulis a cherché à prouver que l'amœba coli était bien la cause spécifique de cette affection. Les travaux de Osler, de Dock, de Nasse, de Councilman et de bien d'autres ont paru lui donner raison; par contre, Lœwis, Massiutin, Schuberg, etc., auraient retrouvé ce même microbe dans d'autres affections que la dysenterie.

D'observations faites, à Alger, sur des dysenteriques, Chantemesse et Widal avaient déduit que la cause de cette maladie était un bacille court, peu mobile, se colorant mal par les couleurs d'aniline, donnant une culture rapide, jaunâtre et sèche sur la gélatine, la gélose, la pomme de terre, et produisant, par l'inoculation intra-intestinale, les résultats les plus significatifs. Maggiova lui a attribué le même rôle ; cependant la plupart des observateurs pensent que ce bacille n'est autre que le *B. coli communis*.

Enfin, Bertrand et Baucher, qui n'ont pas trouvé de microbe spécial dans les selles dysentériques, pensent que la dysenterie est produite, du moins dans nos climats, par les microbes existant à l'état normal dans le tube digestif ; inoffensifs dans les conditions normales, ces microbes pourraient, soit que leur virulence s'exalte, soit qu'une altération préalable rende la muqueuse intestinale plus susceptible, provoquer sur celle-ci une inflammation vive amenant la dysenterie.

Dans le courant de l'été dernier, au Val-de-Grâce, le professeur Laveran a recherché, chez des malades atteints de dysenterie aiguë, les amibes et les bacilles en question. Une seule fois, il a retrouvé des amibes, mais en petit nombre, dans les selles récentes, jamais sur l'intestin : il en conclut que ces amibes ne sauraient être considérées comme la cause de la dysenterie, pas plus que les cercomonades ou les trichomonades que l'on peut rencontrer dans les selles. Chez un dysenterique venant du Tonkin, il a trouvé au contraire un grand nombre d'amibes douées de mouvements très vifs. Il affirme donc que la dysenterie saisonnière de nos pays n'appartient pas à la forme amibienne, et il admettrait volontiers que tous les microbes contenus dans l'intestin jouent leur rôle dans la pathogénie de cette maladie. On peut concevoir que l'arrêt de sécrétion intestinale et un changement dans la composition du mucus facilitent le développement des microorganismes et permettent à ceux-ci de prendre une virulence plus grande qu'à l'état normal. L'étude du mucus humain, au point de vue bactériologique, entreprise par Wurtz et Larmoyez, fournira peut-être quelques données nouvelles à ce sujet.

En somme, on le voit, l'origine bactérienne de la dysenterie n'est pas encore jugée.

Symptômes. — La dysenterie étant partout et toujours la même maladie, quelle que soit sa gravité, ses symptômes seront tous de même nature et ne différeront que par une intensité variant selon les cas.

Ils consistent dans des selles muco-sanguinolentes, avec parfois fausses membranes, des douleurs très vives au fondement et dans le rectum, un besoin continuel d'aller à la garde-robe, et un état général plus ou moins sérieux.

Dans la dysenterie légère, le début est souvent sans prodromes. Dans les formes plus graves, il peut y avoir, pendant deux ou trois jours, un malaise général, avec courbature, frissons, diarrhée. Dans certaines épidémies, quelques cas peuvent présenter un début foudroyant, et les malades peuvent être enlevés avec une rapidité qui déconcerte.

Il n'y a pas de fièvre dans les cas légers, mais parfois, il se développe une fièvre rémittente ou intermittente, à réaction plus ou moins nette, pouvant produire l'adynamie et même la résorption putride.

La maladie confirmée s'accompagne de douleurs abdominales qui, d'abord vagues, s'accusent davantage dans la fosse iliaque gauche, d'où elles remontent au côlon pour redescendre jusqu'au rectum, où elles laissent une sensation de pesanteur pénible, et de corps étranger qui éveille le besoin d'aller à la selle, mais sans qu'il soit suivi d'effet ni de soulagement. Ces épreintes ou faux besoins sont exaspérés par les efforts inutiles que fait le malade et deviennent horriblement douloureux. A ce ténesme rectal s'ajoute parfois du ténesme vésical.

Les premières évacuations débarrassent l'intestin des matières qui s'y trouvent, et amènent quelques rares mucosités. Bientôt celles-ci sont seules excrétées en flocons visqueux, transparents, blanchâtres ou teintés de jaune, ayant la forme de membranes ou ressemblant à des grains de sagou ou à du frai de grenouille (*dysenterie blanche*). Après deux ou trois jours, les selles se colorent en rose ou même en rouge de sang (*dysenterie rouge*) ; des pellicules blanches ou des débris d'épithélium de la muqueuse donnent à ces matières l'aspect de framboises écrasées. Au cinquième ou sixième jour, si le mal n'a pas rétrogradé, les selles renferment encore plus de sang et même du pus ; elles prennent l'aspect d'un liquide opaque, blanc grisâtre ou couleur lie de vin, mêlé de lambeaux membraneux (*exsudat croupal ou diphtéritique*), qui ne sont autres que des débris de la muqueuse exfoliée ou nécrosée, tandis que les petits grains rappelant le sagou ou le frai de grenouille dénotent des lésions des glandes de l'intestin. Ces selles puriformes n'ont pas l'odeur fécale des premiers jours, même quand elles renferment des scybales : elles ont une odeur fade et nauséeuse. Plus tard, du douzième au quinzième jour, les matières deviennent plus abondantes et plus fétides : elles sont formées d'un liquide séreux au milieu duquel flottent des débris solides d'exsudat et de muqueuse, et ont l'aspect de lavure de chair. A un degré plus avancé et plus grave, mais spécial aux pays chauds, l'intestin se gangrène et les selles deviennent brunes ou noirâtres : le malade expulse de larges lambeaux ou des cylindres formés par la muqueuse mortifiée, et où l'on peut trouver une partie de la tunique musculaire ; dès lors, les selles renferment beaucoup de sang, quelquefois même du sang pur.

Leur fréquence est très variable : de dix à douze par jour dans les cas légers ; vingt à quarante dans les cas d'intensité moyenne ; dans les cas graves il devient souvent impossible de les compter.

Chacune est accompagnée de coliques et d'épreintes très douloureuses, et, malgré ses efforts, pour ainsi dire constamment infructueux, le malade veut toujours satisfaire de nouveaux besoins : ce n'est qu'à grand'peine qu'il accouche de quelques mucosités, après quoi le ténesme redouble et se complique de besoins d'uriner fréquents, de cuisson uréthro-vésicale, et même quelquefois, chez la femme, de leucorrhée. Ces crises incessantes amènent une prostration rapide et profonde, résultat de l'épuisement nerveux plus que des pertes subies. Le passage répété des déjections irrite la peau de l'anus qui devient rouge et brûlante, s'excorie, quelquefois se relâche et tombe en formant un bourrelet rougeâtre à l'extérieur. Bientôt même le sphincter perd sa contractilité et les matières sont rendues involontairement.

L'état général suit une marche parallèle : apyrétique dans les cas légers, la dysenterie s'accompagne de fièvre dans les cas plus sérieux, et même de nausées ou de vomissements ; dans les cas très graves, le pouls faiblit, le teint s'altère, les yeux se creusent, les lèvres se sèchent, la langue devient fuligineuse, et la prostration s'accroît jusqu'à la fin ; cependant l'intelligence est bien conservée.

Diagnostic. — Après le tableau que nous venons de tracer, le diagnostic de la dysenterie se fera sans hésitation. L'ensemble des symptômes, les caractères des déjections, muqueuses, sanguinolentes, etc., éviteront toute confusion avec d'autres maladies intestinales, polypes, cancers ou hémorroïdes. L'exploration directe du rectum au besoin lèverait toute difficulté.

Marche. Pronostic. — Dans nos climats, la dysenterie légère n'est accompagnée d'aucun symptôme sérieux et elle guérit en quatre à sept jours. La forme grave, épidémique, dure plusieurs semaines, présente des phénomènes plus violents, plus douloureux ; il y a de la fièvre, une grande soif et la maladie peut revêtir tantôt un caractère *adynamique*, tantôt un aspect *ataxique* par action réflexe sur le cerveau. Dans certains cas, il y a des douleurs vives dans les jointures et les membres, donnant à la maladie une forme *rhumatismale*.

Il y a parfois des vomissements réflexes et sans importance, parfois au contraire ils sont formés de bile et coïncident avec un catarrhe gastro-duodénal ; la dysenterie est dite *bilieuse*.

Toutes ces formes guérissent généralement, même après une hémorragie intestinale; les symptômes s'atténuent et disparaissent, non toutefois sans laisser une certaine tendance à la diarrhée.

La mort, rare et tardive dans la dysenterie sporadique, est fréquente pendant les épidémies ; certaines de celles-ci sont même des plus meurtrières. L'épuisement fait des progrès, les selles deviennent incessantes, fétides et involontaires, annonçant la fin prochaine, qui arrive généralement après deux à trois septénaires, mais quelquefois survient du troisième au cinquième jour.

Le malade peut être enlevé par une complication (parotidite suppurée, érysipèle gangréneux, miliaire, pneumonie, abcès du foie).

Même guérie, la dysenterie expose le patient à des suites fâcheuses, telles que l'occlusion intestinale, les pérityphlites, les périproctites, les paralysies du sphincter ou des membres.

Dans les pays chauds, elle peut en outre entraîner un ictère, un catarrhe des voies biliaires et la gangrène surtout. Elle est parfois compliquée d'un élément paludéen et enfin elle passe aussi à l'état chronique. Cette chronicité se montre après des rechutes amenées le plus souvent par des écarts de régime. Après vingt-cinq à trente jours les douleurs se calment, les selles diminuent, mais se reproduisent encore plusieurs fois par jour et surtout la nuit. Elles sont sanguinolentes ou puriformes. Le malade a un appétit vorace, et malgré qu'il mange, il continue à maigrir, à rester pâle et faible ; sa voix se perd, son ventre s'aplatit et se rétracte, ses membres s'infiltrent, il tombe dans le marasme et la cachexie. Ce n'est plus alors qu'une question de temps, car rarement on voit la dysenterie chronique guérir. Elle peut durer des mois et même des années, mais après des oscillations, elle arrive presque toujours à un terme fatal.

Traitement. — En présence d'un cas de dysenterie, le médecin doit, avant tout, songer à empêcher l'extension épidémique du mal Il isolera autant que possible les malades dans des pièces spacieuses et aérées, puis il veillera à la désinfection parfaite des objets leur ayant servi et des matières qu'ils auront rendues. Il tâchera d'éviter l'encombrement, surveillera l'hygiène et l'alimentation des personnes exposées au contage, en évitant surtout l'usage des mets indigestes et des boissons impures; il exigera que l'eau de boisson soit préalablement filtrée et bouillie; les œufs et le lait feront les frais du régime alimentaire qui sera parfaitement réglé. Il préviendra aussi les brusques changements de température, surtout pendant la nuit.

Comme moyens de guérison, la dysenterie, si elle est légère, ne réclame que la diète, le repos, des boissons émollientes, des lavements amidonnés avec quelques gouttes de laudanum. Un purgatif léger, salin, peut être utile au début, si l'intestin n'a pas été exonéré par les premières selles. A l'intérieur, une potion opiacée avec de l'eau de mélisse ou de menthe, ou quelques pilules d'extrait thébaïque arrêteront le mal dans la plupart des cas.

S'il persiste et qu'il y ait des symptômes d'embarras gastrique, un vomitif à l'ipéca sera tout d'abord indiqué. Puis on recourra aux purgatifs salins, à petites doses répétées plusieurs matins de suite, ou bien au calomel. Celui-ci peut être donné à la dose massive de 1 à 2 grammes par jour en dix paquets, ou encore par doses fractionnées ou réfractées, c'est-à-dire 10 ou 20 centigrammes en dix paquets administrés d'heure en heure. Sous cette influence, les selles perdent bientôt leur caractère muco-sanguinolent pour devenir diarrhéiques et verdâtres, ce qui est d'un très bon signe. Il faut éviter avec soin tout refroidissement et éloigner les doses à mesure que le mieux se produit.

Les sels de quinine seront indiqués si la dysenterie revêt une forme pernicieuse.

L'opium sera donné avec la plus grande précaution et seulement à titre de calmant contre les douleurs trop vives. La poudre de Dower devra être préférée. Dans ces cas, on pourra recourir aussi à la belladone en pilules, en onctions sur le ventre, ou bien à des injections sous-cutanées de morphine et d'atropine à doses très modérées. On ne recourra que rarement à la saignée.

Une des méthodes les plus en renom pour le traitement de la dysenterie est la méthode dite brésilienne, qui emploie l'ipéca d'une certaine façon et avec tant de succès qu'il a valu à cette racine le nom de racine antidysentérique. Avec 4 à 8 grammes d'ipéca finement concassé, on fait une infusion dans 250 à 300 grammes d'eau bouillante, et on la donne en deux fois ou par cuillerées à bouche dans la journée. Le lendemain, avec la même racine, on fait une nouvelle infusion, et on continue ainsi quatre à cinq jours de suite, jusqu'à ce que les selles soient redevenues bilieuses.

Delioux de Savignac faisait ajouter à une décoction de 4 grammes d'ipéca dans 300 grammes d'eau, 30 grammes de sirop d'opium et d'eau de cannelle, et donnait cette potion à prendre dans la journée, par cuillerées, d'heure en heure.

D'autres ont essayé de donner l'ipéca en nature : Pringle, par doses de 25 centigrammes, répétées jusqu'à vomissement; Hassel, par doses de 5 centigrammes, toutes les heures ou toutes les deux heures, jusqu'à un état nauséeux simple et diaphorèse; Second et Monod associaient l'ipéca, le calomel et l'opium en pilules.

L'arnica a été prôné par Stoll et Hufeland et accepté comme utile par Baraliez.

Le sous-nitrate de bismuth rendrait aussi des services, mais employé à de très hautes doses, de 60 à 80 grammes par jour.

On a vanté récemment l'ailante glanduleux ou vernis du Japon, comme succédané de l'ipéca.

Lorsque la dysenterie se prolonge, il faut agir sur la muqueuse intestinale par les substitutifs, nitrate d'argent pris par la bouche ou en lavements (5 à 10 centigrammes pour les enfants, 25 à 50 pour les adultes); lavements au sulfate de cuivre ou de zinc, au tanin, à l'extrait de Saturne, ou bien à la teinture d'iode iodurée. On utilisera aussi le perchlorure de fer.

Les vésicatoires à l'ammoniaque appliqués sur l'abdomen agiront favorablement à titre de révulsifs.

Comme boisson, on fera prendre l'eau albumineuse, la décoction blanche de Sydenham et l'on conseillera en même temps les stimulants et les toniques.

Contre la dysenterie chronique, on insistera sur les lavements cathérétiques et astringents. On recourra de temps à autre à un purgatif léger pour débarrasser l'intestin. On insistera sur les toniques et l'usage de la viande crue. Avec cela on recommandera toutes les précautions hygiéniques : habitation saine, à la campagne de préférence, changement de climat, vêtements et ceinture de flanelle. L'hydrothérapie, les bains de mer et enfin les eaux minérales appropriées relèveront ensuite la constitution affaiblie.

Parmi ces eaux, Baraliez, mentionne à titre de toniques et reconstituantes, employées en boisson et en bains, « les eaux sulfureuses, surtout celles dont l'action est douce et modérée, comme celles de Cauterets, de Saint-Sauveur, d'Allevard, d'Aix-en-Savoie. Dans la convalescence de la dysenterie, ajoute-t-il, il est quelquefois opportun d'employer les eaux de Vichy en boisson. Les eaux gazeuses (Condillac, Saint-Galmier, Bondonneau, etc.) sont aussi très utiles; elles facilitent la digestion et tempèrent la soif. »

E. DUHOURCAU, *de Cauterets.*

CHAPITRE III

CHOLÉRA INFANTILE

Historique. — Parmi les entérites aiguës, il en est une à laquelle nous avons déjà fait allusion et qui, par ses caractères spéciaux, mérite une description à part. C'est à Trousseau que l'on doit surtout d'en avoir fait une espèce particulière sous le nom de *choléra infantile*, bien que l'appellation de *catarrhe cholériforme gastro-intestinal*, donnée par Rilliet et Barthez, et celle d'*entérite cholériforme*, adoptée par Bouchut, fussent aussi explicites et légitimes. Après Trousseau, d'autres auteurs en ont poursuivi l'étude ; Parrot l'a décrit sous le vocable d'*athrepsie aiguë* de l'enfance. Mais le nom de choléra infantile ayant prévalu dans les derniers travaux consacrés à cette affection, notamment par le Dr Lesage, nous le conserverons, bien que cette affection n'ait rien de commun avec le vrai choléra.

Au commencement du siècle, Dewes la décrivait en Amérique sous le nom de *summer disease* (maladie d'été). Parrish, Billiard, Barrier et Hervey Lindsley en ont laissé de bonnes études après lui.

Définition. — Le choléra infantile se caractérise par des vomissements et de la diarrhée survenant d'une manière brusque, s'aggravant rapidement, épuisant bien vite le petit malade, à la fois par une spoliation séreuse et une intoxication spéciale et amenant le plus souvent la mort ; il sévit surtout chez les enfants en bas âge.

Étiologie. — Les vices d'alimentation et les fortes chaleurs, qui altèrent si facilement le lait, sont ses deux causes prédominantes. Le sevrage, constituant pour les enfants une période difficile à traverser, en est aussi une occasion fréquente, surtout en été.

La continuité des chaleurs, en affaiblissant les enfants, favorise l'éclosion de cette entérite, qui revêt alors une forme épidémique.

Néanmoins, on peut l'observer en hiver, et alors elle s'explique par des défauts d'hygiène dans la famille, dans la maison ou dans la localité même (absence d'égouts, entassement, misère).

L'usage mal compris ou mal surveillé du biberon est aussi une de ses causes les plus communes, comme le sont pour les enfants nourris au sein les écarts de régime et une alimentation trop précoce ou intempestive.

Toute autre cause d'affaiblissement peut aider encore l'apparition du mal ou aggraver son pronostic.

Anatomie pathologique. — Les lésions observées dans le choléra infantile sont celles de toute entérite aiguë ; mais, dans les cas à marche rapide et presque foudroyants, on comprend qu'elles puissent être fort peu marquées. L'estomac est parfois dilaté. On a constaté des invaginations intestinales auxquelles pouvaient être rapportés certains symptômes observés pendant la vie. Par suite de l'abondance du flux intestinal et de la déshydratation du sang, celui-ci est le plus souvent épaissi et les séreuses paraissent sèches à leur surface.

Bactériologie. — Dans la plupart des cas, l'entérite cholériforme des jeunes enfants est d'origine parasitaire et due même à un microbe spécial qui n'est pas le bacille virgule de Koch, et qu'on ne rencontre ni dans les selles normales ni dans les diarrhées ordinaires. Le Dr Lesage est parvenu à isoler ce microbe dans les selles pathologiques d'enfants élevés au sein comme au biberon, et, en le cultivant et l'étudiant expérimentalement, il a pu reproduire les symptômes du choléra infantile. Grâce à la présence de ce microbe spécifique, on peut expliquer les éclosions rapides de la maladie et sa contagion.

On comprend ainsi que les enfants élevés au biberon soient exposés plus que d'autres à être contaminés, surtout à l'époque des fortes chaleurs qui favorisent si bien le développement de tous les microbes.

Et lors même que le lait ne serait pas directement infecté avant son absorption par l'enfant, on s'explique combien les chaleurs de l'été provoquent de fermentations dans tous les liquides soit en dehors, soit en dedans de l'économie.

Chez les enfants nourris au sein, ces mêmes chaleurs peuvent favoriser l'intoxication par le lait de la nourrice, si celle-ci est atteinte d'une affection gastro-intestinale et par suite sécrète des toxines que son lait communique à l'enfant : ce serait là un exemple d'intoxication secondaire des plus nets.

Symptômes. — Dans le plus grand nombre des cas, la maladie éclate d'une façon subite, par des vomissements plus ou moins fréquents, et qu'accompagne une diarrhée variant aussi de gravité. On retrouve le lait d'abord dans toutes les déjections, et son absorption les augmente; puis vomissements et selles deviennent aqueux, verdâtres ou teintés comme des jaunes d'œufs. La bile, qui parfois colore la première diarrhée, finit par disparaître, et les selles qui jamais ne sont poisseuses ni ne présentent de grumeaux riziformes, ne contiennent presque plus de substances solides. Elles ne sont jamais lientériques comme dans le catarrhe intestinal ordinaire. Quelquefois, à la fin, elles redeviennent verdâtres et renferment de nouveau une certaine quantité de bile : elles sont alors très acides. Leur odeur est presque nulle ou rarement ammoniacale. Dans bien des cas, l'examen bactériologique permet d'y retrouver le microbe spécial décrit par Lesage.

Dès le début du mal, l'expression de l'enfant se modifie : il prend le facies abdominal, les yeux se creusent, le nez se tire, la peau se refroidit, l'enfant se couche en chien de fusil. La langue devient blanche, épaisse, muqueuse, sèche et froide; la soif est vive. L'estomac se dilate, l'intestin se météorise; mais bientôt la peau du ventre devient flasque et se laisse pincer comme du linge. Pendant les vomissements et dans leur intervalle, l'enfant souffre, crie et s'agite; il a de la difficulté à respirer et du tirage parfois comme dans la diphtérie, sans cependant que le nombre des respirations soit accru. Il ne tarde pas à tomber dans le collapsus, qui commence pour ainsi dire la seconde période de la maladie.

Le visage continue à se gripper et à pâlir; les oreilles et les ongles se cyanosent, les lèvres se sèchent et tout le corps se refroidit. La température baisse quelquefois considérablement, si bien que l'air expiré lui-même est froid. L'enfant reste inerte, les yeux demi-ouverts et regardant en haut. La peau devient rude et comme scléreuse. Puis surviennent des tremblements, de la carphologie, de la raideur et, quelques instants avant la mort, la température remonte à 38 ou 39° C.

Dans certains cas, les vomissements dominent la scène, et la maladie relèverait alors, au dire de Lesage, d'une intoxication. Dans d'autres, au contraire, ils sont peu abondants; mais la diarrhée est profuse, et c'est là que se retrouverait le microbe spécial. D'autres fois, diarrhée et vomissements sont d'intensité égale, ou bien ils sont peu marqués, et le choléra est pour ainsi dire sec. Mais toujours la maladie se termine par le collapsus et l'algidité, la mort étant plus ou moins rapide.

Quand la maladie se prolonge, elle prend un aspect typhoïde et dysentériforme, avec parfois des symptômes hydrencéphaliques. Elle revêt alors une marche lente qui peut être compliquée par des hémorragies diverses, intestinales surtout, par des furoncles, des abcès suppurés, par des gangrènes, particulièrement à l'ombilic, ou des thromboses veineuses, etc.

Diagnostic. — Le tableau de l'entérite cholériforme ne permet guère de la confondre avec une autre affection intestinale. Le flux intestinal ne constituant qu'un des éléments du choléra infantile, il va de soi qu'une simple diarrhée, qui ne se complique pas de phénomènes généraux, ne peut être prise, quels que soient ses caractères propres, pour cette entérite spéciale, sinon spécifique.

On pourrait, en voyant celle-ci, songer au vrai choléra. Outre que le choléra asiatique est très rare chez les jeunes enfants, pour l'admettre dans un de ces cas qui nous occupe, il faudrait se trouver en pleine épidémie cholérique, et encore n'y serait-on autorisé qu'après avoir retrouvé dans les déjections le bacille virgule de Koch.

La nature des selles et des vomissements distinguera le choléra infantile d'une invagination intestinale, dans laquelle existent d'ailleurs presque toujours du ténesme et une tumeur dans l'abdomen.

Une fièvre persistante, l'absence d'algidité et de symptômes pulmonaires différencieront certaines formes aiguës de la tuberculose qui, s'accompagnant de troubles digestifs, de vomissements, de diarrhée, pourraient simuler l'entérite cholériforme chez un enfant.

Pronostic. — Le choléra infantile est toujours grave ; sa marche est rapidement progressive, et se termine le plus souvent par la mort, dans l'espace de un à quelques jours à peine. Sa durée moyenne a été calculée à cinquante-six heures par Ollivier ; quand il guérit — ce qui est fort rare — on voit les symptômes s'amender et disparaître peu à peu, les troubles digestifs cesser, le pouls et la chaleur revenir.

Traitement. — En tout cas, il exige un traitement rapide et énergique. La diète est de rigueur. On donnera pour boissons des infusions toniques (thé, coca, café) ; de l'eau albumineuse faite en délayant quatre blancs d'œufs frais dans un litre d'eau sucrée et aromatisée *ad libitum*.

On peut aussi donner une eau alcaline, de Pougues, de Vichy ou Vals, avec moitié lait ; — de l'eau de riz édulcorée avec du sirop de coings, — l'eau de mélisse ou de menthe, la décoction blanche de Sydenham, simple ou légèrement laudanisée, de l'eau bouillie coupée d'un peu de cognac ou de rhum, ou d'un vin généreux (xérès, porto, champagne); du sirop d'éther, de l'acétate d'ammoniaque, de la caféine comme excitants diffusibles; quelques granules de brucine ou de strychnine, et de codéine au besoin.

Contre la diarrhée, on prescrira le sous-nitrate ou le salicylate de bismuth, à la dose de 2 à 4 grammes par jour; le salol, seul ou combiné au calomel, et mieux le salacétol aux doses de 50 centigrammes à 1 gramme dissous dans un peu d'huile de ricin.

Un julep gommeux, avec 1 gramme d'extrait de ratanhia ou de monésia, et 10 à 15 gouttes d'élixir parégorique, pourra être donné par cuillerées à café, toutes les heures, puis toutes les deux heures.

Un vin composé d'écorces de racine de grenadier et de simarouba serait un bon antidiarrhéique.

Un excellent remède, préconisé par Hayem, est la limonade lactique, ou une potion à 2 gr. d'acide p. 100, à donner par cuillerées.

En Amérique et en Angleterre, on se loue du calomel administré par petites doses, ou à doses réfractées.

On peut encore essayer de la résorcine, seule ou combinée à la limonade chlorhydrique, ou d'un peu de pepsine; ou enfin recourir au nitrate d'argent à faible dose, 5 centigrammes par 60 grammes d'eau distillée, donnés par l'estomac, une cuillerée à café d'heure en heure, et aussi en lavements.

Le lavage de l'estomac et de l'intestin sera une utile ressource.

Mais un traitement qu'on semble laisser dans l'oubli, et qui a cependant été prôné par de grands cliniciens, comme Trousseau, Weisse de Saint-Pétersbourg, et que P. Lorain recommandait fortement, est celui par la viande crue, employée surtout lorsque la diarrhée domine. Cette pratique est populaire en Russie, où elle produit d'excellents résultats; elle paraît s'expliquer rationnellement par l'action stimulante de la viande crue sur la digestion, et peut-être par une action chimique sur les sucs gastro-intestinaux. On prépare une pulpe ou une vraie purée de viande hachée et pilée, en la passant à travers une passoire fine, et on la fait prendre avec du sucre, des confitures ou de la conserve de roses, dite de Damas. On commence par 25 grammes dans le premier jour, et l'on arrive à en faire absorber huit à dix fois plus : l'enfant, qui l'accepte avec plaisir d'abord, la repousse de lui-même quand il est guéri.

L'inconvénient de cette médication est qu'elle expose le malade à contracter le tænia, surtout lorsqu'il faut la prolonger un certain temps; mais aujourd'hui que l'on possède, dans l'extrait de fougère mâle, un excellent tænicide, dont on n'a rien à craindre quand on l'administre, comme nous l'avons proposé, à dose faible, combinée, dans des capsules avec un peu de chloroforme et d'huile de ricin, il n'y a plus à reculer devant l'usage de la viande crue, si elle est indiquée.

Contre l'algidité et le collapsus, il reste à recourir à des moyens excitants et remontants, aux bains chauds, à 38 ou 39° C., donnés à l'enfant, pendant quelques minutes, matin et soir; on peut, au besoin, les sinapiser. Après le bain, frictions avec une flanelle chaude, et enveloppement dans des linges chauds; boules d'eau chaude autour du corps.

Et pendant qu'on fait boire au petit malade un liquide excitant, légèrement alcoolisé, on peut enfin recourir aux injections sous-cutanées de sérums artificiels, soit selon les formules de J. Chéron ou de Roussel, dans lesquelles agit surtout le phosphate de soude. soit en combinant à celui-ci un peu de caféine : on peut en espérer encore de très bons effets.

E. Duhourcau, *de Cauterets.*

CHAPITRE IV

ENTÉRITES

Définition. — A proprement parler, l'entérite est l'inflammation de l'intestin pouvant atteindre les éléments de cet organe dans les trois couches qui les constituent, mais portant le plus particulièrement sur la membrane muqueuse.

Dans ce dernier cas, le nom de catarrhe intestinal serait mieux approprié, les altérations des tuniques moyenne et externe relevant souvent et à plus juste titre du pancréas.

De même qu'elle peut gagner en profondeur une ou plusieurs couches de l'intestin, de même l'entérite peut étendre son siège sur toute la surface de l'organe, ou seulement sur une partie assez restreinte pour lui valoir les noms limitatifs de duodénite, iléite, typhlite, etc.

Au point de vue de son intensité et de sa durée, elle est tout à fait aiguë et à marche rapide, ou bien subaiguë et plus persistante, ou enfin chronique et pour ainsi dire intermittente.

Elle présente aussi des formes graves et des formes bénignes; enfin ses causes sont des plus variées et fort multiples.

Nous allons étudier l'entérite à ces divers points de vue.

Étiologie. — Les causes de l'entérite ont été groupées de différentes manières par les auteurs. La tendance actuelle semble vouloir plus nettement réduire ces causes à des actions de contact, comme le disait, il y a bientôt vingt ans, A. Luton.

1° En tête de ces causes directes, se place une alimentation défectueuse par sa qualité et par son abondance, mal élaborée par un estomac lui-même malade, et amenant ce que le Jaccoud appelle une *fluxion irritative* sur l'intestin. Le catarrhe des enfants allaités, dû à un défaut de proportion entre la qualité du lait et la capacité digestive du nourrisson, aussi bien qu'à un oubli de l'hygiène et de la régularité dans les repas; — le catarrhe qui accompagne le sevrage; — celui qui est produit par la constipation trop opiniâtre favorisant la décomposition des matériaux alimentaires; — celui qu'amène, par contre, l'abus des purgatifs ou leur mauvais choix; — le catarrhe dû à certains médicaments ou à des produits toxiques; — enfin le catarrhe, que peuvent provoquer les vers intestinaux ou les corps étrangers, sont produits par le même mécanisme.

2° Les entérites *par troubles de l'innervation vaso-motrice* forment un second groupe nombreux, reconnaissant pour causes l'impression du froid sur les extrémités du corps ou sur le ventre même, l'action de l'humidité, les émotions morales vives, les brûlures étendues, les irritations ou inflammations de la peau telles qu'un érysipèle; toutes ces causes saisissant un individu prédisposé provoquent des catarrhes soudains et plus ou moins durables.

3° Les affections du foie, du cœur ou des poumons, la dilatation variqueuse du système veineux abdominal, par la *stase sanguine* qu'elles provoquent, déterminent souvent le catarrhe de l'intestin.

4° Il peut être dû encore à une *fluxion compensatrice* se produisant chez les hémorroïdaires par diminution ou arrêt de leur flux, — chez les femmes dont les règles sont troublées, — chez les goutteux, dont les manifestations articulaires viennent à disparaître.

5° Les *influences saisonnières et atmosphériques* peuvent agir également sur l'intestin, et amener des catarrhes ayant parfois un caractère épidémique, surtout dans les pays chauds, ou bien intermittent parce qu'il s'y mêle un élément palustre.

6° D'autres entérites sont uniquement *symptomatiques* d'une fièvre éruptive, telle que la rougeole ou la scarlatine, d'une fièvre typhoïde, du choléra, d'une albuminurie ou de l'urémie, de la tuberculose plus ou moins généralisée, ou enfin d'une lésion locale de l'intestin, comme l'étranglement interne, le volvulus. Si nous ajoutons des entérites signalées comme se rattachant à la syphilis, à la pellagre, au goitre exophtalmique, etc., nous aurons fait connaître à peu près toutes les causes admises jusqu'à ces dernières années.

7° Il nous faut signaler en outre un facteur étiologique pressenti depuis longtemps et étudié de mieux en mieux chaque année : les *infections d'origine microbienne*, parmi lesquelles peuvent être rangées quelques-unes de celles que nous venons d'énumérer (rougeole, fièvre typhoïde, tuberculose, choléra). Nous avons particulièrement en vue certains microbes capables de provoquer l'entérite par eux-mêmes ou par leur toxines, ou quand les circonstances s'y prêtent, soit en favorisant leur multiplication, soit en modifiant leur propriétés : tels sont le bacillus coli communis, le bacillus lactis aerogenes, le bacterium aceti, les bacilles de Lesage et de Gartner, le staphylocoque et le streptocoque, et même d'autres bactéries ou amibes dont le rôle n'est pas encore bien déterminé. Ces microbes, développés dans la cavité intestinale, occasionnent en partie les fermentations pathogéniques étudiées par Ch. Bouchard, entre autres, et leurs produits plus ou moins toxiques sont une cause d'irritation pour l'intestin ; en un mot, le catarrhe gastro-intestinal peut être la suite de l'infection septicémique. Parmi les entérites attribuables à une cause microbienne, une mention spéciale est due à l'entérite tuberculeuse, rare dans sa forme primitive, et produite fréquemment au contraire par auto-infection. La tuberculose intestinale primitive tient surtout à l'usage du lait et de la viande tuberculeuse. Encore faut-il que le terrain ait été préparé, tant au point de vue général que local, par une fièvre typhoïde, par une constipation opiniâtre ou par toute autre inflammation constituant comme une sorte d'entérite prétuberculeuse. Dans ces conditions, le bacille de Koch trouve facilement une porte d'entrée que lui offrent le plus généralement les follicules clos. Certains auteurs sont allés jusqu'à prétendre que ce bacille peut traverser la muqueuse intestinale saine, et par là infecter l'économie.

8° Enfin nous devons tenir compte des causes prédisposantes à qui revient une part sérieuse dans le développement de l'entérite, comme de toute autre maladie : d'abord les âges extrêmes de la vie, l'enfance surtout avec ses crises du sevrage et de la dentition, — l'épuisement par les fatigues physiques ou morales, — la misère, les intempéries, les marches forcées, — et, pour finir, certaines susceptibilités individuelles liées au tempérament chez des névropathes, des arthritiques, ou bien aux habitudes et aux professions.

Anatomie pathologique. — Les lésions anatomiques varient selon que le catarrhe intestinal a été aigu ou chronique. Rarement elles sont généralisées. Elles siègent d'habitude dans l'iléon ou le gros intestin ; parfois le duodénum et l'estomac sont intéressés.

Dans l'*entérite aiguë*, une hyperhémie plus ou moins diffuse, une vascularisation marquée, des taches ecchymotiques, de la turgescence glandulaire caractérisent la maladie.

La congestion inflammatoire est parfois difficile à distinguer, car elle disparaît rapidement après la mort, et elle se borne au pourtour des follicules et des villosités. Les follicules clos forment des saillies acuminées ou arrondies, au-dessous de la muqueuse gonflée et molle, recouverte d'une sérosité trouble, parfois abondante, où nagent des cellules jeunes et des débris épithéliaux. Cette sérosité peut devenir opaque et adhérente aux parois, quelquefois même présenter un aspect puriforme. Les plaques de Peyer et les autres glandes intestinales sont souvent injectées et tuméfiées, formant saillie à la surface.

Moins fréquemment que dans l'entérite chronique, on rencontre des érosions et des ulcérations catarrhales, résultant de la destruction superficielle des glandes de Lieberkühn et des ulcérations folliculeuses, arrondies à la surface, pénétrantes, provenant de la fonte purulente des follicules clos. C'est surtout dans la dysenterie et dans les entérites par intoxication mercurielle que ces lésions se rencontrent. Allongées et irrégulières dans le premier cas, elles ne dépassent pas, en général, le tissu sous-muqueux ; mais elles peuvent s'étendre dans tous les sens, amener des déformations en se cicatrisant, ou une perforation intestinale, cause fréquente d'une péritonite rapidement mortelle quand il s'agit de corps étrangers ou de matières retenues dans l'intestin. Dans le second cas, les ulcérations folliculeuses peuvent rester isolées, ou se fusionner et s'étendre, détruire même la valvule iléo-cæcale, et se terminer par cicatrisation avec rétrécissement intestinal, ou par perforation et péritonite.

Dans l'*entérite chronique*, la congestion est moins vive, la rougeur est plus brune, bleuâtre, comme ardoisée, avec taches pigmentaires et points noirs ; mais la turgescence des follicules est plus accusée et va jusqu'à simuler des kystes muqueux. Les villosités forment quelquefois des excroissances rappelant les polypes ; ou bien au contraire la muqueuse est amincie, sur l'intestin grêle particulièrement. La couche musculaire est ou relâchée ou hypertrophiée. D'autres fois toutes les couches sont épaissies, rigides et résistantes, d'où diminution du calibre de l'intestin ; un liquide blanc, ou coloré, trouble, quelquefois purulent, mêlé de mucosités plus ou moins visqueuses, forme comme une sorte de blennorrhée à la surface de l'organe. On peut retrouver les mêmes ulcérations que dans l'entérite aiguë. Toutes ces lésions s'observent sur une étendue plus ou moins considérable.

On rencontre des pseudo-membranes dans les cas où l'entérite a été exceptionnellement grave. Parrot a constaté du muguet.

Dans des conditions déterminées, il peut se produire de la gangrène.

Enfin les ganglions mésentériques peuvent quelquefois être enflammés.

Dans l'*entérite tuberculeuse*, en plus des lésions communes, on trouve des lésions spéciales, presque toujours à la portion terminale de l'iléon et au cæcum, parfois même limitées à celui-ci. Il existe en général des granulations, plus rarement de l'infiltration tuberculeuse, et, dans les cas plus graves et plus avancés, des ulcérations tantôt lenticulaires, tantôt annulaires, ou bien longitudinales et affectant les plaques de Peyer dont les bords sont injectés, ou bien enfin disposées très irrégulièrement. Dans quelques cas rares, il y a de la psorentérie. Comme lésions congénitales, on constate de la lymphangite ou de l'adénopathie tuberculeuse : cette dernière constitue l'affection connue sous le nom de carreau. Chez l'enfant, il existe en plus, parfois, des lésions péritonéales. A l'examen microscopique, on voit des villosités atrophiées, ou bien allongées et renflées, les glandes de Lieberkühn gonflées aussi et parfois comme ramifiées. Les caractères spécifiques consistent surtout dans la présence de granulations tuberculeuses à l'intérieur des follicules clos, et du bacille de Koch dans les liquides ou les tissus intestinaux.

Symptômes. — A l'*état aigu*, dans les cas légers, l'entérite débute le plus souvent sans prodromes, et s'annonce par des douleurs abdominales n'ayant pas toujours des rapports avec le siège du catarrhe, quoique pouvant l'indiquer; ces douleurs, que chacun connaît sous le nom de coliques, partent de l'ombilic pour s'irradier dans divers sens, et sont accompagnées de contractions de l'intestin. Après quelques accès, pendant lesquels se perçoivent quelques borborygmes, il survient des évacuations, entraînant d'abord des matières dures accumulées, puis des matières ramollies et même rendues liquides par l'hypersécrétion et la transsudation de la muqueuse irritée. Ces évacuations, signe capital de l'entérite, et dues autant peut-être à des fermentations anormales, à des décompositions dans l'intestin lui-même qu'à l'irritation directe de sa muqueuse, à laquelle d'ailleurs les divers processus aboutissent, finissent par calmer la douleur, et, une fois l'intestin vide et dégagé, tout peut s'arrêter là. Il s'agit alors d'une simple indigestion gastro-intestinale.

Mais souvent les coliques et la diarrhée persistent et s'accompagnent de météorisme; les selles deviennent séro-muqueuses, contenant, au milieu d'un liquide jaune ou verdâtre, coloré par la bile et fétide, des débris alimentaires non digérés, des cellules épithéliales, des vibrions, etc... Ce liquide est alcalin, chargé de chlorure sodique et de phosphate ammoniaco-magnésien; d'autres fois, il est acide, et quand les selles deviennent nombreuses, il irrite la région anale et y provoque une cuisson vive. Cet état peut durer de quatre à six jours, sept au plus.

Parfois, ces accidents sont précédés de malaises généraux, avec inappétence, digestions pénibles, quelques coliques sourdes après les repas, des borborygmes; puis, surviennent les évacuations diarrhéiques, plus ou moins douloureuses et fréquentes, suivies de fatigue et obligeant au repos. Il n'y a pour ainsi dire pas de fièvre, et tout se réduit à une entérite simple coïncidant avec un embarras gastrique. C'est encore le catarrhe bénin. Lorsqu'il occupe le duodénum, il peut, au bout de trois à sept jours, être accompagné d'ictère, soit par propagation de la phlegmasie à la muqueuse des voies biliaires, soit par oblitération momentanée de l'ampoule de Vater et du canal cholédoque. Virchow l'expliquait au moyen d'un bouchon muqueux; mais d'autres admettent la pénétration de microbes de l'intestin dans les canaux excréteurs de la bile.

Généralement, le catarrhe que nous venons de décrire occupe la plus grande partie de l'intestin grêle et du côlon. Sa localisation au duodénum est rare. Lorsqu'il n'atteint que le cæcum, ou même l'appendice cæcal, il constitue les affections appelées typhlite et appendicite. La douleur et le météorisme indiquent parfois assez bien son siège. Limité au gros intestin ou au rectum (colite et rectite), il provoque des selles peu abondantes, mais répétées, muqueuses, quelquefois teintées de sang, avec douleurs vives vers la fosse iliaque gauche et le sacrum, accompagnées de ténesme ou de paralysie du sphincter. Le coli-bacille y prolifère abondamment et ce peut être le prélude de la dysenterie.

Il existe une forme grave de l'entérite, que l'on a appelée improprement *choléra nostras*, par similitude avec le vrai choléra. Cette entérite sévit surtout pendant les saisons chaudes. Elle débute brusquement, frappe à la fois l'estomac et l'intestin. Chez les enfants, elle revêt un caractère particulier et mérite une description spéciale sous le nom de choléra infantile. Dans cette forme, les vomissements ne sont pas rares au début; les coliques sont peu marquées; mais les selles deviennent rapidement liquides et incolores, et les vomissements ne tardent pas à prendre les mêmes caractères. Il se produit là une diarrhée séreuse, indice de la paralysie des vaisseaux gastro-entériques, qui affaiblit considérablement le malade et l'oblige à garder le lit. Si cette déperdition d'eau persiste, il en résulte une condensation exagérée du sang, un ralentissement de la circulation, une diminution des urines et une soif considérable. La voix se casse, la température s'abaisse, la face et les extrémités sont cyanosées, des contractions douloureuses des muscles, des crampes, et le refroidissement viennent compléter la ressemblance du tableau avec celui du choléra indien. Les selles liquides présentent même parfois l'aspect riziforme, et le diagnostic, surtout s'il existe une épidémie, hésite sur la vraie nature de ce mal. Mais après vingt-quatre à quarante-huit heures, les évacuations sont plus espacées, la chaleur et la voix reviennent, la face perd son aspect grippé, les tissus se regonflent, la circulation redevient active et le malade, après s'être remis de sa grande fatigue, finit par guérir complètement. Seuls, les individus faibles, chétifs, et les enfants jeunes succombent dans le collapsus à cette entérite cholériforme. Parfois la guérison est suivie d'un catarrhe gastrique avec fièvre assez intense; mais ces faits sont heureusement assez rares.

Une *entérite* à *forme typhoïde* a été décrite par Barthez chez les enfants de un à cinq ans. Assez fréquente au moment du sevrage et de la dentition, elle est plus rare chez l'adolescent. Par suite d'altérations gastro-intestinales, le lait est vomi à l'état liquide, les selles deviennent diarrhéiques, avec flocons blancs de caséine coagulée nageant dans un liquide jaune ou verdâtre, globules graisseux, éléments de champignons et autres débris amorphes. Les coliques sont assez fréquentes, le ventre se ballonne, la peau devient chaude, la fièvre redouble, le facies prend l'aspect typhoïde, les lèvres et les dents se couvrent de fuliginosités, la langue, d'humide et blanche, devient sèche et rouge. L'amaigrissement survient et les forces s'en vont rapidement. Quelquefois les selles se modifient, deviennent argileuses et fétides, en même temps que la peau se ride et que le petit malade prend l'aspect d'un vieillard. La guérison est rare chez les enfants à la mamelle; ils succombent aux progrès de l'adynamie, avec érythème à la région fessière, muguet ou aphtes dans la bouche, et souvent au milieu de convulsions ou dans le coma dû à l'anémie des centres nerveux. Rarement aussi la maladie passe à l'état chronique, caractérisé, malgré une amélioration réelle dans l'état général, par le maintien de la diarrhée avec tous ses caractères et une fréquence variable.

La *forme chronique* de l'entérite peut être primitive ou succéder à l'état aigu. Les vices d'alimentation, la mauvaise hygiène, l'abus des substances irritantes, les dyscrasies telles que l'albuminurie, la tuberculose, peuvent l'aider à s'établir d'emblée. Apyrétique au début, elle est caractérisée par des douleurs plus ou moins vives, sensations de pesanteur, de mouvements intestinaux, parfois de ténesme et d'épreintes. Chez certains malades, bien que l'appétit semble presque normal, les douleurs se font sentir de suite après manger, les aliments provoquent un léger catarrhe de l'estomac, traversent les voies digestives sans être digérés, et sont rendus tels quels dans les déjections; il y a alors ce qu'on appelle de la lientérie. La couleur et la fluidité des matières varient dans la même journée et les selles sont assez nombreuses. Cette forme diarrhéique est la plus fréquente; mais, chez d'autres malades, c'est la constipation qui domine. Si les douleurs sont moins vives, le météorisme abdominal est marqué au point de gêner la respiration et d'entraver la circulation dans les parties inférieures. Par le fait de l'accumulation des matières ou par le dégagement d'une grande quantité de gaz, les coliques augmentent et il se produit une expulsion considérable de matières, solides ou liquides, constituant une vraie débâcle suivie d'un certain soulagement. Bien qu'il n'y ait pas ici de diarrhée presque continue, l'amaigrissement fait des progrès, faute d'assimilation des substances nutritives, d'ailleurs mal élaborées, comme dans la forme diarrhéique.

Le catarrhe intestinal qui accompagne les maladies du foie et du cœur, celui qui est occasionné par les hémorrhoïdes, ou lié à la goutte, ne présente rien de particulier, sinon l'état d'hypochondrie dans lequel il jette généralement ceux qui en souffrent.

D'après certains auteurs, il existerait une *entérite syphilitique*, se rattachant à une dégénérescence amyloïde ou lardacée de l'intestin.

L'*entérite paludéenne* serait caractérisée, d'après J. Simon, surtout par la nature du traitement qui lui réussit.

Il est une autre espèce d'*entérite* chronique mieux définie, à laquelle nous devons consacrer quelques lignes : c'est l'entérite *muco-membraneuse*, dans laquelle les selles renferment des mucosités glaireuses et des concrétions en grumeaux, ou des fausses membranes variables d'aspect, formant comme des tubes ou des rubans. Cette affection a reçu des noms variés, selon l'idée qu'éveillaient les formes des déjections. Il n'y a rien là de diphtéritique, et les études faites de ces productions particulières par Laboulbène, Siredey, Guyot, G. Sée, Potain, Kitawaga, Wanebroucq, prouvent qu'elles sont simplement des produits d'exsudation superficielle d'une muqueuse irritée, mais non profondément atteinte. Plus fréquente chez la femme, cette entérite est liée surtout à la dyspepsie intestinale et à la constipation, les matières durcies jouant le rôle de corps étrangers, et irritant la muqueuse de l'intestin. Les malades qui en souffrent sont presque toujours des rhumatisants ou des neurasthéniques, ce qui explique beaucoup des phénomènes qui l'accompagnent : douleurs au niveau de l'ombilic, survenant trois à quatre heures après les repas, gênant le sommeil, quelquefois fièvre, céphalalgie, diminution des forces, impuissance absolue au travail intellectuel, amaigrissement, dyspnée, palpitations, coma, amblyopie, tintements d'oreilles, névralgies de toutes sortes, découragement, hypochondrie, etc...

Plus grave et plus fréquente est l'*entérite tuberculeuse*, provoquée le plus souvent par auto-infection, assez commune, par suite, chez les phtisiques, et dès lors secondaire. La tuberculose intestinale primitive est autrement rare.

Comme symptômes plus particuliers, cette affection présente au début des douleurs abdominales presque continues, pour ainsi dire névralgiques, avec selles fréquentes, mais encore solides. Plus tard, survient la diarrhée, liquide, abondante, tenace, grumeleuse ou lientérique, de plus en plus fréquente, et finalement colliquative. Les selles, d'abord blanchâtres, deviennent grises, se colorent chaque jour davantage jusqu'à être noires et comme méloeniques ; on y retrouve le bacille tuberculeux. Rarement il y a de la constipation. Les coliques, parfois assez vives, siègent surtout du côté droit du ventre : celui-ci garde son aspect normal. La forme dysentérique se présente quelquefois dans la phtisie aiguë. Le diagnostic différentiel doit être soigneusement fait d'avec les autres entérites ; la constatation du bacille de Koch lèvera tous les doutes.

Diagnostic. — C'est sur les cas particuliers seuls que le diagnostic absolu pourrait être discuté. Il n'est pas malaisé à établir en ce qui concerne l'irritation intestinale, suivie d'inflammation et de diarrhée, lesquelles suffisent à constituer l'entérite.

Quant au diagnostic différentiel, il résulte déjà de tous les symptômes que nous venons de décrire, et il serait oiseux de vouloir ici distinguer l'entérite de toutes les maladies avec lesquelles elle pourrait être confondue.

L'apyrexie qui l'accompagne le plus souvent et la diarrhée abondante la séparent de la fièvre typhoïde ; — l'entérite typhoïde des enfants à la mamelle est nettement spécifiée par leur âge même, où la fièvre typhoïde est inconnue ; après deux à sept ans, le diagnostic au début devient plus difficile.

Le cancer de l'intestin présente quelquefois les mêmes débâcles que le catarrhe à constipation ; mais les mœlæna, la sanie ou le pus dans les selles, l'existence d'une tumeur abdominale ou rectale lèveront les incertitudes.

Les entérites symptomatiques seront dénoncées par les autres symptômes des maladies qu'elles compliquent, affections hépatiques ou cardiaques, albuminurie, etc.

Si l'entérite est tenace, avec épuisement des forces et amaigrissement, il faudra songer à la tuberculose intestinale, même primitive.

Pronostic. — La question du pronostic a pour ainsi dire été traitée au cours des pages précédentes, par la description même des symptômes propres aux diverses formes d'entérites.

L'entérite aiguë n'est pas grave en général chez l'adulte, même quand elle présente une certaine intensité, et elle se juge en quelques jours. Chez l'enfant et le vieillard, chez les individus débilités, surtout lorsqu'elle devient chlériforme, elle entraîne assez souvent la mort, plus particulièrement pendant les saisons chaudes.

La marche de l'entérite chronique n'est point régulière : elle est lente ou rapide, intermittente ou continue, et elle présente des alternatives nombreuses de mieux et de pis.

Sa durée, oscillant entre des semaines et des mois, ne saurait être précisée. Sa terminaison dépend surtout des causes qui ont amené le mal ; l'entérite simple peut entraîner la mort plus fréquemment chez l'enfant que chez l'adulte. Moins grave dans les climats tempérés, elle prélève, dans les pays chauds, un tribut assez lourd sur les étrangers non acclimatés et qui, oubliant un peu trop les règles de l'hygiène, abusent des alcools. Si elle s'accompagne d'ulcérations intestinales, ou que la diarrhée se prolonge, son pronostic devient grave, et il faut voir alors si elle ne se rattache pas à la tuberculose, encore assez commune dans la cavité abdominale.

Le catarrhe qui accompagne le mal de Bright, la cirrhose hépatique, ou les affections du cœur, etc., suit les phases de ces maladies à longue durée, et se termine généralement dans le marasme, avec ou sans hydropisie. L'entérite ulcéreuse du gros intestin peut aboutir à la dysenterie. Quant à l'entérite tuberculeuse, elle amène parfois la perforation intestinale, et elle se termine alors, soit par une péritonite plus ou moins rapidement mortelle, soit par un phlegmon quand l'existence misérable du malade vient à se prolonger. Rarement la régression se montre, amenant peu à peu une cicatrisation des lésions et la guérison.

Traitement. — Le traitement de l'entérite sera naturellement en rapport avec la gravité des symptômes et des circonstances dans lesquelles la maladie s'est développée.

Avant tout, il faut éliminer les causes qui, ayant produit le mal, peuvent l'entretenir. On fait appel à l'hygiène avant de recourir à la thérapeutique.

Celle-ci a des moyens divers de guérison que le médecin doit savoir proportionner à la forme, à l'intensité, à la nature du mal.

Une bonne précaution à prendre dès le début, c'est, non pas d'arrêter de suite le flux intestinal qui, à ce moment, est un bénéfice de nature, mais plutôt de l'aider en administrant un léger purgatif : huile de ricin à doses modérées, sulfate ou tartrate de soude, limonade magnésienne, ou une eau purgative naturelle, eau de Janos, Royale-Hongroise, eau française de Montmirail.

S'il y a des symptômes gastriques, un vomitif à l'ipéca, ou un éméto-cathartique seront utilisés tout d'abord.

Avec cela, dans les formes légères, le repos et la diète, des cataplasmes chauds sur le ventre, des lavements à la graine de lin, des boissons mucilagineuses compléteront le traitement.

En présence de coliques fortes, il faut supprimer toute alimentation solide. Si l'on a affaire à une inflammation limitée au gros intestin, la diète ne doit pas être aussi sévère : il faut éviter les fruits et les légumes, mais on peut donner la viande privée avec soin de toute partie tendineuse ou aponévrotique. Après deux à trois jours, s'il y a lieu, on aura recours aux préparations opiacées, extrait ou teinture thébaïques, sirop diacode, élixir parégorique, laudanum, pour calmer la douleur et modérer le flux intestinal.

A. Luton préconise un traitement tout à fait spécial : diète absolue et eau fraîche à discrétion. Il se loue fort de sa méthode qui s'oppose à l'altération des matières alimentaires en les supprimant, y compris les farineux et les sucres, et détruit par inanition les ferments du tube digestif. Elle s'adresse à toute espèce de gastro-entérite, et agit sur tous les symptômes qui compliquent le catarrhe simple, typhoïde, ou cholériforme, même chez les jeunes enfants.

Cette méthode paraît rationnelle, et l'on pourrait, à côté d'elle, placer le traitement par l'eau chaude, préalablement bouillie, employée aussi chaude que possible, laquelle aurait, à n'en pas douter, autant d'avantages que l'eau froide.

Aux enfants on donnera à boire de l'eau albumineuse, de la tisane de riz, ou de la décoction de bistorte, édulcorées avec du sirop de coings.

Reste, après cela, à régler l'alimentation pendant la convalescence. Il faut que l'intestin ait peu de chose à digérer et que ce travail incombe seul à l'estomac : par suite on donnera le lait, toujours légèrement salé, comme le conseillait Lasègue, les œufs, la purée de viande crue, et des eaux minérales pures, gazeuses, faiblement alcalines.

On trouvera dans la connaissance de la cause de l'entérite des indications précieuses. — Un écart de régime réclamera simplement la thérapeutique ci-dessus. — Pour un catarrhe, suite de refroidissement, on y adjoindra les diaphorétiques, bourrache, jaborandi, et mieux la poudre de Dower. — En favorisant le retour des règles ou des hémorroïdes, on facilitera la cure des entérites dues à leur suppression. — Il faudra, chez les goutteux, chercher à ramener la fluxion articulaire disparue, au moyen de sinapismes ou de vésicatoires sur les jointures. — La lientérie réclamera l'usage d'un peu de pepsine ou d'autres ferments digestifs.

Dans les formes plus graves, si l'entérite est localisée au cæcum (typhlite), des ventouses scarifiées ou une application de sangsues sur le ventre calmeront les accidents aigus. Une inflammation avec douleur plus étendue sera combattue par l'opium, et particulièrement par une injection sous-cutanée de morphine. Si cela ne réussit pas, on appliquera de la glace sur la région malade.

On s'opposera à la diarrhée par le laudanum, en potion ou en lavement, par le diascordium, par le sous-nitrate ou le salicylate de bismuth, pris séparément ou combinés, en bols, cachets, etc.

En dernier ressort, on fera de la révulsion locale par des frictions d'huile de croton ou en appliquant un vésicatoire sur l'abdomen. Mais on aura toujours soin d'entretenir les forces du malade par les vins toniques, par le quinquina, la coca, ou la kola.

Contre l'entérite cholériforme, on administrera la glace *intus et extra*, et les opiacés. Ceux-ci seront donnés à petites doses souvent répétées, dans une potion cordiale ou additionnée de liqueur alcoolique éthérée d'Hoffman. Il faut en outre ramener la chaleur par tous les moyens possibles, frictions, sinapismes, applications chaudes, eau-de-vie glacée à l'intérieur, potion alcoolique avec acétate d'ammoniaque ou de potasse. Surveiller ensuite avec soin l'alimentation pendant la convalescence.

Cette dernière recommandation est surtout utile dans le catarrhe des enfants allaités, ou au moment du sevrage. N'employer que du bon lait, celui d'une nourrice forte et saine, de préférence. A défaut, essayer du lait de chèvre ou d'ânesse, même celui de brebis ou de jument ; y ajouter un peu de sel et d'eau de chaux. Régler les heures de l'allaitement. Dans l'intervalle, donner de l'eau gommée, du sirop de coings, la décoction blanche de Sydenham ; au besoin, de petits lavements amidonnés, avec une à deux gouttes de laudanum. Enfin recourir au vésicatoire abdominal, s'il y a lieu.

Dans tous les cas, veiller à la propreté et à l'hygiène, par des lavages fréquents et même des bains tièdes, peu prolongés. Plus tard, augmenter prudemment l'alimentation par l'addition d'œufs au lait, par des bouillies, ou même de la pulpe de viande. En cas de faiblesse extrême, recourir aux vins sucrés et généreux. Le nitrate d'argent a été vanté, mais il n'agit guère que sur l'estomac, quand il est donné en pilules de 1 centigramme, ou sur le rectum quand on l'administre en lavements, à la dose de 5 à 15 centigrammes au plus.

Les formes chroniques de l'entérite ayant souvent la même étiologie que les formes aiguës, bien des indications causales déjà signalées s'appliquent aux unes et aux autres.

Le catarrhe par stase mécanique sera combattu par l'application de sangsues à l'anus, et par les drastiques, aloès, gomme-gutte, eau-de-vie allemande.

Contre le catarrhe urémique du mal de Bright, on ajoutera les diurétiques à ces derniers moyens. A. Luton préconise ici l'alun et le perchlorure de fer, tout comme dans le catarrhe qui accompagne les maladies de cœur. Contre l'entérite alcoolique, il conseille la noix vomique ou la strychnine.

A l'entérite palustre, on opposera les préparations de quinquina et les sels de quinine; au catarrhe syphilitique des sels d'hydrargyre ou les iodures. L'administration de ces spécifiques éclairera le diagnostic.

Pour l'entérite tuberculeuse, on recourra aux opiacés et aux injections sous-cutanées de morphine contre la douleur, au bismuth, à la craie, au phosphate de chaux, au charbon, même à la poudre de talc à hautes doses contre la diarrhée. L'acide lactique (Hayem), le tannin seront également utiles. Des lavements au nitrate d'argent, au sulfate de zinc, à l'acide phénique, ou même à la créosote, pourront avantageusement modifier la muqueuse intestinale. Enfin un régime hygiénique et diététique sera de rigueur : aliments nutritifs sous un petit volume, bon bouillon, lait salé, pur et étendu de café de glands doux, œufs, viandes peu cuites, poudre de viande, kéfir ou koumys. En cas d'inappétence et d'embarras gastrique, un vomitif ou un purgatif salin seront quelquefois indiqués. L'usage de vêtements chauds, voire d'une ceinture de flanelle, s'impose en même temps.

Quand la diarrhée domine, il faut la modérer par les opiacés, le bismuth, le diascordium, le tannin à doses répétées, proportionnelles à l'intensité du mal. Le charbon combattra le météorisme.

Les lavements simples ou composés, au bismuth, au ratanhia, au tannin, etc., rendent service dans le catarrhe du gros intestin. C'est ici que les lavements avec 15 à 30 centigrammes de nitrate d'argent, pour 30 à 50 ou 100 grammes d'eau distillée, administrés avec une seringue en verre, modifieront la muqueuse par une légère cautérisation, toujours très douloureuse, mais on pourrait tenter d'atténuer cet inconvénient par l'addition de cocaïne pure ou nitratée.

Pour peu que le *catarrhe de l'intestin grêle* résiste aux moyens ordinaires, dit Jaccoud, il faut prescrire la viande crue, laquelle donne des résultats vraiment surprenants. Aux enfants, on la donne en pulpe avec de la gelée de groseilles ou de coings; aux adultes, avec un peu d'eau-de-vie, ou mêlée à des œufs brouillés, ou simplement relevée de sel et de poivre. On peut donner du vin en même temps; les vins blancs sont préférables. Si la viande n'est pas tolérée, reste la ressource du régime lacté, et enfin celle des vésicatoires volants, ou autres révulsifs sur le ventre; on leur doit quelques succès.

Le changement d'habitation ou de climat sera quelquefois nécessaire; un déplacement à la campagne ou le séjour dans des stations chaudes, en hiver, aidés par des moyens hygiéniques, frictions, exercice modéré, usage de ceintures de laine, etc., ont parfois raison d'une diarrhée rebelle. On peut enfin essayer de l'hydrothérapie, douches froides, chaudes, écossaises, avec ou sans sudations et massages.

Dans l'entérite avec constipation et météorisme, qu'elle soit ou non accompagnée de pseudo-membranes, le régime ne doit pas être exclusivement carné, on peut y joindre les légumes et les fruits, en évitant toutefois les crustacés et les farineux. Il faut combattre la constipation par les purgatifs, plutôt salins ou huileux que drastiques. Ici les eaux minérales naturelles retrouvent leurs applications, et on peut en alterner l'usage avec celui de la belladone, conseillée par Trousseau, pour maintenir la liberté du ventre. L'huile de ricin prise à faible dose, mais d'une façon suivie, le matin, par cuillerée à café ou plus, ou en capsules, la podophylle, et au besoin les lavements glycérinés atteindront le même but. On pourrait essayer encore du petit lait ou du raisin blanc bien mûr. La poudre de charbon sera utilisée après les repas, comme absorbante et antiseptique; à ce dernier titre, on pourrait faire prendre des capsules de térébenthine ou combiner les deux remèdes. Mais sous ce rapport, il existe aujourd'hui de nombreux produits antifermentescibles qui ont détrôné les précédents; d'abord l'acide phénique et ses diverses préparations préconisées puis le salol, le naphtol, le bétol, le benzonaphtol et d'autres encore, qu'on prend par doses de 25 à 50 centigrammes, répétées cinq à six fois dans la journée. On complète l'antisepsie intestinale par des douches ascendantes quotidiennes d'eau alcaline, d'eau boriquée à 1/100, ou de solution de permanganate à 1 ou 2 p. 1000.

C'est ici que l'hydrothérapie aura son rôle : par elle on pourra relever les forces de l'organisme et combattre l'affection locale. La douche froide ou alternative, localisée sur l'abdomen, le bain de siège alternatif, la ceinture humide, ou le demi-maillot agiront comme toniques. Le col de cygne sur la région lombaire, les bains de pieds à eau courante, la douche froide plantaire, la douche hémorroïdale auront raison de la constipation.

Enfin, certaines eaux minérales sont des plus utiles dans la cure de l'entérite chronique. En outre des eaux purgatives que nous avons déjà signalées, et à côté desquelles il faut placer les sulfatées calciques, et même les chlorurées faibles, ou les chlorurées bicarbonatées, comme celles de Châtel-Guyon, une mention spéciale est due aux eaux alcalines de Vichy, de Vals, du Boulou, aux eaux plus faibles de Pougues, de Néris, d'Evian, de Dax, aux eaux de Plombières, employées surtout en irrigations intestinales chaudes. Les ferrugineuses conviennent particulièrement aux diarrhéiques dont l'état se complique d'anémie. Il en est de même de certaines sulfurées faibles.

E. Duhourcau, *de Cauterets.*

CHAPITRE V

MÉLÆNA

On donne le nom de mélæna à la présence de sang noirâtre, ayant séjourné un certain temps dans l'intestin et qui est rendu avec les matières fécales.

Symptomatologie. — La symptomatologie du mélæna est intimement liée à celle des diverses maladies dont il dépend; mais son symptôme propre est la présence de sang noirâtre dans les selles. D'un autre côté il partage les signes de toute hémorragie interne. Le malade devient pâle si l'hémorragie est abondante, son regard se voile, le pouls est petit; il a des vertiges, peut perdre connaissance, et a aussi quelquefois des vomissements.

Le sang rendu dans le mélæna est du sang qui a séjourné dans l'intestin. Modifié par les sécrétions, il devient noirâtre; d'autres fois il se mêle aux matières fécales et ressemble à du goudron. Au microscope on trouve des globules rouges ayant subi des modifications diverses et se transformant, suivant Eichhorst, après plusieurs jours, en hémoglobine.

Le mélæna peut être accompagné de matité du ventre, d'œdème des membres inférieurs, consécutif à l'anémie produite. On peut aussi trouver de l'albumine dans les urines.

Dans le mélæna des nouveau-nés on observe : un abaissement de la température, du ralentissement du pouls, de la dépression des fontanelles, un affaiblissement général qui peut entraîner rapidement la mort.

Anatomie pathologique. — Le sang trouvé dans l'intestin est noirâtre, en caillots qui se moulent sur la forme du tube intestinal, d'autres fois il est mou, ressemble à du goudron et a une odeur repoussante. Les parois de l'intestin sont ou décolorées ou le siège par places de petits écoulements sanguins provenant d'ulcérations. Les autres organes sont anémiés ; et si le mélæna dure depuis quelque temps, on peut observer de la dégénérescence graisseuse du foie, du cœur.

Diagnostic. — On peut confondre le mélæna avec des matières fécales dures, provenant d'une constipation prolongée, ou encore avec celles que les préparations ferrugineuses ou le bismuth donnent après une administration prolongée.

La bile excrétée en grande quantité donne quelquefois une coloration noirâtre aux selles qui alors ressemblent au mélæna ; par le spectroscope on établit facilement le diagnostic. Le lavage, par l'eau, des selles et l'examen microscopique indiquent facilement si on se trouve en présence du sang. Le palper pourra faire reconnaître l'endroit d'où provient le mélæna. Si on a affaire à un brûlé, on peut dire que le sang provient du duodénum, et du gros intestin s'il s'agit d'un dysentérique. D'autres fois le sang noir peut provenir du nez, de l'œsophage ou de l'estomac.

Etiologie. — Le mélæna s'observe rarement dans l'enfance, hormis chez les nouveau-nés; c'est surtout chez les adultes et les vieillards qu'on le rencontre. Une constipation opiniâtre peut, par la dureté des matières fécales irritant et blessant les parois intestinales, produire du mélæna. Les corps étrangers avalés peuvent également léser l'intestin, et donner naissance au mélæna.

Les empoisonnements et l'absorption des purgatifs drastiques comme aussi la présence de parasites dans l'intestin (ankylostome duodénal) provoquent le mélæna.

Le mélæna peut être dû à un traumatisme de l'intestin ou à la présence d'une tumeur ulcérée de ce dernier. Dans la fièvre typhoïde le mélæna se produit dans le cours de la troisième semaine et s'accompagne des signes d'une hémorragie ordinaire; la température baisse de deux ou trois degrés, mais cette défervescence est de courte durée. C'est surtout après une diarrhée de longue durée qu'on observe le mélæna dans la tuberculose. Rarement on trouve du mélæna dans la dysenterie; le ténesme, les épreintes, les selles répétées éclaireront le diagnostic.

Le mélæna survenant plusieurs heures après les repas et étant accompagné de douleurs vives siégeant à droite, sera attribué à une ulcération du duodénum. Dans le cancer de l'estomac et aussi de l'intestin, le mélæna est un symptôme fréquent, les douleurs siégeant soit au creux épigastrique ou dans l'abdomen; la perception d'indurations ou de masse cancéreuse éclaireront le diagnostic, surtout s'il existe de la cachexie néoplasique. Rarement on observe du mélæna dans les hémorroïdes, où la présence des bourrelets fera connaître la cause de la perte du sang. Dans les inflammations des muqueuses produites par les brûlures, on trouve assez souvent du mélæna qu'on peut encore rencontrer dans la cirrhose par suite d'une congestion du système porte. On le trouve aussi dans les maladies chroniques du cœur ou du poumon; mais dans ces affections, les autres signes indiqueront à quelle maladie on a affaire. On a observé des pertes de sang noir dans le typhus et la fièvre jaune, l'hémophilie et le purpura hémorragique, la leucémie et le mal de Bright. Les causes qui provoquent le mélæna chez le nouveau-né peuvent provenir des mauvaises conditions dont a souffert la mère pendant la grossesse, ou bien d'un accouchement prolongé, ou de la ligature prématurée du cordon ou d'ulcérations duodénales.

Pronostic. — Si le mélæna est abondant et se répète souvent, il peut entraîner toutes les conséquences d'une hémorragie prolongée et même amener la mort. La guérison est exceptionnelle si le mélæna dure deux jours chez le nouveau-né.

Traitement. — Repos absolu au lit, aucune alimentation, du lait glacé toutes les heures, un demi-bol de champagne frappé. Injections hypodermiques d'ergotine ou d'éther ou de caféine. Lavements avec décoction de ratanhia additionnée de borate de soude (Vidal).

MOOK, *de Paris.*

CHAPITRE VI

ULCÉRATIONS INTESTINALES

Définition et étiologie. — Envisagées dans leur ensemble les lésions ulcéreuses du tube digestif forment deux catégories distinctes, tant au point de vue clinique que pathogénique, suivant qu'elles siègent au-dessus ou au-dessous de l'ampoule de Vater. A la première appartient une entité morbide propre, à caractères déterminés, dans laquelle l'acidité gastrique joue un rôle pathogénique de premier ordre, c'est l'ulcère simple, dit œsophagien, gastrique ou duodénal, suivant la place qu'il occupe. A partir de l'ampoule de Vater, où l'acidité gastrique est neutralisée par les liquides biliaire et pancréatique, l'ulcère n'existe plus comme individualité clinique, et les lésions ulcéreuses que l'on rencontre soit dans l'intestin grêle, soit dans le gros intestin, sont toujours ou des altérations anatomo-pathologiques primordiales faisant partie intégrante d'une maladie déterminée, ou des complications possibles mais non fatales d'autres affections. C'est ainsi qu'il n'y a pas de fièvre typhoïde, d'entérite (si elle dure assez longtemps), de dysenterie, sans ulcérations; mais celles-ci peuvent se montrer dans la tuberculose, la syphilis, l'infection purulente, l'endocardite... C'est en se reportant aux chapitres traitant de ces maladies que le lecteur trouvera les notions pathogéniques et anatomo-pathologiques que nous ne pouvons aborder ici. Nous plaçant sur le terrain de la clinique, nous décrirons rapidement la symptomatologie de l'ulcération intestinale en général, avec les accidents immédiats ou éloignés qu'elle comporte; car, comme le fait remarquer Courtois-Suffit, qui a traité ce sujet d'une façon si complète, « toute une symptomatologie naît avec l'ulcération d'où qu'elle vienne; de même il est toute une série d'accidents que les ulcérations intestinales entraînent à leur suite ».

Symptômes. — La *douleur* n'a qu'une faible valeur séméiologique, car elle manque souvent, et, quand elle existe, elle est trop vague et trop généralisée pour servir de base au diagnostic; toutefois, elle constitue un indice de probabilité lorsque, ce qui est rare, elle est permanente, et qu'elle a un siège précis, sur un point de la région abdominale.

La *diarrhée* est un signe infidèle; non seulement elle peut manquer dans les cas où l'ulcération existe, comme dans l'entérite tuberculeuse au début, mais elle existe dans beaucoup de cas, où l'ulcération n'est pas en cause. Il n'en est pas de même lorsque à la diarrhée s'ajoute la fétidité des selles. Les selles diarrhéiques et fétides sont constantes dans la fièvre typhoïde, la dysenterie, l'entérite spécifique. Cette fétidité a pour origine l'exagération de la fermentation microbienne dont les ulcérations sont le siège.

Signalons enfin parmi les manifestations possibles de l'ulcération, la présence de petits *amas de pus* dans les évacuations et de fragments de *muqueuse intestinale* (dysenterie).

Le symptôme qui a une valeur séméiologique absolue est l'*hémorragie intestinale;* mais ses caractères sont très variables. Dans la tuberculose, les selles, jaunâtres d'abord, deviennent grisâtres dans la suite, et finalement noires comme les selles mélaniques; plus tard, à ces selles de coloration foncée, viennent s'ajouter de véritables caillots, faciles à distinguer et faisant tache au milieu du liquide diarrhéique généralement très abondant. Dans la dysenterie, les selles sont muco-sanglantes, et sauf dans certaines formes de la plus haute gravité (forme hémorragique), la quantité de sang perdu n'est jamais très considérable. Dans la fièvre typhoïde au contraire, les entérorrhagies, qui se produisent vers le troisième septénaire, sont redoutables par leur abondance et donnent lieu au syndrome clinique des hémorragies internes.

Complications. — La complication la plus grave que peut entraîner l'ulcération intestinale est la *péritonite.* Celle-ci succède fatalement à la perforation, qui permet l'envahissement de la cavité séreuse par les nombreux microorganismes habitant normalement l'intestin. Parmi eux, signalons le coli-bacille dont le rôle pathogène a été mis en lumière par les travaux de Chantemesse et Widal et les recherches récentes d'Achard et Renaut. Mais, comme l'a démontré Malvoz, la perforation n'est pas une condition *sine qua non* de péritonite, et l'on comprend que si les ulcérations sont très profondes, le bacillus coli puisse traverser des parois intestinales amincies et émigrer dans la cavité péritonéale.

La péritonite d'origine intestinale, putride par sa nature, est caractérisée cliniquement par la brusquerie de son début, une douleur violente qui se généralise rapidement, des phénomènes de collapsus et une marche précipitée.

Nous devons encore signaler parmi les accidents possibles de l'ulcération le transport à distance de microbes infectieux, soit qu'il s'agisse de microorganismes normalement existants, ou bien de microorganismes développés accidentellement à la suite des ulcérations. L'abcès du foie, d'origine dysenterique, nous offre le type le plus caractéristique et le plus anciennement connu de ce transport à distance. Comme l'a démontré Dupré, le foie est l'aboutissant naturel de ces migrations microbiennes, qui prennent le chemin de la veine porte, et les lésions hépatiques qu'elles provoquent trahissent l'espèce microbienne colonisatrice; elles sont, suivant les cas, de nature putride, ou bien de nature suppurative (bacilles pyogènes) ou de caractères mixtes. Mais les migrations microbiennes intestinales peuvent aller beaucoup plus loin et envahir le cœur, où elles donneront naissance à une endocardite infectieuse (Klebs, Scuget).

Pronostic. — La guérison des ulcérations intestinales ne met pas le malade à l'abri de tout danger ultérieur. Parmi les accidents éloignés de l'ulcération, nous devons en effet mentionner la coarctation intestinale, qui est le résultat de la cicatrisation elle-même. Quand cette coarctation n'existe qu'à un faible degré, elle reste latente, mais elle peut être portée assez loin pour donner lieu à l'ensemble symptomatique qui caractérise l'obstruction intestinale.

DECHAMP, *d'Arcachon*,

Ancien professeur de l'École de Brest.

CHAPITRE VII

ULCÈRE DU DUODÉNUM

Historique. — Comme nous l'avons déjà dit, l'ulcère du duodénum, véritable entité morbide, doit prendre place, dans le cadre nosologique, à côté de l'ulcère simple de l'estomac que Cruveilhier nous a appris à connaître, et avec lequel il a de grandes analogies. Parmi les nombreux travaux publiés sur la matière, le plus important et le plus complet est sans contredit la monographie de Bucquoy parue dans les *Archives générales de médecine*, 1887. Les savantes recherches de Letulle déjà connues par la thèse d'un de ses élèves, Quiroga, et plus tard publiées par lui-même, 1888, ont éclairé d'un jour nouveau la pathogénie, jusque-là si obscure, de l'ulcère gastro-duodénal.

Anatomie pathologique. — Pour les raisons physiologiques que nous avons déjà signalées, l'ulcère affecte presque exclusivement la première portion du duodénum. Il est généralement situé à une petite distance du pylore, environ 2 ou 3 centimètres, et se rencontre de préférence sur la paroi antérieure.

Semblable à l'ulcère gastrique, il est généralement arrondi, grand comme une pièce de un à deux francs, rarement elliptique, ou ovalaire. A bords nettement découpés et proéminents, il va se rétrécissant de la surface vers la profondeur, et, suivant son degré de développement intéresse une ou plusieurs tuniques intestinales. Dans la perforation complète, non seulement la perte de substance affecte la paroi intestinale tout entière, mais il peut arriver que l'ulcération ait gagné une anse voisine ou des organes voisins, en particulier des vaisseaux, tels que l'artère hépatique, la pancréatico-duodénale, l'aorte; c'est la gastro-épiploïque qui est le plus souvent lésée. Bucquoy a démontré la curabilité de l'ulcère duodénal, qui a lieu, comme dans l'ulcère gastrique, « soit par froncement radié du pourtour de la cicatrice, soit par production de toute pièce d'un tissu fibreux cicatriciel ». Ce rétrécissement a pour conséquence la dilatation de l'estomac, et quelquefois l'oblitération des voies biliaires.

Étiologie. — L'ulcère duodénal est une maladie de l'âge adulte, et survient généralement entre trente et quarante ans ; l'ulcère gastrique n'est pas rare chez les jeunes sujets. Ce dernier est beaucoup plus fréquent que le premier; pour dix ulcères de l'estomac, à peine peut-on compter un ulcère du duodénum ; étant donné la différence d'étendue des deux régions, et l'action inégale du suc gastrique, action presque permanente dans un cas, tout à fait passagère dans l'autre, cette disproportion ne doit pas nous surprendre ; mais ce qui est inexplicable, c'est que à l'inverse de ce qui se passe pour l'estomac, l'ulcère duodénal est plus fréquent chez l'homme que chez la femme.

Pathogénie. — Elle se confond avec celle de l'ulcère gastrique, et nous n'avons pas à la développer ici.

Avec Bucquoy et la plupart des auteurs contemporains, nous pensons que l'acidité gastro-duodénale joue un rôle capital dans la formation et l'extension de l'ulcère. Mais l'auto-digestion n'est possible — ainsi que le prouve la facilité de la cicatrisation dans les lésions traumatiques — que si pour une raison quelconque, la vitalité de la muqueuse est déjà compromise. Or parmi les diverses théories pathogéniques émises jusqu'à ce jour pour expliquer la diminution ou le défaut de vitalité d'une portion limitée de la muqueuse gastro-duodénale, une seule, la théorie parasitaire, a conquis depuis les travaux de Letulle une place importante. Sans doute, ces recherches doivent être poursuivies et complétées ; comme le dit l'auteur lui-même, nous ne savons pas « si tous les microbes spécifiques, comme par exemple ceux de l'érysipèle, de la pyoémie, de la dysenterie, de la fièvre typhoïde, sont susceptibles par eux-mêmes et à eux seuls de donner naissance au niveau de la muqueuse gastro-duodénale plus ou moine acide, à un processus ulcératif ». Il peut se faire que « telle maladie infectieuse spécifique, ayant frayé la route à d'autres germes infectieux, il arrive que ce soient ces derniers (les différents microorganismes de la suppuration par exemple) qui collectent leurs colonies sur la muqueuse gastro-duodénale. Nous ignorons enfin quelles voies, artérielle, veineuse, lymphatique, suivent de préférence les colonies microbiennes. Malgré toutes ces inconnues, la clinique, l'expérimentation et la microbiologie démontrent l'origine infectieuse sinon de tous au moins d'un grand nombre d'ulcères gastro-duodénaux.

C'est un fait capital qui ne doit pas être perdu de vue par le clinicien, lequel, en présence d'une lésion de cette nature soupçonnée ou confirmée, devra rechercher dans les antécédents du malade, antécédents quelquefois très éloignés (fièvre puerpérale, péritonite, brûlures, gelures, gangrène, érysipèle, etc.), l'origine première de l'affection actuelle.

Symptômes. — Contrairement à l'ulcère gastrique, qui échappe rarement à l'observation depuis que Cruveilhier en a tracé le tableau clinique, l'ulcère duodénal passe souvent inaperçu et reste latent pendant la vie, ou bien ne manifeste son existence que par une péritonite qui éclate brusquement en pleine santé apparente.

En dehors de ces cas latents, dont il est impossible de connaître la fréquence, l'ulcère du duodénum se révèle cliniquement par la *douleur*, les *hémorragies*, la *péritonite*. Quoique la symptomatologie ait les mêmes caractères généraux que dans l'ulcération intestinale, il existe cependant des différences appréciables, que Bucquoy a fait ressortir, et qui méritent d'être signalées.

Variable comme intensité, la *douleur* manque rarement. Quelquefois généralisée à tout l'abdomen au point de simuler la péritonite, ou bien s'irradiant à des points très éloignés, comme l'épaule gauche (observation de Bucquoy), le plus souvent elle est localisée audessous de la face inférieure du foie, vers le bord externe du muscle droit, entre le rebord des fausses côtes et l'ombilic. Elle correspond par conséquent à la première partie du duodénum. Outre sa localisation, la douleur duodénale a un second caractère spécial, c'est celui de s'exaspérer quelques heures après le repas, au moment où les matières alimentaires franchissant le pylore, se trouvent en contact avec la muqueuse ulcérée.

En résumé, une douleur spontanée ou provoquée par la palpation, mais fixée toujours au même point, et devenant plus violente deux à trois heures après le repas, chez un homme en bonne santé apparente, est un signe précieux qui doit faire soupçonner un ulcère duodénal.

L'*hémorragie* duodénale présente aussi des caractères, qui la différencient de l'hémorragie intestinale ou gastrique. Elle survient le plus souvent peu après le repas ; peu abondante, elle passe inaperçue et n'est constatée que par l'examen des garde-robes ; celles-ci, de coloration plus ou moins foncée, contiennent une plus ou moins grande quantité de sang altéré. Si la perte est abondante — c'est le cas le plus commum — le malade est pris de malaise général, de coliques violentes, comme dans l'indigestion ; en même temps l'on constate tous les signes d'une hémorragie interne grave, quelquefois même une syncope mortelle. Le malade rend par l'anus une grande quantité de sang presque pur ; le mélæna persiste les jours suivants, et va s'atténuant jusqu'à ce que tout le sang épanché ait disparu. — En outre, l'ulcère duodénal étant situé très près du pylore, une partie du sang reflue par l'estomac et est rejetée par vomissement. L'hématémèse peut donc coïncider avec le mélæna ou même le précéder : mais il est à remarquer — et la remarque est importante — que l'hématémèse due à l'hémorragie duodénale est incomparablement moins abondante que le mélæna

La *péritonite* duodénale ne diffère pas de la péritonite par perforation intestinale, au moins dans ses caractères cliniques. Il serait intéressant de savoir si elle est de nature putride, septique, ou mixte; on sait d'une part que les micro-organismes sont en grande partie détruits par l'acidité du suc gastrique, et d'autre part que le streptocoque et le staphylocoque doré sont, d'après Gessner, très nombreux dans le duodénum.

Quoi qu'il en soit, lorsque la péritonite par perforation duodénale existe seule, et qu'elle n'a pas été précédée de douleur ou d'hémorragies intestinales, sa cause sera presque toujours méconnue. La prédominance de la douleur au-dessous du foie, la brusquerie des accidents qui débutent généralement après les repas, ne sont pas suffisants pour permettre un diagnostic ferme. Quant à la sonorité sus-hépatique, signalée dans une observation de Bucquoy, outre sa rareté, elle est loin de caractériser la perforation duodénale, puisqu'elle se rencontre dans beaucoup d'autres affections des organes abdominaux.

Dans certains cas très rares, l'ulcère perforant donne lieu à une péritonite localisée, et consécutivement à une fistule stercorale qui vient s'ouvrir au niveau de l'ombilic (cas de Bucquoy) ou dans un espace intercostal (cas de Gross), et par laquelle s'écoulent les boissons et même les aliments ingérés.

Marche. — Elle est difficile à déterminer; c'est une affection chronique, dont la durée se compte par mois et par années ; toutefois il est probable que, de même que l'ulcère gastrique, l'ulcère duodénal a quelquefois une marche rapide et peut être qualifié d'ulcère aigu. Dans les cas ordinaires, sa marche présente des rémissions et des exacerbations temporaires, dans l'intervalle desquelles la santé se maintient à peu près parfaite.

Pronostic. — Il est grave, la mort survenant soit par l'hémorragie, soit par péritonite ; toutefois depuis que Bucquoy nous a appris à reconnaître cette affection au lit du malade, sa curabilité est incontestable, et l'existence de cicatrices anciennes trouvées à l'autopsie ne laisse aucun doute à cet égard.

Diagnostic. — Il est impossible dans les cas frustes, ce qui est fâcheux, car un traitement bien dirigé pourrait peut-être empêcher la redoutable complication qui menace le malade, la péritonite. En parlant de celle-ci, nous avons déjà dit combien, en l'absence de commémoratifs, il était difficile de la rapporter à sa véritable cause; d'ailleurs, dans ce cas, le diagnostic n'offre aucun intérêt pratique. Il n'en est pas de même dans les formes ordinaires, celles qu'on peut appeler curables. Une douleur constante au niveau de la première portion du duodénum, s'exacerbant deux à trois heures après le repas, des crises hémorragiques avec ou sans hématémèse, mais toujours avec prédominance de mélæna, survenant brusquement, sans cause apparente, et suivies d'un prompt retour à la santé, constituent un ensemble symptomatique qui permet d'affirmer l'existence d'un ulcère duodénal. La seule maladie avec laquelle il pourrait être confondu est l'ulcère gastrique ; mais dans ce dernier les hématémèses priment comme abondance le mélæna, la douleur avec son point xiphoïdien et rachidien est tout à fait spéciale ; enfin, caractère différentiel de premier ordre, l'ulcère gastrique s'accompagne de troubles digestifs permanents ; ces troubles font défaut dans l'ulcère duodénal, à moins que celui-ci ne se complique de dilatation de l'estomac ; encore dans ce dernier cas sont-ils moins accusés que dans l'ulcère gastrique.

Traitement. — Il est le même que dans l'ulcère stomacal, il est plutôt diététique que pharmaceutique. Le régime lacté exclusif, lorsqu'il est bien supporté, avec addition d'eau de chaux, ou bien combiné avec de la poudre de viande alcalinisée (Debove), trouve ici son indication.

On se souviendra cependant que, dans l'ulcère duodénal, les fonctions digestives sont intactes, et qu'il est permis de donner au malade, surtout lorsqu'il aura été affaibli par une hémorragie antérieure, des aliments plus réparateurs et en rapport avec les besoins de l'organisme. Le régime sera donc moins sévère dans l'intervalle des crises hémorragiques.

Le traitement des hémorragies et de la péritonite ne donne lieu à aucune considération particulière. Si la cause de la péritonite était connue, peut-être serait-il permis de recourir à la laparotomie, et d'aller à la recherche de la partie malade pour la réséquer et suturer ensuite les lèvres de la plaie.

DECHAMP, *d'Arcachon*,
Ancien professeur de l'École de Brest.

CHAPITRE VIII

TUBERCULOSE INTESTINALE

Laënnec qui a, un des premiers, étudié et décrit la maladie tuberculeuse, insistait déjà sur la fréquence de ses localisations intestinales, et dans son traité il énonçait en principe que l'on rencontre souvent des tubercules ailleurs que dans les poumons, notamment sur les parois de l'intestin. Après lui, tous les auteurs qui se sont occupés spécialement de cette affection sont unanimes pour affirmer que la lésion intestinale est une forme commune de l'infection tuberculeuse, soit que cette lésion apparaisse avant toute autre, soit au contraire qu'elle se développe, secondairement, chez un individu qui présente déjà des signes de tuberculose pulmonaire ou viscérale.

L'affection peut occuper divers points du tube intestinal, depuis le jéjunum jusqu'au rectum et à l'anus, mais dans le plus grand nombre des cas, on l'observe dans la partie grêle de l'intestin et plus spécialement dans la portion terminale de l'iléon et dans les environs de la valvule iléo-cæcale; de même, dans le gros intestin, c'est l'appendice cæcal qui semble le lieu de prédilection de la tuberculose. Quant aux lésions tuberculeuses de l'anus et de la portion terminale du rectum, assez fréquentes puisque des statistiques d'Allingham, de Méloche, etc., établissent que quinze à vingt fois sur cent les fistules anales sont liées à la tuberculose, nous n'en parlerons pas ici, elles sont du domaine de la chirurgie; la tuberculose intestinale ou entérite tuberculeuse doit seule nous occuper dans ce chapitre.

Historique. — Depuis Laënnec, Louis, Cruveilhier qui ont décrit cette maladie, nous voyons qu'elle a été l'objet de nombreuses études. Nous citerons celles de Leudet, Cornil et Hanot, Spillmann, Klebs, Parrot, Girode, Vulpian, Lebert, Leube, Lancereaux, Lichteins,

Menche, Dobroklowsky, Tchistovitch, etc. Ces derniers, dans de récents travaux, ont observé la marche et l'évolution de la lésion spécifique, depuis la pénétration du germe pathogène dans les tuniques intestinales jusqu'à l'entier développement de la granulation et de l'ulcération.

Étiologie et pathogénie. — L'entérite tuberculeuse est rarement primitive et isolée; le plus souvent elle coexiste avec de la tuberculose pulmonaire qu'elle vient compliquer et aggraver et, à ce point de vue, elle diffère de la méningite et de la péritonite tuberculeuses, qui sont plus fréquemment primitives. On la rencontre concurremment avec toutes les formes de la tuberculose chronique, subaiguë, aiguë, y compris la forme miliaire ou granulique. Quelquefois la constatation de la lésion intestinale est difficile, principalement lorsque l'affection évolue très rapidement, mais quand, au contraire, la phtisie marche lentement, par poussées successives, il est rare qu'elle ne s'accompagne pas de lésions de l'intestin avec symptômes spéciaux qu'il importe de connaître pour bien se rendre compte de la gravité du mal.

L'entérite tuberculeuse se développe de préférence chez des sujets qui présentent une irritation ancienne du tube digestif, constipation ou diarrhées chroniques (Girode); elle se produit également chez des malades qui ont eu anciennement une affection intestinale, dothiénentérie par exemple (Hirschfeld, Birsch), et dont l'intestin, devenu un lieu de moindre résistance, se prête davantage à l'envahissement bacillaire; Cruveilhier a noté comme cause prédisposante l'irritation résultant du frottement d'une anse intestinale herniée.

La cause intime de l'affection est aujourd'hui bien connue; il n'est pas douteux que la lésion tuberculeuse de la paroi intestinale est due, comme toute autre lésion tuberculeuse qui se développe en un autre point de l'organisme, au bacille pathogène de Koch, qui dans ce cas particulier vient se fixer et proliférer dans l'épaisseur des tuniques de l'intestin.

Comment ce bacille est-il amené au contact de la paroi du tube digestif? Il est facile de se l'imaginer. Si la personne est bien portante et ne présente pas déjà de lésion tuberculeuse, le germe peut pénétrer dans l'intestin avec les aliments, et parmi ceux-ci il en est deux surtout qui doivent être surveillés avec la plus rigoureuse attention, ce sont : le lait et la viande.

Chauveau, en 1868, constata expérimentalement la possibilité d'infecter des génisses en leur faisant ingérer des matières tuberculeuses mêlées aux aliments. Après lui, Klebs, Anfrecht, Parrot, Koch ont répété avec succès ces expériences, aujourd'hui admises par tous.

Du moment que des animaux produisant du lait peuvent être tuberculeux, il était naturel et logique de songer à la possibilité de la transmission de la maladie par le lait qu'ils sécrètent. De ce côté, également, les expériences entreprises ont été des plus concluantes. Bang, Csokor, Gerlach, Martin, Ollivier, Duclaux, etc., ont constaté la présence du bacille de Koch dans le lait et observé des cas de tuberculose intestinale dus à l'ingestion de cet aliment (Baumgarten, Fischer, Wesener, Ersnt).

Pour la viande, la preuve est également faite. Toussaint a infecté des animaux avec du jus de viande tuberculeuse chauffée, Chauveau, Arloing, Nocard, Galtier ont tous reconnu la virulence de la viande tuberculeuse mangée saignante, c'est-à-dire chauffée seulement à 65 ou 70°.

Les bacilles tuberculeux ainsi introduits ne sont pas toujours détruits ou atténués par l'acidité normale du suc gastrique (Straus, Wurtz, Sormani, Baumgarten); d'ailleurs, chez les enfants chez qui les sucs digestifs ont une acidité très faible et où les muqueuses ont, au contraire, une perméabilité très grande, cet obstacle n'existe pas; de là, fréquence des cas de tuberculose intestinale infantile.

Lorsque le malade présente déjà des lésions de tuberculose pulmonaire, l'infection intestinale est très facile, étant donné que les produits de l'expectoration, où les bacilles abondent, sont quelquefois déglutis involontairement ou, séjournant dans les cavités bucco-pharyngées, imprègnent la salive qui est ensuite avalée avec les germes morbides dont elle s'est ainsi chargée. Enfin, dans les cas aigus de phtisie, le bacille se rencontre dans le sang et il peut, par cette voie, gagner l'épaisseur des parois intestinales, s'y fixer et devenir le point de départ des granulations spécifiques.

La prédominance des lésions tuberculeuses de l'intestin au voisinage de la valvule iléo-cæcale tient sans doute à l'étroitesse du conduit en ce point et au ralentissement dans le cours des matières alimentaires qui en résulte; celles-ci, qui contiennent les bacilles pathogènes, restent donc plus longtemps en contact avec les parois, et le passage des germes peut, par suite, plus facilement s'y effectuer.

Ce passage se fait, soit à la faveur d'une érosion antérieure de l'épithélium, soit même à travers un épithélium sain, ainsi que l'a observé Dobroklowsky. Tchistovitch a remarqué que les bacilles se logent d'abord au-dessous ou dans la couche épithéliale, puis après l'avoir franchie cheminent dans les canaux lymphatiques des parois intestinales, transversalement, puis arrivent aux ganglions mésentériques qui s'engorgent et s'hypertrophient. Dans les ulcérations, les germes tuberculeux se rencontrent surtout en abondance dans le fond et sur les bords.

Symptomatologie. — Le tableau clinique diffère, suivant que l'entérite tuberculeuse est primitive ou secondaire; dans ce dernier cas les symptômes spéciaux qui la caractérisent viennent se surajouter aux signes déjà évidents de la tuberculose existante et par suite sont plus difficiles à constater, attirent beaucoup moins l'attention du clinicien.

Dans les deux cas, le premier symptôme que l'on observe est la diarrhée, rarement accompagnée de coliques. Cette diarrhée varie au point de vue de la fréquence des selles et de leur abondance; tout d'abord elle n'est pas continue, dure quelques jours, semble céder au régime ou à la médication préconisée, puis reparaît bientôt pour devenir ensuite continuelle et rebelle à tout traitement.

Le malade perd rapidement le peu de forces qui lui restaient, chaque jour il s'affaiblit davantage et cette nouvelle cause de prostration physique venant s'ajouter aux ravages déjà exercés par la lésion pulmonaire abrège considérablement la vie du phtisique. La fréquence de la diarrhée, est, en effet, parfois très grande, on peut observer depuis deux ou trois jusqu'à douze et quinze selles quotidiennes, survenant à n'importe quel moment du jour et de la nuit, quelquefois, de préférence lorsque le malade prend des aliments ou des boissons froides.

Cette diarrhée présente en outre des signes particuliers : elle est très fétide, la coloration des fèces d'abord jaune clair ou grise passe bientôt au brun, puis au noir, rappelant alors les selles mélæniques des cancéreux. D'ailleurs la couleur varie selon la composition des matières excrétées; la présence du pus s'y reconnaît à ce qu'on aperçoit au fond du vase des stries jaune clair tranchant sur la coloration sombre de la masse : le sang cause la couleur brun foncé, mais si l'ulcération tuberculeuse siège dans le gros intestin en un point assez rapproché de l'anus pour que ce sang n'ait pas subi un long contact avec le résidu alimentaire, on peut retrouver dans le vase des stries rougeâtres ou même de petits caillots.

Les garde-robes sont accompagnées parfois de ténesme rectal, souvent elles sont très pressantes et le malade n'ayant pas le temps de les satisfaire, évacue dans son lit le contenu intestinal. Enfin il existe quelquefois des diarrhées séreuses, colliquatives, granuleuses, avec des morceaux de membrane intestinale et des grumeaux assez consistants, gros comme des lentilles, de couleur gris jaunâtre.

Dans les selles de ces tuberculeux on rencontre fréquemment des bacilles de Koch; Menche, Girode, Lichteins l'ont nettement démontré.

La diarrhée peut faire totalement défaut et être remplacée au contraire par de la constipation; les malades font alors des efforts pour aller à la selle, ce qui peut causer de la dilatation des veines hémorroïdaires et faire croire à l'existence d'hémorroïdes véritables (Ruehle).

L'entérite tuberculeuse s'accompagne, dans quelques cas, d'un certain degré de tympanisme abdominal (Rendu); d'autres observations signalent de violentes coliques dont le principal siège se trouve être la fosse iliaque droite; on a noté également de la douleur à la pression, persistant quelques instants après; Noël Guéneau de Mussy a signalé dans certains cas une pigmentation brune, terreuse, de la face et de la peau en général, qui devient sèche, sauf à la région abdominale; ce dernier fait se présente principalement lorsque la lésion tuberculeuse est limitée au ventre.

Dans d'autres formes, l'entérite bacillaire occasionne de violentes diarrhées à forme dysentérique avec ténesme, épreintes, évacuations glaireuses, abondantes et répétées.

Dans la grande majorité des cas, dès que la diarrhée s'est installée et persiste, on voit le malade dépérir rapidement, et parvenir bientôt à un extrême degré de cachexie. C'est ainsi que survient la mort, cette diarrhée s'opposant à l'absorption des aliments et spoliant le malade d'une grande quantité d'eau. Aussi la fièvre est-elle souvent signalée, ainsi qu'une soif ardente. Le malade meurt dans le marasme et l'adynamie, très amaigri, la face ayant un aspect tiré, les yeux excavés sous l'orbite; quelquefois un peu de délire survient quelques heures avant la mort.

Comme complications possibles de cette maladie, nous noterons les hémorragies, suite de perforations, survenant surtout dans les formes aiguës, à marche rapide; les péritonites et abcès sous-péritonéaux, consécutifs également à des ulcérations ayant perforé les tuniques intestinales et laissé passer les matières dans la cavité abdominale.

La typhilite n'est pas rare, car on a vu que la lésion tuberculeuse de l'intestin se produit de préférence au voisinage de la valvule iléo-cæcale et sur l'appendice cæcal lui-même, d'où inflammation des tissus voisins, douleur localisée et empâtement de la région.

Diagnostic. — Lorsque la tuberculose débute par l'intestin, il est très difficile de porter un diagnostic exact, parce qu'aucun des symptômes décrits, y compris la diarrhée, ne possède un caractère pathognomonique. Tout au plus y pourra-t-on songer si la diarrhée persiste en dépit de toute médication, si le malade perd rapidement ses forces, a un peu de fièvre, perd l'appétit et se cachectise rapidement. On devra donc penser à examiner l'état des poumons toutes les fois qu'une telle affection se présentera, et même si l'auscultation et l'examen attentif ne révèlent rien de suspect, faire des réserves sur la possibilité de la nature bacillaire de la diarrhée. Nous avons aujourd'hui un moyen certain de constater le caractère tuberculeux de l'entérite, il consiste dans l'examen bactériologique des selles, mais ce procédé est long et encore peu pratique, il a besoin d'être perfectionné : une telle constatation serait néanmoins indubitable.

On évitera de confondre la diarrhée tuberculeuse avec les diarrhées de Cochinchine, les selles mélœniques des cancéreux, les diarrhées urémiques, etc... en cherchant les divers symptômes de ces affections qui ne se rencontrent pas ici. Enfin, dans le cours d'une granulie aiguë, quand surviennent des symptômes diarrhéiques, il importe de savoir si ce signe est l'indice d'une généralisation à l'intestin de la maladie pulmonaire. L'auscultation révélant des symptômes fixes du côté des voies respiratoires, on s'appuiera sur la coloration grise noirâtre des selles, la recrudescence vespérale de la température, la persistance des troubles intestinaux pour affirmer l'entérite spécifique, ce qui assombrira encore le pronostic déjà grave par lui-même.

Anatomie pathologique. — A l'ouverture de l'abdomen, on remarque souvent que le péritoine est, par places, enflammé et couvert de fausses membranes. L'intestin lui-même, quelquefois gonflé, est habituellement plutôt affaissé, coloré par places en rouge violet ou violet noir. Les tuniques qui en constituent la paroi sont œdématiées ou au contraire amincies.

La face interne du tube intestinal présente des lésions ulcératives et granuleuses entourées d'une zone congestionnée ; très fréquemment la lésion est située sur une plaque de Peyer, l'intestin est vide ou contient dans les dernières parties de l'iléon et dans le gros intestin des matières noires, analogues aux déjections habituelles des malades atteints de cette affection.

Quant à la lésion elle-même, nous avons vu qu'elle se rencontre le plus souvent aux alentours de la valvule iléo-cæcale; on en trouve quelquefois dans le duodénum et le jéjunum. Leur aspect varie suivant leur ancienneté; au début, elles affectent l'apparence de petites granulations miliaires, grisâtres, isolées ou au contraire associées entre elles et formant un groupe, un semis confluent au niveau des plaques de Peyer. Girode a observé sur le bord des lésions ulcératives des amas granuleux, dont le centre est occupé par un gros tubercule, âgé, de coloration jaunâtre.

Plus tard, ces granulations se modifient et donnent lieu à un autre type de lésions : les ulcérations.

Celles-ci se rencontrent plus fréquemment à l'autopsie que les granulations, et cela tient à ce que dans la plupart des cas de tuberculose intestinale, l'affection a eu une évolution assez lente pour que les tubercules aient eu le temps de se mortifier. Sur 120 tuberculeux de l'intestin, Louis a rencontré en effet 96 fois des ulcérations et 24 fois seulement des tubercules.

Les ulcérations affectent deux types principaux : les unes sont lenticulaires, peu étendues, très nombreuses et constituent un stade de passage de la granulation au deuxième type, qui est la grande ulcération (Spillmann). Celles-ci, dont les dimensions moyennes en largeur sont de 1 à 2 centimètres, sont tantôt annulaires, tantôt allongées, tantôt absolument irrégulières.

En règle générale, les ulcérations tuberculeuses intéressent les couches internes des tuniques intestinales; mais ne dépassent pas la séreuse qui, elle, est épaissie et infiltrée, et présente parfois des adhérences avec les organes voisins ou le péritoine pariétal (Spillmann).

Les lésions ulcératives abondent au niveau des plaques de Peyer, notamment les grandes ulcérations allongées qui prennent la forme de ces plaques et dont la dimension peut atteindre 8 à 10 centimètres de longueur. C'est au niveau de la valvule iléo-cæcale qu'il faut les chercher de préférence, tandis que les grosses ulcérations irrégulières affectant la forme de stries ou d'étoiles se rencontrent après l'intestin grêle, sur le cæcum et la première moitié du côlon. Lorsque ce type se localise sur le cæcum, on a la forme clinique que l'on nomme *typhlite tuberculeuse*, qui a été principalement étudiée par Duguet, Blatin, Girode, Paulier, Pilliet et Hartmann. Tout l'appendice cæcal est dilaté, rouge, la muqueuse est violacée, boursouflée, parsemée d'ulcérations, la valvule de Bauhin est déformée et ulcérée, le tout adhère aux parties voisines par des fausses membranes. Duguet a cité des observations où le cæcum ainsi transformé offrait l'aspect d'une véritable tumeur phlegmoneuse.

Les ulcérations annulaires se localisent sur les premières parties de l'intestin grêle. Suivant les théories, la cause de leur formation réside dans une thrombose des artères mésentériques produisant le sphacèle de la muqueuse (Colin); Laveran, Cornil, Rindfleisch les attribuent à des lésions d'artérite tuberculeuse rétrécissant peu à peu le calibre des artères mésentériques, et favorisant la production de caillots oblitérant la lumière de ces vaisseaux; Girode pense que les vaisseaux lymphatiques sont le point de départ des lésions et que leur forme rappelle celle de la distribution de ces vaisseaux : il est, en effet, constant de remarquer chez les individus morts avec de l'entérite tuberculeuse à formes ulcératives, des traînées lymphatiques, flexueuses, gonflées de matières jaunes, caséeuses, molles, allant du pourtour des ulcérations au mésentère en suivant un trajet transversal ou oblique. Cette lymphangite a été observée et décrite notamment par Cruveilhier, Vulpian, Andral, Lancereaux, Spillmann, Girode. Ces vaisseaux lymphatiques engorgés se rendent à des ganglions situés dans le mésentère, qui eux-mêmes participent à l'inflammation et deviennent plus ou moins gros et saillants. Ces adénopathies constituent le *carreau* ou tuberculose du mésentère qui se rencontre principalement chez les enfants (Parrot) et intéresse outre les ganglions mésentériques, ceux de l'abdomen, du pancréas et de la face inférieure du foie; chez l'enfant également l'entérite tuberculeuse s'étend fréquemment au péritoine, chose plus rare chez l'adulte.

Si maintenant on pratique l'examen histologique des lésions tuberculeuses de l'intestin, voici ce que l'on y découvre : la muqueuse est altérée dans tous ses éléments, son épithélium a disparu en grande partie ou en totalité, les villosités sont renflées ou atrophiées, infiltrées par des éléments cellulaires arrondis, les capillaires sont dilatés. Les glandes de Lieberkühn sont également allongées, comblées par des cellules cylindriques et paraissent allongées; en outre les éléments cellulaires voisins qui ont proliféré les compriment et peuvent les transformer en kystes, leurs produits de sécrétion ne pouvant plus se déverser dans l'intestin. Dès lors, leur épithélium s'altère et offre des cellules d'aspect caliciforme, ou bien, si les cellules restent cylindriques, leurs noyaux se gonflent, il se forme une prolifération cellulaire qui envahit le centre de la glande et l'oblitère. Les follicules clos, situés sous la muqueuse, se tuméfient, à leur centre apparaît une granulation blanchâtre composée de grosses cellules sphériques, à noyaux multiples et contenant des corpuscules graisseux. Le contenu de ce follicule peut, enfin, se transformer en pus et donner lieu à un petit abcès qui, arrivant à se rompre, se vide dans l'intestin, laissant à sa place une petite cupule qui va devenir le point de départ d'une ulcération.

Tout autour de ces lésions, on remarque une congestion intense des vaisseaux capillaires et autres. Cornil et Babès ont recherché avec beaucoup de soin les bacilles pathogènes et les ont surtout rencontrés au milieu des lésions en voie de transformation caséeuse, dans les vaisseaux lymphatiques situés sous le péritoine, tandis qu'on les trouve rarement dans les éléments embryonnaires du début.

Les ulcérations aboutissent soit à la perforation, soit à la cicatrisation. Il n'est pas très rare, en effet, de rencontrer à l'autopsie des ganglions mésentériques ayant subi la dégénérescence calcaire et qui ont été autrefois le siège d'un processus tuberculeux actif. Dans d'autres cas, la guérison se fait, mais laisse à sa suite des rétrécissements ainsi que l'a observé Darier.

Lorsque la guérison ne survient pas et que le processus pathologique suit son cours, la perforation de l'intestin peut survenir, habituellement au niveau des plaques de Peyer, ulcérées vers la partie terminale de l'iléon et plus fréquemment chez l'adulte que chez l'enfant. Lorsque cet accident arrive, l'intestin se trouve ainsi en communication avec la cavité péritonéale et les matières traversant le pertuis vont provoquer une infection dont on comprend toute la gravité. Mais, le plus souvent, l'ulcération qui perfore les tuniques intestinales a déjà irrité les parties avoisinantes et provoqué la formation d'adhérences qui empêchent la libre communication entre l'intestin et le péritoine, les matières arrivant alors dans une sorte de poche kystique néoformée par suite des adhérences inflammatoires et les conséquences qui en résultent sont en somme moins rapidement funestes. Il survient des phlegmons qui peuvent cheminer à travers les parois et venir s'ouvrir au dehors, soit à la région ombilicale, soit dans les aines. Il est enfin des cas où la perforation est double, deux anses intestinales s'étant accolées et ulcérées, arrivent à communiquer entre elles : les hémorragies sont dans ce cas fréquentes et provoquent de graves lientéries.

Traitement. — La gravité du pronostic de l'entérite tuberculeuse doit engager le praticien à imposer un ensemble de mesures hygiéniques et prophylactiques destinées à éviter la production de telles lésions. C'est ainsi que, connaissant l'étiologie de la tuberculose intestinale, il prescrira chez les jeunes enfants l'alimentation avec un lait stérilisé ou provenant d'un animal non suspect de tuberculose. S'il s'agit d'adultes, on leur recommandera de se nourrir avec des viandes saines et suffisamment cuites. A toute personne atteinte de tuberculose pulmonaire, on recommandera de ne pas avaler ses crachats ni de les laisser se dessécher sur le sol, où ils peuvent être une source de contagion pour elle et son entourage. La nourriture de ces mêmes personnes devra être surveillée avec soin, afin qu'elle soit d'une digestion facile et n'irrite pas le tube digestif. Avec ces pratiques de simple prophylaxie, on pourra, dans bien des cas, éviter aux malades cette terrible complication de la phtisie.

Lorsque l'intestin, malgré tout, sera atteint par la tuberculose, il importe de commencer de bonne heure le traitement : mettre le malade à un régime sévère, lui donner une alimentation nourrissante mais qui irrite peu l'intestin, espacer les repas par des intervalles réguliers et ne pas trop manger à la fois. Les bouillons, le lait seul ou additionné d'un peu d'eau de chaux, les viandes cuites et rôties, les œufs, les purées, les poudres de viande et peptones seront employés avec succès.

Contre l'inappétence, on pourra prescrire les amers, quinquina, colombo, noix vomique, quassia amara; contre les vomissements, on utilisera les aliments froids, la glace, les eaux minérales.

Si l'estomac ne tolérait pas les aliments, on devrait recourir aux lavements nutritifs avec quelques gouttes de teinture d'opium (Spillmann).

La diarrhée devra être énergiquement combattue et dès le début. On évitera d'introduire dans l'alimentation des mets indigestes, légumes verts, fruits, puis on aura recours soit aux préparations opiacées, soit aux absorbants. L'élixir parégorique à la dose de 1 à 3 grammes a donné parfois de bons résultats, le laudanum en lavements, et toutes les préparations d'opium ont été essayées et ont quelquefois réussi, momentanément du moins.

Lebert et Leube emploient des lavements additionnés de nitrate d'argent à 1 p. 100, de sulfate de zinc, d'acide phénique. L'acide lactique à doses de 4 à 8 grammes par jour (Hayem), la poudre de talc mélangée au lait, 100 à 200 grammes par jour (Debove), quelques purgatifs salins légers (Jaccoud) ont également procuré aux malades un effet salutaire et sédatif.

Parmi les absorbants, citons, outre la poudre de talc, le salicylate de bismuth, le charbon et la craie préparée, seule ou additionnée de phosphate de chaux.

Tous ces moyens thérapeutiques peuvent réussir, mais, malheureusement, les ulcérations tuberculeuses de l'intestin rétrocèdent rarement et déjouent tous les efforts.

N'oublions pas de mentionner les calmants généraux et les piqûres sous-cutanées de morphine contre les douleurs abdominales et les coliques qui, parfois, font souffrir beaucoup les malades; l'application d'une vessie de glace au niveau du cæcum, dans le cas de typhlite, ou sur le ventre, si la péritonite se généralise, rendra de réels services en calmant les souffrances, tandis que par des toniques on pourra essayer de soutenir les forces et de lutter contre la cachexie qui accompagne le mal.

Paul BARLERIN, *de Paris*.

CHAPITRE IX

CANCER DE L'INTESTIN

Étiologie. — La cause vraie du cancer intestinal nous est complètement inconnue, comme celle de la carcinose en général. Les causes prédisposantes nous échappent aussi dans une large mesure; c'est en effet se payer de mots que de vouloir faire intervenir les inflammations antérieures, la constipation habituelle ou les dyspepsies. Ce que nous savons de plus positif c'est que si l'on envisage dans son ensemble le tube digestif, les deux portes d'entrée et de sortie (estomac et rectum) sont particulièrement aptes aux localisations cancéreuses. Le cancer stomacal prime comme fréquence tous les autres cancers intestinaux réunis; et parmi ces derniers, le cancer du rectum est quatre fois plus fréquent que celui de l'intestin. A partir du rectum, viennent par ordre de fréquence décroissante, l'S iliaque, le côlon descendant, le côlon transverse, le côlon ascendant et le cæcum; au dernier rang se trouve l'intestin grêle, surtout la partie qui correspond au jéjunum. Sur 280 cas de cancer intestinal relevés par Haussmann [1], le cancer du jéjunum est noté 4 fois seulement. Quant au cancer du duodénum, beaucoup plus fréquent, il est presque toujours consécutif au carcinome de l'estomac.

Le cancer intestinal, presque toujours primitif, est une affection de l'âge adulte; mais comme pour toutes les autres déterminations carcinomateuses, on cite quelques cas chez les adolescents et même chez les enfants. Le sexe ne paraît avoir aucune influence.

Il est de tradition que le cancer du rectum soit décrit dans les traités de pathologie externe; nous conformant aux usages, nous nous occuperons seulement du cancer intestinal proprement dit, tout en faisant observer que ce dernier est devenu depuis quelques années, justiciable du traitement chirurgical, le seul d'ailleurs qui puisse rendre dans l'espèce un réel service.

[1] Haussmam. Thèse de Paris, 1882.

Anatomie pathologique. — L'aspect du cancer intestinal est très variable. Dans certains cas il se présente sous la forme de noyaux mous plus ou moins volumineux, disséminés sur un segment très étendu du tube digestif; il peut aussi affecter la forme de polypes multiples appendus à la muqueuse; dernièrement Terrier a fait l'ablation d'une tumeur maligne du cæcum de nature kystique; ces variétés sont rares.

Dans la généralité des cas, le cancer intéresse également les différentes couches de la paroi intestinale, et offre cette importante particularité qu'il s'étend à toute la circonférence. Si le néoplasme est peu étendu, il prend l'aspect d'un anneau dur qui cercle le calibre de l'intestin au point de permettre difficilement le passage de l'index, ou même d'un tuyau de plume ; s'il est plus étendu, l'intestin est transformé à son niveau en un canal rigide, presque cartilagineux, uniformément ou irrégulièrement rétréci. Le cancer n'est cependant pas toujours circonférentiel ; il est quelquefois latéral ; dans ce cas, comme l'a observé Guérard, la partie de la paroi intestinale opposée à la plaque carcinomateuse peut être le siège d'une dilatation considérable. Dans la forme circonférentielle, la dilatation siège en amont de la lésion, par suite de l'obstacle au cours des matières fécales.

Examiné par sa face interne, le cancer intestinal se présente sous la forme d'une plaque saillante, ramollie et ulcérée, dont les parties extrêmes se confondent sans limites précises avec le tissu sain environnant.

Les lésions ne restent pas limitées à l'intestin ; le processus pathologique envahit le péritoine et provoque des adhérences entre le néoplasme et les organes voisins, vessie, utérus, estomac, vésicule biliaire. Les anses intestinales contiguës contractent avec la masse néoplasique des rapports tellement intimes qu'elles finissent par former corps avec elle. Signalons enfin la propagation presque fatale du cancer intestinal aux ganglions lymphatiques abdominaux, aux chylifères, et sa généralisation possible au foie, à l'utérus et même aux poumons.

Histologiquement, le cancer de l'intestin est un épithéliome, dont le point d'origine est probablement l'épithélium des glandes en tube. Le squirrhe ne serait, d'après le plus grand nombre des auteurs modernes, qu'un épithéliome ayant pris naissance dans les culs-de-sac glandulaires, avec cellules atypiques et stroma dense et serré. Le sarcome dont Bouilly a signalé un cas, ayant pour siège la fin de l'intestin grêle, est extrêmement rare.

Symptômes. — Rien n'est plus vague que la symptomatologie du cancer de l'intestin, surtout au début. Une douleur, le plus souvent très mal limitée dans une des régions abdominales, tantôt vive, tantôt sourde, mais en général continue, des alternatives de constipation et de diarrhée que rien n'explique, un certain degré d'amaigrissement, voilà tout ce que l'examen le plus attentif peut faire découvrir.

Quand la période d'état est établie, à ces symptômes vagues viennent s'ajouter des signes plus caractérisés; ce sont la tumeur, des hémorragies intestinales, des phénomènes d'obstruction, et enfin le cortège habituel des troubles généraux propres à la cachexie cancéreuse.

La palpation aidée, quand cela est nécessaire, du toucher rectal ou vaginal, fait percevoir une tumeur douloureuse, le plus souvent mal délimitée, tantôt fixe dans un point (la fosse iliaque gauche doit être explorée avec soin à cause de la fréquence du cancer de l'S iliaque), tantôt mobile, suivant qu'elle aura été fixée ou non par des adhérences. On devra se souvenir, suivant la judicieuse observation d'Eichhorst[1], que non seulement l'étendue de la tumeur est variable en apparence, mais encore que celle-ci, facile à percevoir à certains moments, peut devenir introuvable à d'autres moments, ce qui tient à ce qu'elle se dissimule sous des anses intestinales distendues par des matières fécales.

Quelquefois le ventre est tellement ballonné et douloureux, que l'exploration en est rendue difficile ou infructueuse. On voit donc que si la présence d'une tumeur — encore faut-il la différencier des autres tumeurs abdominales — a une grande importance diagnostique, son absence n'exclut nullement l'idée d'un cancer.

Un signe d'une très grande valeur est le mélæna. Les hémorragies intestinales de source cancéreuse sont tardives puisqu'elles ne peuvent apparaître que lorsque le cancer est déjà ulcéré; mais à cette époque elles manquent rarement. Quand le sang évacué contient des matières sanieuses ou purulentes, le diagnostic est vivement éclairé.

La constipation opiniâtre, suivie de temps en temps de débâcles, manque rarement. Pour les raisons anatomiques que nous connaissons, la constipation domine; mais il peut arriver un moment où par suite d'une communication anormale de l'intestin cancéreux avec une anse, située au-dessous, ou bien d'une nécrose du bourgeon néoplasique, le cours des matières se rétablisse et qu'à la constipation habituelle succède une diarrhée persistante. On se trouve en présence d'une amélioration toute relative et trompeuse puisqu'elle coïncide avec les progrès de la lésion.

[1] Eichhorst. *Traité de pathologie interne.*

Enfin à mesure que le néoplasme se développe, la cachexie fait des progrès corrélatifs. La décoloration de la peau, l'amaigrissement, la perte d'appétit, l'œdème malléolaire, les thromboses veineuses, les hydropisies, la sécheresse de la langue, l'état fébrile, tel est le syndrome commun à toute cachexie carcinomateuse quelle que soit sa localisation.

La durée de la maladie dépasse rarement une année. Le malade succombe aux progrès de la cachexie ou à une de ses complications : hémorragies intestinales, obstruction, péritonite, abcès stercoraux, propagation à un organe important. La perforation de la vessie est une des complications les plus fréquentes du cancer de l'S iliaque.

Diagnostic. — Impossible au début, il est toujours plus ou moins difficile même à la période d'état. En l'absence de toute tumeur appréciable, le diagnostic flottera entre la tuberculose et la carcinose intestinales qui offrent de grandes analogies symptomatiques. La présence de tubercules dans les poumons, surtout si le sujet est jeune, lèvera les doutes.

Quand la tumeur existe, on peut la confondre — la confusion est fréquente — avec une tumeur purement stercorale. On se souviendra que la coprostase donne lieu à une tumeur pâteuse, irrégulière et « déformable » sous la main. Les tumeurs du mésentère, de l'épiploon, du pancréas, du rein et même du foie, peuvent faire commettre des erreurs souvent difficiles à éviter, si l'on n'a pas recours à une laparotomie exploratrice. En présence d'une tumeur de nature douteuse, mais déterminant des accidents graves, la laparotomie nous paraît d'autant mieux justifiée, que, faite par des mains expérimentées, elle est inoffensive et qu'en outre elle est la préface d'une opération plus radicale ayant donné quelques succès : la résection de l'intestin cancéreux.

Traitement. — Le traitement médical n'existe pas. Favoriser les évacuations alvines par des laxatifs légers, ou des lavements glycérinés; donner un régime réparateur sous le plus petit volume possible, est tout ce que le médecin peut faire pour prolonger la survie du malade. Un autre devoir est celui de calmer les souffrances. La morphine est le médicament par excellence. Il faut la donner sous sa forme la plus active, en injections hypodermiques, aussi souvent et aussi longtemps qu'il est nécessaire. Souffrances physiques, souffrances morales sont annihilées par cet agent merveilleux qu'aucun autre ne saurait remplacer.

DECHAMP, *d'Arcachon*,
Ancien professeur de l'École de Brest.

CHAPITRE X

OCCLUSION INTESTINALE

On désigne ainsi un ensemble de symptômes résultant d'un obstacle quelconque au cours des matières intestinales, sous cette réserve qu'il n'est pas constitué par l'étranglement de l'intestin dans un orifice, normal ou non, des parois abdominales. Cette définition élimine donc d'une façon absolue les hernies de la paroi.

Causes. — Les causes sont nombreuses et les étudier toutes serait une tâche que ne comportent pas l'idée de ce travail et son étendue. Aussi nous contenterons-nous de les citer dans le but unique de faire une sorte de tableau synoptique permettant d'aider le diagnostic, lorsque la cause ne saute pas aux yeux à un premier examen. Plusieurs cas peuvent se présenter et l'on a des matières ne circulant pas ou par suite d'un vice de position de l'intestin, ou par suite d'une compression extérieure ou par suite d'une obturation (indépendante des parois) ou parce que les parois présentent un rétrécissement.

Vices de position. On a *trois cas principaux :*

L'invagination { s'observe surtout chez les enfants; accompagne les polypes; se montre chez les constipés et peut se terminer par gangrène ou expulsion de l'anse invaginée.

Le torsion simple.

Le volvulus.

Compression : A. *Etroite.* (Etranglement de l'intestin.) — *Hernies intra-abdominales* dans des orifices physiologiques, anormaux ou pathologiques (à la suite d'inflammations que forment ces orifices entre deux bouts intestinaux ou compression).

Compression : B. *Larges.* — Toutes les tumeurs intra-abdominales.

Occlusion par corps étrangers ou venant de l'extérieur (noyaux, poudres thérapeutiques, fibres végétales, etc. Ces causes sont indiquées souvent par les commémoratifs).

Occlusion par corps étrangers ou formés à l'intérieur, tumeurs stercorales (constipés), entérolithes (souvent un corps étranger en forme le centre).

Rétrécissements. — A. Spasmodiques chez les nerveux ou sans cause.

B. Cicatriciels (dysenterie, entérites, fièvre typhoïde).

C. Néoplasiques (cancer, tuberculose, syphilis).

Rétrécissements congénitaux : rares, siègent au voisinage de ce qui fut l'abouchement du conduit de la vésicule ombilicale ou bien à la fin de l'S iliaque et du rectum.

Les lésions sont variables suivant les causes. Au point resserré on a de la gangrène et des perforations s'il n'y a pas d'intervention.

Au-dessus il y a une dilatation.

Symptômes. — Nous décrirons deux formes : l'une, la forme aiguë, l'occlusion intestinale proprement dite correspondant au cas de volvulus, d'invagination, de compression étroite ; l'autre, l'obstruction intestinale, forme chronique qui répond aux cas de corps étrangers, rétrécissements, etc.

Forme aigue. — *Début.* — Cette forme peut débuter brusquement ou être précédée, durant quelques jours, de prodromes consistant en troubles digestifs vagues, en coliques sourdes. Quelquefois c'est une obstruction intestinale (c'est-à-dire la forme chronique) qui précède et on voit alors la marche chronique de l'affection devenir aiguë et prendre le type de l'étranglement interne.

Période d'état. — Une douleur vive éclate alors, puis des nausées ne tardent pas à l'accompagner, ainsi que des vomissements qui, d'abord purement alimentaires, deviennent successivement bilieux et fécaloïdes. La constipation est opiniâtre, l'émission des gaz par l'anus est supprimée. L'état général est grave et aboutit à une dépression rapide.

Reprenons plus exactement chacun de ces symptômes.

La *douleur* manque rarement et est souvent le phénomène qui ouvre la scène. Localisée en un point, elle ne tarde pas à devenir générale, souvent avec un mieux appréciable au point primitif.

Peu intense d'abord, elle devient excessive; les malades se roulent en proie à des douleurs atroces, qui s'exagèrent au moindre mouvement ou subissent spontanément des exacerbations par suite des contractions intestinales.

La *constipation* est un symptôme capital, qui marque souvent le début de la maladie et persiste jusqu'à la fin, car sa disparition indique la cessation de tous les désordres. Elle ne tarde pas à devenir absolue, aussitôt que l'extrémité inférieure de l'intestin s'est vidée. L'émission des gaz est naturellement supprimée et suit une marche parallèle à celle de la constipation.

Les *vomissements* sont un peu plus tardifs; souvent précédés de nausées et de régurgitations, ils deviennent incessants. Nous savons déjà que successivement ils sont alimentaires, muqueux, bilieux, fécaloïdes, ces derniers se reconnaissant à leur couleur jaune sale et à leur odeur.

Leur apparition est d'autant plus précoce que l'obstacle est plus rapproché de l'estomac. Souvent ils cessent, le malade n'ayant même plus la force de vomir. C'est un signe dangereux.

L'aspect du malade témoigne d'une dépression considérable, le visage exprime la douleur, le teint est terreux, les yeux excavés, le nez pincé, les oreilles et les extrémités froides, les joues pâles, les lèvres bleuâtres, une sueur froide recouvre le corps. Le pouls est petit, filiforme, l'auscultation du cœur révèle des battements faibles, les urines d'abord rares se suppriment, des crampes et des spasmes peuvent exister dans les membres du malade.

L'examen de l'abdomen révèle un météorisme qui, au bout de quelques heures, souvent plus, peut être général, si l'obstruction siège sur la partie terminale du gros intestin, ou bien partiel si ce siège est plus haut. Cette expansion de l'abdomen peut être telle qu'elle gêne la respiration et exagère les vomissements.

La percussion révèle de la sonorité, rarement un son hydro-aérique.

La *terminaison* de la maladie est variable, quand elle évolue spontanément. Si le cours des matières peut être rétabli, le ventre s'affaisse et les matières ainsi que les gaz recommencent à sortir par l'anus. Parfois on a vu la forme aiguë se transformer en forme chronique. Plus souvent on voit la terminaison fatale se produire. Les accidents généraux augmentent et ce sont des phénomènes nerveux d'une grave intensité avec hypothermie croissante qui emportent le malade. Ou bien c'est une péritonite par perforation qui se déclare, la température monte, les vomissements deviennent foncés, la mort est la règle.

Dans le cours de la maladie, certaines complications telles que des néphrites, des congestions pulmonaires peuvent emporter le patient.

La *durée* de la maladie comme sa *marche* sont variables : cinq ou huit jours, quelquefois en vingt-quatre ou quarante-huit heures tout peut être terminé. Dans ce dernier cas on a affaire à ces formes où les symptômes généraux prédominent.

Forme chronique. — Dans cette forme le début est toujours insidieux et consiste en troubles digestifs, alternatives de constipation et de diarrhée ; souvent, au bout de sept ou huit jours, on voit une véritable débâcle se produire et cet état persister plus ou moins longtemps. Les vomissements sont rares, le ballonnement est tardif et suit les variations du contenu intestinal. La douleur est sourde et diffuse, les symptômes généraux manquent habituellement, au début surtout. La durée de cette forme est impossible à fixer; la terminaison se fait soit par épuisement, ce qui est rare, soit par transformation en occlusion aiguë, soit par complications (péritonite, néphrite, etc.).

Nous n'avons décrit que ces deux formes, mais il est évident qu'entre elles existent de nombreux intermédiaires, qui échappent à une description théorique.

Le *pronostic* dépend essentiellement de la cause, de la marche et de la conduite tenue par le praticien. Nous reviendrons d'ailleurs sur cette question en étudiant l'intervention du chirurgien.

Diagnostic. — Le diagnostic de l'occlusion intestinale comprend trois points capitaux :

1° A-t-on affaire à une occlusion intestinale?

2° Quel est le siège de l'occlusion ?

3° Quelle en est la cause?

Ces trois formes étant connues, on pourra plus facilement discuter la conduite à tenir.

1° Nous ne rappelons pas les phénomènes importants de l'affection qui permettent de faire le diagnostic positif.

Si donc on se trouve en face d'un malade pouvant avoir une occlusion, on distinguera les maladies susdites :

Les *hernies*. — Il faut examiner attentivement les trajets herniaires et de savoir si le malade n'avait pas antérieurement une hernie quelconque, ne pas oublier qu'une pointe de hernie peut passer inaperçue facilement.

Le *choléra*, les *empoisonnements*, qui ont de nombreux rapports avec les formes à prédominance de symptômes généraux, présentent toujours de la diarrhée.

Les *coliques hépatiques et néphrétiques* ont leurs symptômes caractéristiques, et il suffit de savoir que le cas peut se présenter pour éviter la confusion.

La *colique saturnine* s'accompagne de rétraction du ventre; les commémoratifs sont un puissant adjuvant.

L'*appendicite* et la *typhlite* (voir ces questions).

La *péritonite* a de nombreux points communs avec l'occlusion et c'est là que le diagnostic est parfois indécis. Dans la péritonite, la douleur est plus générale, les vomissements sont porracés plutôt que bilieux, un frisson précède la péritonite, la température est plus élevée. Il est important de tenir compte de la fièvre qui, dans le cours d'une occlusion, annonce souvent la perforation, d'où complication de péritonite.

La forme chronique de l'obstruction intestinale est assez difficile parfois à reconnaître et c'est surtout par exclusion que l'on fait le diagnostic. Nous indiquons seulement les lésions qui peuvent prêter à confusion : ce sont les péritonites chroniques (tuberculeuses, cancéreuses, etc.). Dans ce cas, tenir compte des antécédents, pratiquer soigneusement la palpation de l'abdomen; l'émission des gaz est rarement interrompue complètement.

2° Quel est le siège de l'occlusion ?

Nous examinerons les différents principes et les diverses règles émis à ce sujet. Nous nous y étendons à dessein, cette connaisance étant la première recherche de l'intervention.

Toute occlusion aiguë est le plus souvent développée sur l'intestin grêle.

Le siège primitif de la douleur ou le maximum de cette douleur, alors qu'elle s'est généralisée, sont d'une aide puissante.

Une partie plus développée de l'abdomen peut indiquer le siège de l'obstacle. Le ballonnement général de l'abdomen indique une lésion du gros intestin.

Si au contraire la partie périphérique de l'abdomen est affaissée, la partie centrale (ombilic) étant proéminente, on peut en conclure que la lésion siège sur la fin de l'intestin grêle.

La dépression du flanc gauche, coexistant avec une augmentation de volume du flanc droit, indique une lésion du côlon transverse.

Dans diverses publications, Bouveret a indiqué un certain nombre de symptômes dénotant la dilatation du cæcum, et par conséquent permettant de placer le siège de l'occlusion plus bas ou plus haut, suivant que cette dilatation existe ou n'existe pas.

Le cæcum est dilaté : s'il existe dans la fosse iliaque un léger clapotement et de la sonorité; si les contractions accompagnant les coliques débutent par la fosse iliaque droite ; si la douleur siège à droite; si le météorisme est plus prononcé à droite.

Les vomissements sont d'autant plus tardifs que la lésion est plus basse.

La diminution des urines ou l'anurie sont d'autant plus précoces que le siège est plus haut, l'absorption intestinale n'ayant pas le temps de se faire.

Évidemment, il faut toujours pratiquer l'examen du rectum pour écarter tout rétrécissement rectal ou ano-rectal.

3° Quelle est la cause de l'occlusion ?

A. — On se trouve devant une occlusion aiguë.

On pensera à une entérite, à une invagination, à un volvulus, à un étranglement par brides ou dans un anneau intra-abdominal.

L'invagination se montre surtout chez les enfants et siège sur le gros intestin; la partie invaginée demeurant dans le rectum peut produire du ténesme.

Le volvulus n'a pas d'antécédents morbides et se montre de préférence à un âge avancé.

Mais il faut se reporter au tableau des causes de l'occlusion dressé au commencement de ce chapitre, et voir s'il n'y a pas une raison pour que quelques-unes de ces causes se retrouvent chez le malade.

Il ne faut jamais oublier qu'une cause qui, en apparence, ne devrait provoquer qu'une obstruction chronique, peut occasionner d'abord une occlusion aiguë. Donc ne jamais affirmer.

B. — Si on a devant soi une forme chronique, on a plutôt affaire à une tumeur abdominale qui comprime, ou à un corps étranger, à une tumeur stercorale, à un rétrécissement cicatriciel.

Nous ne pouvons discuter chacun de ces cas; mais nous terminons en disant que c'est là plus qu'ailleurs que le diagnostic est difficile à faire, et malheureusement l'occlusion est une de ces maladies qui ne souffrent pas de temporisation.

Là, comme ailleurs, on ne peut laisser venir les symptômes. Aussi il n'y a pas de petites choses, de petits phénomènes, de commémoratifs, si ridicules qu'ils puissent paraître, qui doivent être négligés; c'est souvent par omission que pèche le diagnostic ; là on n'en a pas le droit; la vie du malade est en danger pressant. Nous parlons de la forme aiguë surtout.

Traitement. — De même qu'il y a deux formes cliniques, de même nous devons examiner séparément la conduite à tenir dans les deux cas.

Nous rappellerons seulement que certains chirurgiens recommandent une intervention chirurgicale hâtive, dédaignant toute temporisation et tout traitement médical; nous ne nous arrêterons pas à la théorie de ceux qui temporisent à outrance. Entre les deux opinions se tient évidemment la vérité. En face de la diversité des formes tenant à la cause, à l'individu, à la marche quelquefois bizarre de l'affection, on ne peut *a priori* dire dans tel cas il faut tel traitement. Il faut raisonner avant d'agir et faire entrer en ligne de compte tous les éléments de la maladie, les circonstances dans lesquelles elle s'est produite et même le milieu dans lequel on se trouve. Une opération ne se fait pas n'importe où.

A moins de cas tout à fait urgents, il faut instituer un traitement médical.

Durée du traitement médical. — Évidemment, ce traitement doit cesser aussitôt que son insuccès est constaté; mais l'état de la paroi est le point capital. Or, on pourrait être tenté, en se basant sur ce fait que l'état général est stationnaire, de prolonger le traitement. On juge alors de l'effet désastreux qu'aurait une semblable conduite non seulement pour l'instant, mais aussi sur le succès de l'intervention chirurgicale. On peut donc établir comme règle de ne pas le continuer plus de vingt-quatre ou trente-six heures.

Moment où l'on doit l'instituer. — On doit instituer le traitement médical immédiatement, et si, par hasard, on se trouve en face d'un individu qui souffre depuis vingt-quatre ou trente-six heures, il ne faut pas alors le prolonger vingt-quatre heures ; après quelques heures de traitement, s'il n'y a pas d'amélioration, le chirurgien doit intervenir.

Différents moyens à employer. — Le régime est la diète dans toute sa rigueur. On permet un peu de glace que le malade laisse fondre dans sa bouche pour calmer sa soif.

Si on emploie la voie stomacale, l'aliment doit donner le maximum de nutrition avec un minimum de résidu.

Les lavements nutritifs sont préférables.

Valeur des purgatifs. — Longtemps employés, on tend de plus en plus maintenant à reconnaître leur inutilité et leurs dangers (distension du bout supérieur de l'intestin obstrué, exagération des contractions intestinales et consécutivement augmentatien des douleurs), en tout cas bannir les drastiques ; l'huile de ricin et le calomel sont seuls employés si cela est nécessaire. Dans le *Nouveau traité de chirurgie*, M. Jalaguier écrit ces mots en les soulignant : « A aucun prix et sous aucun prétexte, on ne donnera un purgatif. »

Médication calmante. — S'attaquer à la douleur, voilà dès le début le rôle principal du médecin. On a préconisé la belladone, mais l'opium est la médication de choix ; on peut en donner 10 à 15 centigrammes pris par doses fractionnées de 1 centigramme d'heure en heure dans le courant de vingt-quatre heures ; Ziemsen préconise les injections hypodermiques.

La glace sur le ventre calme la douleur, diminue le météorisme, immobilise l'intestin et empêche la péritonite.

Le lavage de l'estomac est un bon moyen pour diminuer les vomissements, le météorisme et soulager le malade.

Les ponctions capillaires, préconisées par des chirurgiens allemands, peuvent diminuer le météorisme, mais en France on tend à les regarder comme dangereuses.

Les injections rectales de gaz et de liquides sont excellentes quand l'obstacle est situé très bas.

Les lavements électriques, d'après la méthode de Boudet (de Paris), donnent parfois des résultats merveilleux; c'est un moyen qu'il ne faut jamais négliger.

D'abord, ils sont très utiles comme moyen de diagnostic, puisqu'ils permettent d'éliminer les spasmes et ils remplacent à un point de vue très avantageux les purgatifs.

Ils sont contre-indiqués s'il y a du collapsus cardiaque ou des lésions des parois. Au bout de trois ou quatre séances on doit les cesser si rien ne s'est écoulé par l'anus.

Nous ne décrirons pas tout au long le mode employé par Boudet; ses intéressantes communications doivent être entre les mains de tous les praticiens. Nous n'indiquerons sommairement que la pratique : un mandrin métallique tubulaire entouré de gomme est introduit dans le rectum; il est en communication avec un des pôles de la batterie; d'autre part, il peut être rempli d'eau salée qui se répand dans la partie inférieure de l'intestin; ce moyen évite les lésions de la muqueuse et régularise l'action de l'électricité. Un autre excitateur est mis soit sur la région dorsale, soit sur la paroi abdominale; il est formé par une plaque entourée d'une peau de chamois. La durée de l'application du courant ne doit pas dépasser vingt minutes, et l'intensité maxima du courant ne doit pas s'élever au delà de 50 milliampères.

Traitement des formes lentes de l'occlusion intestinale. — C'est là que le traitement médical donne des effets merveilleux.

L'alimentation doit être réglée pour qu'il n'y ait pas de résidus.

Les purgatifs ont ici leur indication; mais, suivant une opinion depuis longtemps émise, il vaut mieux les employer à doses répétées et fractionnées. Les drastiques et les purgatifs salins, s'ils peuvent réussir, ont tendance à congestionner l'intestin et à y accumuler un flux séreux.

L'huile de ricin est tout indiquée (30 à 40 grammes, par cuillerée à café, de quart d'heure en quart d'heure).

Le calomel est aussi excellent (10 centigrammes toutes les deux ou trois heures, jusqu'à 60 ou 80 centigrammes).

Pour désobstruer l'intestin, on peut aussi employer le mercure métallique, qui désagrège l'obstacle ou le fait progresser par son poids.

Le lavage de l'estomac dans les vomissements a aussi son indication. Les lavements et les injections intra-rectales sont indiqués dans le cas d'obstruction rectale. Il se fait au moyen d'un irrigateur auquel on adapte soit une sonde œsophagienne soit une sonde uréthrale (quantité d'eau : 1 à 2 litres).

Il est bon de répéter ces injections deux ou trois fois par jour. On peut ajouter à l'eau de la glycérine ou une solution naphtolée.

Le massage abdominal peut rendre des services, surtout dans le cas d'obstruction par matières stercorales.

L'électricité a ici une indication capitale.

L'opium peut être employé; mais, comme il immobilise l'intestin, il serait peut-être préférable de le remplacer par la belladone ou la jusquiame.

Enfin chaque cause peut entraîner un traitement différent, même le traitement chirurgical.

Une tumeur qui comprime doit être enlevée, si c'est possible. Autrement on doit faire un anus artificiel.

Devant un rétrécissement simple ou cancéreux, non adhérent, la laparotomie est d'abord nécessaire, ensuite on peut faire une entérectomie ou une entéro-anastomose.

S'il y a des adhérences, on fera mieux de pratiquer un anus artificiel. Chaput recommande dans ces cas une entéro-anastomose avec un point de l'intestin situé au-dessus.

Enfin si le malade s'affaiblit, si les moyens médicaux sont impuissants, si l'occlusion a l'air d'augmenter, bien que le diagnostic ne soit pas porté, on est autorisé, comme pour l'occlusion aiguë, à faire une laparotomie.

L. Garnier, *de Paris*.

CHAPITRE XI

TYPHLITE A APPENDICITE

La typhlite et la pérityphlite constituent une question nouvelle qui, depuis quelques années, a été très modifiée, grâce aux travaux de Trèves, Tuffier et Morin, de Ricard, etc.

Pendant longtemps, on avait admis comme lésion siégeant au niveau du cæcum, soit un engouement stercoral dans les cas bénins, soit une inflammation plus durable du cæcum même (la typhlite), soit une inflammation propagée dans le tissu cellulaire environnant (pérityphlite). Puis on a exagéré en n'admettant plus la typhlite que rarement ; et toutes les lésions regardées autrefois comme cæcales ont été mises sur le compte d'une appendicite, qui peut se compliquer d'une péritonite circonscrite ou généralisée ; cette complication remplaçant la pérityphlite. Cette opinion est un peu absolue.

Avec M. Jalaguier et beaucoup d'autres on peut donc admettre les principes suivants, qui ramènent la question à un principe plus logique :

1° La typlite est incontestable et non purement théorique, comme on l'a prétendu ;

2° La suppuration ou l'inflammation péri-cæcale est causée plus souvent par une appendicite, mais la typhlite peut en être néanmoins la cause ;

3° Enfin, la pérityphlite, comme le fait bien remarquer M. Jalaguier (dans le *Traité de chirurgie*), est une péritonite et non une inflammation du tissu cellulaire (paratyphlite) qui peut être secondairement envahi.

Nous décrirons donc une typhlite et une pérityphlite d'origine cæcale, une appendicite et une pérityphlite d'origine appendiculaire.

I

TYPHLITE ET PÉRITYPHLITE D'ORIGINE CÆCALE.

Étiologie. — Les causes les plus fréquentes de cette lésion sont la stase des matières fécales, les ulcérations soit dans les différentes maladies, soit dans les traumatismes du cæcum. La constipation, la vie de bureau, l'obésité sont donc favorables à cette lésion.

Anatomie pathologique. — Au point de vue anatomo-pathologique, nous n'avons pas à décrire les lésions qui sont variables suivant la cause. Remarquons seulement, ce qui nous intéresse dans le cas présent, qu'on peut trouver autour du cæcum de la péritonite locale, des abcès localisés et de la péritonite généralisée, cette complication étant absolument rare dans la typhlite. Naturellement on peut voir une perforation du cæcum.

Symptômes. — Le début est le plus souvent insidieux, rarement brusque. Le malade présente des troubles digestifs, une légère douleur dans la fosse iliaque ; ces phénomènes durent quelquefois fort longtemps jusqu'à ce que la maladie soit bien nette.

La *douleur* devient alors vive dans la fosse iliaque droite, spontanée ou provoquée par le moindre mouvement ou la moindre pression.

La *tumeur*, autre symptôme capital de la typhlite, peut être appréciée par l'inspection, mieux par la palpation méthodique et prudente, qui révèle une sorte de tumeur en demi-cercle, en forme de boudin, disait-on autrefois. Souvent irrégulière, elle présente aussi un peu de matité. Les symptômes généraux qui l'accompagnent sont : la constipation, des nausées, des vomissements successivement alimentaires, bilieux et fécaloïdes ; la langue est sale et sèche, la fièvre est élevée (39 à 40°), le pouls petit; on a les symptômes d'une occlusion intestinale.

La *terminaison* se fait lorsque l'évacuation se produit, ou bien on peut voir la maladie se reproduire sans cesse, affaiblissant de plus en plus le malade.

Une occlusion aiguë peut compliquer la maladie, ou bien une cicatrice du cæcum peut se former et entraîner des accidents au bout d'un temps très long; enfin on peut voir, mais rarement, avons-nous dit, la pérityphlite survenir : l'état général est grave, l'induration est grande, la douleur redouble, en somme la forme est la même que dans la pérityphlite appendiculaire. Nous étudierons le diagnostic après avoir tracé l'esquisse de l'appendicite.

II

APPENDICITE

Étiologie. — Les causes prédisposantes sont les mêmes que pour la typhlite ; il faut y ajouter cependant les anomalies que l'on trouve fréquemment soit dans la longueur, soit dans le mode d'occlusion de l'orifice de l'appendice. Les hommes seraient plus atteints que les femmes. Les causes efficientes sont l'introduction de corps étrangers externes ou intrinsèques dont nous ne ferons pas la nomenclature.

Physiologie pathologique. — Sans entrer dans de grands détails sur l'anatomie pathologique, nous étudierons le point de vue physiologique et pathologique, en raisonnant simplement les faits qui se passent lorsqu'un corps étranger s'est introduit dans l'appendice.

Un calcul ou autre corps s'introduit dans le canal appendiculaire : immédiatement celui-ci réagit par ses fibres pour le rejeter ; les phénomènes qui l'accompagnent donnent lieu à la colique appendiculaire analogue, du reste, en cela à celle qui accompagne le passage de tout corps étranger, soit dans le canal cholédoque, soit dans l'uretère. On a une colique, c'est-à-dire réaction. Mais le calcul n'est pas chassé, alors, il y a une inflammation véritable, sécrétion d'un liquide, comme le veut Roux, de Lausanne, et, ultérieurement, c'est ce liquide qui chasse le corps étranger. Les phénomènes concomitants fournissent l'appendicite simple.

Enfin, un troisième stade peut exister, soit que le liquide (Talamon) continuant à se produire, soit que la pullulation des bacilles, la compression des vaisseaux par le corps étranger favorisent la gangrène, amènent la perforation en unissant leurs forces ; soit que le liquide seul (Roux) puisse produire cette perforation. En tout cas, elle est lente ou rapide, donnant ainsi lieu aux appendicites subaiguë et aiguë ou appendicites à perforation lente ou à perforation rapide.

Le résultat est facile à concevoir : appendice volumineux, parois épaissies, muqueusse ulcérées, liquide séro-purulent autour de l'appendice, péritonite circonscrite ou péritonite généralisée.

Avant de terminer cet aperçu anatomo-pathologique, citons les diverses variétés d'abcès observés suivant la direction de l'appendice. Le plus souvent on voit l'abcès ilio-inguinal, plus rarement un abcès ombilical. L'abcès périnéphrétique, l'abcès rectal, ont une fréquence égale. Enfin, on appelle abcès méso-cæliaque, l'abcès enkysté au milieu des anses intestinales.

Traitement. — Dans les cas aigus, il faut conseiller le repos au lit, les cataplasmes très chauds, les onctions à l'onguent napolitain belladoné, les purgatifs légers et les lavements émollients ou à l'acide borique.

Comme aliments, on donne du lait coupé avec une eau alcaline et des œufs frais.

On peut encore appliquer quelques sangsues *loco dolenti.*

Dans la forme chronique, on prescrit le repos, les purgatifs huileux, les vésicatoires volants. Il faut éviter de prendre des aliments grossiers, qui laissent beaucoup de résidus.

L. Garnier, *de Paris.*

CHAPITRE XII

HÉMORROÏDES

Hémorroïde (de αἷμα, sang, et ῥέω, je coule).

Le mot hémorroïde, d'abord employé comme synonyme d'hémorragie, sert à désigner aujourd'hui certaines tumeurs sanguines qui se forment à la partie inférieure du rectum, ou bien un flux sanguin qui a lieu par le même point, et qu'il est plus convenable cependant de désigner sous le nom de flux hémorroïdal.

Historique. — Les hémorroïdes ont joué un rôle bien important dans la pathologie; il est peu d'auteurs qui n'en aient parlé dans leurs écrits, mais si l'on excepte Hipprocrate et Galien, qui ont employé le mot hémorroïdes pour exprimer un écoulement de sang par les veines de l'intestin rectum, tous les autres en ont étendu la signification, puisqu'ils ont décrit des hémorroïdes de la vessie, de la bouche, de l'utérus, etc. Cette confusion, introduite dans la science par Aristote, s'est perpétuée jusqu'à nos jours, comme on peut s'en convaincre par la lecture du Traité de Montègre. Cependant aujourd'hui le sens du mot hémorroïde est définitivement fixé. Ce point de la science a été l'objet d'un grand nombre de recherches : nous citerons surtout la dissertation d'Alberti, l'un des élèves de Stechl, la thèse inaugurale de Récamier (1800).

Etiologie. — Les hémorroïdes se montrent particulièrement chez les adultes; elles sont rares dans l'enfance, et les faits de ce dernier genre rapportés par Truka sont exceptionnels. On les rencontre plus communément chez l'homme que chez la femme; c'est à tort que Cullen et J. Frank ont avancé l'opinion contraire, qui n'est vraie que pour les hémorroïdes se développant d'une manière passagère, sous l'influence de la grossesse par exemple. Plusieurs pathologistes ont admis l'influence d'une constitution pléthorique, du tempérament bilieux. L'hypocondrie est plutôt une conséquence qu'une cause. Il n'en est pas de même d'une alimentation abondante, riche, stimulante, composée spécialement de viandes noires, de liqueurs fermentées, d'une vie sédentaire. L'influence de l'hérédité, des saisons et des climats n'est pas établie. Les hémorroïdes se développent quelquefois après la suppression des règles, — elles peuvent alors offrir une marche périodique tant que dure l'aménorrhée, — ou bien encore après la disparition d'une épistaxis habituelle. Hoffmann a cité des cas où l'affection s'est établie chez des sujets ayant l'habitude de se faire saigner, et qui ont omis cette précaution.

Les causes occasionnelles ou locales paraissent avoir une influence plus marquée : les engorgements et les indurations du foie, des tumeurs de toute sorte avoisinant le rectum, notamment l'utérus gravide, la présence habituelle de matières fécales dans l'S iliaque ou la constipation, les phlegmasies du gros intestin, la station assise prolongée, l'usage des coussins percés, l'irritation du pourtour de l'anus par des matières fécales dures, les purgatifs drastiques, l'usage abusif de lavements, surtout de lavements chauds, la présence de corps étrangers dans le rectum.

Symptomatologie. — La formation des tumeurs hémorroïdales ne s'opère pas d'une manière brusque. Chez la plupart des sujets, le développement de cette affection est précédé de congestion vers l'anus et l'extrémité inférieure du rectum (fluxion hémorroïdale), les malades ressentent un malaise général, des lassitudes spontanées; ils sont de mauvaise humeur et ont des vertiges; la face est pâle; il y a de la gastralgie, des flatuosités, de la constipation, des douleurs lombaires, des mouvements spasmodiques dans l'abdomen. Bientôt se manifestent une sensation de pesanteur, de tension, de chaleur dans la région anale, de corps étranger dans le rectum, un besoin fréquent d'aller à la selle. La région anale est douloureuse, et ces douleurs s'étendent vers le sacrum, la hanche, la vessie ; elles sont plus vives au moment de la défécation. Il existe parfois des symptômes généraux : agitation, insomnie, pouls dur, plein, fréquent.

Ces symptômes se dissipent généralement au bout de deux à quatre jours. Après un temps variable, l'accès se reproduit; quelquefois périodiquement. Les tumeurs hémorroïdales se forment à la suite d'une série de congestions vers l'extrémité inférieure du rectum. Elles se présentent avec des caractères variés, suivant qu'on les examine dans l'intervalle des périodes de fluxion ou pendant cette période.

Dans l'intervalle des fluxions, les tumeurs disparaissent parfois complètement, ou bien sont flétries, indolentes et consistent dans un repli de la peau; ou bien encore elles restent plus apparentes et renferment du sang, à l'état liquide, ou sous forme de caillots. Les tumeurs peuvent même devenir assez volumineuses pour gêner la défécation; dans certains cas, elles fournissent un flux muqueux que l'on a désigné sous le nom d'hémorroïdes blanches.

Pendant la période de fluxion, les hémorroïdes se présentent sous la forme de tumeurs, qui tantôt se montrent à l'extérieur de l'anus (hémorroïdes externes), tantôt restent à l'intérieur du rectum (hémorroïdes internes).

Le nombre en est variable; si parfois il n'en existe qu'une seule, le plus souvent on en constate deux ou trois; quelquefois elles sont assez nombreuses pour obturer en grande partie l'extrémité inférieure du rectum. En général, elles sont arrondies et constituent dans leur ensemble un bourrelet irrégulier, qui entoure le rectum: parfois elles sont allongées et même pédiculées. Le volume est le plus communément celui d'une petite amande ou d'une noisette; on en a observé d'aussi volumineuses qu'un œuf de poule. Leur couleur est violette ou même noirâtre; elles sont recouvertes en partie par la peau, en partie par la muqueuse, lorsqu'elles se sont développées à la marge de l'anus; par la muqueuse, seulement lorsqu'elles ont pris naissance dans l'intérieur du rectum. Dans les deux cas, la portion de muqueuse qui les entoure conserve sa transparence. Elles occasionnent une sensation de pesanteur et de corps étranger dans le rectum, d'autant plus considérable qu'elles sont plus volumineuses et plus gorgées de sang. Elles sont accompagnées de douleurs plus ou moins vives, souvant lancinantes et irradiées vers le périnée et les lombes. La pression exercée sur l'anus est pénible, surtout quand les hémorroïdes sont externes; c'est ce qui explique pourquoi les malades s'asseyent en s'appuyant sur une des fesses seulement ou sur un coussin percé. La défécation est très pénible, et le passage des matières fécales à travers l'anus occasionne de vives douleurs. Quelques malades se plaignent d'une sensation de chaleur à la partie inférieure du rectum, de battements dans les tumeurs. Parfois la miction est difficile, douloureuse, surtout à la fin de l'émission, alors que les muscles du périnée se contractent.

Les symptômes généraux sont analogues à ceux de la fluxion hémorroïdale.

Marche. Durée. Terminaisons. — Chez la plupart des malades, les hémorroïdes se montrent à intervalles variables, sous forme d'attaques. Il est rare que celles-ci aient une périodicité marquée. Dans l'intervalle, les tumeurs sont flétries et n'occasionnent que peu de gêne, à moins qu'elles ne soient anciennes, volumineuses et ulcérées. Quelquefois, après plusieurs attaques, les hémorroïdes guérissent spontanément. Chez d'autres sujets, elles sont le siège d'un suintement sanguin continu et parfois très abondant, ce qui peut donner lieu à des accidents de chloro-anémie.

Diagnostic. — Il faut distinguer le flux hémorroïdal des écoulements sanguins fournis par des parties plus élevées de l'intestin; différencier les hémorroïdes externes et internes par d'autres tumeurs ayant de la ressemblance avec elles.

1° *Diagnostic du flux hémorroïdal.* — Il diffère de l'entérorragie, en ce que, dans le cas de flux hémorroïdal, il existe une tension de la partie inférieure du rectum, une tuméfaction de l'anus, une constipation antérieure plus ou moins longue; il en diffère encore par l'absence de toute tumeur dans l'abdomen, d'affection typhoïde, de scorbut. S'il existait déjà des tumeurs hémorroïdales dans l'intérieur du rectum, on les reconnaîtrait par l'exploration de l'intestin avec le doigt, et le diagnostic n'offrirait plus de difficultés.

2° *Diagnostic différentiel entre les hémorroïdes et les autres tumeurs de la région ano-rectale.* — Lorsque les hémorroïdes sont congestionnées, elles ont des caractères qui ne permettent pas d'en méconnaître la nature. On ne les confondra pas avec un *prolapsus de la muqueuse anale*, parce que, dans cette dernière affection, la tumeur ne se compose pas de bosselures d'un volume inégal et de couleur violette; ni avec les *polypes du rectum*, qui sont plus durs, d'un volume non changeant dans l'espace de quelques jours, et forment le plus souvent des tumeurs solitaires. Les hémorroïdes durcies et flétries diffèrent des végétations syphilitiques de l'anus, en ce que ces dernières n'ont pas été précédées d'hémorroïdes antérieures, que ces végétations ont généralement la forme de crêtes de coq, de choux-fleurs. Le *cancer* du rectum est souvent pris, dans sa première période, pour des hémorroïdes internes; l'exploration attentive du rectum avec le doigt permet d'éviter l'erreur; les hémorroïdes forment des tumeurs moins dures que le cancer et ne s'ulcèrent pas comme ce dernier.

Pronostic. — Il est en général bénin. Les hémorroïdes constituent le plus souvent une affection incommode, et qui ne devient dangereuse que par l'abondance du flux sanguin dont elles sont parfois le siège, ou par les accidents d'étranglement et de gangrène consécutive dont les tumeurs sont atteintes lorsqu'elles sortent de l'anus pendant la défécation. Les hémorroïdes externes sont moins graves que les internes. Quel qu'en soit le siège, ces tumeurs, lorsqu'elles fournissent un flux sanguin périodique dont l'apparition semble nécessaire au maintien de la santé générale, doivent être considérées comme une circonstance heureuse, et il faut alors les respecter.

Anatomie pathologique. — Les hémorroïdes ont leur siège, tantôt à la marge de l'anus, au-dessous du sphincter externe, tantôt dans l'intérieur du rectum, soit au-dessus, soit au niveau du sphincter interne; on en a même rencontré jusqu'auprès de l'S iliaque du côlon. Dans le premier cas, on les appelle hémorroïdes externes; dans le second, hémorroïdes internes.

En général, il existe chez le même sujet plusieurs tumeurs disposées en cercle ou en fraction de cercle; la forme des hémorroïdes est alors celle d'un bourrelet. Chacune de ces tumeurs offre une grosseur variable, depuis une lentille jusqu'à une noix; elle est pourvue d'une base large ou pédiculée; la surface en est lisse ou rugueuse, la forme hémisphérique ou inégale. A l'intérieur du rectum, les tumeurs sont recouvertes en partie par la muqueuse; à l'extérieur, elles sont recouvertes en partie par la muqueuse, en partie par les téguments externes.

La structure varie aux diverses époques de l'affection. Au début, ces tumeurs sont constituées par une simple dilatation des parois veineuses; la coupe présente l'aspect de veines dilatées et tortueuses. P. Boyer ayant examiné une tumeur hémorroïdale isolée, enlevée par lui, l'a trouvée formée par un tissu cellulaire à mailles très fines contenant un peu de sérosité, et parcourue par des veines à parois épaisses, blanchâtres, d'un diamètre plus grand que dans l'état normal et présentant des renflements latéraux; dans quelques-unes de ces veines se trouvaient des caillots fibrineux. Une malade était affectée depuis six semaines d'un bourrelet hémorroïdal que l'on enleva par l'écraseur linaire : la dissection de la tumeur fit reconnaître qu'elle était constituée par la réunion d'un certain nombre de lobules qui tous, à l'exception d'un seul revêtement œdémateux, offraient un lacis inextricable de canaux veineux de 3 à 4 millimètres de diamètre et à parois extrêmement minces. L'apparence bosselée de ces lobules leur donnait une ressemblance avec les vésicules séminales; seulement les canaux, au lieu de communiquer les uns avec les autres comme dans ces dernières, étaient interrompus par de nombreuses cloisons, comme on pouvait s'en assurer en les ouvrant en divers points. On en retirait alors, tantôt un caillot unique rougeâtre et arrondi, occupant une cellule close de toutes parts, tantôt un caillot un peu plus allongé et présentant comme appendices d'autres petits caillots provenant de cellules voisines en communication avec la première par un assez petit orifice.

Plus tard les hémorroïdes deviennent le siège d'altérations qui portent sur les parois veineuses, les tissus environnants, le contenu de la production morbide.

Les parois veineuses s'hypertrophient ou s'amincissent, se ramollissent et deviennent friables; les dilatations des veines présentent l'aspect uni ou multiloculaire; les parois des vaisseaux dilatés sont criblées de lacunes qui établissent une communication avec le tissu cellulaire ambiant. Dans certains cas, les parois veineuses sont épaissies et combinées avec le sang; elles offrent un aspect lardacé. Dans d'autres, les veines se terminent par un grand nombre de filaments entrelacés, de façon à former un tissu réticulaire très fin, au centre duquel existe une cellule ou un kyste.

Les tissus qui forment l'enveloppe extérieure des hémorroïdes, c'est-à-dire la muqueuse et la peau, sont épaissis ou amincis; le plus souvent adhérents aux parois de la tumeur. Le tissu cellulaire sous-cutané ou sous-muqueux est organisé en fausse membrane. Les aréoles de la portion de ce tissu qui avoisine la tumeur sont distendues par du sang, et c'est ainsi que se forment des tumeurs spongieuses; ou bien encore elles sont infiltrées de lymphe plastique, ce qui donne lieu à une masse indurée.

Le sang contenu dans les tumeurs hémorroïdales anciennes est le plus souvent coagulé; le caillot est plus ou moins solide, quelquefois organisé et d'apparence charnue.

On rencontre encore d'autres altérations : quelquefois les tumeurs sont formées par un tissu cellulaire épaissi, allongé en forme de sacs, autour desquels rampent des troncs veineux; la production morbide elle-même ne renferme presque pas de sang. Ailleurs, les tumeurs hémorroïdales ont la plus grande ressemblance avec un tissu érectile accidentel, ou bien ce sont de simples replis de la peau. Les tumeurs hémorroïdales présentent parfois la forme de grappes; elles tiennent aux ramifications de la veine mésentérique comme des grains de raisin à leur pédoncule commun (P. Bérard). Il n'est pas rare de rencontrer dans l'épaisseur de la tumeur des fibres appartenant aux sphincters, de la graisse et des filets nerveux. Des troncs artériels volumineux sont souvent répandus sur les bourrelets hémorroïdaux internes. La muqueuse rectale présente des veines dilatées.

Traitement. — Quand les hémorroïdes sont peu volumineuses, il suffit le plus souvent de soigner la constipation par un traitement approprié, de faire prendre tous les soirs un bain de siège et un quart de lavement froid pour soulager et guérir le malade. On obtient de bons résultats de l'emploi de suppositoires au beurre de cacao, contenant:

Cocaïne.	àâ	5 centigrammes.
Extrait de belladone		

Lorsque les douleurs persistent malgré ce traitement, la cause est due d'ordinaire à la contracture du sphincter qu'on fera cesser par la dilatation anale.

S'il existe un bourrelet hémorroïdaire saillant par intermittences, continuellement étranglé ou non, il est indiqué d'en faire l'ablation sous le chloroforme. On dilate l'anus, on saisit la tumeur avec une pince érigne, on en lie la base avec une série de ligatures en chaine portées à l'aide d'une aiguille de Reverdin et on excise au bistouri. — Précautions préalables : purgatifs, lavements, lavage boriqué, tamponnement du rectum à la gaze iodoformée. — Le thermocautère, le fer rouge sont contre-indiqués à cause de l'infection qui complique le sphacèle et de la possibilité d'un rétrécissement consécutif.

MÉTHODE DE POTAIN. — Avant tout, prévenir la fluxion. De tous les moyens préconisés, le régime est le plus essentiel, c'est-à-dire avoir une vie active et éviter la constipation, non pas par des drastiques qui iraient à l'encontre du but poursuivi, en augmentant l'état fluxionnaire de l'intestin et des vaisseaux hémorroïdaires, mais par des laxatifs, dont les meilleurs sont : l'huile de ricin, la fleur de soufre seule ou associée à la crème de tartre, la magnésie à petites doses (8,50) chaque matin, de façon à amener une selle régulière.

Mais si la congestion s'est produite, et surtout si elle est intense, il faut la combattre, et combattre aussi les hémorragies auxquelles elle peut donner lieu : prescrire le repos dans la position horizontale et, à l'intérieur, les astringents. On a préconisé beaucoup, et avec raison, les irrigations, les douches ascendantes froides administrées sans violence.

A côté du froid, on peut aussi employer le système opposé, c'est-à-dire la chaleur, aussi élevée qu'il est possible de la supporter, soit des lavements à 40° répétés plusieurs fois par jour; ils amènent, en général, un soulagement notable et durable.

Enfin, si ces moyens échouent, recourir à la dilatation du sphincter, soit avec les doigts, soit avec le spéculum; elle combat avec succès toute tendance du sphincter à la contracture.

Méthode Dujardin-Beaumetz. — Prescrire l'alcoolature d'hamamelis virginica, qui s'emploie de la façon suivante : à l'intérieur, et dans les cas aigus, 29 gouttes par jour en trois fois, diluées dans un peu d'eau. Même dès les premiers jours, le flux sanguin est supprimé, la douleur disparaît et les bourrelets hémorroïdaux s'affaissent et se flétrissent. Lorsque la résolution est obtenue, administrer encore pendant un mois 10 gouttes matin et soir.

Méthode de Reclus *contre les hémorroïdes externes.* — Faire coucher le malade sur le côté, la jambe qui ne repose pas sur la table fortement repliée sur l'abdomen, de façon à bien découvrir la région anale.

Commencer par insensibiliser la muqueuse, car elle est excessivement irritable; pour cela, enfoncer dans le rectum un tampon de coton hydrophile boraté, imbibé d'une solution de cocaïne et enroulé autour d'une pince à forcipressure, en même temps maintenir appliqué sur l'anus même un autre bourdonnet de coton imbibé aussi de cocaïne. Enfonçant alors un doigt dans le rectum, faire de l'autre main, tenant la seringue de Pravaz, avec une solution à 2 p. 100 de cocaïne, six piqûres d'une demi-seringue chacune, tout autour de l'anus; faire pénétrer l'aiguille de la seringue entre la muqueuse et le tissu cellulaire qui entoure le rectum, et pousser le piston en même temps qu'elle chemine dans les tissus. Cette mesure évite l'injection possible dans les veines, qui à cet endroit sont nombreuses, d'une trop grande quantité de cocaïne, ce qui pourrait produire des accidents.

L'anesthésie est suffisante et parfois complète. Lorsqu'on la juge arrivée au degré voulu, introduire dans le rectum un spéculum bivalve à longues branches, et faire la dilatation graduelle.

Méthode d'Audhoui :

Onguent populeum	30 grammes
Cérat saturné.	10 —
Antipyrine	3 —
Extrait de belladone	1 —

M. exactement.

Faire des onctions sur les tumeurs hémorroïdales douloureuses et non fluctuantes, ou après avoir fait cesser l'hémorragie si elle était trop abondante.

Lavements quotidiens, pour éviter la constipation.

Eugène Coudray, *de Paris.*

CHAPITRE XIII

CALCULS INTESTINAUX

On donne le nom de lithiase intestinale à la présence de calculs dans l'intestin.

Etiologie. — Les calculs qu'on rencontre dans l'intestin peuvent être de provenance et de formes différentes. Ils peuvent provenir du foie par suite de fistule biliaire interne s'ouvrant dans l'intestin (fistule cystico-duodénale) ou bien naître dans l'intestin. Ce sont alors des concrétions lourdes, stratifiées concentriquement à la coupe, composées de phosphate ammoniaco-magnésien, de phosphate de chaux et de substances organiques. Leur grosseur atteint rarement celle d'une aveline. D'autres fois, chez les personnes usant surtout d'une nourriture végétale, on trouve des entérolithes de consistance molle provenant surtout de substances mal ou pas digérées (mangeurs de pain d'avoine ou de son). Certains médicaments comme la magnésie, les benzoates administrés longtemps peuvent donner naissance à des calculs intestinaux.

Symptômes et siège .—Lorsque le calcul intestinal provient du foie, on le trouve le plus souvent dans le duodénum, le jéjunum et quelquefois dans l'iléus à sa portion inférieure. S'il siège dans le duodénum et qu'il l'obstrue, on observe des vomissements continus avec rejet de bile, un collapsus rapide ; l'abdomen est en forme de bateau; les urines sont rares et la mort arrive rapidement comme dans l'occlusion intestinale. — Ailleurs le calcul s'est formé sur place et on le trouve le plus souvent non loin de la valvule cæcale, dans un diverticule, ou dans le cæcum.

En quelque point que se trouve le calcul, il peut produire de l'irritation de la paroi intestinale, l'ulcérer et produire une péritonite par perforation. Chez les personnes atteintes d'entérolithes, on trouve ordinairement de l'amaigrissement, de la constipation, des accès répétés de typhlite, pérityphlite et appendicite qui peuvent guérir, si l'intestin se débarrasse du calcul, mais qui le plus souvent se terminent par la mort amenée par une péritonite ou bien par une occlusion intestinale.

Diagnostic. — Le calcul intestinal peut être confondu par les signes qu'il donne avec une occlusion intestinale ordinaire; mais en se rappelant que les entérolithes siègent surtout dans le cæcum et donnent naissance à de la typhlite, qu'une purge légère peut faire cesser tous les symptômes, on aura vite la clef du diagnostic.

Le calcul qui se trouve dans l'intestin est-il d'origine hépatique? On saura que là encore l'occlusion intestinale est presque toujours précédée d'une crise du côté du foie, accompagnée d'ictère et de vomissements subits, et se rencontre le plus fréquemment chez la femme.

Pronostic. — Le pronostic dépend des phénomènes qui accompagnent l'entérolithe. Est-il petit, il peut être facilement expulsé avec les matières fécales : alors le pronostic devient favorable; mais donne-t-il lieu à de la péritonite, de la typhlite ou de l'occlusion intestinale, le pronostic devient très grave.

Traitement. — Le calcul est-il biliaire, on administre les médicaments prescrits pour la lithiase biliaire. Est-il d'origine intestinale, on devra surtout avoir recours aux purgatifs légers, éviter la constipation. La médication lactée, les eaux alcalines de Vichy, Ems, Carslbad, ainsi que l'eau de Pougues-Saint-Léger, peuvent rendre de grands services dans le traitement des calculs intestinaux.

MOOK, *de Paris.*

CHAPITRE XIV

VERS INTESTINAUX

Description des espèces. Etiologie. — Les vers intestinaux peuvent se diviser en deux classes distinctes : 1° les vers plats rubanés : *Cestodes*, tænia et botryocéphales ; 2° les vers ronds : *Nématodes*, ascarides, etc.

I. Classe des Cestodes. — Les vers rubanés ou cestodes se reconnaissent à leur forme aplatie et à la division de leur corps en anneaux. Dans les tæniadés, les papilles génitales sont latérales; dans les botryocéphalidés, ces papilles occupent la ligne médiane des anneaux.

1° Les tænias. — Nous allons étudier d'abord les espèces les plus fréquentes et consacrer ensuite un tableau aux tænias rares ou exotiques.

Dans la première catégorie rentre le tænia inerme (*T. saginata*), le tænia armé ou ver solitaire (*T. solium*) et le tænia échinocoque (*T. echinococcus*).

Tænia saginata. — Le tænia inerme (*tænia saginata, inermis* ou *mediocanellata*) est le plus fréquent des tænias de l'homme.

Ses anneaux mûrs — proglottis ou cucurbitains— sont rejetés par l'anus. Ainsi séparés, ils ont la forme d'un grain de courge, plus longs que larges, portant latéralement une papille génitale saillante. L'intérieur de l'anneau est rempli par des arborisations transversales s'échappant d'un tronc longitudinal ; cet ensemble ramifié est l'utérus, gorgé d'œufs ; on n'y reconnaît aucune trace du tube digestif.

Dans une expulsion totale d'un tænia adulte, on se fait une idée de la façon dont ces anneaux s'unissent en un ruban qui atteint souvent 8 à 9 mètres, quelquefois 15 mètres de long. Sommer donne une moyenne de 1,220 anneaux.

Ces anneaux vont perdant de leur longeur, décroissant à mesure que l'on s'éloigne de la portion la plus âgée ; le ruban s'atténue ainsi en une région effilée qui aboutit à un renflement arrondi terminal.

Ce renflement est la tête du tænia pour la plupart des auteurs; pour Moniez, au contraire, c'est un appareil fixateur caudal.

Cette tête est coupée carrément, elle se termine par une cupule frontale, sans rostre saillant ni crochets, d'où le nom de tænia inerme qui caractérise cette disposition. Elle porte quatre ventouses oblongues, creusées en cupules.

A la tête fait suite le cou, où l'on distingue les premiers anneaux qui se forment en ce point.

La tête est le point de départ des tubes excréteurs et des filets nerveux.

L'appareil excréteur a pour centre un cercle situé au-dessous du front ; quatre tubes en partent qui passent en arrière des ventouses et qui se rapprochent ensuite deux à deux pour former, le long de chaque bord de l'anneau aplati, un double système de tubes accouplés. Le plus interne de ces tubes conserve un plus petit calibre et n'envoie pas d'anastomoses ; le plus externe, plus large, lacuneux, est réuni au tube correspondant du côté opposé par une série d'anastomoses dont chacune suit le bord inférieur de chaque anneau. Au-dessous de chaque anastomose, ces tubes lacuneux sont coupés par des valvules. Ce sont ces orifices valvulés qui successivement, par la chute des anneaux, font communiquer le système avec l'extérieur.

Le système nerveux est formé par une large bandelette ganglionnaire située à la base de la tête et qui répond à deux ganglions unis par une large commissure. Ces centres envoient en avant deux gros connectifs qui supportent un anneau nerveux céphalique innervant le front et les ventouses. D'autre part, ils donnent deux nerfs latéraux qui descendent dans les anneaux immédiatement en dehors des vaisseaux ; de petits filets dorsaux et ventraux complètent ce système.

En dehors de ces systèmes excréteurs et nerveux communs à tous les anneaux, il ne reste à signaler que les organes reproducteurs qui se retrouvent dans chaque anneau avec une indépendance absolue. Si l'on va des anneaux les plus jeunes aux anneaux mûrs, on suit la formation de ces organes et l'on peut déterminer les anneaux les plus favorables à un examen détaillé.

L'anneau adulte est hermaphrodite ; les conduits mâle et femelle aboutissent à une cavité commune, le cloaque génital, dont la place est indiquée par la papille génitale, percée d'un orifice muni d'un sphincter qu'on observe sur un des bords latéraux de l'anneau.

D'après Moniez, l'appareil mâle se compose d'un canal déférent qui se termine par un canal éjaculateur. Ce canal traverse une poche prostatique glandulaire et se prolonge par une papille ou cirrhe. Le canal déférent est un canal collecteur où aboutissent des lacunes creusées dans le tissu conjonctif par la pression des spermatozoïdes qui cheminent dans cette direction. Il n'y a en réalité ni canaux spermatiques ni testicules. Les spermatozoïdes se forment dans les mailles du tissu conjonctif. A cet effet, de grandes cellules embryonnaires se rassemblent, bourgeonnent des cellules filles qui à leur tour bourgeonnent des cellules petites-filles. Ces dernières deviennent des têtes de spermatozoïdes qui s'étirent pour dégager leur longue queue mobile.

L'appareil femelle a pour centre l'utérus, destiné à recevoir les œufs fécondés. Les œufs sont produits dans des lacunes conjonctives en trois masses dites ovaires : deux latérales et une médiane. Les œufs des deux masses latérales cheminent en convergeant vers l'orifice d'un pavillon destiné à les recevoir, les œufs de la masse moyenne aboutissent à un autre pavillon. Les canaux collecteurs qui font suite à ces pavillons s'unissent en un oviducte unique qui se renfle pour constituer le bulbe (ancienne glande coquillière) et s'évase pour former l'utérus.

Cet ensemble communique au dehors par le vagin, qui se jette dans l'oviducte à son point d'origine. Le vagin commence par une fente vulvaire située au-dessous du pénis, se poursuit en un tube mince qui se renfle vers sa partie moyenne pour constituer un réservoir séminal.

Cirrhe et vagin s'ouvrent dans le cloaque génital, qui s'ouvre au dehors par le pore génital. Un muscle constricteur préside à la fermeture du pore. Les spermatozoïdes sont-ils déversés dans le cloaque et pénètrent-ils ensuite dans le vagin par leurs propres mouvements ou bien y a-t-il intromission d'un pénis dans l'orifice vulvaire? La première supposition semble la seule probable.

Les spermatozoïdes accumulés dans le réservoir abdominal fécondent au passage les œufs qui remontent des ovaires vers l'utérus.

Sommer, qui, avant Moniez, avait fait une étude consciencieuse des organes reproducteurs du tænia saginata, avait interprété d'une façon différente ces parties et donnait un ensemble qui concordait avec l'organisation même de la douve. Nous résumons ses conclusions.

L'appareil mâle a pour centre de vrais testicules que des canaux séminaux font communiquer avec un canal déférent. Ce canal aboutit à un cirrhe protractile qui s'invagine dans la poche du cirrhe.

L'appareil femelle commence par deux ovaires latéraux, dont les conduits excréteurs, sans intermédiaire de pavillons collecteurs convergent vers un oviducte unique. Cet oviducte reçoit un vitellogène impair médian (ovaire moyen de Moniez) par l'intermédiaire d'un vitelloducte, traverse une glande coquillière et aboutit au vagin qui se porte au dehors ; au point d'union de l'oviducte et du vagin se trouve le gros tube ramifié de l'utérus qui ne communique pas avec le dehors. D'après cette interprétation, l'ensemble diffère de la disposition décrite chez la douve : par le transport des orifices sur le bord latéral, par la présence de deux ovaires ou d'un seul vitellogène, par l'absence du tube de Laurer, et surtout par la disposition de l'utérus, qui devient un *diverticulum* du vagin au lieu d'être interposé entre l'oviducte et le vagin.

L'œuf passe de l'ovaire dans l'utérus, recevant dans ce trajet le spermatozoïde fécondateur, le sperme étant massé dans le réservoir du vagin. Les œufs s'accumulent ainsi dans l'utérus remplissant ses ramifications latérales et transformant l'anneau en une véritable poche à œufs. C'est dans cet organe que l'œuf subit sa segmentation et donne naissance à l'embryon. Or, l'œuf ainsi transformé ne peut poursuivre son développement dans l'hôte du tænia adulte ; il faut donc qu'il arrive au dehors. L'anneau se détache, est expulsé avec les fèces et c'est par désagrégation des tissus de l'anneau que les œufs deviennent libres et peuvent pénétrer dans un nouvel hôte.

L'œuf du tænia est constitué, comme celui de la douve, par un large vitellus nutritif et par une cicatricule qui donne par segmentation un embryon homogène. L'embryon détache sa couche cellulaire superficielle et le manteau ainsi formé s'épaissit et se chitinise en coque résistante. Sous cette coque, l'embryon se différencie et devient une masse sphérique munie de six épines : embryon hexacanthe ; c'est sous cette forme que l'œuf attend le moment propice à son développement.

Il faut qu'un bœuf ingère avec les plantes fourragères les œufs dispersés après leur sortie du tube digestif de l'homme ; dans l'estomac la coque disparaît, résorbée par l'action du suc gastrique, et l'embryon hexacanthe arrive dans l'intestin. Alors il joue des crochets, dilacère l'épithélium, traverse les couches conjonctives, utilise les petits vaisseaux pour se faire charrier au loin et vient s'installer dans le tissu cellulaire du tégument et des parenchymes. Là, il s'accroît et, devenu immobile, il perd ses crochets et devient cysticerque.

Ce cysticerque ne tarde pas à former, au pôle opposé à celui qui portait les épines, une dépression qui s'accentue par épaississement des bords ; et, vers le fond de la dépression s'élève, un bourgeon qui prend peu à peu la forme d'une tête de tænia, avec ses ventouses caractéristiques : c'est le scolex. Les tissus qui environnent le cysticerque s'irritent et le tissu conjonctif forme un kyste adventif isolateur. Sur l'hôte actuel, le développement ne franchira pas cette phase ; le cysticerque doit passer dans un nouvel hôte : l'homme.

Que de la viande de bœuf, mal cuite, contenant des cysticerques vivants, arrive dans l'intestin de l'homme, les conditions voulues sont réunies : le scolex se dévagine et les ventouses lui permettent de se fixer à la paroi intestinale ; déjà son cou se marque d'anneaux qui vont s'accroître et le bourgeonnement successif va former le strobile, long ruban annelé qui sera le tænia adulte.

Ainsi, l'œuf du tænia doit évoluer dans un hôte déterminé : le bœuf où, pénétrant comme embryon hexacanthe, il devient cysticerque. C'est sous cette forme qu'il pénètre avec la viande du bœuf dans l'intestin de l'homme et c'est là que le scolex se fixe pour devenir tænia adulte ; les œufs doivent de nouveau passer de l'homme au bœuf.

Tænia solium. — Le tænia solium, tænia armé ou ver solitaire, est beaucoup plus rare que le précédent. Autrefois, au contraire, il était le plus commun. Cela tient à la possibilité d'éviter plus facilement les cysticerques de cette espèce. Si le tænia inerme a ses cysticerques dans les muscles du bœuf, c'est dans le tissu conjonctif du porc chez lequel ils déterminent la ladrerie qu'abondent ceux du tænia armé. La ladrerie est facile à découvrir par l'examen du dessous de la langue où les cysticerques sont réunis quand le porc est malade; grâce à des prescriptions de police sévères, la viande contaminée est enlevée à l'alimentation et le parasite se fait rare.

Un point important à noter, c'est que l'homme peut loger le parasite à ses deux phases de développement ; il peut être atteint de ladrerie, c'est-à-dire avoir dans ses organes des cysticerques, comme il sert d'hôte au tænia armé adulte. Dans le premier cas, il a ingéré des œufs de tænia ; dans le second il a fait pénétrer dans son estomac des cysticerques avec du jambon cru ou du lard mal cuit.

Le tænia armé est très voisin de l'inerme. Ordinairement plus court, il peut encore atteindre 8 mètres de longueur. Son organisation générale, son développement sont calqués sur ceux de son congénère. Nous n'insisterons donc que sur les caractères pratiques permettant de distinguer ces deux vers.

Si l'on est en possession de la tête, rien n'est plus aisé que le diagnostic.

Au-dessus de la masse arrondie qui porte les ventouses se dresse un rostre terminé par une couronne de crochets. Ceux-ci sont sur deux rangées égales et alternantes, au nombre de 20 à 30. Chacun d'eux a un manche, une garde et une lame recourbée.

La distinction des anneaux est aussi facile. Si l'on a en main un chaînon, l'examen des orifices sexuels indique : alternance régulière de ces orifices : *tænia solium ;* alternance irrégulière : *tænia saginata.* L'examen à la loupe d'un anneau séparé peut encore être utilisé : anneau plus étroit, branches de l'utérus, 7 à 12, plus grêles : *tænia solium ;* anneau plus large, branches de l'utérus très nombreuses, larges : *tænia saginata.*

Chez l'homme, le cysticerque occupe en général le tissu conjonctif, mais l'examen des cas cités par les divers observateurs permet de le noter dans les méninges, dans le cerveau, fréquemment dans l'œil et dans la plupart des organes humains ; il manque ordinairement sous la langue.

Tænias rares ou exotiques. — Citons comme rares exceptions les tænias suivants mentionnés comme parasites humains.

a. Un seul pore génital, comme dans les espèces précédentes, mais ce pore est souvent situé sur le même côté de l'anneau ; il n'y a pas d'alternance.

Le *tænia nana* n'a que de 1,5 à 2 centimètres ; sa tête ne porte qu'un rang de crochets et ses anneaux mûrs contiennent un utérus non ramifié (le Caire, Belgrade, États-Unis).

Le *tænia madagascariensis* a 10 centimètres de long et une tête armée de crochets.

Le *tænia flavopunctata* des États-Unis est inerme.

b. Deux pores génitaux latéraux. Le *tænia canina* a de 15 à 35 centimètres de long. Sa tête porte trois ou quatre rangs de crochets ; ses anneaux ont deux pores marginaux situés sur les deux bords de l'anneau. Son hôte habituel est le chien ; il vivrait à la phase de cysticerque dans le corps des ricins, insectes parasites qui se fixent dans le pelage du chien.

c. *Tænia cœnurus*. — Ce tænia n'a pas été rencontré chez l'homme; il vit dans l'intestin du chien à l'état adulte et, à l'état cystique, dans les centres nerveux du mouton, provoquant l'affection connue sous le nom de tournis. Nous le citons à cause de sa forme cystique, le cénure cérébral. Le cénure se distingue du cysticerque en ce qu'il produit, comme l'échinocoque, de nombreuses têtes de tænia; mais ces têtes sont produites, comme dans les cysticerques, à la surface et par le même procédé; c'est un cysticerque à têtes nombreuses.

2° Les botriocéphales. — *Botriocephalus latus*. — Comme les *tænia sagitana* et *tænia solium*, le *botriocephalus latus* vit dans l'intestin de l'homme et des divers animaux.

Les localités où on le rencontre sont proches des grands lacs de l'Europe, en Suisse, dans la région des lacs de Genève, de Neufchâtel, de Bienne et de Morat, dans la Haute-Italie, sur le littoral de la mer Baltique, dans la Finlande et la Bosnie, partout où abondent les brochets et les lottes qui servent à la transmission du parasite.

Le botriocéphale se distingue facilement des tænias par la disposition de ses anneaux.

Chaque anneau porte, sur la ligne médiane ventrale, deux orifices. L'un est l'orifice du cloaque génital fixé au sommet d'un petit mamelon; l'autre donne accès dans l'utérus. De ce dernier comme centre on voit diverger en étoile les culs-de-sac utérins.

La tête a la forme d'une amande, sans rostre ni crochets; deux longues fentes ou bothridies la caractérisent. Le botriocéphale atteint 10 mètres de longueur.

L'anneau protégé par une cuticule et par des couches musculaires épaisses, est traversé par des petits vaisseaux sous-cuticulaires et chaque bord est suivi par un filet nerveux et par un vaisseau excréteur longitudinal.

Les organes reproducteurs forment un type moyen entre les douves et les tænias.

L'appareil mâle est formé par des testicules diffus répandus dans tout l'anneau comme chez les tænias; les spermatozoïdes se réunissent dans une citerne spermatique qui reçoit le canal déférent. Celui-ci décrit des circonvolutions nombreuses, se renfle en un bulbe musculaire et se termine par un canal éjaculateur qui traverse une poche prostatique et aboutit au sommet d'un mamelon ou cirrhe, dans le cloaque génital.

L'appareil femelle a pour centre un large ovaire bilobé médian. L'oviducte qui en part commence par une portion renflée en pavillon et se poursuit insensiblement en un tube contourné qui forme le réservoir des œufs ou utérus; cet utérus s'ouvre au dehors par un orifice médian particulier. Dans ce trajet l'oviducte reçoit le vagin qui part du cloaque, se renfle en un large réservoir séminal et s'effile pour atteindre l'oviducte. Plus bas, le vitelloducte s'abouche dans l'oviducte, large canal qui reçoit par deux branches volumineuses le produit de deux grandes glandes vitellines (vitellogènes) latérales. En ce point, l'oviducte est enveloppé par un corps glandulaire (glande coquillière de Sommer, ovaire médian atrophié de Moniez). Le cloaque génital s'ouvre au dehors par le pore génital. La fécondation doit se faire comme dans les douves et les tænias.

L'œuf expulsé se développe dans l'eau, suivant dans sa marche générale les phases décrites chez les tænias.

L'œuf présente une membrane vitelline épaissie et chitineuse, un vitellus nutritif abondant et une cicatricule. Cette dernière se segmente et donne un embryon qui sépare de sa masse une couche périphérique qui, au lieu de donner un manteau résistant protecteur comme chez les douves et les tænias, se transforme en un manteau cilié assurant la progression de la larve. Sous ce manteau se développe un embryon hexacanthe qui abandonne le manteau quand il a pénétré dans l'hôte où il doit poursuivre son développement.

C'est dans l'intestin du brochet et de la lotte que l'embryon arrive, de là il gagne les muscles du poisson et y devient une larve allongée, à tête invaginée, mobile, que Braun a nommée plérocercoïde.

Les nombreuses expériences faites par Braun, à Dorpat, ont démontré que cette larve transportée dans l'intestin du chien et de l'homme devenait le botriocéphale.

C'est donc par le poisson que se fait l'infection, par ses muscles soumis à une cuisson incomplète, par les viandes de poissons fumés pour le transport; et c'est le brochet et la lotte qui méritent une attention spéciale, étant signalés comme porteurs des larves du parasite.

Quelques autres espèces de botriocéphales ont été signalées chez l'homme : *botriocephalus cordatus*, rencontré une seule fois chez une femme esquimau, dans le nord du Groenland; *botriocephalus cristatus*, deux seuls exemplaires trouvés sur un enfant à Paris et sur un habitant de la Haute-Saône ; *botriocephalus Mansoni*, trouvé une seule fois à l'état larvaire dans le péritoine, à l'autopsie d'un Chinois.

II. Classe des nématodes. — Les nématodes s'opposent aux cestodes par la forme arrondie de leur corps.

Les espèces vivant dans l'intestin de l'homme sont : 1° les ascarides ; 2° les oxyures ; 3° les ankylostomes ; 4° les tricocéphales ; 5° les anguillules.

1° Les ascarides. — *Ascaris lumbricoïdes*. — L'ascaride habite l'intestin de l'homme ; très fréquent chez l'enfant, il se rencontre à tout âge, plutôt dans les campagnes que dans les villes.

C'est un ver blanc, jaunâtre, cylindrique, atténué en pointe à ses extrémités. Le tégument translucide, finement strié, est rigide et laisse entrevoir quatre lignes opaques longitudinales ; l'une est médio-dorsale, l'autre est médio-ventrale ; les deux latérales sont plus larges et sont nommées champs latéraux.

Les mâles mesurent de 15 à 17 centimètres. Leur extrémité postérieure est enroulée et porte un orifice d'où sortent deux spicules recourbés.

Les femelles ont de 20 à 25 centimètres. Leur corps est rectiligne, sans spicules, et l'on remarque un orifice vers le tiers supérieur du corps.

Dans les deux sexes, l'extrémité antérieure du corps porte la bouche ; d'autre part, on remarque un peu au-dessous de l'extrémité postérieure une fente transverse ; cette fente est l'anus chez la femelle, tandis qu'elle est orifice cloacal chez le mâle chez qui elle sert à l'expulsion des matières fécales, à la projection des spicules copulateurs et à l'émission du sperme. Chez la femelle, un orifice génital distinct occupe la face ventrale à l'union du tiers supérieur du corps et des deux tiers inférieurs.

Le corps est enveloppé par une cuticule épaisse, à couches concentriques, qui est rejetée à chaque mue. La matrice de cette cuticule est une épiderme à cellules fusionnées, indistinctes. Cette couche granuleuse s'épaissit pour former les lignes et les champs latéraux. Les quatre segments du corps limités par ces replis sont remplis par les cellules musculaires. Ce sont des éléments en massue, à manche strié, à tête élargie contenant un liquide albumineux et un gros noyau, qui s'avancent dans la cavité générale et se fixent sur les organes viscéraux. Ces éléments musculaires sont tout à fait particuliers et doivent fixer l'attention. Les vers qui les possèdent sont dits cœlomyaires.

Le tube digestif commence à la bouche et se dirige en ligne droite vers l'anus. La bouche s'ouvre au milieu de trois lèvres arrondies, l'une dorsale, les deux autres ventrales. La lèvre dorsale porte deux papilles saillantes, chacune des autres ne porte qu'une seule papille.

La bouche donne accès dans un œsophage qu'une constriction sépare d'un intestin se prolongeant directement en un rectum terminal. L'insertion des cellules musculaires sur l'œsophage et sur le rectum délimitent ces deux parties.

La paroi du tube est formée par une enveloppe conjonctive doublée d'un épithélium cylindrique à cuticule canaliculée.

Les organes reproducteurs s'ouvrent, dans la femelle, par l'orifice particulier que nous avons signalé. De cette vulve part un vagin qui se bifurque en deux utérus. La paroi de ces utérus sécrète une matière albumineuse qui formera le chorion de l'œuf. Chaque utérus se prolonge en un oviducte où s'accumulent les spermatozoïdes après la copulation, et l'oviducte aboutit à un ovaire filiforme. L'ensemble constitue deux tubes en lacet, faisant de nombreuses circonvolutions, convergeant vers le vagin. Les œufs se forment au pourtour d'un rachis médian et sont entraînés vers l'utérus; ils s'entourent d'un double chorion, l'un profond est résistant, l'autre superficiel est une couche albumineuse mamelonnée. C'est à cet état que l'œuf est pondu et se rencontre dans les selles des malades possédant le parasite.

Dans le mâle on trouve un seul tube testiculaire, en lacet, qui se renfle en vésicule séminale. Un court canal éjaculateur s'ouvre dans le cloaque, en avant de l'intestin. C'est derrière ce dernier que se trouvent les deux poches qui servent de gaines aux deux spicules. Les spermatozoïdes sont amiboïdes, dépourvus de queue.

Pour la copulation, le mâle s'enroule en cor de chasse autour du corps de la femelle, transversalement, à la hauteur de la vulve, se fixe à cet orifice avec ses spicules et y déverse les spermatozoïdes amiboïdes qui remontent vers l'oviducte où se fait la fécondation.

Il n'y a pas d'appareil circulatoire ; le liquide incolore qui remplit la cavité générale est déplacé par les contractions du corps. Deux tubes excréteurs partent de la région anale et suivent un trajet rectiligne engagé dans les champs latéraux. A un centimètre de la bouche, ils s'inclinent vers la ligne médiane ventrale, s'y rencontrent et s'unissent en un seul tronc qui s'ouvre par un pore excréteur médian.

Le système nerveux est constitué par un collier péri-œsophagien ; au-dessous de l'œsophage, ce collier donne un ganglion sous-œsophagien d'où partent de nombreux nerfs. Les deux plus importants divergent en suivant les conduits excréteurs, se placent en dehors d'eux dans les champs latéraux et aboutissent à un ganglion sous-anal, triangulaire.

L'œuf, tel que nous l'avons décrit, est précieux pour le diagnostic. Il ne peut poursuivre son développement dans l'intestin de l'homme, il doit arriver au dehors et trouver dans un milieu humide, à une température douce, les conditions nécessaires. Si ces conditions ne sont pas réalisées, il reste à l'état de vie latente pendant plusieurs années. Placé dans de l'humus arrosé, à la température de 30°, les œufs donnent en quelques semaines leurs embryons. Ceux-ci ne peuvent rompre la coque de l'œuf, il faut que cette enveloppe soit digérée par le suc gastrique et mette le jeune ascaride en liberté. C'est ce qui arrive si, avec l'eau prise en boisson, avec des fruits souillés, on introduit dans la bouche des œufs d'ascaride.

Linstow a supposé que l'œuf sorti de l'intestin de l'homme était mangé par un petit myriapode, *Iulus guttulatus*, et que l'Iule cachée dans les fruits et les légumes était à son tour introduite dans le tube digestif de l'homme, avec l'embryon du Nématode qui ne pouvait se développer que dans cet hôte intermédiaire. Les faits contredisent cette supposition.

Les ascarides se rencontrent souvent au nombre de deux à six dans l'intestin de l'homme, mais leur nombre peut être bien supérieur. Cruveilher estime à plus de 1,000 ceux qu'il trouva dans l'intestin d'une idiote, et Fauconneau-Dufresne parle d'un jeune garçon qui rendit en trois années plus de 5,000 vers.

L'ascaride a une prédilection marquée pour l'intestin grêle, mais de là il peut s'engager dans les voies biliaires, remonter dans l'estomac, dans l'œsophage, s'introduire dans la glotte ou dans les trompes d'Eustache et causer ainsi les désordres les plus graves.

L'ascaride est répandu dans le monde entier.

Ascaris mystax. — On a signalé huit fois chez l'homme la présence de cet ascaris commun dans l'intestin du chat.

Il est plus petit que l'ascaride (mâle : 4 à 6 centimètres; femelle : 10 à 12 centimètres) et est caractérisé par deux expansions aliformes de la tête. L'œuf est plus gros et sa surface est ornée par un élégant réseau.

Ascaris maritima. — Il a la tête surmontée d'une crête; il a été vomi une seule fois, dans le Groenland, par un jeune enfant.

2° Les Oxyures. — L'oxyure vermiculaire (*Oxyurus vermicularis*) est de très petite dimension, atteignant : le mâle, 3 à 5 millimètres ; la femelle, 1 centimètre. Cette petitesse permet donc de le distinguer immédiatement de l'ascaride dont il possède, à la loupe, les caractères extérieurs et l'organisation profonde. Cependant, notons les différences suivantes : la tête est bordée par un bourrelet cuticulaire, le mâle ne possède qu'un spicule cloacal.

Pendant la première partie de sa vie, l'oxyure habite dans l'intestin grêle ; mâles et femelles s'accouplent, par le même procédé que les ascarides, dans le cæcum ; les mâles meurent alors et sont rejetés avec les fèces, et les femelles descendent dans le rectum pour y pondre leurs œufs. C'est à ce moment que le prurit insupportable occasionné par la titillation de la muqueuse appelle l'attention du médecin ; c'est donc à l'orifice anal que le médecin peut recueillir les femelles fécondées qui s'accumulent souvent au point de recouvrir complètement la muqueuse. Les vers peuvent facilement passer, chez la femme, de l'orifice anal à l'orifice vulvaire et y déterminer un prurit dangereux en provoquant des habitudes d'onanisme.

Ces faits expliquent la difficulté de rencontrer les mâles que l'on trouve, à l'autopsie, cachés dans la muqueuse du cæcum et de l'appendice iléo-cæcal, et que l'examen des selles pourrait seul faire rencontrer au moment de l'accouplement, avant la descente des femelles vers le rectum.

Les œufs pondus sont très petits, ils ont 2 centièmes de millimètre en moyenne et sont protégés par une coque résistante.

C'est dans les replis de la muqueuse, à une température favorable de 40 degrés, que le vitellus de l'œuf se transforme en un embryon qui, très rapidement, prend le caractère de l'oxyure ; mais pour que le petit ver se débarrasse de sa coque et devienne adulte, il faut que l'œuf, rejeté au dehors, revienne à l'intestin par la voie buccale. Il n'y a pas d'hôte intermédiaire, les œufs passent directement de l'anus de l'homme à la bouche de l'homme. Chez l'enfant qui, poussé par le prurit anal, se gratte la région occupée par les femelles et les œufs, la fixation sous les ongles d'œufs et même de femelles s'explique facilement et la main portée à la bouche assure le développement du ver. De même, le manque de soins de propreté de la part des personnes qui soignent les enfants conduit au même résultat. C'est donc chez l'enfant — et chez l'enfant des campagnes — que ce parasite se multiplie avec la plus grande facilité ; c'est un parasite rare chez l'adulte.

3° LES ANKYLOSTOMES. — L'ankylostome duodénal (*ankylostoma duodenale*) est un petit ver dont le mâle atteint 1 centimètre et la femelle 1 centimètre 5. L'extrémité inférieure du mâle s'élargit en une bourse caudale au fond de laquelle s'ouvre le cloaque et une double poche spiculaire d'où sortent deux spicules effilés. Le corps de la femelle se prolonge en une pointe chitineuse, et la vulve, tout en restant séparée de l'anus, occupe le tiers postérieur du corps.

Ce qui désigne les ankylostomes des ascarides, c'est la capsule buccale caractéristique, par six dents chitineuses mobiles à l'entrée d'un large suçoir : deux dents sont dorsales, deux latérales et les deux autres, plus profondes, constituent les lames ou scies pharyngiennes.

C'est à l'aide de cet appareil que l'ankylostome attaque les villosités intestinales qu'il attire par succion dans la capsule, et qu'il pratique une saignée continue sur la muqueuse ainsi attaquée.

L'ankylostome habite le duodénum et la partie antérieure de l'intestin grêle; il peut se multiplier de la façon la plus étonnante, et Leichtenstern évalue à 4,216,930 le nombre des œufs contenus dans une seule selle de 223 grammes d'un de ses malades. Lorsque le nombre des vers devient considérable, les petites saignées pratiquées par chacun d'eux finissent par représenter une soustraction importante de sang et une anémie rapide est le fait de l'accumulation, sur la muqueuse, de ces parasites. Or, c'est parmi les ouvriers mineurs, parmi les travailleurs obligés de vivre dans des espaces restreints, favorables à la contamination, que l'ankylostome exerce ses ravages et l'anémie des mineurs, devenue l'ankylostomasie, n'a pas d'autre cause effective.

L'accouplement se fait en Y, et les femelles fécondées pondent les œufs qui sont rejetés avec les matières fécales. L'œuf ne peut, en effet, poursuivre son développement dans l'intestin de l'hôte; il doit arriver au dehors, dans la terre humide. A une température moyenne de 20 degrés l'œuf évolue en quinze jours et l'éclosion de l'embryon a lieu. Cet embryon a la forme d'une anguillule, à queue effilée; il vit des débris organiques qui l'entourent, abandonne son tégument, en modifiant son organisation profonde, et s'enkyste d'une façon toute spéciale. En effet, la larve s'entoure d'une peau nouvelle et s'agite dans sa vieille peau qui forme une coque protectrice résistante. A cet état, la larve est apte à se développer dans l'intestin de l'homme.

Que le tuyau d'une pipe posée sur le sol, que du pain souillé de boue apporte à la bouche de l'ouvrier la larve enkystée, le kyste se dissout, et la larve, arrivée dans l'intestin, mue une dernière fois et prend les caractères de l'adulte. Dès lors, elle se fixe et se gorge de sang, elle grandit, forme ses organes génitaux et la copulation assure le développement des œufs que la femelle pond en abondance.

L'œuf est important pour le diagnostic, car les vers adultes sont rarement rejetés ; il rappelle l'œuf d'oxyure, elliptique comme lui, avec coque résistante, mais il est plus gros, ayant 5 à 6 centièmes de millimètre dans son grand diamètre.

4° Les tricocéphales. — Les tricocéphales se distinguent des ascarides et des ankylostomes par la forme si particulière de leur corps. L'extrémité antérieure s'effile pour porter une bouche punctiforme sans nodules et sans appareil chitineux.

Le tricocéphale (*tricocephalus hominis*) vit dans le cæcum ; son appendice est dans la portion voisine du gros intestin. Il est surtout fréquent chez le jeune homme et l'on a compté jusqu'à 1,000 parasites sur le même individu ; mais en général on le rencontre en petit nombre. C'est un ver en général inoffensif, qui nécessite rarement une intervention médicale.

Ce ver présente au maximum les caractères de la famille. Le corps est formé de deux parties inégales : à partir de la bouche, la région antérieure a la finesse d'un fil, puis la région postérieure se renfle brusquement et se termine par l'anus. La partie mince contient seulement l'œsophage, la partie renflée renferme les autres viscères.

Le mâle, qui a 3 à 4 centimètres de longueur, projette hors du cloaque un seul spicule enveloppé à sa base par un prépuce avec épines chitineuses.

La femelle, dont la taille varie de 4 à 5 centimètres, n'a qu'un seul tube génital qui aboutit à une vulve garnie d'épines chitineuses qui s'invaginent pendant l'accouplement. Le mâle s'enroule autour de la femelle pour la copulation.

Les œufs fécondés s'accumulent dans l'utérus et sont pondus. L'œuf est allongé, ayant dans son plus grand diamètre 5 centièmes de millimètre. La coque porte à chaque pôle un bouton brillant caractéristique.

L'œuf se développe dans l'eau, mettant, comme celui de l'ascaris, un long temps, souvent un an, à se développer. L'œuf renfermant un un embryon mûr, doit arriver dans l'estomac où la coque est dissoute, ce qui permet au jeune tricocéphale de s'installer dans le cæcum et d'y poursuivre son développement.

5° Les Anguillules. — Les anguillules ont le corps cylindrique, atténué en pointe aux deux extrémités ; la bouche est dépourvue d'armature chitineuse.

L'anguillule de la diarrhée de Cochinchine (*anguillula stercoralis*) est la plus intéressante du groupe.

Cette anguillule fut rencontrée par le Dr Normand, en 1876, dans les selles de soldats revenant de Cochinchine, avec la diarrhée contractée dans cette colonie.

Les selles des malades contiennent des vers microscopiques en nombre incalculable ; si on les place dans l'eau à une température de 25 à 30 degrés, ces vers muent, grandissent, prennent des organes génitaux et se présentent comme des mâles et des femelles d'une petite anguillule, ayant : les mâles 7 dixièmes de millimètre, les femelles un millimètre de longueur. L'accouplement se fait en cor de chasse, comme chez les ascarides, et le mâle utilise deux spicules pour se fixer à l'orifice femelle. Le développement des œufs est plus ou moins complet dans l'utérus et la femelle pond des œufs ou des embryons. Ces embryons muent et donnent des larves qui rappellent par leur forme de petites filaires ; ces larves sont inaptes à vivre dans l'eau, elles doivent pour continuer leur développement pénétrer dans le tube digestif de l'homme.

C'est par l'eau, mais aussi par les légumes non cuits, arrosés avec les eaux peuplées d'anguillules, que se fait le transport de cette dernière larve et sa pénétration dans l'intestin de l'homme. L'emploi constant d'eau filtrée n'empêche pas la présence de ces larves dans l'intestin et elles doivent arriver par une autre voie.

Dans l'intestin chaque larve devient adulte et donne une forme nouvelle très semblable à une filaire. La glande génitale est toujours femelle, et il faut admettre que les œufs se développent, par parthénogénèse, sans fécondation. Les cinq ou six œufs contenus dans l'utérus sont pondus et donnent dans l'intestin les petites larves que nous avons décrites dans les selles des diarrhéiques. Bavay, qui le premier étudia ces formes, considéra ces femelles intestinales comme une espèce distincte, *anguillula intestinalis* ; mais les recherches de Grassé ne laissent aucun doute sur l'alternance de ces deux formes qui doivent être comprises comme deux phases successives de l'évolution d'une seule et même espèce.

Ce parasite est-il la véritable cause de la diarrhée de Cochinchine ? Il est permis d'en douter, car on a trouvé l'anguillule dans les selles de beaucoup d'Européens non malades et, d'autre part, le parasite s'est trouvé absent des selles de nombreux diarrhéiques ;

l'affection préparerait simplement à un milieu plus favorable au développement du parasite. L'anguillule, comme le *balantidium coli*, semble devoir céder le pas à des bactéries pathogènes.

Symptomatologie, diagnostic, pronostic. — 1° CESTODES, TÆNIAS ET BOTRIOCÉPHALES. — On a rapporté à la présence d'un ou plusieurs vers rubanés dans l'intestin, une innombrable série de symptômes et l'on est allé jusqu'à y trouver la cause d'accès choréiques et épileptiques et même d'aliénation mentale. Sans vouloir nier la possibilité de troubles sérieux dans quelques cas fort rares, je n'hésite pas à considérer l'état occasionné par le parasite comme peu grave, au point de vue de la santé.

Le premier symptôme — le seul certain — est la présence d'anneaux de tænia ou de botriocéphale rendus dans les selles ou s'échappant par l'orifice anal.

Le médecin, mis en présence de ces parties du ver, peut porter un diagnostic en connaissance de cause et rapporter à la présence du parasite divers symptômes qui, sans cette base sérieuse, ne pouvaient autoriser une affirmation précise. Comment en effet parler du tænia quand on se trouve en présence de douleurs abdominales, même de coliques ombilicales, avec gonflement et météorisme? Le prurit anal et les démangeaisons à l'orifice des narines sont des réflexes pouvant avoir bien d'autres causes ; la céphalalgie opiniâtre, les bourdonnements d'oreilles, la courbature ne sont pas plus probants et l'état d'anémie profonde, qui s'observe chez certains sujets, peut, même avec un tænia dans l'intestin, trouver une explication dans la constitution du malade affaibli pour des raisons multiples. La découverte du parasite est une explication toute trouvée que le malade saisit avec empressement, et c'est ainsi qu'avec un peu d'imagination, des symptômes qui passaient absolument inaperçus prennent tout à coup une acuité extrême que l'inquiétude du malade, augmentée par la tristesse et l'hypocondrie, accentue encore. Et dans ce cas, un tempérament nerveux, excitable, se prête à des réflexes multiples qui peuvent déterminer des convulsions et des paralysies simulant l'hystérie.

Si l'on tient compte des symptômes ainsi rapportés, après coup, à la présence du tænia dont les anneaux viennent d'amener la découverte, on peut recommander au médecin de porter son attention vers l'idée d'un parasite quand les troubles intestinaux et les réflexes s'affirment avec les caractères suivants. Les douleurs abdominales vont depuis la pesanteur vague aux coliques les plus violentes; souvent c'est la sensation profonde d'une masse qui rampe. C'est ordinairement autour de l'ombilic que les douleurs ont leur siège, mais elles peuvent se déplacer ou occuper une toute autre région. Elles sont souvent intermittentes, coïncidant avec un repas, exaspérées par l'ingestion d'aliments irritants, salés ou acides. On observe tantôt une perte d'appétit, tantôt une exagération manifeste. De la salivation, des nausées, des vomissements, de la diarrhée ou une constipation opiniâtre sont des symptômes fréquents. Si ces symptômes prennent une grande intensité, on voit survenir l'anémie, avec teinte plombée, et accablement physique et intellectuel.

Les symptômes réflexes peuvent demeurer très légers; c'est le prurit à l'anus, les démangeaisons nasales, des bourdonnements d'oreilles; mais quelquefois ils produisent de la céphalalgie violente, des vertiges, des crampes et même les désordres fonctionnels qu'on a rapportés à l'hystérie et à l'épilepsie. L'examen des observations se rapportant à ces cas d'une gravité exceptionnelle montre que partout où les accidents ont cessé par l'emploi des tænifuges, il n'y avait pas de névroses essentielles, car dans tous les cas d'épilepsie, de chorée, d'hystérie, de folie bien déterminés, la présence du ver était une simple coïncidence et son expulsion n'a pas amené la guérison.

Le médecin ne peut donc se prononcer qu'en présence de l'expulsion de parties du ver, et encore ne doit-il pas s'en rapporter au dire du malade, à une description même satisfaisante donnée des anneaux expulsés; il doit voir le corps du délit, le soumettre à un examen attentif et affirmer avec les pièces à l'appui. Que de fois les malades considèrent comme lambeaux de ver solitaire des tendons, des fibres végétales ou d'autres débris mal digérés ! D'autre part le médecin doit pouvoir reconnaître l'espèce de cestode dont il possède les parties; les anneaux du botriocéphale, toujours réunis en chapelets, avec l'orifice sexuel médian, ne pourront se confondre avec ceux des tænias dont nous avons donné précédemment le tableau comparatif.

Le pronostic est toujours favorable. Le parasite cède toujours à l'emploi d'un traitement approprié; si l'on a cité dans certains cas une résistance particulière du tænia qui nécessite une action répétée de médicaments variés, c'est que les conditions mêmes du traitement étaient défavorables et que les précautions nécessaires avaient été mal prises.

Le malade sait que l'expulsion de la tête du ver est nécessaire à sa guérison. Le médecin devra donc, autant que possible, rechercher cette partie de l'animal pour donner au malade l'assurance de sa délivrance définitive.

2° Nématodes. Ascarides. — L'*ascaride lombricoïde* ou lombric est le seul intéressant au point de vue de la symptomatologie. Il est fréquent chez les enfants, surtout à partir de l'âge de trois ans; on en compte rarement plus de 8 ou 10 chez le même individu; c'est par exception que les auteurs citent des observations d'expulsion de 500, 1,000 et même 2,500 ascarides. On a signalé de véritables épidémies de vers dans quelques villes ou villages, dans les armées en campagne, partout où des eaux bourbeuses, chargées d'œufs d'ascarides, ont été utilisées sans précautions pour la boisson. Le siège de prédilection du ver est l'intestin grêle.

Les symptômes peuvent faire présumer la présence des vers, mais aucun n'est caractéristique et le diagnostic n'est possible qu'en présence d'un ver expulsé ou par l'examen microscopique des œufs dans les selles.

L'attention du médecin sera appelée par une fatigue générale qui s'accompagne souvent, chez l'enfant, de la bouffissure de la face, de la teinte ardoisée des paupières, de la dilatation des pupilles, de démangeaisons du nez et grincement des dents, de troubles de l'appétit, avec salivation et mauvaise odeur de l'haleine, d'agitation avec toux sèche, pouls irrégulier, rêves pénibles. Le malade maigrit, se plaint de douleurs ombilicales, de coliques violentes; on observe souvent des nausées ou des selles glaireuses, striées de sang.

L'examen des selles s'impose; si l'on trouve les œufs dont nous avons donné la description, il faut agir par un vermifuge énergique. L'expulsion d'un ascaride est caractéristique, mais après cette expulsion le médecin doit continuer l'examen des selles, car il ne pourra affirmer la guérison que lors de la disparition des œufs dans les fèces rendues par le malade.

En général les symptômes restent tels, très anodins, faciles à conjurer. Mais on a signalé des désordres sympathiques de la plus haute gravité. Les plus communs sont des attaques convulsives qui simulent l'épilepsie, la chorée, l'hystérie, et qui cessent par l'expulsion des vers. L'attention du médecin doit, dans les convulsions des enfants, être appelée de ce côté, car les vers — comme les dents qui se développent — provoquent souvent ces manifestations si effrayantes.

Des vers accumulés dans l'intestin ont produit quelquefois une véritable obstruction intestinale. D'autre part on a signalé des cas nombreux où les ascarides, au lieu de passer par le gros intestin et le rectum, ont pris des voies diverses pour arriver au dehors. Le plus fréquemment, ils gagnent l'estomac et sont rejetés par vomissements. On en a vu s'engager dans la trompe d'Eustache, d'autres sont tombés par le larynx dans les voies aériennes. Les voies pancréatiques et biliaires ont été forcées par des lombrics et des perforations de la paroi intestinale ont été rapportées à l'action du parasite. Dans ce dernier cas, les vers tombent dans le péritoine et cherchent à s'échapper par l'anneau de l'aine ou l'ombilic, ou en déterminant des tumeurs et fistules vermineuses; tous ces cas sont heureusement des raretés pathologiques.

L'oxyure vermiculaire se rencontre, comme l'ascaride, plus fréquemment chez les enfants. C'est dans l'intestin grêle et le cæcum que se fait l'accouplement et les femelles descendent pour pondre dans le rectum. C'est à ce moment que les symptômes s'affirment du côté de l'anus. C'est une irritation sourde, un prurit insupportable avec ténesme, passant à des douleurs lancinantes. Pendant la journée ces symptômes disparaissent, mais, dès que le malade est au lit ils s'exagèrent, provoquent l'intervention de la main contre ces démangeaisons importunes et entraînent l'insomnie et une fatigue croissante.

Le prurit anal s'accompagne souvent chez les petites filles de prurit vulvaire dû au passage d'oxyures du côté du vagin ; chez les petits garçons, l'excitation entraîne des érections avec picotement au prépuce. Cette action détermine des attouchements bientôt suivis d'habitudes vicieuses.

On a signalé des phénomènes sympathiques analogues à ceux produits par les ascarides ; de même des oxyures peuvent gagner l'estomac et être rejetés par vomissements.

Le diagnostic réclame l'examen de la marge de l'anus ; on trouve fréquemment des vers entre les replis du sphincter; la muqueuse est rouge, lubréfiée par un mucus filant, souvent piquetée de points rouges déterminés par les piqûres de vers. Si l'on ne découvre pas d'oxyures, on les recherchera dans les selles molles et fétides, gluantes, avec stries de sang. L'examen microscopique permettra de découvrir les œufs qui deviendront un élément précieux pour le diagnostic puisque leur disparition permet seule d'affirmer la guérison du malade.

Le *tricocéphale* se loge surtout dans le cæcum ; on n'observe en général que quelques vers sur le même individu; il est alors absolument inoffensif et aucun symptôme caractéristique ne signale sa présence. Mais on en a compté plus de cent, même (cas de Rudolphi) plus de mille.

Dans ces conditions des symptômes réflexes peuvent être déterminés comme par les ascarides, mais le diagnostic différentiel n'est possible que par l'examen des œufs dans les selles. Rappelons à titre historique qu'on a rapporté au tricocéphale la fièvre typhoïde, le choléra, le béribéri et autres affections intestinales.

L'*ankylostome duodénal*. — C'est à ce ver qu'il faut rapporter diverses anémies pernicieuses connues sous les noms de *choléra d'Égypte*, *anémie tropicale*, *anémie des mineurs*, qui peuvent être réunies par leur cause parasitaire sous le nom d'*ankylostomasie*. Les débuts de l'affection sont marqués par de simples troubles intestinaux, mais bientôt surviennent des hémorragies intestinales accompagnées d'une diarrhée profuse, et les symptômes de l'anémie se caractérisent, amenant la mort par faiblesse et consomption. Nous n'insistons pas sur ces symptômes qui sont ceux d'une anémie grave, si ce n'est pour appeler l'attention sur la cause parasitaire de l'affection. En effet, cette chlorose qui paraissait propre à la région méditerranéenne et aux régions tropicales, se retrouve un peu partout, même en Islande. Des cas d'ankylostomasie ont été signalés sur divers points de l'Italie, en Allemagne et dans les escouades d'ouvriers du Saint-Gothard, depuis que Griesinger a appelé l'attention sur ce parasite. Il semble démontré que les agglomérations humaines favorisent la transmission et la multiplication du parasite, et c'est parmi les ouvriers qui extraient et travaillent les argiles qu'on compte le plus grand nombre de malades. En Egypte, le quart de la population est atteint par cette chlorose. Les selles permettent de retrouver les œufs caractéristiques; les mœurs du parasite fixent les règles de la prophylaxie qui seules peuvent s'opposer à la transmission, en assurant le dépôt des matières fécales dans des fosses closes et, si possible, leur destruction, et en fournissant aux ouvriers des eaux pures ou filtrées avec le plus grand soin.

L'*anguillule stercorale*. — L'idée de rapporter au parasitisme la *diarrhée endémique* des pays chauds ou diarrhée de Cochinchine est due à la découverte faite par Normand, en 1876, de cette anguillule dans les matières stercorales de malades revenant à Toulon. Le professeur Bavay étudia ces anguillules d'une façon minutieuse, et de nombreux observateurs confirmèrent la découverte de Normand, affirmant avec lui que le parasite est la cause première et unique des diarrhées tropicales. Mais, hâtons-nous d'ajouter que de consciencieux observateurs (Chastang, Dounon, etc.) ont opposé des observations contraires à cette interprétation. D'après eux, l'anguillule se rencontrerait à peine une fois sur dix dans les déjections et il s'agirait d'une espèce se développant dans un milieu favorable, comme les infusoires et les microbes qui se rencontrent dans le même milieu, profitant des conditions créées par la maladie, mais ne portant pas en eux la cause de la diarrhée. Nous n'avons pas la prétention de trancher cette question, mais il est utile de se rappeler qu'au dire de tous les médecins de la Cochinchine les eaux jouissent d'une nocivité proverbiale; c'est de ce côté qu'il faut rechercher la cause de l'infection, car le rôle des circumfusa, du paludisme, des excès dans l'*endémicité tropicale* semble mal défini et laisse prise à bien des critiques.

La maladie débute par une diarrhée aiguë, avec nausées, diminution d'appétit, évacuations alvines, séreuses, quelquefois bilieuses; au bout de semaines et de mois, il s'établit un régime subaigu, avec vicissitudes d'exacerbation, et de sédation, et l'état chronique apparaît. On se trouve dès lors en présence d'une véritable colliquation intestinale ; les selles sont ordinairement liquides, quelquefois épaisses et pâteuses; elles sont toujours décolorées, muqueuses, filantes, ayant l'aspect de l'eau panée ou de la purée de pois. On a signalé dans quelques cas une constipation survenant pendant quelques jours avec selles dures, cassantes, engluées de mucus transparent. Les évacuations sont au nombre de deux, trois ou quatre par jour. La plus constante est celle qui survient le matin, au point du jour, réveillant le malade toujours à la même heure, souvent avec une brusquerie telle que le lever doit être immédiat.

Peu à peu les selles deviennent plus nombreuses, plus larges; elles consistent en un liquide muqueux, souvent sanguinolent, avec des détritus comparés à des raclures d'intestin, et qui dénotent la chute par lambeaux de la paroi intestinale.

La marche, du reste, est fort variable; la guérison peut arriver avant l'établissement de l'état chronique; d'autres fois les symptômes persistent pendant des mois et des années sans exacerbations apparentes. Dans les cas graves, l'anémie se montre, puis la cachexie qui conduit plus ou moins rapidement à la mort.

Ce sont ces malades atteints par cette anémie profonde qui nous arrivent en France, renvoyés dans leurs foyers en congé illimité. Les malades, exténués, épuisés, sont d'une pâleur excessive, avec une peau aride, sèche, irritables, anxieux, obligés de fournir de fréquentes évacuations qui les épuisent et entretiennent l'insomnie. Dans ces conditions l'affaiblissement va s'accentuant et la mort arrive par épuisement ou quelquefois brusquement par syncope ou par un accès cholériforme.

Tel est dans ses traits spéciaux l'allure de cette affection qui appartient en réalité aux pays chauds et dont la nature parasitaire est loin d'être indiscutée.

Traitement. — 1. CESTODES. — Les cestodes (tænias et botriocéphales, sont susceptibles du même traitement; cependant, les observations des auteurs présentent le botriocéphale comme plus résistant à l'action des méd icaments dits tænicides.

Le bon moment pour essayer la cure est celui où les selles contiennent des anneaux très développés. Le malade doit se soumettre la veille à une diète légère, qu'on peut rendre supportable par l'institution du régime lacté. Un lavement pris le soir aide au rejet des matières accumulées dans l'intestin. Le matin, nouveau lavement, et, si l'on veut prendre quelque chose de chaud, une demi-tasse de café noir peu sucré. Une heure après, administration du tænicide. Faire préparer, dans une chaise, un vase à moitié plein d'eau tiède, pour recevoir les produits de la défécation ; cette précaution facilite le développement du ver au dehors et l'intégrité du ruban.

Les tænicides sont nombreux. La graine de courge figure parmi les plus anciens; employée peut-être au début à cause de sa ressemblance avec les anneaux du tænia (cucurbitacées), elle agirait, d'après Heckel, par la péporésine contenue dans son périsperme. C'est un médicament facile à prendre, mais peu certain. On pourra l'utiliser chez les enfants, en pâte, avec du miel ou du sucre, à la dose de 40 grammes. Faire suivre l'administration du remède d'un purgatif à l'huile de ricin.

Pour les adultes, il est préférable de s'adresser à la racine de fougère mâle ou à l'écorce de grenadier.

La racine de fougère mâle (ou mieux le rhizome de polypodium filix mas), doit être employée fraîche. L'extrait éthéré contient des acides filicique et filixoïde qui agissent activement sur le tænia. La dose est de 2 grammes d'extrait éthéré, répartis en dix bols obtenus par l'adjonction de mucilage et poudre de fougère, en quantité suffisante. Les bols sont pris en une heure. Un purgatif à l'huile de ricin, 60 grammes, est administré une heure après la dernière dose Les remèdes de Poschier, Kirn, etc., ont pour partie active l'extrait de fougère mâle. La condition essentielle pour une expulsion certaine, c'est d'avoir de l'extrait éthéré de racine fraîche. Nous nous sommes toujours bien trouvés de l'administration du tænifuge du Dr Duhourceau, à l'extrait chloroformo-huileux de fougère mâle qui contient en même temps son purgatif.

L'écorce de grenadier doit être aussi employée fraîche. On doit recueillir l'écorce de la tige et de la racine, 60 à 100 grammes, réduite en poudre grossière, qu'on met en décoction dans 750 grammes d'eau, pendant vingt-quatre heures, et qu'on ramène par la coction à feu doux et l'ébullition à une verrée. On décante, et le verre est bu en trois fois, de quart d'heure en quart d'heure. Un purgatif est administré une demi-heure après.

Ce remède est difficile à prendre, à cause de son amertume; il provoque des nausées et des vertiges, mais il est très actif. On a recherché le principe actif de l'écorce; ce sont des alcaloïdes réunis sous le nom de pelletiérine. Le sulfate de pelletiérine additionné de tannin constitue un excellent tænifuge. On formule ainsi :

Sulfate de pelletiérine, 30 centigrammes.

Tannin, 50 grammes.

Potion gommeuse, 150 grammes.

A prendre en deux fois, en une demi-heure.

Faire suivre de 10 grammes de séné en infusion dans 150 grammes d'eau. Ce médicament ne doit pas être employé chez les enfants.

A côté de ces remèdes, citons le kousso ou cosso (*hagenia abyssinica*), originaire d'Abyssinie, dont les inflorescences en infusion, à la dose de 20 ou 25 grammes, ont été fort vantées, et le kamala (*Rottlera tinctoria*) d'Australie, dont les capsules renferment une résine rouge qui peut être administrée en teinture, à la dose de 30 grammes. Ce remède semble particulièrement actif contre le botriocéphale.

Rappelons que l'huile d'olive, l'huile de noix, l'alcool, l'éther, l'essence de térébenthine, le pétrole, la benzine, des acides nombreux, l'arsenic, l'étain, etc., etc., ont été préconisés comme tænifuges, mais les remèdes que nous avons signalés méritent seuls une attention sérieuse.

La purgation ayant produit son effet, le médecin devra faire conserver les selles rendues, pour rechercher parmi les longs chapelets d'anneaux la partie effilée qui se termine par la tête. La cure ne peut être dite radicale que s'il ne reste pas de tête fixée à la paroi intestinale. Or, le malade pouvait posséder plusieurs tænia en même temps et, dans ce cas, la multiplicité des têtes rendues permet de croire que tous les vers ont été expulsés dans leur intégrité. S'il y a un ver unique et si la tête est rendue, le médecin peut donner au malade des assurances formelles de guérison. Si la tête ne peut être découverte, il peut se faire qu'elle échappe aux investigations; le médecin ne pourra alors se prononcer définitivement que trois mois après le traitement, alors que de nouveaux anneaux n'auront pas reparu à ce moment dans les selles. Le médecin doit apporter toute son attention à la recherche de la tête; il doit la préparer et l'observer au microscope pour éviter une erreur, en confondant, dans sa précipitation, avec une tête véritable un débris fibreux ou quelque particule provenant des aliments.

Si les anneaux reparaissent, une nouvelle administration d'un tænifuge s'impose.

2. Nématodes. — a. *Ascaride lombricoïde.* — Le vermifuge par excellence contre les ascarides est la santonine.

La santonine s'administre mêlée au miel, au sucre ou en pastilles. M. Bouchut la proportionne à l'âge des enfants 5, 10, 15, 20 centigrammes par jour, suivant qu'ils ont un, deux, trois ou quatre ans. Un léger purgatif complète le traitement qui doit se poursuivre plusieurs jours de suite.

La santonine est le principe actif du semen-contra (fruits de l'*artemisia maritima*); à noter que les malades qui font usage de la santonine voient les objets colorés en vert; cette impression est passagère et ne demande pas d'intervention.

La mousse de Corse, 50 grammes, en tisane dans un litre d'eau édulcorée, en sirop, en gelée. — Le semen-contra 2 grammes de poudre, dans 150 grammes d'eau édulcorée.—Les absinthes, armoises, tanaisies, peuvent être aussi employées.

Le calomel à la vapeur ou mercure doux est plus actif; incorporé dans des biscuits, du chocolat, il est facilement accepté par les enfants; dose minima : 3 décigrammes. Le calomel peut être uni à la mousse de Corse ou semen-contra.

b. Les *oxyures.* — La santonine doit être administrée chez les malades tourmentés par ces parasites, mais il faut de plus agir localement sur le rectum par des lavements appropriés. Ces lavements pourront contenir dans 150 grammes d'eau : 25 centigrammes de calomel, ou 2 centigrammes de bichlorure de mercure, ou 1 centigramme de biiodure de mercure, ou 1 centigramme d'acide arsénieux. On a aussi préconisé la suie.

Des applications de pommades mercurielles à l'anus éloignent les oxyures et font cesser les démangeaisons. Des suppositoires au tannin (1 gramme) ou au biiodure de mercure (5 centigr.), donnent le même résultat.

c. Les *ankylostomes*. — L'extrait éthéré de fougère mâle à la dose de 10 à 15 grammes, et l'acide thymique à la dose de 10 grammes sont d'une action efficace et rapide. Au Brésil, les guérisseurs (*curadeiros*) emploient le suc d'un figuier (*ficus doliarium*). Ce suc donne la doliarine qui a été administrée avec succès. La santonine et le calomel sont sans effet.

d. Les *tricocéphales*. — Ces parasites ne provoquant jamais de symptômes pénibles, ne sont pas soumis à une médication régulière. Ils sont atteints par les vermifuges qui tuent les ascarides.

e. Les *anguillules* de la diarrhée de Cochinchine sont détruites par l'extrait éthéré de fougère mâle et par l'acide thymique. On doit donc faire intervenir ces substances dans la médication si l'on considère que le parasite est la cause de la maladie.

Le régime lacté s'impose — avec quelques crèmes de riz et bouillies amylacées — dès le début de la diarrhée. Des purgatifs salins à petite dose ou mieux l'ipéca en infusion modifient l'état intestinal et l'améliorent.

Dans le cas d'acuité plus grande, la diète la plus sévère doit être prescrite. Les opiacés, les astringents, le bismuth interviennent pour arrêter la fréquence des selles et amener la convalescence. Graduellement, une alimentation plus généreuse est mise à l'essai et, pas à pas, par les potages légers et les œufs, par les viandes rôties bien dégraissées, on reviendra à un régime normal longtemps encore surveillé pour éviter de subites rechutes. Tel est le cadre d'un traitement dirigé contre l'affection, considérée en dehors de toute intervention parasitaire et dont les détails sont consignés dans l'article consacré aux diarrhées en général.

Paul Girod, *de Clermont-Ferrand*,
Professeur agrégé à la Faculté des Sciences et à l'École de Médecine.

CHAPITRE XV

TRICHINOSE

On donne le nom de trichinose à la maladie causée par la présence de trichines (de la famille des helminthes nématoïdes) dans le corps de l'homme.

Historique. — L'histoire de la trichinose peut se diviser en quatre périodes.

1° C'est Ditmann, en 1821, qui trouva des trichines chez un de ses malades. En 1833, John Hilton en découvrit dans le muscle pectoral d'un malade. Mais ni l'un ni l'autre ne soupçonnaient que le kyste rencontré dans les muscles renfermât la trichine.

2° C'est Pajet et Owen qui, les premiers, découvrirent le parasite renfermé dans des kystes. Ils les trouvèrent dans les muscles d'un de leurs malades ayant succombé à la tuberculose. Après eux, Curling, en 1836, Hekle, en 1835, Hopelt, en 1840, Bowditch en, 1842, publièrent de nouveaux cas de trichinose. Ledy la découvrit dans un jambon de porc. Herbst l'observa, en 1845, chez un chat. En 1854, Rainey reprend l'étude du ver, reconnaît la bouche et l'anus, et note que ce dernier est toujours terminal, comme chez le trichocéphale.

3° Enfin en 1855, Leucarde, Virchow, Zenker, Kuchenmeister arrivent à transmettre la trichinose aux chiens et aux chats en leur donnant à manger de la chair humaine infestée de trichine.

4° C'est en 1860, que Zenker observa une jeune fille de dix-neuf ans qui succomba à une trichinose, dont le début remontait à un mois. Depuis ce temps, dans divers pays, surtout en Allemagne, des observations de trichinose furent publiées. En France, il faut citer une seule petite épidémie, celle de Crépy-en-Valois, en 1878.

Description. — La trichine, enkystée à l'état de larve dans les muscles du porc, devient adulte dans l'intestin de l'homme et se reproduit. A cet état elle est formée par des embryons minces qui traversent l'intestin et se rendent dans les muscles où ils arrivent à l'état de larve et s'enkystent. Quelquefois, l'intestin, à la suite d'une diarrhée, peut laisser échapper au dehors un grand nombre d'embryons et de femelles pleines. Là elles peuvent être reprises par le porc ou le rat et l'infester à son tour.

Pour arriver dans les muscles, suivant les uns, les embryons de trichines sont entraînés par les vaisseaux lymphatiques (Virchow); Suivant d'autres, ils seraient transportés par les vaisseaux sanguins. D'autres encore prétendent qu'ils traversent directement l'intestin, passent dans le péritoine, franchissent le diaphragme, remontent le long de l'œsophage et arrivent dans les séreuses. D'autres fois on en rencontre dans le tissu conjonctif et, suivant Leuckart, ce dernier tissu serait la voie naturelle de leur migration, qui varierait de sept à dix jours. Pendant la durée de leur migration les embryons mesurent de 120 à 160 μ sur 7 à 8 μ. Ils sont effilés à l'extrémité postérieure, pointus et rigides à l'extrémité antérieure. Un cordon cellulaire solide, divisé en deux portions et occupant les trois quarts postérieurs du corps, forme l'intestin. L'œsophage est indiqué par un cordon chitineux (Blanchard).

Les embryons peuvent se distribuer dans toutes les parties du corps (muscles, graisse, etc.), mais c'est surtout dans sa moitié supérieure, par exemple : muscle diaphragme, muscles intercostaux, du cou, de la gorge et de l'œil; c'est rarement dans le cœur qu'on le rencontre.

Parvenu à destination l'embryon grandit et s'enferme dans un kyste, dans lequel il achève son développement larvaire, puis tombe en vie latente jusqu'au moment où il trouve les conditions nécessaires pour passer à l'état adulte. Le kyste résulte d'une altération produite par le parasite dans le tissu conjonctif qui l'environne. Sa forme est ovalaire; il est constitué par une capsule chitineuse plus ou moins épaisse et stratifiée. Ses dimensions sont ordinairement de $0^{mm},40$ sur $0^{mm},25$. Chaque kyste renferme une, exceptionnellement deux ou trois larves. La larve est longue de $0^{mm},8$ à 1^{mm}, effilée en avant et arrondie en arrière. Sa partie antérieure est percée par l'orifice buccal. A la suite de la bouche on trouve l'œsophage. L'absence des fibres musculaires sur ce dernier explique l'impossibilité des mouvements de déglutition. L'intestin qui fait suite à l'œsophage, commence par une dilatation, puis se rétrécit : il se termine par un rectum de petite dimension. La glande génitale s'étend le long de la face ventrale et forme un large tube.

On rencontre dans le kyste divers sels calcaires, comme le bicarbonate de chaux et le phosphate de chaux. Cet envahissement par les sels calcaires n'arrive que très tard.

Le kyste, arrivé dans l'estomac, est digéré par le suc gastrique, et les larves sont mises en liberté. Ils n'ont à subir que très peu de modifications pour devenir adultes. Leur transformation porte presqu'exclusivement sur l'appareil génital et, chez le mâle, sur le rectum qui est deux fois plus long chez lui que chez la femelle. L'œuf pondu par la femelle mesure 20 μ au maximum. Son éclosion commence vers le sixième ou septième jour de l'infestation. Le mâle de la trichine se trouve très rarement dans l'intestin en raison de sa mort précoce qui arrive presqu'immédiatement après la copulation.

Au bout de cinq semaines et exceptionnellement de la douzième, on ne trouve plus de traces du parasite dans l'intestin.

Symptomatologie. — On peut distinguer trois phases successives dans la symptomatologie de la trichinose, correspondant la première au développement de la trichine dans l'intestin et à l'éclosion de l'embryon (phénomènes gastro-intestinaux); la deuxième correspond à la période pendant laquelle les embryons quittent l'intestin, pour pénétrer dans le tissu conjonctif et les muscles (phénomènes douloureux); la troisième période correspond à l'enkystement; les douleurs musculaires prennent fin et les symptômes vont en diminuant.

Première période. — L'appétit est diminué; une diarrhée d'abord fécaloïde, puis aqueuse, accompagnée de coliques, s'établit. Elle peut durer des semaines ou bien céder la place à de la constipation. D'autres fois on remarque une diarrhée cholériforme. Le malade se plaint d'un engourdissement général, de crampes dans les membres, de douleurs dans les muscles, surtout dans les fléchisseurs. Dans cette période on a remarqué des douleurs névralgiques abdominales. D'autres fois le malade ressent de violentes douleurs au creux de l'estomac; le visage est abattu, les extrémités froides, le pouls petit. Vers le huitième jour on voit les paupières et le visage devenir le siège d'un œdème assez marqué; il disparaît et reparaît parfois quelques semaines plus tard.

Deuxième période. — Vers le neuvième ou dixième jour, qui suit l'infestation, rarement plus tard, on voit apparaître des douleurs dans les muscles, dont le siège est variable ; elles paraissent répondre au nombre de vers qui ont pénétré dans les muscles. Certains muscles, parmi eux les fléchisseurs des extrémités, sont plus durs et plus sensibles qu'à l'état normal.

Si l'invasion des muscles est plus abondante, la marche n'est plus possible ; elle provoque d'atroces douleurs. Les muscles sont gonflés, raides comme des bâtons. Le malade, pour diminuer ses douleurs, tient ses membres à l'état de flexion.

Le mouvement des mâchoires par suite de l'envahissement des masticateurs, et l'ingestion des aliments solides sont presque impossible. Les mouvements des yeux sont douloureux; l'œil reste immobile. Si la langue est prise, la parole devient difficile; si c'est le larynx qui est envahi, le malade s'enroue et ne peut presque plus parler. Si au contraire le pharynx est envahi, la déglutition est difficile. L'envahissement du diaphragme ou des muscles respiratoires détermine des troubles de la respiration qui peuvent aller jusqu'à la dyspnée et entraîner la mort. Dans la troisième période, tous les accidents signalés plus haut ne font qu'augmenter. L'œdème envahit le tissu cellulaire des membres inférieurs et des avant-bras, gagne les parois abdominales. La face est bouffie, gonflée, d'où le nom de maladie des grosses-têtes, donné à la trichinose. Quelquefois le malade éprouve sur le corps des démangeaisons violentes. La température s'élève jusqu'à 40 et 41 degrés et varie en durée suivant l'intensité de la maladie. Sa courbe ressemble à celle de la fièvre typhoïde. Le pouls suit la marche de la température.

Dans les cas bénins, l'intelligence reste intacte; mais dans les cas graves, les malades sont pris de délire ; la langue est sèche ; ils sont tourmentés par une insomnie presque absolue, sauf les enfants qui échappent à cette règle. Le malade maigrit et tombe rapidement dans un état cachectique.

Les poumons deviennent le siège de catarrhes bronchiques, de pneumonie ou de pleurésie sèche.

L'urine excrétée diminue rapidement; elle ne renferme pas d'albumine ; mais est d'un rouge intense. Cependant vers la cinquième ou sixième semaine, pendant la convalescence, l'excrétion urinaire augmente considérablement. On observe quelquefois dans le cours de cette maladie des hémorragies, soit intestinales, soit nasales.

Marche, durée et terminaison. — La durée de la maladie est variable et dépend du nombre et de la vitalité des trichines. Dans les cas légers, les malades guérissent sans fièvre en moins de deux ou trois semaines; mais dans les cas graves la guérison n'arrive ordinairement pas avant la cinquième ou septième semaine ; quelquefois elle exige plusieurs mois. La convalescence est lente. Chez les enfants, surtout à cause de la facilité avec laquelle ils prennent la diarrhée, la maladie est plus courte et très souvent bénigne. La mortalité dépend du nombre de parasites ingérés et de la cuisson des viandes mangées. Elle arrive ordinairement de la quatrième à la sixième semaine, rarement dans les deux premières ou après la septième.

Diagnostic. — En cas d'épidémie, le diagnostic de la trichinose est facile. Les cas légers sont confondus avec l'embarras gastrique ou avec le rhumatisme articulaire, par suite de la flexion des membres, position que prend le malade. Rarement on la confond avec le choléra dans la première période; l'absence de tout mouvement fébrile l'en distingue.

L'œdème du visage peut la faire confondre avec une maladie de Bright. La présence de l'albumine dans cette dernière éclairera le diagnostic. Dans la seconde phase de la maladie on peut penser à une fièvre typhoïde ; mais l'absence du mal de tête, des taches lenticulaires, de la congestion pulmonaire écarteront l'idée de la dothiénentérie. Le diagnostic deviendra définitif, si on cherche et trouve des trichines dans les selles ou des embryons dans les muscles.

Pronostic. — Le pronostic est favorable dans les cas légers, où le sommeil et l'appétit sont conservés et où l'appareil respiratoire reste libre. Il devient au contraire grave, si les premiers accidents se sont manifestés très tôt et avec une grande intensité. Après la sixième semaine les chances de mort diminuent considérablement. Chez les enfants, l'issue est presque toujours favorable.

Traitement. — Un grand nombre de médicaments ont été préconisées contre cette maladie. Friedreich recommandait les picrates de potasse et de soude ; Mosler préconisait la benzine. On a donné la santonine, la térébenthine, la glycérine, l'extrait éthéré de fougère mâle, l'acide thymique avec divers résultats. On pourrait penser à administrer les désinfectants de l'intestin : le benzonaphtol, le lysol, etc. On pourra provoquer la diarrhée, pour entraîner les embryons des trichines au dehors, par l'administration du calomel à haute dose. Le reste du traitement ne peut être que symptomatique.

Anatomie pathologique. — Dans les premières semaines on ne trouve que de la congestion de la muqueuse gastro-intestinale. Plus tard, on trouve les plaques de Peyer tuméfiées, les ganglions mésentériques hypertrophiés, la rate un peu grosse, le foie en dégénérescence. Le péritoine, les plèvres et le péricarde renferment une grande quantité de liquide.

C'est surtout du côté des muscles qu'on trouve les lésions les plus caractéristiques. Dans les premières semaines leur teinte est changée. Ici elle est sombre, là elle est très claire. Vers la sixième semaine, on observe de fines stries d'un gris clair, longue, de $0^{mm},5$ à 2 millimètres, dans le sens de la longueur des fibres. Au microscope, on trouve un nombre considérable de jeunes trichines, qui ont envahi toutes les parties du muscle et se trouvent aux diverses périodes de leur enkystement. Si l'infestation est modérée, c'est surtout le diaphragme, les muscles intercostaux, ceux du cou, du larynx, de l'œil qui sont pris. Si l'infestation est violente, tous les muscles peuvent être envahis et la trichine siège dans les parties superficielles et près des tendons.

Prophylaxie. — Le porc étant l'animal qui donne le plus souvent la trichine, il est utile de surveiller la nourriture de ce dernier. Éviter de lui donner des débris de boucherie, éloigner de lui les rats qui eux également sont sujets à la trichinose. Pour empêcher la transmission de la trichine à l'homme, il est utile d'établir une inspection sévère des viandes de porc suspectes et de soumettre surtout à une cuisson prolongée et à haute température la viande de porc qu'on consomme.

MOOK, *de Paris.*

SEPTIÈME PARTIE

MALADIES DU PÉRITOINE

CHAPITRE PREMIER

PÉRITONITES

On désigne sous le nom de péritonites l'inflammation, aiguë ou chronique, généralisée ou circonscrite, de la grande séreuse abdominale.

Les néoplasies du péritoine, primitives et consécutives, doivent rentrer dans l'étude des péritonites proprement dites, en raison des réactions inflammatoires qui se développent toujours au cours de leur évolulion.

Il serait difficile et prématuré, dans l'état actuel de la science, de donner des péritonites une classification qui repose sur la nature de leurs microbes pathogènes. C'est à cette classification, cependant la plus scientifique, que s'arrêteront, il n'en faut pas douter, les auteurs de l'avenir. La péritonite, en effet, ne peut être expliquée que par l'action des microbes ou de leurs produits solubles, et l'influence néfaste de la bile (Laruelle), des sucs digestifs, des matières excrémentitielles elles-mêmes (Laruelle et Grawitz), des corps étrangers, des coups portés sur l'abdomen, etc., est incapable d'expliquer le développement de l'inflammation péritonéale, telle que nous la devons comprendre. Il faut qu'il y ait intervention microbienne.

Cependant on ne peut inférer toujours et sûrement de la présence des organismes inférieurs dans la séreuse à la production de son inflammation. On trouve fréquemment, au cours des pneumonies, par exemple, des pneumocoques, sans péritonite, dans la cavité abdominale. M. Grawitz a même expérimentalement montré qu'on peut impunément injecter des microbes septiques dans le péritoine, si celui-ci est sain. Les globules blancs du sang, les clasmatocytes (Ranvier) semblent être les agents les plus actifs de la défense de la séreuse.

Deux notions, scientifiquement démontrées, dominent donc la pathogénie des péritonites : la nécessité d'un microbe pour les produire et la préparation du terrain.

Il importe de les bien signaler dès le début de cette étude, car c'est d'elles, surtout, que découle la pathogénie des péritonites, et consécutivement leur prophylaxie et leur thérapeutique rationnelles.

I

PÉRITONITE AIGUE GÉNÉRALISÉE

Étiologie. — Pour constituer la péritonite aiguë, il faut : 1° un microbe ; 2° une voie de pénétration dans le péritoine à ce microorganisme ; 3° un terrain préparé.

Microbes trouvés dans la péritonite aigue. — Les microbes que l'on rencontre dans les péritonites aiguës sont nombreux.

En premier lieu, viennent les microorganismes habituels de toutes les suppurations :

1° Les microbes septiques : *streptocoques*, *staphylocoques;* ce sont ceux que l'on observe principalement au cours des péritonites opératoires, de la péritonite puerpérale, de la péritonite par propagation d'une inflammation de voisinage, etc.

2° Le *pneumocoque*. Il a été trouvé par Netter, Courtois-Suffit, Galliard, Sevestre, etc. ; mais la péritonite à pneumocoques n'en est pas moins très rare ; il est même difficile de la provoquer par l'expérimentation (Boulay).

3° Le *gonocoque*. On ne l'a jusqu'à présent pas découvert à l'autopsie. Mais on peut déterminer chez les animaux des péritonites blennorrhagiques expérimentales qui présentent cliniquement tous les caractères de la péritonite féminine de même nature. On connaît ces caractères : localisation des lésions (chez la femme elle détermine surtout la pelvi-péritonite), abondance extrême des exsudats plastiques déterminant des adhérences (douleurs, stérilité) et cloisonnant la séreuse, absence d'exsudat liquide. Cette forme de péritonite peut s'observer à la suite de l'infection blennorragique aiguë : c'est l'exception. Généralement, elle apparaît consécutivement à des rapports génitaux avec un sujet atteint de goutte militaire ou d'uréthrite postérieure sans écoulement. Les excès sexuels redonnent de la virulence à cet état inflammatoire ancien, et la contamination de la femme est d'autant plus facile et profonde qu'elle ne redoute aucun danger, et que l'inflammation, chez elle, n'est pas vaginale, mais immédiatement utérine et même salpingienne. La péritonite à gonocoques est la péritonite des jeunes mariées. Elle a aussi été signalée chez l'homme, par M. Horowitz, à la suite de l'épididymite blennorragique.

4° Le *bacterium coli*. — Le rôle de ce microorganisme en pathologie, et surtout en pathologie intestinale, s'étend chaque jour davantage. Considéré d'abord comme uniquement saprogène de notre tube digestif, on commence, depuis deux ans, à lui reconnaître des qualités pathogènes. Aussi, bien qu'on l'ait trouvé sans péritonite, dans le péritoine ou dans le sac herniaire de sujets atteints de hernie étranglée, on admet aujourdui qu'il est le principal agent de la péritonite consécutive aux hernies, aux perforations gastro-intestinales (fièvre typhoïde, gastrite ulcéreuse), biliaires, etc. Il peut même traverser, sans rupture, les parois du tube digestif. C'est ce que l'on voit au cours de certaines inflammations, dans la dysenterie, par exemple, après la réduction d'un intestin hernié, etc.

5° Les *microbes de la putréfaction*, isolés ou associés aux précédents. Ils ont été observés en France par Cornil et Babès, à l'étranger, par Bumm, Prœdoëhl et Fraënkel. Ce sont eux qui déterminent cette forme de péritonite adynamique avec tendance immédiate au collapsus et à l'hypothermie, et décomposition cadavérique rapide après la mort.

6° Fraënkel a décrit des *péritonites sans microbes*. Dans 3 cas sur 20, en effet, l'exsudat examiné ne lui aurait donné aucune culture Il admet donc des péritonites toxiques dues à l'action de la bile en particulier. Les toxines microbiennes peuvent expliquer le phénomène. En tout cas, il est sage d'attendre avant d'accepter l'affirmation de Fraënkel.

VOIES DE PÉNÉTRATION DES MICROBES. — 1° La *circulation sanguine*. Assurément c'est la voie la moins fréquente ; on doit cependant l'admettre par exclusion dans certains cas, et surtout dans les observations où la péritonite coïncide avec l'existence de lésions occupant des régions éloignées (érysipèle de la face, amygdalites, scarlatine, rhumatismes, etc.).

2° *Voie lymphatique.* — Elle nous explique l'invasion des agents pathogènes, contenus dans l'intestin, sans rupture des parois du tube digestif. Ils arrivent au péritoine par les follicules clos, lesquels communiquent directement, on le sait, avec la grande séreuse lymphatique (Ranvier, Dechambre). C'est également, en partie, par les lymphatiques que se produisent les péritonites d'origine génitale, ainsi que nous allons le voir.

3° *Organes pelviens chez la femme.* — L'agent le plus actif de l'infection puerpérale est le streptocoque pyogène, plus ou moins atténué, microbe identifié, par la grande majorité des auteurs, avec celui de l'érysipèle. Mais d'autres microorganismes peuvent assurément produire la péritonite puerpérale dont on connaît les nombreuses variétés cliniques. — Quoi qu'il en soit, l'agent pathogène arrive de l'utérus au péritoine de diverses façons : par les lymphatiques des ligaments larges, ainsi que l'avait déjà très bien vu Siredey, qui résumait heureusement son opinion à ce point de vue, en donnant au processus pathologique le nom de *lympho-péritonite ;* par les lymphatiques des trompes (Poirier) ; par les trompes elles-mêmes ; par les veines (phlébite utérine) ; enfin par les interstices celluleux de la région.

4° *Rupture d'un organe creux contenant des bactéries dans sa cavité.* — C'est dans cette classe que rentrent les péritonites par perforation. — Trois groupes d'organes peuvent, anatomiquement, déverser leur contenu dans le péritoine : le bassinet, l'uretère et la vessie, les voies biliaires, le tube digestif. A l'état normal l'urine et la bile ne sauraient, il est vrai, déterminer l'inflammation de la séreuse. Mais comme ces ruptures ne se produisent qu'à la suite d'inflammations prolongées et plus ou moins virulentes des organes qui renferment ces liquides, l'on peut dire qu'elles déterminent toujours le développement d'une péritonite aiguë. Maintenant les perforations les plus importantes sont, sans contredit, celles de la portion sous-diaphragmatique du tube digestif (estomac et intestin).

5° *Rupture d'une poche purulente intra* ou *extra-péritonéale* ou *propagation de l'inflammation de cette poche.* — On doit classer dans ce groupe l'ouverture des collections déterminées par les kystes hydatiques suppurés, des abcès du foie, du rein, des suppurations périrénales, des abcès de la rate, des abcès par suppuration des ganglions mésentériques.

Les abcès du médiastin, les péricardites, les suppurations thoraciques et surtout les pleurésies purulentes, peuvent également, par le centre phrénique ou les insertions sternales du diaphragme, déterminer des péritonites purulentes secondaires.

A signaler encore, dans ce groupe, les phlegmons de la paroi abdominale, du psoas, de la fosse iliaque, la phlébite suppurée de l'une des veines abdominales, les kystes ovariens enflammés, les abcès de la prostate, des vésicules séminales, des ligaments larges et des trompes. Les salpingites, cependant, ne déterminent pas fatalement, par leurs ruptures, l'inflammation du péritoine : le pus, quand il est de vieille date, peut ne plus renfermer de microorganismes (Achalme), et dans ce cas il est résorbé sans grande réaction locale.

Toutes les causes que nous venons d'énumérer, quand elles agissent par propagation et sans rupture, ne déterminent généralement qu'une péritonite circonscrite.

6° *Pénétration du microbe par la paroi abdominale. Péritonite opératoire et traumatique.* — Dans certains cas exceptionnels, la pénétration des microbes peut avoir lieu par la paroi abdominale, sans rupture sinon sans modification de sa structure. C'est ce que l'on observe, par exemple, dans la péritonite des jeunes enfants, consécutive à un érysipèle du cordon. La péritonite opératoire ou traumatique, d'autre part, peut être due à la lésion d'un des organes creux de l'abdomen, et au déversement de son contenu dans la grande séreuse péritonéale. A ce point de vue elle rentre dans les deux précédentes catégories. Mais en général la péritonite traumatique et surtout opératoire reconnaît pour cause le transport d'un microbe extérieur dans l'abdomen. Ce microbe peut être porté par le corps perforant, les mains du chirurgien ou les instruments dont il se sert.

Inutile d'insister sur l'importance de cette variété d'inflammation. C'est elle qui constitue le grand écueil des laparotomies si fréquemment pratiquées de nos jours. C'est contre elle principalement que devront lutter les praticiens appelés à soigner les blessures abdominales de la prochaine guerre.

Prédisposition péritonéale. — Tous les animaux ne sont pas également prédisposés à la péritonite. On sait que les chiens, par exemple, peuvent subir expérimentalement ou accidentellement les plus grands traumatismes de la séreuse abdominale sans présenter la moindre réaction.

De même, il existe certainement, dans l'espèce humaine, des prédispositions de race, de famille, des prédispositions particulières congénitales ou acquises. Il semble assez difficile de les déterminer d'avance, de les diagnostiquer chez un sujet donné. Contentons-nous donc d'indiquer les points que la clinique nous enseigne.

Plus on est jeune, plus le péritoine est sensible. Cela nous explique la fréquence relative de la péritonite tuberculeuse dans le jeune âge, sa rareté chez l'adulte et surtout chez le vieillard.

L'homme a le péritoine plus sensible que la femme, ce qui paraît paradoxal quand on songe au petit nombre des péritonites observées dans le sexe masculin. C'est que les organes génitaux féminins, par la porte qu'ils tiennent constamment ouverte aux microbes sur la grande séreuse abdominale, y appellent pour ainsi dire l'inflammation, ce qui n'existe pas dans l'autre sexe. La vulvite des petites filles, la puerpéralité, les phlegmasies des ovaires, des annexes, etc., sont les causes les plus ordinaires de la péritonite, et, de par sa constitution, l'homme n'a point à les redouter. Mais pour une lésion semblable, il faut savoir que le danger de péritonite est chez lui beaucoup plus grand que chez la femme. La typhlite, par exemple, devient rapidement grave dans le sexe masculin, en raison de sa grande susceptibilité péritonéale. Il semble que les poussées congestives subies par la séreuse du fait de l'ovulation, de la grossesse, etc., la rendent plus insensible à l'action des microorganismes. En réalité, et contrairement à ce que l'on observe généralement en pathologie, l'irritation et même l'inflammation plus ou moins circonscrite du péritoine, loin de prédisposer à d'autres attaques de péritonite, semble préserver le sujet du retour du mal. C'est ainsi que la plupart des chirurgiens considèrent les kystes de l'ovaire légèrement adhérents comme moins graves que les kystes absolument libres. Les poussées inflammatoires qui ont déterminé les adhérences semblent, en effet, mettre la malade à l'abri d'une péritonite généralisée.

Par contre, certains agents chimiques, portés directement sur le péritoine, ou absorbés par le sujet et amenés au contact de la séreuse avec le torrent circulatoire, diminuent sa résistance et le prédisposent à l'inflammation. Le phosphore, l'arsenic, l'alcool, l'alcool principalement, rentrent dans cette dernière catégorie. Dans la première se doivent classer les antiseptiques les plus usuels : l'acide phénique, le sublimé, etc. Coagulants énergiques de l'albumine, fixateurs cellulaires puissants, il déterminent un traumatisme chimique considérable, altèrent l'endothélium séreux, et entravent l'action qu'on en pouvait attendre pour la destruction des microbes. C'est pour cela que beaucoup de chirurgiens préconisent aujourd'hui l'asepsie dans les opérations abdominales, ou du moins conseillent de ne se servir que d'antiseptiques faibles (acide borique, chlorure de sodium, etc.).

Pour la même raison d'intégrité péritonéale, on doit, au cours des laparotomies, éviter de laisser les intestins au contact de l'air, les rentrer dans l'abdomen avec des serviettes aseptiques et chaudes, et ne toucher la séreuse qu'autant que la chose est indispensable, le froid et les traumatismes les plus superficiels diminuant en effet sa résistance, et ouvrant la porte aux microorganismes. Également, enfin, il est bon d'opérer avec une certaine rapidité.

Les expériences, variées et multiples, de Grawitz confirment pleinement ces théories.

Elles expliquent les deux formes de péritonite chirurgicale admises par Bumm. La première a pour origine les microbes pyogènes introduits avec les doigts ou les instruments de l'opérateur. La seconde rentre dans la catégorie des péritonites putrides. Les microbes de l'air tombent dans le péritoine, malgré les précautions antiseptiques les mieux prises, car opérer antiseptiquement n'est pas synonyme d'opérer à l'abri de tout microorganisme, et la séreuse altérée, n'ayant plus son fonctionnement normal, les laisse pulluler dans le sang et les liquides épanchés qui leur constituent un excellent bouillon de culture. Kaltenbach, Schrœder et Frisch sont d'ailleurs arrivés cliniquement à ces conclusions, que les expériences bactériologiques rendent aujourd'hui indiscutables.

Signalons enfin, parmi les causes qui prédisposent le péritoine à l'inflammation, l'action, non plus directe, mais générale du froid, et particulièrement du froid humide. C'est elle qui nous permet de comprendre cette péritonite rhumatismale *a frigore*, dont la réalité clinique, longtemps discutée, paraît aujourd'hui au-dessus de toute conteste.

Anatomie pathologique. — Les lésions augmentent progressivement d'intensité. Très caractérisées déjà, après quarante-huit heures d'inflammation, elles sont complètes dès le quatrième jour.

Généralisée ou circonscrite, la réaction pathologique nous donne, selon l'agent étiologique et le terrain :

a. Une inflammation simple, sans épanchement, caractérisée par la perte du poli de la séreuse avec injection, ecchymoses, épaississement de la couche sous-endothéliale. On peut observer des plaques laiteuses, des adhérences entre le feuillet pariétal et le feuillet viscéral.

La péritonite a-t-elle duré longtemps, les exsudats constituent de véritables fausses membranes capables de masquer le foie, la rate, l'utérus. Quelquefois ils sont libres et flottent dans le liquide.

Si le malade guérit, la résorption peut être complète; mais souvent il reste des adhérences fibreuses entre les parties primitivement enflammées, constituant de véritables brides cellulaires étendues du grand épiploon au péritoine pariétal, susceptibles de devenir ultérieurement la cause de véritables étranglements internes.

b. Un épanchement séreux, purulent ou hémorragique suivant les cas, qui très faible à la période initiale, arrive parfois à constituer plus tard de véritables tumeurs principalement dans les péritonites circonscrites. Souvent ce liquide a un aspect grisâtre, une odeur fétide, gangreneuse; il peut contenir, suivant la cause de la péritonite, des débris alimentaires, des matières fécales, des lombrics, des débris d'hydatides, des calculs biliaires ou urinaires, de l'urine. Presque toujours, dans ces cas, le péritoine renferme aussi des gaz, d'autant plus fétides que la perforation est plus voisine du rectum.

Ces liquides purulents se frayent souvent un chemin vers les régions voisines (rectum, péricarde, plèvre, estomac, vagin, vessie). Ils peuvent même traverser le fascia ombilicalis et déterminer une péritonite perforante.

Lésions des organes voisins. — Le tube digestif est généralement friable et ramolli; il est rempli de gaz et vient faire saillie dans la ligne de l'incision quand on ouvre le péritoine. L'intestin, attiré par le mésentère, est souvent réduit du quart, du tiers ou de la moitié de sa longueur; le foie, la rate, l'utérus sont décolorés.

La plèvre est le plus souvent envahie, alors même qu'il n'existe pas d'orifice de communication. On connaît l'expérience de Recklinghausen. Ce savant ouvre le ventre de l'animal et verse du lait sur la face concave du diaphragme : au bout de quelques minutes, une partie du lait se retrouve dans la plèvre. On peut donc admettre avec Debove et Coyne que les lymphatiques suffisent pour permettre aux microbes de passer de la cavité péritonéale à la cavité pleurale.

Bien entendu, le cas échéant, l'on retrouve, à l'examen des organes voisins, les lésions de la maladie primitive (fièvre typhoïde, typhlite, métrite, salpingite, ovarite puerpérales, etc., etc.).

Symptomatologie. — Avec Courtois-Suffit, nous admettons deux formes cliniques de péritonite aiguë généralisée et une forme mixte.

Première forme. — *Péritonite septique.* — Produite par les microbes ordinaires de la suppuration, elle répond aux groupes étiologiques suivants :

Péritonites : 1° par infection générale de l'économie; 2° puerpérale à forme rapide; 3° par ouverture d'une poche purulente dans le péritoine; 4° opératoire, par faute d'antisepsie; 5° par rupture de la vessie ou du bassinet contenant des microbes pyogènes; 6° par perforation de la vésicule biliaire dans des conditions identiques.

C'est à beaucoup près celle qu'il est donné le plus souvent au clinicien d'observer.

Le début, quoique très franc, est moins brusque que celui de la péritonite par perforation du tube digestif. Il peut être, chez les enfants principalement, précédé de trois ou quatre jours de malaise. De même, chez la femme en couches, on observe assez souvent, avant l'apparition du frisson, de la fétidité des lochies, une certaine élévation thermique, des douleurs dans la région utérine, enfin la disparition ou la diminution de la sécrétion lactée. Mais en général, le mal débute franchement.

C'est quelquefois la douleur qui ouvre la marche et surpend l'individu en pleine santé.

Dans d'autres cas on constate comme premier symptôme le ballonnement du ventre, les vomissements.

Mais, le plus ordinairement, c'est le *frisson* qui annonce l'invasion inflammatoire de la séreuse. Il est très caractéristique, surtout dans la péritonite puerpérale, et dès le début, suffit pour établir le diagnostic. Il présente une intensité extraordinaire et véritablement effrayante pour les personnes de l'entourage. Les malades se plaignent d'une vive sensation de froid; leurs dents se choquent convulsivement; leur teint devient pâle, avec apparition de plaques rouges sur le visage et sur la peau du thorax. Le pouls, à ce moment, est petit, serré, dur et fréquent. Si l'on prend la température on trouve une grande élévation de la chaleur du corps qui peut atteindre 40 degrés et demi.

Cette température élevée persiste tout le temps de la maladie avec rémissions matinales. Simultanément, on voit progresser les autres symptômes qui caractérisent la péritonite aiguë.

La *douleur abdominale* est très marquée. Aiguë, circonscrite au début, elle se généralise rapidement. Le moindre mouvement l'augmente, de même que la pression la plus légère. Aussi le malade reste-t-il couché sur le dos, osant à peine parler, demandant qu'on le débarrasse du contact de ses draps, de ses couvertures. Pour éviter les grands mouvements du diaphragme, il s'efforce de respirer fréquemment. Sa respiration prend le type costal. Il pousse des cris au moindre accès de toux. Les contractions péristaltiques de l'intestin excitent ses douleurs, et, pour les éviter, il se refuse à boire, malgré la soif la plus vive. La moindre exploration médicale le jette dans une angoisse inexprimable. Enfin un hoquet souvent apparaît contraction spasmodique du diaphragme qui exaspère encore ses souffrances et achève de les rendre intolérables. Ce symptôme doit être considéré comme de pronostic grave.

Autre phénomène réflexe très important, et produit par l'irritation des filets sous-séreux du grand sympathique, des *vomissements* ne tardent pas à se manifester, très fréquents, *verdâtres*, *porracés* et non moins caractéristiques que la douleur.

Le ventre se *ballonne* très rapidement et d'une manière uniforme. La percussion donne un *son tympanique*. Cependant, s'il y a de l'épanchement, les parties déclives restent mates. Le ballonnement du ventre tient surtout à la distension gazeuse des intestins paralysés du fait de la phlegmasie séreuse (loi de Stokes).

On signale dans tous les auteurs le *bruit de frottement* dû au dépoli des séreuses, et perceptible à l'auscultation. Mais en réalité, ce phénomène, secondaire au point de vue clinique, est loin d'être constant. De plus, il serait souvent cruel de le rechercher avec trop d'insistance.

La *constipation* est habituelle ; mais elle peut, surtout dans les périodes ultimes de la maladie, être remplacée par une diarrhée abondante et un relâchement des sphincters.

On observe souvent de la *dysurie, du ténesme vésical* et même de la rétention. Les malades rendent à peine, à chaque miction, quelques gouttes d'une urine foncée, d'une densité forte, accusant ordinairement des traces d'albumine.

Dès que la maladie est à son acmé, la *langue* se *sèche*, rougit, se fendille.

La parole est pénible, la *voix* presque *éteinte*, semblable à celle des cholériques.

La *peau* est *sèche*, *chaude*. A la période de collapsus, elle devient humide et froide.

Enfin le *facies* des malades attteints de péritonite aiguë, mérite une mention toute spéciale. Les yeux, enfouis sous les orbites, bordés de noir, paraissent pleins d'angoisse, tout en conservant la plus complète lucidité. Les sillons du visage, plus accentués, accusent des angles qui existaient à peine à l'état de santé. Le nez est pâle, pincé, pulvérulent. Les lèvres violacées, les joues amaigries, les pommettes saillantes, achèvent de donner à la face cet aspect grippé si caractéristique.

La *marche* de ces symptômes, leur degré, leur évolution, dépendent de l'étendue et de l'acuité de la péritonite.

Lorsque la *terminaison* doit être *fatale*, tous les désordres vont en augmentant. Le météorisme s'exagère très péniblement. Comme dans le choléra, le malade se transfigure et devient véritablement méconnaissable. Le pouls se montre misérable, petit, filiforme. Les extrémités et la face se cyanosent. Le hoquet s'accentue. Les vomissements peuvent devenir fécaloïdes, sans qu'il y ait cependant d'obstacle mécanique au passage des matières; d'autres fois ils s'atténuent. Enfin avec l'asphyxie cellulaire de la période ultime, les douleurs diminuent et peuvent même disparaître complètement. Le ventre retrouve à peu près son élasticité normale. Cette atténuation des symptômes douloureux rassure les personnes de l'entourage du patient; et cependant elle annonce une fin prochaine. On peut observer un délire doux et tranquille. Mais le plus souvent, les malades conservent toute leur lucidité et, suivant l'expression de Grisolle, « meurent en parlant ».

Cette issue fatale se produit parfois dès le troisième ou le quatrième jour. Plus habituellement, la maladie dure de huit à dix jours. Elle peut même se prolonger, surtout dans la fièvre puerpérale tardive, jusqu'au vingtième, vingt et unième et même vingt-cinquième jour.

Heureusement, plus fréquente que la guérison, la mort n'est cependant pas la terminaison inévitable de la péritonite aiguë. Dans les *cas heureux*, on voit, après quelques jours, survenir une *détente générale*. La température s'abaisse ; le météorisme diminue; l'apparence de la face devient meilleure; les douleurs disparaissent.

Quelquefois (huit fois sur 22 cas d'après Gauderon), surtout chez les enfants et les femmes en couches, la péritonite se *termine par suppuration*, et le pus est évacué à travers la cicatrice ombilicale dans le premier âge, ou par le rectum, le vagin ou la fosse iliaque chez les accouchées. Dans ces cas, on observe, après les symptômes de la période aiguë, une détente de quelques jours, suivie de tous les phénomènes de la suppuration (fièvre, frissons, douleurs, vomissements). Le ventre redevient volumineux, l'épanchement augmente, se montre fluctuant. Enfin, du vingtième au quarantième jour de la maladie, une quantité considérable de pus (de 1 à 3 litres) s'écoule au dehors, amenant une détente définitive que suivent bientôt tous les symptômes de la convalescence.

D'autres fois, la guérison de la péritonite aiguë est imparfaite, et l'inflammation passe à l'*état chronique*. Elle se termine ainsi, principalement, dans les cas qui ont présenté dès le début une intensité moyenne. La sensibilité du ventre diminue en partie et ne laisse plus qu'une sensation de plénitude, de tension. Cependant la pression abdominale et même les mouvements du corps réveillent encore de vives douleurs.

Des enkystements peuvent se produire et se comporter comme il sera dit au chapitre des *Péritonites partielles*.

Ces accidents variés amènent parfois une débilitation considérable et tuent le malade dans le marasme, ou avec des symptômes d'étranglement interne, après un temps plus ou moins prolongé. Mais la guérison peut s'observer également. Alors l'épanchement se résorbe ou, ce qui est plus fréquent, s'évacue au dehors à travers un ou plusieurs trajets fistuleux.

2e Forme. *Péritonite putride*. — Due aux microbes de la putréfaction, cette forme correspond aux groupes étiologiques suivants : 1° péritonite par perforation intestinale à forme rapide; 2° péritonite opératoire par lésions péritonéales traumatiques ou cliniques.

On retrouve dans la péritonite putride tous les symptômes physiques que nous venons d'énumérer pour la péritonite septique.

Elle en diffère seulement par son début, quand il s'agit d'une péritonite par perforation, et par l'adynamie considérable du sujet.

Au moment où elle se produit, les malades ressentent généralement une douleur très violente au point où a lieu la perforation. La sensation peut amener une syncope avec extrême faiblesse du pouls, pâleur et refroidissement des extrémités, ce qui laisse toujours le médecin dans une grande incertitude et fait penser aussi bien à une hémorragie interne qu'à une inflammation de la séreuse. Puis, rapidement, cette douleur se calme, au point parfois de ne plus exister spontanément.

La fièvre, d'ordinaire si vive dans le cours de la péritonite aiguë, est modérée dans la péritonite putride. Elle est même souvent remplacée par de l'hypothermie, de l'algidité.

Les malades peuvent mourir en moins de vingt-quatre heures. Il est rare de les voir résister plus de quatre jours.

Inutile d'ajouter que le pronostic est pour ainsi dire fatal.

3° Formes mixtes. — On observe enfin, assez souvent, des cas de péritonite aiguë, qui tiennent des deux formes que nous venons de décrire.

Ils répondent principalement aux deux groupes étiologiques suivants : 1° péritonite puerpérale, forme lente, permettant l'infection secondaire par les espèces putréfiantes de l'intestin ; 2° péritonite par perforation intestinale, forme lente, permettant le développement ultérieur des espèces pyogènes.

Les accidents putrides peuvent ouvrir la série, et s'accompagner, à la fin de l'évolution de la maladie, de symptômes septiques.

Mais c'est généralement le contraire que l'on observe, la péritonite débutant franchement, comme une péritonite septique, et se terminant, comme une péritonite putride, par collapsus et algidité.

En analysant soigneusement les cas, il est facile de séparer les symptômes qui relèvent des deux formes et d'en reconnaître l'origine.

Diagnostic. — Au début, il peut offrir quelques difficultés, car la phlegmasie aiguë de la plupart des viscères abdominaux simule souvent la péritonite. L'*hépatite aiguë*, par exemple, la *néphrite*, la *cystite* et surtout la *métrite* déterminent de la fièvre, des frissons, une vive douleur abdominale, et même des vomissements. Mais le météorisme, les vomissements verdâtres répétés, l'aspect grippé de la face, enfin la marche de la maladie, impriment à l'inflammation de la séreuse un aspect clinique particulier.

La rétraction du ventre, le liseré gingival, la connaissance des antécédents professionnels et la marche de la température séparent nettement la *colique de plomb* de la péritonite aiguë.

Dans la *colique néphrétique*, les douleurs suivent un trajet déterminé. D'ailleurs, les attaques antérieures, les modifications de l'urine, l'absence de fièvre, le *facies* douloureux plutôt que grippé achèvent de caractériser cet accident.

Les symptômes observés du côté des selles et des urines, la douleur à l'épaule, l'apyrexie, etc., etc., empêchent également de confondre la péritonite aiguë avec la *colique hépatique*.

Par contre, il est souvent difficile de la distinguer de l'*étranglement interne*, d'autant plus qu'il peut s'observer, à titre de complication, au cours des phlegmasies péritonéales. L'absence de fièvre, les caractères de la douleur plus profonde et paroxystique quand l'intestin est étranglé, l'arrêt complet des matières et même des gaz, enfin et surtout les vomissements, fécaloïdes dès le début, fournissent cependant des éléments très sérieux de diagnostic.

Le *phlegmon sous-péritonéal* peut également faire croire à une inflammation séreuse qui n'existe pas.

De même le *péritonisme*. On en connaît les principaux symptômes : sensibilité très douloureuse de l'abdomen avec météorisme, faciès grippé, fièvre, etc. Ils apparaissent chez certains malades dont le péritoine est irrité par le voisinage d'un organe enflammé. Le péritonisme, si fréquent dans la métrite, par exemple, peut très bien donner le change et faire croire à l'invasion inflammatoire de la séreuse. Mais en examinant les malades de près, on voit que le pouls reste relativement lent et très vibrant, que la température est peu élevée, que la pression n'est pas douloureuse, que les préparations opiacées, les liniments calmants amènent une sédation très rapide.

La *pseudo-péritonite des hystériques* sera reconnue à l'absence complète de fièvre et à la conservation des caractères normaux du pouls, malgré le météorisme et les douleurs violentes accusées par les malades, enfin aux stigmates de la névrose qu'il est toujours facile de constater.

Passons au diagnostic des formes putrides de la péritonite. On aura parfois beaucoup de mal à les séparer de l'*hémorragie interne* et du *coma diabétique*.

Dans l'*hémorragie*, cependant, il y a une décoloration très accusée des téguments et des muqueuses ; et puis le visage est abattu, prostré, mais nullement grippé.

Dans le *coma diabétique*, l'examen des urines lève tous les doutes. De plus, l'odeur de l'acétone exhalée par les malades est caractéristique.

Maintenant, quand on a constaté la péritonite, il est très important d'en reconnaître la cause.

Le plus souvent, ce point du diagnostic ne présente aucune difficulté, chez une accouchée, par exemple, au lendemain d'une laparotomie, d'un traumatisme abdominal, au cours d'une fièvre typhoïde, d'un abcès du foie reconnu, etc., etc. Par contre, dans les vieilles phlegmasies des organes urinaires, au cours d'abcès profonds méconnus, d'inflammations anciennes des trompes, du cæcum, le diagnostic étiologique peut être plus difficile à établir. Il faut analyser soigneusement les commémoratifs, les symptômes antérieurs au développement de la péritonite, les conditions étiologiques dans lesquelles s'est trouvé le sujet. C'est ainsi qu'une constipation opiniâtre, remontant à quelques jours, permet de diagnostiquer une typhlite, qu'un retard des règles, suivi d'une perte abondante, doit faire penser à une péritonite, suite de fausse couche, etc. Inutile d'insister sur l'importance du diagnostic dans ces circonstances. Il peut permettre d'établir à temps un traitement chirurgical, en dehors duquel le patient est pour ainsi dire voué à une mort certaine.

Traitement. — Prophylaxie. — Il est assurément plus facile de prévenir le développement de la péritonite que de supprimer l'inflammation lorsqu'elle existe. Aussi le médecin n'y saurait-il apporter trop de soins. La péritonite puerpérale, par exemple, tient toujours à une faute contre l'antisepsie, sinon de l'accoucheur, du moins des personnes de l'entourage de la parturiente. Ce n'est pas ici le lieu d'insister sur les précautions qu'il convient de prendre pour en éviter le développement. Qu'il suffise de signaler leur importance et de rappeler cette vérité trop méconnue encore aujourd'hui : l'accouchement est un acte physiologique qui ne doit s'accompagner ni d'élévation de la température, ni surtout de fétidité des lochies. Aussi faut-il se tenir en garde, dès la moindre modification du pouls de l'accouchée, et combattre immédiatement par des injections antiseptiques intra-utérines, et au besoin par des moyens plus radicaux, la pullulation microbienne de la plaie placentaire accusée par la fétidité des écoulements lochiaux.

Tout ce qui touche d'ailleurs à la vie génitale de la femme doit être l'objet de l'attention du médecin.

Dès le premier âge, on peut observer des vulvites blennorrhagiques ou simplement inflammatoires. Il importe de les traiter et de les guérir sans retard, ce qui est généralement facile avec des lotions et des pommades légèrement antiseptiques. Car ces vulvites sont parfois le point de départ de péritonites mortelles, l'inflammation arrivant par le vagin, l'utérus et les trompes à la séreuse péritonéale.

De même, on doit surveiller particulièrement les premières règles des jeunes filles, leur faire donner les conseils d'hygiène que comporte la menstruation et les fonctions qui en découlent. Dans la limite de notre pouvoir, nous devons empêcher les unions trop précoces; déconseiller, sinon le déplacement, du moins les voyages longs et pénibles au lendemain du mariage ; surveiller l'hygiène des grossesses, des suites de couches ; redoubler de précautions au moment de la ménopause. La péritonite guette, pour ainsi dire, la femme et ne demande qu'à se développer à tous les moments de sa vie génitale. Il importe donc de bien la pénétrer des nécessités d'une hygiène sexuelle rigoureuse et suivie.

Le lecteur trouvera, dans les autres chapitres, le moyen d'éviter la péritonite par perforation de la fièvre typhoïde, la péritonite consécutive aux lésions du foie, etc.

Il ne faut pas oublier que la rupture d'un abcès profond, et même d'un phlegmon de la paroi abdominale peut devenir le point de départ d'une inflammation du péritoine. On n'insistera donc pas avec trop de violence sur l'exploration des malades qui en sont atteints, pour éviter l'ouverture mécanique du foyer purulent.

De même, on fera l'antisepsie la plus rigoureuse des plaies abdominales, et l'on ne craindra pas d'ouvrir le ventre si l'on soupçonne une perforation du tube digestif, ou simplement un commencement d'infection du péritoine.

Enfin, dans les laparotomies, on songera aux écueils signalés : si l'on use de l'antisepsie, on évitera le contact prolongé d'agents irritants avec la séreuse ; l'asepsie, en tout cas, ne laissera rien à désirer, et les intestins, protégés avec des serviettes chaudes, mouillées, et parfaitement aseptiques, ne seront laissés hors de la cavité abdominale que le temps strictement nécessaire à l'opération.

Traitement curatif. — Il est médical ou chirurgical.

Traitement médical. — Lorsque la péritonite commence, elle est bien souvent localisée, et l'on doit se préoccuper autant que possible d'en prévenir la généralisation. « Au fond, l'extension d'une péritonite, dit Bouchard, consiste en une succession d'inoculations résultant des mouvements de l'intestin qui brasse les matières septiques épanchées entre les circonvolutions ou l'exsudat liquide sécrété par la séreuse et contenant les éléments pathogènes. » Il faut donc avant tout immobiliser l'intestin, si l'on veut que la péritonite reste circonscrite. Pour cela nous avons la morphine, qu'il faut administrer de préférence en injections sous-cutanées, de façon à ne pas agir sur le tube digestif. La tolérance des malades est très grande dans la péritonite, et l'on peut donner de 1 à 15 centigrammes de sel de morphine. L'adjonction d'un demi-milligramme à 1 milligramme d'atropine aura l'avantage d'empêcher les vomissements.

Pour la même raison, on évitera les aliments pris par la bouche, et l'on nourrira le malade avec des lavements de peptone, d'œufs crus, de vin, etc. On calmera la soif en administrant des boissons alcooliques et glacées, du champagne, du lait coupé de rhum ou de kirsch, etc., etc.

Les vomissements seront combattus par la potion de Rivière et l'eau de Seltz.

Grisolle recommande avec raison, chez les sujets vigoureux, l'emploi de sangsues sur l'abdomen. C'est un excellent moyen, principalement au début de la maladie. Il est bon d'appliquer ces sangsues une à une et successivement, suivant la méthode de Gama, jusqu'à ce que le malade accuse un grand soulagement. Cette action décongestionnante continue est préférable, certainement, à la soustraction immédiate d'une certaine quantité de sang.

Béhier a conseillé les applications de glace sur l'abdomen. Cette pratique, dont on comprend mal la raison théorique, est douloureuse et bien inconstante.

D'autres auteurs préconisent, chez les sujets trop faibles pour supporter les sangsues, l'emploi des mercuriaux à haute dose. Voici comment Grisolle les prescrit. Faire sur le ventre ou sur les aines, trois ou quatre fois dans les vingt-quatre heures, des onctions avec l'onguent napolitain, en employant pour chacune d'elles de 60 à 100 grammes de pommade. Donner en même temps le calomel à doses fractionnées (10 à 15 centigrammes en quinze ou vingt prises). Ne pas redouter la salivation, au contraire, car elle est généralement d'un pronostic favorable. Cette méthode, antiseptique par excellence, ne compte plus aujourd'hui beaucoup de partisans. On la considère, en effet, et à juste raison, comme trop débilitante. Les onctions modérées (de 10 à 15 grammes de pommade par jour), méritent cependant d'être conservées dans la thérapeutique des péritonites aiguës. Associées à la quinine prise à l'intérieur ou en injections sous-cutanées, et au traitement local dont il va être parlé, elles permettent d'opérer de véritables résurrections dans la péritonite puerpérale et de guérir des malades absolument désespérées.

La quinine est un excellent antiseptique interne, et qui, donnée seule ou associée à l'opium ou au naphtol, dans les cas de fièvre intense, peut rendre des services considérables au cours de la péritonite aiguë.

Les révulsifs en général et le vésicatoire en particulier, certainement trop dédaignés aujourd'hui, constituent également de puissants modificateurs de l'inflammation péritonéale. Il y a donc lieu de les conseiller, principalement chez les sujets trop anémiés pour supporter les sangsues. Qu'ils agissent en décongestionnant la séreuse, qu'ils opèrent un véritable jetage de microbes et déchargent le péritoine de ses produits septiques, il n'en est pas moins vrai qu'ils sont d'un bon secours, au début de la péritonite principalement, pour circonscrire l'inflammation, ou à sa période de résolution qu'ils abrègent en débarrassant la séreuse de ses dernières poussées inflammatoires. Parmi les révulsifs, il ne faut pas oublier les abcès artificiels, les abcès de fixation de Fochier (de Lyon), qui, dans les cas désespérés, sont légitimes et peuvent amener certainement une amélioration du moment où la cause première de la péritonite est supprimée.

Traitement chirurgical. — On peut dire qu'avec les progrès de la chirurgie, la thérapeutique des péritonites se transforme. « Les péritonites par perforation, dit le professeur Bouchard (*Thérapeutique des maladies infectieuses*), étaient considérées, il n'y a pas longtemps, comme des accidents au-dessus des ressources de l'art. Voici qu'on se décide à examiner le siège du mal, on ouvre l'abdomen, on le nettoie, on reconnaît le lieu de la perforation, on y place une suture, on fait le pansement, la toilette du péritoine, et les causes du mal étant supprimées, on guérit le malade. La laparotomie est applicable au traitement de la péritonite que provoquent les plaies perforantes de l'intestin, les épanchements septiques ou suppurés dans le péritoine. »

Cette phrase résume très heureusement la thérapeutique chirurgicale des péritonites. François Huë fit d'ailleurs, en 1884, de cette thérapeutique, l'objet de sa thèse inaugurale. Depuis ce temps, les idées émises par le chirurgien de Rouen, et qui ne songeait guère, alors, à s'attaquer qu'à la péritonite opératoire, ont fait du chemin. L'on peut dire que, dans un avenir prochain, la péritonite aiguë sera toujours traitée par la laparotomie, suivie d'un lavage antiseptique de la séreuse. C'est le seul traitement, en effet, qui permette d'attaquer rationnellement le mal dans son principe, et il est indiqué toutes les fois que la thérapeutique médicale ou chirurgicale peut simultanément supprimer la cause de la péritonite, et que l'état général du malade le permet. Il est trop évident que le traitement local de la péritonite serait condamné, fatalement condamné, à l'insuccès dans le cas de fièvre typhoïde, d'ulcère rond de l'estomac, de suppuration hépatique, etc., etc. Mais l'inflammation de la séreuse par plaie extérieure avec ou sans perforation intestinale, à la suite d'une laparotomie, de l'ouverture d'un abcès du voisinage, d'une rupture utérine, etc., relève évidemment de la chirurgie.

De même, le praticien doit savoir agir directement dans la péritonite puerpérale ; et, partant de ce principe que les micro-organismes infectieux apportés dans l'utérus, au niveau de la plaie placentaire, y pullulent et se multiplient, s'efforcer par tous les moyens en son pouvoir, de supprimer le foyer d'où l'inflammation rayonne, l'arsenal où l'ennemi se ravitaille. On peut arriver à ce résultat de trois façons inégalement efficaces : 1° En faisant passer dans la matrice des solutions antiseptiques fortes (wan Swieten, acide phénique au 1/40, permanganate de potasse au 5/1000) ; 2° en portant dans sa cavité des suppositoires ou des crayons iodoformés (Porack, Jouin) ; 3° en pratiquant le curettage et la cautérisation au chlorure de zinc ou à la créosote de l'endomère infecté. On ne doit recourir à ce dernier moyen que dans le cas où les symptômes généraux présentent une gravité réelle, ou bien encore si les deux premiers demeurent impuissants. Mais du moment où le curettage est indiqué, il est bon de ne pas trop longtemps tergiverser. Nous avons pu, grâce à l'intervention chirurgicale, obtenir plusieurs fois, en quelques heures, une chute de deux degrés de température, et un amendement général de tous les symptômes. On doit donc admettre que le traitement rationnel de la péritonite puerpérale est, aujourd'hui, surtout local.

II

PÉRITONITE CHRONIQUE GÉNÉRALISÉE

Il ne faut comprendre sous ce titre que les faits d'inflammation chronique du péritoine sans aucun rapport avec la tuberculose.

Etiologie. — La péritonite chronique circonscrite est relativement fréquente, ainsi qu'on le verra dans le chapitre suivant. La péritonite chronique généralisée est une maladie rare. C'est à Lancereaux et à son élève Delpeuch que l'on doit de la bien connaître aujourd'hui.

Tapret et Vierordt ont montré que, plus fréquente avant cinquante ans, elle existe cependant à tous les âges. D'après les mêmes auteurs, le sexe féminin y serait particulièrement prédisposé.

Elle peut être consécutive à une lésion antérieure de l'un des organes de l'abdomen : ulcère simple de l'estomac, tumeurs abdominales, cancers, kystes du foie, lésions salpingiennes et ovariennes, rétrécissement du rectum, etc.

Mais trois maladies surtout en déterminent l'apparition : *a.* le mal de Bright; *b.* l'alcoolisme; *c.* les cardiopathies.

On a beaucoup discuté sur la façon dont ces états généraux produisent la péritonite chronique, les uns la considérant comme consécutive aux lésions viscérales ordinairement sous leur dépendance, les autres admettant son développement primitif du fait seul de l'existence de la protopathie. Pour Delpeuch, on doit généraliser l'étiologie et la ramener à une seule cause : les trois variétés de péritonite albuminurique, alcoolique et cardiaque sont la conséquence de l'artério-sclérose des petits vaisseaux.

On a énuméré beaucoup d'autres causes : le froid, les écarts de régime, le traumatisme, la grossesse. On a parlé aussi de péritonite idiopathique, surtout chez les enfants. Ce sont là des explications banales qui ne sauraient vraiment satisfaire que l'esprit de ceux qui les donnent.

Anatomie pathologique. — On trouve souvent autour du cæcum, des organes génitaux féminins, du foie, de la rate, du pylore, etc., des lésions de péritonite chronique simple. Que ces lésions s'étendent à toute la séreuse et l'on a l'anatomie pathologique de la péritonite chronique généralisée.

Des fausses membranes, plus ou moins considérables, unissent les anses intestinales, donnant naissance à des cavités, à de véritables kystes, renfermant du pus, du sang ou un mélange des deux liquides. Quelquefois, l'épiploon est plus particulièrement malade et forme tumeur. La rétraction du mésentère peut ratatiner les intestins et les fixer sur la colonne vertébrale (péritonite déformante de Klebs). Il y a sur le péritoine des points épaissis, de véritables foyers de *pachypéritonite*.

Bien entendu, l'on peut observer des lésions consécutives ; occlusions intestinales, compressions de gros troncs nerveux intra-abdominaux, atrophie du foie, de la rate, par périhépatite périsplénite, etc., etc.

Enfin, l'on trouve, à l'autopsie, les altérations propres aux maladies qui ont été l'occasion et la cause première de l'inflammation du péritoine (ulcère de l'estomac, lésions cardiaques, tumeurs abdominales, etc.).

Symptomatologie. — Le début de la péritonite chronique généralisée est toujours insidieux. Il est caractérisé par les symptômes fonctionnels habituels d'une plegmasie viscérale, c'est-à-dire qu'il se présente sous l'aspect symptomatique d'une inflammation du foie, de la rate, des intestins suivant le point de départ de l'affection.

Ce n'est pas le péritoine qui serait primitivement atteint. On croirait plutôt à une phlegmasie des viscères autour desquels l'inflammation enveloppe apparaît: c'est-à-dire à une hépatite, à une splénite, à une entérite, etc.

Bientôt une tuméfaction, douloureuse spontanément, et surtout à la pression, se manifeste. La fièvre apparaît, d'abord par poussées aiguës et successives. Ensuite elle s'établit et l'on observe une température vespérale assez élevée. Il y a des frissons, des sueurs nocturnes.

A la période d'état, si l'on s'en tient à l'étude des symptômes locaux, la maladie se présente surtout sous deux formes : la forme ascitique et la forme néo-membraneuse. D'après Delpeuch, ces deux éléments, néo-membranes et ascite, se montrent toujours en raison inverse, l'un acquérant d'autant plus d'importance que l'autre en a moins. « C'est que les néo-membranes, très vasculaires, sont des voies actives, soit de résorption pour le liquide épanché, soit de dérivation pour la circulation porte, obstruée dans ses branches d'origine. »

Parfois, le liquide devient sanguinolent, après une première ponction, ce qui est toujours d'un pronostic fâcheux.

La circulation collatérale se fait non seulement par les mêmes voies que dans la cirrhose atrophique du foie, mais aussi par les vaisseaux si nombreux des néo-membranes. D'où l'explication des deux phases habituelles de la maladie : exsudation ascitique et résorption.

On a décrit chez les enfants (West), et chez les adultes une péritonite chronique idiopathique. La chose est possible, mais elle n'est pas démontrée, puisque les malades ont toujours guéri. Il paraît beaucoup plus logique de croire, dans les cas de ce genre, à de la péritonite tuberculeuse bénigne ; la guérison spontanée de cette affection est, en effet, relativement fréquente.

Diagnostic. — Trois maladies peuvent surtout être confondues avec la péritonite chronique généralisée. Ce sont : la *cirrhose* du foie, la *syphilis hépatique* et l'*ascite des cachectiques*.

La *cirrhose du foie* et l'affection décrite en ce chapitre sont l'une et l'autre d'origine alcoolique. Mais la première est infiniment moins rare que la seconde. De plus, l'état des urines, la teinte subictérique, permettent ordinairement de se prononcer en tout état de cause.

Enfin, il y a le signe anatomique de Lancereaux qui achève d'éclairer le diagnostic : le réseau veineux supplémentaire est sus-ombilical dans la cirrhose, tandis qu'il est sous-ombilical dans la péritonite.

Les mêmes caractères différentiels sépareront la péritonite chronique généralisée de la *syphilis du foie*.

Pour savoir si l'*ascite des cachectiques* est ou non sous la dépendance d'une péritonite chronique, on palpera soigneusement le ventre après l'évacuation de son contenu, afin de voir s'il ne renferme pas de tuméfactions, d'adhérences, de fausses membranes. Enfin, le liquide sera l'objet d'une analyse chimique complète. L'on dira en effet, au chapitre de l'*Ascite*, l'importance de cet examen.

La péritonite chronique généralisée est souvent une lésion grave, pour cette raison bien simple que, consécutive à une maladie générale due à une lésion locale déjà redoutable, elle serait elle-même ordinairement le point de départ de nouvelles altérations anatomiques non moins dangereuses.

Traitement. — Cette maladie échappe à l'intervention du chirurgien en raison même de sa nature et des lésions organiques qui l'accompagnent et rendraient toute intervention stérile.

On se contente donc de faire de la révulsion à l'aide de vésicatoires volants (si l'état des reins le permet), de pointes de feu, de collodion iodé.

L'ascite sera ponctionnée. A moins d'indications spéciales le malade prendra des préparations iodurées.

Enfin, l'on donnera une alimentation appropriée à la maladie générale et tonique autant que la chose sera possible.

III

PÉRITONITES CHRONIQUES CIRCONSCRITES

On désigne sous le nom de péritonite chronique circonscrite, l'inflammation chronique d'une région, plus ou moins étendue, mais cependant limitée, de la grande séreuse abdominale.

Étiologie. — Les causes de cette inflammation sont les mêmes que celles des péritonites aiguës auxquelles elles peuvent succéder. Mais, dans la péritonite localisée, la phlegmasie, grâce au développement d'adhérences, se circonscrit au voisinage de la région primitivement infectée (foie, rate, intestin, cæcum, vessie, organes pelviens). Ou bien, consécutive, elle se cantonne, alors que le processus inflammatoire s'est éteint, dans les autres parties de la séreuse.

Comme on le voit, l'étiologie des péritonites circonscrites est très diverse. En dehors des causes générales qui, dans l'espèce, doivent être rarement invoquées, elles sont presque toujours consécutives à la phlegmasie des organes recouverts par le péritoine. Toutes les maladies dont peuvent être affectés ces divers organes sont susceptibles de les produire. Cependant nous devons citer spécialement les infarctus du foie et de la rate, l'ulcère simple et le cancer de l'estomac, le cancer et les ulcérations de l'intestin, la typhlite, le cancer de la matrice, les corps fibreux utérins, les tumeurs de l'ovaire, du péritoine, la dysenterie (Rosapelli), etc.

Indépendamment des pelvi-péritonites enkystées puerpérales décrites par MM. Bernutz et Goupil, on a observé, à la suite des couches, des péritonites enkystées de la partie moyenne ou des parties supérieures de l'abdomen, consécutives à des péritonites généralysées. C'est ainsi qu'Hilton Fagge donne une observation d'abcès intra-péritonéal enkysté ouvert à l'ombilic. Cet abcès avait été précédé d'une péritonite puerpérale généralisée. M. Hervieux rapporte également un cas de phlébite utérine puerpérale dans lequel un foyer purulent, du diamètre d'une amande, occupait la partie externe de la rate. Celle-ci était volumineuse et entourée de fausses membranes en voie d'organisation qui l'unissaient à la face inférieure du diaphragme; une couche mince de pus était interposée entre ces fausses membranes et la périphérie de l'organe.

Anatomie pathologique. — La péritonite chronique circonscrite présente des lésions propres à toutes ces variétés et des lésions particulières à la région dans laquelle elle évolue, comme elle offre, d'ailleurs, des symptômes généraux toujours les mêmes et des symptômes locaux variables suivant leur siège.

Quelle que soit la région où on l'observe, elle détermine des exsudations pseudo-membraneuses considérables qui tapissent les viscères ou les parois des cavités abdominale ou pelvienne et peuvent constituer de véritables sacs accidentels et clos, dans lesquels on trouve le plus souvent du liquide de nouvelle formation.

Sous le rapport du contenu, les péritonites enkystées, traumatiques ou non traumatiques, présentent entre elles des différences notables, tant au point de vue de la quantité qu'au point de vue de la nature du liquide. Tandis que, chez certains malades, on peut recueillir de sept à huit litres de sérosité, on en trouve à peine quelques grammes chez d'autres. A la première période de l'enkystement, ce liquide péritonéal est séreux et d'autant plus riche en fibrine que l'inflammation a été plus vive. Plus tard, il est clair citrin, mélangé de petits grumeaux fibrineux. Il peut se conserver longtemps dans cet état, ou subir des modifications diverses, devenant sanguinolent, purulent, fétide.

Symptomatologie. — Exposons d'abord les symptômes cliniques que l'on retrouve dans toutes les localisations de la péritonite circonscrite.

Ils peuvent se présenter sous trois formes principales, suivant que la maladie succède à une péritonite généralisée aiguë, qu'elle est circonscrite d'emblée mais aiguë, qu'elle est enfin, dès le début, circonscrite et chronique.

1° *La péritonite chronique succède à la péritonite généralisée aiguë.* — C'est, ainsi qu'il l'a été exposé plus haut, un des modes de terminaison, relativement fréquent, de la péritonite aiguë généralisée.

Lorsqu'il doit se produire, on voit les principaux symptômes de la maladie primitive s'atténuer et se modifier progressivement.

La douleur, si pénible, si caractéristique, devient supportable, puis n'apparaît plus qu'à la pression du ventre, pour se localiser enfin et en dernier lieu, dans la région où persiste le processus inflammatoire.

La fièvre tombe, et, après quelques oscillations, on voit la température qui se tenait entre 38°,5 et 39°,5 descendre d'abord le matin à 38° à 37°,5, puis se montrer définitivement normale.

Le pouls petit, misérable, devient plus dur, plus résistant. Sa fréquence diminue d'une façon très appréciable, bien qu'il puisse accuser de 90 à 100 pulsations à la minute, dans la péritonite chronique circonscrite, alors même que la température est normale.

Enfin, le ballonnement du ventre tombe, et l'abdomen retrouve progressivement sa souplesse, excepté sur le point où l'inflammation se localise. La pression méthodique de la région constitue donc un mode d'exploration très précieux puisqu'elle indique d'abord la disparition de la péritonite aiguë, ensuite son passage à l'état chronique sur un point qu'elle détermine.

Ajoutons qu'il sera bon de pratiquer également le toucher vaginal et l'exploration du rectum, afin de savoir ce que devient le processus inflammatoire dans le petit bassin.

2° *La péritonite est circonscrite d'emblée mais elle présente un début aigu.* — Dans ces cas on observe sur un des points de la grande séreuse abdominale une douleur très vive, assez profonde, mais bien nettement circonscrite. On peut palper, presser même les autres régions du ventre, à la condition de ne pas déterminer de tiraillements du point enflammé.

Bien que la température soit assez élevée, le pouls demeure vibrant et plein sinon normal, car il est toujours augmenté de fréquence.

L'état général reste bon, du moins le plus ordinairement. Mais on peut observer même avec une inflammation très circonscrite, ces phénomènes réflexes décrits sous le nom de *péritonisme*. Alors, l'intestin se paralyse, les vomissements apparaissent, il y a de la constipation. Le pouls, petit et filiforme parfois, complète le tableau symptomatique, bien fait, on le voit, pour donner le change, et faire croire à la généralisation de l'inflammation.

Il est cependant possible de séparer le péritonisme de la péritonite aiguë circonscrite. D'abord, le sujet est ordinairement un nerveux, sinon un névropathe ; ensuite la douleur est moins intense à la pression à moins que celle-ci ne porte sur le point enflammé. Enfin et surtout, la température est presque normale dans le péritonisme. L'hypothermie peut s'observer, il est vrai, dans la péritonite putride, mais l'état général ne laisse alors aucun doute à l'esprit. Quoi qu'il en soit, au bout d'un temps généralement bref, et le plus souvent en quelques heures, on voit les phénomènes du péritonisme disparaître et laisser place à la péritonite aiguë circonscrite, laquelle s'atténue elle-même, après quelques jours, et passe à l'état chronique.

3° *La péritonite chronique est circonscrite d'emblée.* — L'évolution en est insidieuse. Comme dans la péritonite chronique généralisée, la symptomatologie prend d'abord l'aspect fonctionnel d'une inflammation viscérale. On pourrait croire à une phlegmasie du foie, de la rate, de l'intestin. Mais cette péritonite chronique ne s'étend pas.

Bientôt une tuméfaction, douloureuse à la pression et même spontanément, accuse l'invasion de la séreuse. La fièvre apparaît très irrégulière dans le principe, procédant par poussées aiguës et successives. Puis elle se régularise et détermine une élévation vespérale. Il y a des sueurs nocturnes. Enfin l'on peut observer des frissons. Quand ceux-ci coïncident avec des troubles dyspeptiques ils annoncent la formation de l'épanchement. Aussi trouve-t-on, non seulement la région malade empâtée et tuméfiée, mais en cherchant bien, on peut découvrir la fluctuation.

Tels sont les symptômes généraux que l'on observe au cours de la péritonite chronique circonscrite, quel que soit le siège où elle se développe. Maintenant, au point de vue pratique, il est utile de faire un classement destiné à faciliter l'étude de ses diverses variétés.

Le meilleur, le plus clinique, est, sans contredit, celui que propose Péan dans son livre sur les tumeurs de l'abdomen et du bassin.

La cavité péritonéale, dit cet auteur, peut être divisée en trois parties bien distinctes.

Une première, supérieure, s'étend de la face inférieure du diaphragme au côlon et au mésocôlon transverse, elle comprend le foie, l'estomac et la rate.

La seconde partie, la plus étendue, s'étend de chaque côté, depuis le rebord des fausses côtes en haut jusqu'au détroit supérieur du bassin en bas; cette région moyenne comprend la portion la plus considérable du tube intestinal.

La troisième partie, ou inférieure, s'étend depuis le détroit supérieur, en haut, jusqu'au plancher du bassin en bas; elle contient, outre la portion péritonéale du rectum et les terminaisons de l'S iliaque, le système génital interne de la femme. C'est elle qui est le siège de ces pelvi-péritonites si intéressantes au point de vue clinique. Bernutz et Goupil les ont décrites d'un façon très complète, montrant que le phlegmon péri ou rétro-utérin n'est dans la grande majorité des cas qu'une péritonite circonscrite enkystée.

1° *Péritonite chronique circonscrite de la partie supérieure de l'abdomen.* — Les péritonites partielles de la partie supérieure de l'abdomen siègent autour du foie, de l'estomac ou de la rate. Leur foyer, s'il est volumineux, peut se trouver en rapport avec deux de ces viscères et même avec les trois.

Quelle qu'en soit la cause, leur processus pathologique est à peu près le même, et le travail inflammatoire qui les constitue, aboutit à la formation d'une poche à parois plus ou moins épaisses et résistantes.

Les péritonites périhépatiques, quand elles occupent la face convexe du foie, sont situées à droite ou à gauche du ligament suspenseur. A droite, elles font saillie dans l'hypochondre droit, et ont pour limites : en haut la concavité du diaphragme, en bas la face correspondante du foie, à droite le ligament triangulaire, en arrière le feuillet antérieur du ligament coronaire. S'il y a épanchement, elles peuvent refouler le diaphragme et déprimer la face convexe du foie. A gauche du ligament suspenseur, elles font saillie à l'épigastre.

Limitées à l'estomac, elles reconnaissent presque toujours pour cause, soit un cancer, soit un ulcère de cet organe. Moins communes que les péritonites périhépathiques, elles peuvent siéger sur les deux faces de la cavité gastrique ou sur ses courbures.

Les péritonites périspléniques, presque aussi fréquentes que les péritonites périhépatiques, se développent, soit sur la face interne de la rate, en avant ou en arrière du hile, soit sur sa face externe, soit à l'une de ses extrémités.

Rien n'est plus obscur que le début des péritonites circonscrites de la partie supérieure de l'abdomen. Les malades n'éprouvent d'abord que des symptômes fonctionnels, sujets à variation, tels que des troubles digestifs et des douleurs plus ou moins vives à l'épigastre ou dans les hypochondres avec des irradiations du côté de l'abdomen, de l'épaule, quelquefois de la partie inférieure de la poitrine. Souvent même, les douleurs thoraciques ont une telle prédominance sur les symptômes abdominaux que ceux-ci passent inaperçus.

A noter la fréquence de véritables accès de fièvre intermittente dans l'inflammation périsplénique.

Lorsque la péritonite s'est définitivement établie, les signes physiques déterminés par l'épanchement (matité, fluctuation du liquide) s'ajoutent aux symptômes fonctionnels.

Les foyers enkystés, ainsi formés, peuvent se résorber et ne laisser que des adhérences sans importance. Mais, plus souvent, ils donnent naissance à de véritables kystes, lesquels sont eux-mêmes susceptibles de devenir le point de départ de suppurations graves.

L'étude de ces kystes relève plutôt de la pathologie externe.

Ils peuvent s'ouvrir au dehors, perforer le diaphragme, l'estomac, l'intestin, le côlon, etc.

Le *diagnostic* de la péritonite circonscrite à la partie supérieure de l'abdomen est parfois assez difficile.

Limitée à l'hypochondre droit on peut la confondre avec la *colique hépatique*. L'absence de fièvre, la douleur de l'épaule, la coloration de l'urine, la décoloration des matières, l'acuité et le retour par accès des douleurs, permettent le plus souvent d'affirmer l'existence d'un calcul.

L'*hépatite* et la *cirrhose*, au début, sont caractérisées au contraire par l'absence d'une douleur vive. Le pouls est plus vibrant. La pression, même forte, de la région hépatique, ne provoque qu'une sensation à peine douloureuse. Le facies ne présente rien de péritonéal.

Plus tard, quand la péritonite périhépatique a donné naissance à de véritables kystes, on peut la confondre avec un *abcès du foie*. Mais ces abcès sont rares dans nos climats. Quand, exceptionnellement, on les observe, les malades cachectiques et ictériques arrivent des pays chauds. Enfin, si l'on ponctionne la lésion, on trouve dans le liquide des cellules hépatiques reconnaissables au microscope et du pigment biliaire.

Les *kystes hydatiques du foie* peuvent également faire croire à une péritonite circonscrite de la région; mais leur évolution lente, l'absence de réaction du péritoine au moment du développement de la tumeur, l'aspect caractéristique du liquide obtenu par la ponction permettent facilement de les reconnaître.

Enfin, les *épanchements pleurétiques* de la base du thorax sont d'autant plus difficiles à séparer de la péritonite enkystée, que très souvent ils la compliquent. Il faut savoir attendre dans ces cas et se guider surtout sur l'évolution ultérieure de la maladie, car à la période inflammatoire du début, l'analyse la plus minutieuse de tous les symptômes est quelquefois insuffisante pour permettre de porter un diagnostic complet.

2° *Péritonites chroniques circonscrites de la région abdominale moyenne.* — La description générale des péritonites chroniques circonscrites s'appliquant plus spécialement aux péritonites enkystées de la région abdominale moyenne, leurs caractères particuliers peuvent être indiqués brièvement.

Tantôt elles refoulent le paquet intestinal contre la colonne vertébrale, tantôt elles le repoussent latéralement, tantôt elles occupent l'intervalle de deux ou de plusieurs anses intestinales, tantôt elles se logent derrière l'intestin qui les cache en partie lorsque l'on ouvre la cavité abdominale. Elles peuvent se localiser au pourtour de l'ombilic et s'ouvrir au dehors par une fistule ombilicale permanente. Exceptionnellement elles se confinent dans le grand épiploon.

Il faut le reconnaître, la péritonite chronique de la région abdominale moyenne s'observe surtout au cours du cancer et de la tuberculose du péritoine. Cependant, l'inflammation simple des viscères de la région peut en amener aussi le développement. Également, l'irritation déterminée par un kyste de l'ovaire, un corps fibreux utérin ou toute autre tumeur à développement abdominal.

Qu'elles soient cancéreuses, tuberculeuses ou simplement inflammatoires, ces péritonites d'ailleurs, à leur période d'état, présentent toujours à peu près le même aspect clinique. Au niveau de la région qui a été primitivement douloureuse et tuméfiée, une déformation mal circonscrite, généralement de peu d'importance, d'autres fois proéminente et de grande étendue, se manifeste, pouvant, dans les cas graves, soulever et déformer la paroi abdominale. Pas de rougeur, pas de vascularisation, pas d'œdème des téguments.

La tumeur est dure et solide au palper, ses contours sont mal accusés, il est impossible de découvrir ses limites profondes, de percevoir une mobilité anormale. Plus tard, on peut observer de la fluctuation. La matité est douteuse au début, et on ne peut la trouver que si l'on percute superficiellement; elle fait place à une véritable sonorité quand la percussion est forte et profonde. Mais quelle que soit la position donnée au tronc, la matité conserve ces limites précises et n'empiète pas sur les parties sonores.

La pression nécessitée par ces manœuvres détermine toujours des douleurs plus ou moins considérables. Celles-ci peuvent se manifester également d'une façon spontanée. Généralement les malades accusent des désordres dans leurs fonctions digestives : coliques, constipation, anorexie, nausées, vomissements.

Spontanément ils réclament le lit et préfèrent à la station verticale et à la marche le décubitus horizontal. Ils ne présentent pas d'attitude caractéristique. De même les irradiations douloureuses qu'ils accusent varient suivant les nerfs compris dans le processus inflammatoire.

La fièvre est mobile, ordinairement peu intense. Cependant, la santé générale s'altère rapidement, les forces s'épuisent, et la cachexie survient, à moins qu'une complication inattendue, comme une rupture du foyer purulent dans l'estomac, l'intestin ou le péritoine, n'enlève brusquement le malade.

Certaines lésions viscérales peuvent faire croire à l'existence d'une péritonite circonscrite qui n'existe pas. Plus souvent ces lésions dominent la scène pathologique, et le médecin méconnaît l'inflammation péritonéale consécutive.

Il faut signaler les affections suivantes comme pouvant déterminer surtout des erreurs de ce genre.

Les *kystes hydatiques du péritoine* qui sont ordinairement multiples et dont la ponction fait toujours connaître la nature.

Les *kystes de l'ovaire enflammés et adhérents*. — Dans ces cas, il y a tumeur viscérale et péritonite circonscrite. On reconnaîtra le kyste à ses lésions propres, aux rapports qu'il présente avec les organes génitaux, etc. La douleur, la tuméfaction localisée, les symptômes généraux permettront de constater que le kyste se complique de péritonite.

Certains cancers primitifs de l'ovaire ou du *fond de l'utérus*, les *tumeurs fibreuses sous-péritonéales* peuvent donner naissance à des kystes qui, remontant plus ou moins haut, annoncent l'apparition de phénomènes inflammatoires circonscrits. D'autres fois ces tumeurs sont douloureuses et présentent une symptomatologie qui fait croire à une poussée de péritonite, alors que réellement il n'y a pas d'inflammation. L'apparition de masses diffuses, dures, bosselées; les signes si précieux fournis par le toucher permettent de diagnostiquer ces lésions. L'existence ou l'absence des symptômes, qui caractérisent l'inflammation péritonéale, montreront d'ailleurs la part qu'il convient de faire à cette inflammation dans le complexus pathologique.

Le *cancer* de *l'intestin* sera également diagnostiqué et séparé de la péritonite dont il peut être dans certains cas le point de départ.

Enfin, l'on évitera de confondre l'inflammation du péritoine avec l'*ascite*, en inspectant et en palpant soigneusement le ventre. Le décubitus latéral déplace le liquide ascitique et ne modifie que faiblement la position des kystes péritonéaux. Le siège de la matité n'est pas le même dans les deux lésions. Enfin, l'analyse du liquide, ainsi qu'il sera dit plus loin, ne permet pas de conserver de doute. Il est vrai que les deux affections peuvent coexister, ce qui rend le diagnostic infiniment plus obscur. Mais une analyse minutieuse des commémoratifs, des symptômes fonctionnels et des signes physiques permet de reconnaître l'existence de deux ordres de lésions et de déterminer leur importance relative.

3° *Péritonites circonscrites chroniques de la cavité pelvienne ou pelvi-péritonites.* — Elles peuvent s'observer sous l'influence de toutes les causes générales précédemment énumérées; mais, presque exclusives au sexe féminin, elles se développent ordinairement à l'occasion d'une perturbation fonctionnelle ou pathologique du système génital. L'apparition des menstrues, la ménopause, les imprudences et les fatigues pendant les règles, les excès génitaux, la septicémie puerpérale, la blennorrhagie, les métrites, et toutes les inflammations des organes pelviens (utérus, trompe, ovaires, vessie), les corps fibreux, certaines tumeurs utérines et ovariennes, en constituent les causes ordinaires. Leur multiplicité explique la fréquence relative de ces péritonites.

Le plus souvent, elles se développent à l'état subaigu pour passer rapidement à l'état chronique, ainsi que cela se voit dans les métrites et dans la blennorrhagie. D'autres fois, infectieuses et graves dès le début, elles ne tardent pas à se généraliser et à envahir toute la séreuse, comme dans la pelvi-péritonite puerpérale. Assez fréquemment enfin, aiguës au moment de leur apparition, et déterminant les symptômes les plus alarmants, elles s'atténuent avec une surprenante rapidité et deviennent chroniques après vingt-quatre ou quarante-huit heures d'excessive acuité. C'est ce que l'on observe, par exemple, lorsque les règles sont supprimées du fait d'une émotion vive, d'un coup de froid, de rapprochements génitaux, etc., etc.

La pelvi-péritonite peut occuper le péritoine utéro-vésical ; plus souvent elle siège dans la cavité de Douglas, entre l'utérus et le rectum.

En plus des symptômes généraux décrits et des symptômes fonctionnels caractérisés surtout par une vive douleur dans la région du bas ventre, avec ballonnement considérable, irradiations douloureuses du côté des cuisses, des aines, de la région lombaire, on trouve à l'examen physique des désordres caractéristiques.

La palpation ne permet pas d'arriver sur le siège du mal, mais le toucher fournit des renseignements précieux et positifs. L'utérus, ordinairement immobilisé dès le début, est fixé dans une position anormale par les fausses membranes. Il est antéfléchi ou rétrofléchi. Il peut aussi présenter toutes les variétés de version.

Si l'inflammation siège dans le cul-de-sac antérieur, la malade accuse de la dyspnée, de fréquents besoins d'uriner, la vessie ne pouvant supporter son développement normal, plus rarement de la rétention.

Elle est surtout constipée quand la pelvi-péritonite occupe la cavité de Douglas, et on trouve dans le cul-de-sac postérieur un empâtement douloureux et diffus caractéristique.

Les fausses membranes de la pelvi-péritonite peuvent se résorber, soit spontanément, soit sous l'influence d'une thérapeutique appropriée. Mais, le plus souvent, elles demeurent, déterminant ces adhérences si pénibles pour les malades, et qui expliquent, si elles ne les justifient pas toujours, les opérations conseillées dans le but de les supprimer.

D'autres fois, très vasculaires, elles deviennent, sous l'influence de la cause déterminante la plus banale, le point de départ d'hématocèles péri-utérines.

D'autres fois, enfin, elles constituent de véritables cavités dans lesquelles s'épanchent des liquides séreux. Les kystes, ainsi déterminés, peuvent suppurer et amener à leur tour l'inflammation de toute la séreuse abdominale.

Ces complications de la pelvi-péritonite circonscrite relèvent de la pathologie chirurgicale. Il n'y a donc lieu ici que de les signaler.

On pourrait confondre la pelvi-péritonite avec le *phlegmon du ligament large* qui s'accompagne ordinairement de symptômes fonctionnels assez semblables à ceux que nous venons d'énumérer. Mais le toucher permet d'établir le diagnostic, montrant dans les culs-de-sac latéraux du vagin un empâtement qui se continue presque toujours avec un engorgement ganglionnaire, sensible à travers l'hypogastre jusqu'à la fosse iliaque, tandis que la pelvi-péritonite laisse le tissu cellulaire du ligament large toujours souple au toucher.

L'*hématocèle rétro-utérine* primitive a un début brusque, caractérisé par une vive douleur hypogastrique qui coïncide le plus souvent avec la suppression des règles. Elle donne également lieu à l'apparition soudaine dans les culs-de-sac d'une tumeur qui, dure et résistante au début, peut devenir molle et se laisser déprimer par le doigt lorsqu'elle marche vers la suppuration.

La *métrite aiguë* laisse les culs-de-sac libres. Elle s'accompagne d'écoulement caractéristique. Les malades enfin ont le pouls plein et vibrant des phlegmasies franches.

Ajoutons que dans ces trois affections, on peut d'ailleurs observer un certain degré d'inflammation du péritoine pelvien et qu'il importe de faire la part des deux éléments pathologiques dans le complexus clinique.

Nous en avons fini avec les caractères propres aux différentes variétés de péritonite chronique circonscrite. Terminons ce chapitre en disant un mot de leur pronostic et en indiquant la thérapeutique qui leur convient.

Pronostic. — Les pelvi-péritonites chroniques circonscrites présentent un pronostic très variable, suivant leur siège, suivant aussi la nature du processus inflammatoire.

Les péritonites de la région abdominale moyenne par exemple sont plus graves que les pelvi-péritonites; les abcès qui peuvent résulter de ces dernières, en effet, trouvent facilement une voie d'écoulement, peu dangereuse relativement, du côté du vagin, du rectum et même de la vessie.

Au point de vue de la nature de l'inflammation, on a remarqué que les pelvi-péritonites blennorrhagiques sont plus tenaces, mais présentent moins de tendance à la généralisation, que les inflammations simples.

De même, la pelvi-péritonite puerpérale est plus grave, surtout immédiatement après l'accouchement, que la pelvi-péritonite déterminée par l'irritation d'un fibrome de l'utérus.

Traitement. — La thérapeutique des péritonites chroniques circonscrites est médicale et chirurgicale.

Le médecin, en effet, est loin d'être impuissant contre ces processus inflammatoires et il doit savoir les attaquer avec la plus grande énergie.

Au début, si le sujet est vigoureux, on se trouve bien de l'application de sangsues. — On peut avoir recours également à la médication révulsive sous toutes ses formes (frictions térébenthinées, pointes de feu, teinture d'iode, etc.). — Nous ne saurions trop insister sur l'influence bienfaisante du vésicatoire dans les cas de ce genre. Non seulement, en effet, il agit comme tous les révulsifs en activant et en dérivant la circulation locale, mais il détermine, en plus, une sorte de jetage qui donne évidemment issue aux microbes pathogènes, à l'instar des abcès de fixation. Aussi en conseillons-nous l'usage répété et prolongé. Pour obtenir ce dernier résultat il suffit de panser la plaie avec de la pommade épispastique.

Il faut également décongestionner les organes voisins du siège de l'inflammation. Les purgatifs salins, l'eau de Vichy, etc., doivent donc être conseillés dans la péritonite périhépatique. Dans l'inflammation périsplénique, on donne du sulfate de quinine à fortes doses. Les lavements chauds, les injections d'eau à 45°, le repos absolu, le cathétérisme, si la malade urine difficilement, sont prescrits pour la même raison aux femmes atteintes de pelvi-péritonites.

Bien entendu, tous les malades sont soumis à un régime fortement réparateur, aussitôt après l'amendement des symptômes aigus. Le quinine, l'alcool et les préparations toniques en font la base. La régularité des garde-robes est assurée. Enfin, le médecin veille à l'alimentation qui doit être aussi forte que possible, mais de petit volume et, autant que faire se peut, liquide ou semi-liquide.

Enfin, si la guérison tarde trop à se manifester, si l'état général du malade devient grave et menaçant, l'on ne craindra pas de recourir aux procédés opératoires sur lesquels nous ne pouvons longuement insister en ce traité.

Tous les chirurgiens, aujourd'hui, ont observé des cas de péritonite circonscrite, guéris par le fait seul d'une laparotomie et d'un lavage péritonéal parfaitement aseptique ou très légèrement antiseptique, à l'eau salée par exemple.

Ajoutons que cette laparotomie doit s'accompagner de l'évacuation du liquide enkysté du fait de l'inflammation circonscrite de la séreuse.

Elle peut être suivie d'un drainage de la poche, de son ablation complète, et, suivant les circonstances, suivant aussi l'opinion de l'opérateur, sur ces questions encore nouvelles de chirurgie abdominale.

Pour les pelvi-péritonites, on aborde la séreuse enflammée, soit par l'abdomen (laparotomie), soit par le vagin (élytrotomie postérieure). Dans ce dernier cas, le cul-de-sac est drainé et le foyer microbien évacué, sans que le malade courre pour ainsi dire le moindre danger.

On comprend, devant ces résultats, que le médecin n'a plus le droit d'assister impassible à l'évolution vers la mort d'une péritonite chronique circonscrite, et qu'il doit savoir faire appel aux bienfaits de la chirurgie du moment où les ressources de sa thérapeutique demeurent évidemment impuissants.

IV

PÉRITONITES TUBERCULEUSES

On doit comprendre sous ce titre l'inflammation du péritoine généralement chronique, quelquefois subaiguë, déterminée par la pénétration du bacille de Koch dans la grande séreuse abdominale.

Jusqu'en 1825, les cliniciens ne savaient pas distinguer le cancer, la tuberculose et l'inflammation chronique simple du péritoine. Aussi réunissaient-ils ces trois ordres de lésions dans une seule et même description. Andral le premier reconnaît la nature tuberculeuse de la plupart des cas. Louis en décrit, très exactement, l'anatomie pathologique. Grisolle, enfin, donne, de la péritonite tuberculeuse, une étude clinique demeurée justement classique.

Des travaux de cette période, il ressort « que de toutes les péritonites chroniques d'emblée, les tuberculeuses sont les plus fréquentes. Les péritonites simples généralisées et les péritonites cancéreuses, beaucoup plus rares, présentent sensiblement les mêmes caractères cliniques. La douleur, la forme et la consistance du ventre, l'état général et les phénomènes concomitants, les bruits anormaux provoqués par la pression, constituent les symptômes les plus importants de ces maladies. » (Tapret.)

On le voit, il y aurait peu à ajouter à ces données générales. Cependant, les travaux modernes de microbiologie, les publications de Delpeuch, Fernet, Boulland et Pic ont grandement contribué à faire connaître la péritonite tuberculeuse dans sa nature et dans ses manifestations cliniques et méritent d'être signalés, à l'historique de la question.

Enfin, le traitement de cette maladie est entré dans une voie nouvelle avec Spencer-Wells qui, en 1862, laparotomisa par suite d'une erreur de diagnostic, une femme atteinte de tuberculose péritonéale et la guérit. L'ouverture du ventre ne tarda pas, de ce fait, à être proposée comme le meilleur moyen d'obtenir la disparition du mal, et en 1884, Kœnig se fit, dans un premier mémoire, accompagné de trois observations heureuses, le champion de cette idée thérapeutique, qui ne tarda pas à devenir classique, non seulement en Allemagne, mais en France, en Angleterre, et dans tous les pays du monde. Richelot, Routier, Jalaguier, Lejars, Schwartz, etc., pour ne citer que nos compatriotes, firent sur le sujet des études multiples et concluantes, très heureusement résumées dans la thèse du Dr A. Aldibert (*De la laparotomie dans la péritonite tuberculeuse*, Paris, 1892), où l'on pourra trouver tous les renseignements qui concernent le sujet.

Étiologie. — La péritonite tuberculeuse, rare au-dessous de quatre ans, atteint son maximum de fréquence chez les enfants et les adolescents et ne se montre que très exceptionnellement dans la vieillesse.

On l'observe assez souvent chez des sujets indemnes de toute tare. Mais, ordinairement, les malades qui en sont atteints, ont subi antérieurement l'influence de ces causes qui affaiblissent l'organisme et sont de constatation banale dans l'étiologie générale de la tuberculose, quel que soit son siège. La misère, le surmenage, la privation d'air et de soleil, une alimentation insuffisante ou vicieuse, l'encombrement nous expliquent la fréquence de la maladie chez les jeunes soldats, trop souvent exposés à l'action de toutes ces conditions réunies.

Indépendamment des causes générales, nous devons signaler les raisons occasionnelles de la localisation tuberculeuse.

On connaît la célèbre expérience de Max Schüller : une articulation est contusionnée et l'on injecte dans le sang des bacilles de

Koch, la jointure enflammée se tuberculise. On peut observer le même phénomène quand c'est le péritoine qui constitue le *locus minoris resistentiæ*, que son affaiblissement reconnaisse pour cause l'alcoolisme, une hernie, un étranglement réduit (observation de John Baron), un traumatisme, des inflammations ovariennes, un kyste hydatique du foie.

Maintenant, comment le bacille arrive-t-il au péritoine ?

Dans certains cas, c'est le sang qui est infecté et charrie les microbes pathogènes. On observe presque toujours alors une tuberculose générale, l'ancienne granulie, et les malades succombent rapidement.

Plus souvent c'est l'intestin qui est primitivement lésé, par suite d'ingestion d'aliments renfermant des bacilles. Ces bacilles traversent les membranes et arrivent au contact du péritoine. Nous devons ajouter que la pénétration a lieu, parfois, sans altération de la muqueuse intestinale. Debroklonsky a prouvé, en effet, par des expériences indiscutables, que le microbe peut traverser cette muqueuse sans léser aucun de ses éléments.

Les bacilles de Koch arrivent encore au péritoine en suivant les vaisseaux lymphatiques qui le relient aux régions voisines. Au cours de ses beaux travaux sur la coxo-tuberculose, le professeur Lannelongue nous les montre cheminant vers la grande séreuse par les ganglions iliaques externes. Et Blanc dans sa thèse (1882) réunit plusieurs faits de lésions pleurales propagées ultérieurement au péritoine. Il est vrai qu'on peut observer le contraire et que la tuberculose péritonéale gagne peut-être plus souvent encore la séreuse thoracique.

Enfin, il est une autre voie de pénétration, que nous considérons également comme très importante, et sur laquelle on ne saurait trop appeler l'attention du médecin. La tuberculose péritonéale vient souvent à la suite de la tuberculose génitale. Le péritoine est, on le sait, le véritable réactif de l'état pathologique des organes de la génération. Pas de métrite, d'ovarite, de vésiculite, de prostatite, de cystite même sans douleur péritonéale, sans péritonisme. C'est que les lymphatiques qui relient la grande séreuse au rein, à la vessie, aux organes génitaux de la femme enfin, sont aussi riches que nombreux. Brouardel, Fernet et beaucoup d'autres cliniciens ont insisté sur ce point.

Nous avons montré nous-même, dans une communication à la société obstétricale et gynécologique de Paris, la fréquence de la métrite tuberculeuse. Il est donc très important de songer à cette étiologie quand on se trouve en face d'une péritonite tuberculeuse précédée de désordres du côté des organes que nous venons d'énumérer.

Anatomie pathologique. — On a schématiquement distingué trois formes de tuberculose péritonéale, répondant aux trois formes anatomiques du tubercule. Mais cette division, purement théorique, ne saurait être acceptée par le clinicien ni même par l'anatomo-pathologiste.

Le tubercule miliaire, le tubercule ulcéré, caséifié, et le tubercule de guérison ou fibreux, caractérisent ces trois formes. Mais dans la réalité on rencontre toujours le tubercule à tous ses états chez le même sujet. Il y a seulement prédominance plus ou moins grande de l'un de ces états. La loi générale de Grancher sur l'évolution des tubercules dans deux sens différents, soit vers la caséification, soit vers la formation d'un tissu scléreux, ne saurait d'ailleurs être généralisée. Vraie pour un tubercule pris isolément, elle ne l'est jamais par la totalité des tubercules de l'organisme, lesquels peuvent très bien marcher les uns vers la caséification, les autres vers la guérison par transformation fibreuse. En réalité cette évolution dépend du nombre, de la virulence des bacilles et aussi de la résistance du terrain. Et ces conditions peuvent se modifier spontanément ou sous l'influence de l'hygiène et d'une thérapeutique rationnelle.

Quoi qu'il en soit, et pour la commodité de la description, nous maintiendrons la distinction de trois formes anatomiques de tuberculose péritonéale.

1° *Tuberculose miliaire aiguë.* — Les lésions peuvent être généralisées ou limitées à la séreuse abdominale. Dans le premier cas on retrouve des tubercules dans un ou plusieurs des organes suivants, simultanément envahis : poumon, foie, tube digestif, organes génitaux, rein, péricarde, rate, méninges, synoviales articulaires, etc. Le malade est mort de granulie.

Dans le second cas, le péritoine seul est pris. Les granulations tuberculeuses sont superficielles et semblent siéger sur l'épithélium ; séparément examinées, elles se présentent, au premier degré de leur évolution, transparentes ou légèrement blanchâtres ; elles résistent sous le doigt comme des grains de semoule. Elles s'accompagnent généralement de lésions inflammatoires simples du voisinage : rougeurs, exsudations fibrineuses, etc.

Les ganglions mésentériques, toujours tuméfiés, sont quelquefois envahis eux-mêmes par le bacille.

A l'ouverture du ventre, on constate une ascite considérable. Le liquide, presque toujours assez abondant, on en a trouvé jusqu'à 8 litres sur le même sujet, est citrin, verdâtre, parfois sanguin, rarement séro-purulent. La cavité péritonéale est libre, non cloisonnée. Boulland insiste, avec raison, sur l'étendue et la confluence des lésions au voisinage, soit de certaines régions enflammées, soit de foyers tuberculeux développés dans les organes sous-jacents.

2° *Péritonite tuberculeuse ulcéreuse.* — Dans cette forme, on peut encore rencontrer des tubercules miliaires, qui indiquent une poussée aiguë surajoutée, mais la plupart des tubercules sont opaques, jaunes, friables : ils forment des amas caséeux suppurants. La cavité péritonéale est cloisonnée par des fausses membranes, de coloration blanc jaunâtre, qui recouvrent la séreuse et déterminent des loges, des kystes dans lesquels on trouve un liquide quelquefois rougeâtre plus souvent purulent ou graisseux.

La péritonite tuberculeuse ulcéreuse peut être circonscrite soit aux hypocondres, soit dans l'épaisseur du grand épiploon. Elle peut aussi occuper le petit bassin (pelvi-péritonite tuberculeuse) et communiquer par un ou plusieurs trajets avec le rectum, le vagin, la cavité des trompes, l'espace pelvi-rectal, l'utérus ou la vessie.

Les ganglions mésentériques et pelviens sont presque toujours atteints de lésions semblables. Les organes abdominaux, la plèvre, le poumon, etc., peuvent enfin participer au processus tuberculeux.

L'ulcération est susceptible de déterminer la perforation de la peau, des intestins et de tous les organes, créant des communications anormales entre deux parties du tube digestif.

Elle peut aussi, sous l'influence d'une thérapeutique rationnelle et précoce, se cicatriser, auquel cas le tubercule guérit par transformation scléreuse.

3° *Péritonite tuberculeuse fibreuse.* — Dans cette forme, les tubercules prennent naissance au sein du tissu conjonctif profond, et sont séparés de l'épithélium par une couche plus ou moins épaisse de ce tissu. C'est à ce siège qu'il faut probablement attribuer la tendance qu'offre le tubercule à rester stationnaire. Il semble que les éléments lamineux l'étouffent et entravent son évolution. Aussi peut-on dire que cette variété de tuberculose évolue spontanément vers la transformation fibreuse, c'est-à-dire vers la guérison. Sur certains points, on peut voir la tuberculose subir quand même la dégénérescence caséeuse, mais une prolifération conjonctive en amène l'enkystement, et le centre caséeux lui-même se résorbe et disparaît.

Dans ces cas, donc, l'évolution du tissu fibreux domine l'évolution du tubercule. Cette évolution peut devenir un danger par ses conséquences éloignées. Les lésions occupant surtout le grand épiploon puis le mésentère et ses petits appendices, ces organes se rétractent déterminant des modifications anatomiques sur lesquelles il importe d'être fixé. Le grand épiploon forme un bourrelet, une sorte de corde tendue d'un hypocondre à l'autre et située au-dessous de la grande courbure de l'estomac, au devant du côlon transverse refoulé en arrière. Le mésentère s'applique complètement sur la colonne vertébrale et entraîne avec lui la masse de l'intestin grêle qui peut être réduit au volume du poing. Déviation de l'utérus et des trompes, atrophie des ovaires, du foie, de la rate, des vaisseaux chylifères artériels et veineux, des veines portes, des canaux biliaires par de véritables réseaux de brides cicatricielles, étranglement interne du fait des mêmes brides, agglutination en paquet de la masse intestinale : telles sont les principales altérations anatomiques que l'on peut observer dans cette forme de tuberculose péritonéale, du fait de la rétraction fibreuse. Ajoutons que l'arrêt stercoral est aussi parfois d'origine paralytique.

La phlegmasie, presque toujours postérieure à l'apparition des tubercules, se manifeste par une coloration rouge de la séreuse qui devient visqueuse et se remplit dans quelques cas d'un épanchement ascitique. Le liquide, jaunâtre, transparent, un peu séro-purulent, parfois sanguinolent, contient moins d'albumine et de sels minéraux que le liquide ascitique simple.

Bien entendu certains tubercules peuvent évoluer comme dans la forme précédente et amener la mort par l'un des mécanismes indiqués.

D'autres fois, le malade succombe aux progrès d'une tuberculose pulmonaire.

Mais il est certain que, dans la péritonite tuberculeuse fibreuse, la guérison même spontanée est fréquente, le tubercule pouvant y demeurer stationnaire ou évoluer vers la transformation scléreuse. A plus forte raison obtiendra-t-on un résultat en améliorant le terrain, et en soumettant le malade à une thérapeutique rationnelle.

Symptomatologie. — Pour la commodité de la description, il y a lieu de conserver les trois types admis par les auteurs et magistralement exposés dans la thèse de Boulland. Mais on ne saurait trop le répéter, dans la réalité clinique, cette situation n'est que rarement vraie et le plus ordinairement les trois formes se confondent.

Forme aiguë. — Elle traduit symptomatiquement, ainsi que nous l'avons dit, la tuberculose miliaire. Elle présente deux aspects cliniques différents, suivant que cette tuberculose est généralisée ou localisée à la séreuse.

Dans le premier cas, le patient est atteint de granulie, et la tuberculose péritonéale peut être complètement méconnue et masquée par l'intensité des symptômes généraux. Le malade présente un état typhoïde que l'on prend presque toujours d'ailleurs pour une véritable *dothiénentérie*. On observe parfois des épistaxis, des entérorrhagies, de la diarrhée, des taches rosées, une fièvre à rémission matinale, des eschares au sacrum, enfin, à la période ultime de la maladie, de la phlegmatia alba dolens, du muguet, de l'hyperesthésie cutanée, désordres, on le voit, bien capables de donner le change.

Cependant, en y regardant de près, on trouve des symptômes qui n'existent jamais dans la dothiénentérie et qui peuvent être regardés comme caractéristiques.

Le ventre est sensible à la pression sur tous les points et non pas seulement dans la fosse iliaque droite. Rétracté les premiers jours, il ne tarde pas à se ballonner et à présenter les signes d'un épanchement ascitique. Enfin, la température immédiatement plus élevée que dans la fièvre typhoïde, se tient entre 40 et 41°.

Ajoutons à ces symptômes les signes cliniques des poussées congestives qui se développent autour des foyers tuberculeux du poumon, un épanchement pleural presque constant, un amaigrissement rapide et considérable, enfin tous les accidents qui relèvent des autres localisations de la granulie.

La maladie est très grave. Elle peut conduire à la mort en moins de trois semaines. Pourtant les malades résistent généralement de trente à quarante jours.

Quand la granulie est circonscrite et que l'éruption miliaire occupe surtout, sinon exclusivement, le péritoine, on peut encore croire à l'invasion d'une fièvre grave, d'une *dothiénentérie* en particulier. Mais, dès le quatrième ou le cinquième jour, les phénomènes abdominaux s'accusent nettement et rendent le diagnostic infiniment plus facile.

Le *facies* est grippé et péritonéal.

Il y a des vomissements alimentaires d'abord, ensuite bilieux.

La constipation opiniâtre, résiste aux laxatifs les plus énergiques. Le ventre est douloureux, ballonné; l'ascite, fréquente, se montre, de plus, souvent considérable. Par son abondance seule, elle peut déterminer des compressions veineuses qui produisent à leur tour l'œdème des membres inférieurs et de la paroi abdominale. La température se tient entre 38 et 39°, le pouls atteint jusqu'à 150 pulsations à la minute et est très petit.

Assez souvent la plèvre se prend, et l'on observe avec les phénomènes qui viennent d'être exposés les symptômes d'un épanchement pleural ordinairement double.

Cette seconde variété de granulie péritonéale est assurément moins grave que la première. Elle peut même se terminer par transformation scléreuse du tubercule et guérison, mais combien exceptionnellement! Dans ces cas, on voit la diarrhée succéder à la constipation et déterminer des évacuations abondantes suivies de diminution de l'ascite ; la fièvre disparaît ; l'état général s'améliore. Après quelques exacerbations, qui correspondent souvent à une poussée nouvelle, le malade finit par retrouver son équilibre.

Mais plus souvent il demeure sensible du ventre. Si la plupart des tubercules disparaissent par processus scléreux, un certain nombre continuent à évoluer et à marcher vers la caséification et l'ulcération; la péritonite tuberculeuse passe à l'état chronique.

Enfin, plus souvent encore, la mort termine la scène pathologique. Elle survient de la sixième à la septième semaine, du fait de la cachexie. Elle peut être aussi déterminée par une paralysie complète de l'intestin, ou bien encore par une phlegmasie pulmonaire sans que pourtant il y ait de tubercules dans les poumons.

On confond quelquefois la péritonite tuberculeuse aiguë avec la *fièvre typhoïde*. Nous avons indiqué en passant les signes qui permettent de distinguer les deux maladies. Insistons sur l'importance de la constipation de l'ascite et des lésions pulmonaires à siège fixe dans la tuberculose.

Le *cancer miliaire aigu disséminé* du péritoine pourrait aussi donner le change. Mais il s'accompagne le plus souvent de tumeurs perceptibles : sa marche enfin est plus aiguë et la mort arrive rapidement précédée de symptômes cérébraux puis de coma.

FORME CHRONIQUE ULCÉREUSE. — Elle répond anatomiquement à la tuberculose ulcéreuse. Cliniquement, il est plus difficile de la séparer de la forme aiguë à laquelle parfois elle succède et de la forme fibreuse qui souvent aussi, la précède, mais vers laquelle elle peut évoluer, si l'intervention thérapeutique ou la résistance du sujet permettent d'obtenir la guérison.

Le début est absolument insidieux, tellement insidieux que Lindfors (cité par Lejars) admet dans sa division clinique des péritonites tuberculeuses, une forme latente. Et la maladie peut demeurer longtemps méconnue alors même que les tubercules évoluent.

Lentement, presque à l'insu des malades qui ne souffrent pas, le ventre augmente de volume en même temps que les forces diminuent. Il y a une sorte de tension de l'abdomen avec vascularisation exagérée de ses parois.

Dans certains cas, la pensée du malade n'a même pas été attirée du côté de son tube digestif lorsque survient brusquement une occlusion intestinale. On ouvre le ventre. On trouve une bride ou une coudure de l'intestin, et l'on est tout étonné de découvrir sur la séreuse un semis de nodules tuberculeux : l'étranglement a été le premier symptôme de la tuberculose latente du péritoine.

Absence de phénomènes douloureux, absence de fièvre, amaigrissement à peine sensible, inappétence, alternative de diarrhée et de constipation : tels sont les caractères de la péritonite tuberculeuse ulcéreuse au début.

Plus tard, ces caractères se modifient et s'accentuent. Le malade s'affaiblit, se cachectise. A l'inappétence se joignent des vomissements bilieux, une répugnance invincible pour tous les aliments solides. La fièvre apparaît, irrégulière, allant de 38 à 40°, mais pouvant varier de 2° en quelques heures. Le pouls est mou, fréquent. Le teint devient terreux. Les femmes ont des troubles utérins constitués le plus ordinairement par de la dysménorrhée ou de l'aménorrhée. On observe des sueurs profuses pendant la nuit. Enfin la toux, les crachats, quelquefois des hémoptysies annoncent l'invasion tuberculeuse des poumons.

Simultanément, le ventre augmente de volume. On constate de l'œdème de la paroi et une dilatation veineuse développée surtout au-dessous de l'ombilic.

On trouve à la pression une douleur sourde. Pour bien la constater, il faut appuyer lentement avec l'extrémité des doigts et retirer subitement la main.

Mais si l'on palpe l'abdomen, on constate une élasticité incomplète et très inégale. Des plaques dures alternent avec des zones de fluctuation. La percussion indique des points sonores déterminés par la présence de l'intestin et des points de matité en rapport avec les épanchements qui sont constants mais très inégaux et en général peu considérables.

Bien entendu, ces renseignements fournis par la percussion et la palpation varient suivant le siège des cloisonnements, l'importance de l'épanchement, l'état des intestins, etc., etc.

Si les lésions sont cantonnées dans le petit bassin, le toucher vaginal fournit des renseignements précieux, en montrant un empâtement plus ou moins fluctuant dans les culs-de-sac. L'utérus est dévié, entouré de masses bosselées; le liquide retiré par ponction est presque toujours purulent.

Tel est le tableau clinique de la péritonite tuberculeuse ulcéreuse à la seconde période.

Cet état peut rester quelque temps stationnaire. Mais il est bien rare de voir les malades y résister plus de trois ou quatre mois. Sans parler de la pleurésie, des méningites tuberculeuses, de l'étranglement interne assez souvent observés et qui abrègent toujours singulièrement la durée de la maladie, le dénouement fatal peut être hâté encore par une poussée de la granulie pulmonaire, par une perforation, avec ouverture de l'intestin dans le péritoine ou même dans une autre partie du tube digestif, phénomènes reconnaissables à l'exacerbation de la douleur sur un point de l'abdomen et à une émission de pus graisseux et sanguinolent dans les selles ou à une lientérie rapidement mortelle.

L'ouverture du foyer peut également se faire à l'ombilic. Cet accident est extrêmement grave, et annonce habituellement une fin prochaine.

Enfin si le malade échappe à ces redoutables complications, on le voit s'affaiblir graduellement, tomber dans une extrême cachexie, et mourir, autant de la phtisie pulmonaire qui ne manque presque jamais au tableau clinique, que de la péritonite.

Cependant, l'inflammation peut se circonscrire, auquel cas on voit les épanchements péritonéaux s'enkyster et se constituer ainsi une sorte de barrière qui protège le reste de la séreuse contre l'invasion des microbes emprisonnés dans le kyste. La situation demeure encore grave; cependant, elle laisse au malade le temps de se refaire et au médecin, la faculté d'intervenir efficacement. On a même vu dans des cas bien exceptionnels, il est vrai, une ouverture spontanée, déterminer l'évacuation de la poche et la guérison du sujet. Raretés pathologiques sur lesquelles il serait bien décevant de compter et qui, malheureusement, n'enlèvent au pronostic rien de sa gravité.

Nous avons dit combien facilement on méconnaît la péritonite tuberculeuse ulcéreuse au début. A sa période d'état on peut la confondre avec les *kystes abdominaux* ou du *péritoine*, et même avec les *kystes hydatiques du foie*. L'intégrité relative de l'état général, la durée de l'affection, le bon état du poumon et des plèvres permettent ordinairement de séparer ces affections de la tuberculose péritonéale.

Le *cancer du péritoine* a aussi des symptômes communs avec la péritonite tuberculeuse. Mais, presque toujours consécutive à un cancer viscéral, cette affection présente des douleurs plus vives, une marche plus rapide, une cachexie plus prompte. La tuberculose est presque toujours une maladie de l'enfance ou de la jeunesse, et le cancer une lésion de l'âge adulte et de la vieillesse. Enfin l'on trouve (Siredey et Danlos) dans le cancer, des indurations superficielles, doublant la paroi abdominale par places, sous forme de plaques ou de nodosités, développées parfois au niveau des ponctions.

Forme chronique fibreuse. — Son début est intermédiaire à la forme aiguë et à la forme chronique ulcéreuse (Fernet). Lent et insidieux quant aux phénomènes locaux, il s'accompagne de phénomènes généraux beaucoup plus accentués. Les malades pâlissent et présentent un amaigrissement rapide. Ils accusent des malaises, des troubles digestifs vagues, de la courbature, une lassitude générale. Il y a un peu de fièvre vespérale. Bientôt l'apparition d'un épanchement ascitique qui peut disparaître pour revenir et se résorber de nouveau, des diarrhées tenaces alternant avec des accès de constipation invincible, attirent l'attention du côté de la séreuse abdominale et permettent de reconnaître le siège et la nature de la lésion.

A la période d'état, l'on observe des poussées d'ascite qui paraissent correspondre au développement de nouveaux tubercules. Le liquide peut se résorber et disparaître avec une rapidité qui étonne toujours le clinicien. Ces poussées sont précédées d'une certaine tension de l'abdomen, de météorisme. La peau du ventre devient luisante, comme vernissée. Très mobile le plus souvent dans la séreuse, le liquide y est d'autres fois emprisonné par les cloisons dont on connaît le mode de formation. Le ventre prend alors la forme ovalaire des kystes de l'ovaire; il y a des zones mates irrégulièrement distribuées suivant le siège du liquide.

Ajoutons que l'ascite peut dépendre d'altérations anatomiques autres que la tuberculose péritonéale proprement dite. La compression du système veineux par des brides fibreuses, par exemple, l'existence simultanée d'une cirrhose ou d'une hépatite interstitielle tuberculeuse et l'on sait que, d'après Hanot et Lauth, ces deux affections évolueraient fréquemment d'une façon parallèle, augmentent parfois considérablement le liquide abdominal en dehors de nouvelles poussées tuberculeuses. Ces considérations indiquent combien il est difficile de tirer de l'épanchement ascitique un élément pronostique sérieux.

Lorsque le liquide se résorbe, et que le météorisme s'atténue, on sent à la palpation de l'abdomen des plaques indurées, des gâteaux péritonéaux mats, irréguliers au toucher, disséminés en des points différents.

L'épiploon, rétracté, peut être senti comme une corde tendue d'un hypochondre à l'autre.

Sous la main on perçoit une crépitation qui donne la sensation de l'amidon froissé.

A l'auscultation de l'abdomen, on entend des frottements péritonéaux. On perçoit également les cris de l'intestin signalés déjà par Guéneau de Mussy,

A cette période, la péritonite fibreuse peut rester stationnaire et même s'améliorer et guérir sous l'influence du traitement. Ce n'est pas la règle. Plus souvent le mal continue son évolution. Il se forme un empâtement à la région ombilicale au-dessous duquel les anses intestinales se déplacent difficilement et forment une masse homogène. Le ventre se rétracte de plus en plus et s'applique sur les parties profondes; il se creuse en bateau. L'intestin est réduit à un peloton situé au devant de la colonne vertébrale. Boulland cite le cas d'un malade obligé de se tenir courbé en deux par le fait de ce raccourcissement de l'intestin.

La rate, le foie, les ovaires s'atrophient. L'utérus est tiraillé. On observe généralement des phénomènes d'étranglement interne plus ou moins complet. Les compressions vasculaires se révèlent par l'œdème des membres inférieurs ou de l'abdomen.

Fréquemment enfin les tubercules évoluent, se caséifient, et l'on voit apparaître les phénomènes de la péritonite tuberculeuse chronique ulcéreuse.

Tant que la péritonite reste fibreuse, les symptômes généraux sont peu graves; la fièvre ne dépasse pas 38°, et si le pouls atteint 120, il reste fort et vibrant.

La péritonite tuberculeuse fibreuse dure trois mois en moyenne. Elle peut se prolonger plus longtemps si le travail cicatriciel reste stationnaire (Boulland). Les épanchements persistent, même après la disparition des phénomènes subaigus.

On voit souvent apparaître, au cours de son évolution, des poussées de granulations miliaires; plusieurs fois répétées, elles affaiblissent le malade et le mènent à la mort.

L'occlusion intestinale, la propagation de la tuberculose aux organes abdominaux, à la plèvre et aux poumons déterminent également, dans certains cas, une issue fatale.

Il n'en est pas moins certain que la guérison peut s'observer, soit spontanément, soit du fait de la thérapeutique et que c'est la forme de tuberculose péritonéale où l'on est le plus en droit d'attendre cette terminaison.

Le diagnostic de la péritonite tuberculeuse fibreuse est souvent difficile à établir. Il faut d'abord la séparer de la *péritonite chronique simple*, maladie rare et qui ne se rencontre pour ainsi dire jamais en dehors de l'alcoolisme, du mal de Bright et des cardiopathies chroniques. L'existence de l'un de ces états généraux permet d'affirmer, ordinairement, la nature simple de l'inflammation du péritoine.

On distingue la péritonite tuberculeuse fibreuse de la *syphilis du péritoine*, affection rare, le plus souvent consécutive à la syphilis de l'un des viscères abdominaux, du foie particulièrement, en s'appuyant sur les commémoratifs et sur l'existence d'autres manifestations tertiaires de la diathèse.

Mais c'est dans les cas de tuberculose fibreuse péritonéale, avec ascite considérable, qu'il est particulièrement difficile d'établir le diagnostic.

Les *kystes ovariens*, par exemple, peuvent très bien donner le change. C'est ainsi que Spencer Wells, croyant avoir à enlever une tumeur de ce genre, pratiqua le premier une laparotomie chez un malade atteint de tuberculose de la séreuse. Erreur dont il eut lieu de se féliciter, puisque la malade survécut plus de vingt ans à l'opération, et que son intervention devint le point de départ d'une méthode thérapeutique nouvelle et efficace. La ponction, dans le doute, éclairerait le diagnostic des cas de ce genre. La longue durée de l'évolution des kystes ovariens, les rapports de la tumeur avec l'utérus, faciles à constater au toucher combiné avec le palper, fournissent également au clinicien des indications précieuses sinon positives.

Les *tumeurs abdominales et pelviennes de mauvaise nature*, qui s'accompagnent si souvent d'ascite, doivent également être distinguées de la péritonite tuberculeuse. On les reconnaîtra aux commémoratifs, à l'exploration méthodique et soigneuse de l'utérus et des ovaires dans leurs rapports avec le néoplasme, enfin et surtout à l'analyse des liquides retirés par la ponction. Si l'épanchement est déterminé par une douleur abdominale irritant le péritoine, le liquide est albumineux, souvent coloré ; enfin, sans parler des hématies et des globules blancs pleins de particules graisseuses très réfringentes, on y trouve des cellules irrégulières possédant, autour d'un noyau central, des granulations nombreuses. Au contraire, dans la tuberculose péritonéale, le liquide est limpide, fluide, légèrement coloré; peu albumineux, il ne contient ni fibrine ni sédiment si on le laisse reposer quelque temps dans un verre.

On confond parfois la *cirrhose atrophique* et la péritonite tuberculeuse acitique. Mais sans parler du liquide qui, dans cette maladie du foie, est limpide, fluide, à peine coloré, on peut la reconnaître encore avant toute ponction à l'abondance de l'épanchement, à l'atrophie de la glande hépatique, à l'hypertrophie de la rate. Le liquide est très mobile dans la cavité abdominale ; la circulation supplémentaire est localisée à l'hypocondre droit ; enfin la maladie évolue lentement, sans fièvre et en laissant à l'organisme l'intégrité relative de ses principales fonctions.

Où le diagnostic devient très difficile, c'est lorsque le malade présente une *affection tuberculeuse du foie* (type Hanot-Lauth), d'autant plus que la péritonite coexiste souvent avec cette localisation viscérale de la tuberculose. Cependant on pourra soupçonner, voire même reconnaître le processus hépatique aux caractères cliniques suivants : le début est lent, le foie se montre douloureux à la pression, le malade présente le facies subictérique des lésions hépatiques.

Dans quelques cas difficiles de ce genre, nous avons pu nettement diagnostiquer la localisation hépatique ou péritonéale de la tuberculose à un symptôme que nous recommandons d'autant plus volontiers qu'il n'est, pensons-nous, décrit dans aucun traité classique. On choisit sur l'abdomen une veine particulièrement dilatée et, avec le doigt appliqué fortement, on entrave la circulation du sang dans le vaisseau. Si le foie est atteint, l'engorgement se produit à la partie inférieure de la veine comprimée. Il est supérieur lorsque la lésion est péritonéale. Dans le premier cas, en effet, c'est l'obstruction de la veine porte qui détermine la circulation supplémentaire et le sang marche de bas en haut ; dans le second, c'est la veine cave et le sang progresse de haut en bas.

Il faut savoir enfin séparer la tuberculose péritonéale de la *tympanite* par compression intestinale ou d'origine rhumatismale et le *météorisme* si souvent observé chez les enfants *rachitiques* et chez les *hystériques*.

La constipation invincible, l'existence d'une tumeur comprimant l'intestin ou d'accidents rhumatismaux permettent de reconnaître la tympanite.

La constatation des stigmates de l'hystérie, l'absence de fièvre, le bon état général du sujet indiquent l'influence d'une névrose.

Enfin, chez les rachitiques, le ventre est globuleux, mou, pâteux, sans élasticité ni rénitence. De plus, alors que le rachitisme est si fréquent, la phtisie péritonéale est extrêmement rare chez les jeunes enfants.

Traitement. — La thérapeutique de la péritonite tuberculeuse s'est modifiée considérablement de nos jours du fait de l'intervention de la chirurgie dans le traitement de cette maladie. Ce n'est pas une raison pour abandonner complètement les méthodes médicales qui, susceptibles, elles aussi, d'être améliorées et rendues plus efficaces, peuvent certainement aider puissamment l'action du bistouri, et même quelquefois amener la guérison des malades sans intervention sanglante.

On peut atteindre d'ailleurs directement les bacilles de la séreuse abdominale sans recourir à la laparotomie : 1° par l'intermédiaire des lymphatiques de la peau, 2° et surtout par la voie lymphatique intestinale.

C'est incontestablement à cette dernière, et en portant directement des solutions mercurielles microbicides au contact de la séreuse, que les anciens médecins devaient les rares succès, attribués à la médication par le calomel.

Aujourd'hui, l'on préfère avec raison la créosote et le gaïacol aux préparations mercurielles qui affaiblissent le sujet et déterminent trop souvent des intoxications fâcheuses. Mais on a, pensons-nous, le tort d'administrer exclusivement ces médicaments par la voie buccale ou en injections sous-cutanées. La substance active, qui arrive au contact du péritoine, est en effet trop diluée pour agir efficacement et nous avons, quant à nous, depuis longtemps renoncé à cette façon de procéder.

Après un essai prolongé des différents médicaments préconisés contre la tuberculose, nous considérons la créosote comme incontestablement supérieure aux autres. Mais partant de cette donnée anatomique que les vaisseaux lymphatiques présentent les rapports les plus intimes avec la grande séreuse abdominale, nous prescrivons exclusivement le médicament par la voie rectale en lavements. Trente, quarante ou même cinquante gouttes de créosote bi-distillée sont émulsionnées dans un jaune d'œuf ; le tout est versé dans un verre d'eau bouillie tiède et donné au malade après l'administration d'un grand lavement évacuant à l'eau simple, autant que possible, le soir en se couchant.

Enfin, si le remède détermine des coliques, nous faisons ajouter quelques gouttes de laudanum. La même adjonction est conseillée s'il y a des insomnies.

Nous avons pu, sous l'influence exclusive de cette médication très simple, on le voit, obtenir des améliorations et même des guérisons évidentes dans les cas bénins de tuberculose péritonéale. Nous considérons en tout cas la méthode comme bien supérieure à l'administration de la créosote par la bouche en ce sens qu'elle est au moins anodine et qu'elle ne trouble pas l'alimentation des malades.

Ce n'est pas tout ; nous cherchons encore à agir sur la séreuse en frictionnant la peau de l'abdomen avec des pommades médicamenteuses.

Après avoir essayé des divers agents préconisés, gaïacol, créosote, sublimé, résorcine, etc., nous nous sommes arrêtés à une substance considérée, à tort assurément, par Lutton (de Reims), comme spécifique de la tuberculose, mais qui constitue cependant un excellent médicament dans le traitement de certaines manifestations de la diathèse : nous voulons parler de l'acétate de cuivre. Ce composé nous a donné dans certains cas des résultats si favorables que nous ne craignons pas de le recommander d'une façon toute particulière, convaincu qu'il pourra rendre les plus grands services.

Voici comment nous l'administrons :

Tous les soirs, le ventre du malade est lavé soigneusement à l'eau chaude et au savon.

Pendant cinq minutes, on le frictionne ensuite avec gros comme une petite noix de la pommade ci-dessous :

Acétate neutre de cuivre.	2 grammes
Lanoline.	} ââ 20 —
Vaseline.	}

On a conseillé également, et en s'appuyant plus ou moins sur les mêmes idées théoriques, les badigeonnages iodés et les pommades iodurées. Mais il nous semble que l'iode ne donne pas, à beaucoup près, des résultats aussi efficaces que le cuivre.

Les applications répétées de collodion sur toute la surface de l'abdomen, récemment encore préconisées par Millard à la Société médicale des hôpitaux, les pommades calmantes (belladone, opium) peuvent avoir des indications spéciales dans le cas, par exemple, où le malade accuse des douleurs vives, apparemment déterminées par les mouvements de l'intestin.

Les pointes de feu, assurément décongestionnantes, sont également indiquées dans certaines circonstances; mais nous préférons encore à tous les agents révulsifs, dans cette forme d'inflammation péritonéale, le vulgaire vésicatoire, qui non seulement décongestionnne les régions enflammées, mais dont l'action, ainsi que nous l'avons déjà exposé, paraît être d'autant plus efficace que le jetage humoral est plus considérable. A ce point de vue, nous ne craignons pas d'en entretenir la suppuration pendant quelques jours en le faisant panser avec une pommade épispastique.

Bien entendu, le traitement général est sévèrement surveillé. Le malade vit autant que possible au repos et en plein air. Chez les sujets anémiés et atteints de tuberculose à forme torpide, un séjour de quelques semaines au bord de la mer peut rendre les plus grands services. On soutient la nutrition en prescrivant une alimentation substantielle. La viande crue, la poudre de viande, les peptones, etc., sont conseillées avec grand succès.

Il faut donner des reconstituants : huile de foie de morue, phosphate de chaux, eaux minérales sulfureuses ou iodo-bromurées, quinquina, arsenic, etc.

On combat enfin la fièvre avec le quinquina, le sulfate de quinine, et surtout l'antipyrine.

Mais il n'y a pas lieu d'insister sur ces différents points, qui relèvent en réalité de la thérapeutique générale de la tuberculose. On trouvera d'ailleurs sur tout ce qui les concerne les indications les plus complètes dans deux livres récemment publiés par les Drs Daremberg (de Cannes) et Bernheim (de Paris).

En résumé, créosote en lavements, frictions abdominales quotidiennes avec la pommade à l'acétate de cuivre, médication tonique et reconstituante, bonne hygiène : tels sont les agents qui nous permettront de guérir quelquefois la tuberculose péritonéale et qu'il conviendra toujours de conseiller en premier lieu.

Enfin si cette thérapeutique demeure impuissante et tarde à donner une amélioration sérieuse, sans l'abandonner, l'on aura recours à la laparotomie dont les résultats ne sont pas contestables aujourd'hui et qui, depuis Spencer Wells, compte à son actif un nombre déjà considérable de guérisons.

Elle est de beaucoup préférable à la ponction avec injections modificatrices, préconisée par certains médecins et qu'il convient cependant d'exposer.

Truc pensait, théoriquement, qu'il serait possible d'arrêter les accidents de péritonite tuberculeuse en ponctionnant les malades et en injectant de l'éther iodoformé dans la séreuse vidée de ses liquides pathologiques.

Maurange conseillait plutôt la vaseline liquide, qui est en effet un excellent modificateur des lésions tuberculeuses.

Debove qui, le premier, appliqua la méthode et la fit passer de la spéculation dans le domaine de la pratique, emploie l'acide borique en solution saturée à 39 ou 40°. Après avoir ponctionné, il enlève la plus grande quantité de liquide possible; puis il pratique le lavage du péritoine avec la solution boriquée jusqu'à ce que l'eau revienne limpide et absolument claire. L'intervention ramène, dit-il, chez le malade, un état aigu et de peu de durée, puis l'amélioration commence et augmente progressivement.

Cette méthode est peut-être bonne dans la forme ascitique, sans adhérences, alors que le liquide injecté peut exercer toute son action sur les granulations tuberculeuses. Elle est aussi défendable dans la péritonite enkystée et suppurée.

Mais il ne faut pas oublier que la ponction est un moyen aveugle et qui ne permet pas de se rendre un compte exact de l'état des parties. Elle expose, plus encore que la laparotomie, aux blessures de l'intestin. Enfin, elle ne permet pas d'agir aussi complètement que cette dernière sur les régions malades. Il n'y a donc lieu d'admettre la méthode de Debove qu'avec réserves.

Nous en dirons autant de la pratique de Rendu récemment exposée à la Société médicale des hôpitaux (séance du 27 octobre 1893). Après avoir retiré de la séreuse malade environ les 4/5 du liquide qu'elle contenait, ce praticien injecta 8 à 10 grammes de naphtol camphré qu'il laissa dans la cavité abdominale. Une légère réaction fébrile se produisit, puis disparut très vite ; l'ascite ne se reforma pas, et on put percevoir un gâteau péritonéal indiquant la présence d'une péritonite adhésive. Cette masse ne persista point longtemps, car progressivement elle diminua et quelques semaines après l'injection la guérison pouvait être considérée comme certaine.

Malgré ce cas heureux, nous considérons la méthode de M. Rendu comme moins sûre que la laparotomie ; nous la considérons surtout comme plus inquiétante pour les raisons précédemment indiquées, et aussi parce que le naphtol camphré n'est pas sans danger lorsqu'il est subitement absorbé ainsi que la chose arriverait au contact d'une muqueuse saine. Cette objection fut d'ailleurs présentée par MM. Fernet et Le Gendre lors de la communication de M. Rendu. Et puis l'on ne peut vraiment adopter une méthode sur un seul cas, ce cas fût-il exceptionnellement heureux.

Par contre, la laparotomie, dont il nous reste maintenant à parler, a fait souvent ses preuves. Le dernier mémoire de König accuse un cas de guérison sur quatre. Quand on pense à la gravité du pronostic de la tuberculose péritonéale, et à l'innocuité relative d'une laparotomie pratiquée suivant les règles de l'antisepsie, on ne saurait hésiter à accepter celle-ci comme l'opération de choix, alors que le traitement médicamenteux demeure impuissant.

Le Dr Allibert a fait de cette question sa thèse inaugurale. Ce n'est pas le lieu d'exposer longuement les conclusions de ce travail, justement considéré comme classique, mais qui relève plutôt de la chirurgie que de la pathologie interne.

On y pourra trouver tous les points relatifs aux indications du manuel opératoire et aux soins consécutifs. Qu'il suffise de montrer ici les principales considérations qui se dégagent de cette monographie.

Voici, d'après Allibert, les variétés de péritonite bacillaire qui relèvent de la laparotomie :

1° Toutes les formes ascitiques, chroniques, subaiguës ou aiguës de la tuberculose péritonéale (bien que l'opération puisse n'être que palliative dans ces derniers cas) ;

2° Toutes les formes fibreuses sèches proprement dites et les formes fibro-adhésives, lorsqu'il existe des phénomènes douloureux considérables, ou un début d'occlusion chronique, ou lorsque l'état général s'aggrave ;

3° Toutes les formes suppurées, généralisées ou enkystées uniloculaires ;

4° Tous les cas d'occlusion intestinale survenant dans le cours d'une péritonite tuberculeuse ;

5° Tous ceux où le diagnostic est hésitant et incertain.

Par contre :

1° Toutes les formes fibro-adhésives qui évoluent vers la guérison ;

2° Toutes les formes ulcéreusese sèches (sauf à la période de début) ;

3° Toutes les formes suppurées, enkystées multiloculaires, doivent être respectées par le chirurgien et abandonnées à la thérapeutique médicale palliative.

L'existence de foyers bacillaires extra-péritonéaux ne doit faire rejèter l'opération que lorsqu'ils siègent sur l'intestin ou indiquent par leur marche aiguë une généralisation rapide.

Nous ne saurions indiquer dans un traité de médecine, avec tous les détails qu'il comporte, le manuel opératoire de cette laparotomie; il varie, d'ailleurs, suivant la forme inflammatoire pour laquelle on intervient.

Mais on peut le résumer en quelques mots : ouvrir le foyer inflammatoire, laver à l'eau boriquée ou salée toute la cavité malade, essuyer les points tuberculeux et les poudrer avec des poudres faiblement antiseptiques s'ils paraissent suppurés, fermer le ventre par trois plans de sutures.

On le voit, dans la plupart des cas, l'intervention, infiniment simple, ne demande ni un arsenal opératoire considérable, ni une grande habitude de la chirurgie. Comparable à peine à la pleurotomie, si l'on se place au point de vue des difficultés qu'elle présente, elle paraît donc, pour ceux qui en ont la moindre expérience, destinée à entrer avant longtemps dans la pratique courante de la plupart des médecins.

V

PÉRITONITE CANCÉREUSE

Les séreuses, on le sait, offrent en général peu de prise à la diathèse carcinomateuse. Aussi le cancer primitif vrai du péritoine doit-il être considéré comme une rareté. Il n'en est pas de même du cancer secondaire par propagation ou par généralisation, qui est assez communément observé.

Rien à dire des causes qui président à son développement. En attendant que la science soit fixée définitivement sur ce point, on peut admettre, si l'on veut, avec les auteurs classiques, l'influence d'une sorte de diathèse cancéreuse, de l'arthritisme, des chagrins, de l'hérédité, etc.

D'après la statistique de Mongird (Cancer du péritoine. Thèse de Paris, 1884), sur 28 cas de carcinome péritonéal, 18 se rencontrent chez les femmes et 10 chez l'homme.

Anatomie pathologique. — On a trouvé dans le péritoine à peu près toutes les variétés de cancer : l'encéphaloïde, le squirrhe, le cancer mélanique. Les auteurs ajoutent à cette nomenclature le cancer colloïde qui est, disent-ils, à beaucoup près le plus fréquent. Nous estimons, avec Péan, que, anatomiquement aussi bien que cliniquement, ce dernier doit être séparé de la classe des néoplasmes malins et rattaché à une autre variété de tumeurs.

L'*encéphaloïde* se présente sous les aspects les plus divers : noyaux mous, grisâtres, plus ou moins étendus, sessiles ou pédiculés, agglomérés ou disséminés. Dans ce dernier cas il peut se présenter sous forme de granulations qui envahissent simultanément ses deux feuillets, constituent une sorte de carcinose miliaire, tout à fait comparable à la granulie tuberculeuse. D'après Rokitansky le carcinome de cette variété est toujours primitif et à marche aiguë.

Le *squirrhe* est plus rare ; on le trouve à l'autopsie, tantôt en granulations ou en noyaux plus ou moins disséminés, tantôt en masses confluentes et qui transforment le péritoine pariétal épaissi en une véritable cuirasse dure, lardacée, criant sous le scalpel.

Bien entendu, le cancer primitif ne reste pas localisé. Tôt ou tard il envahit les parenchymes recouverts par la séreuse, comprimant les veines portes, les voies biliaires, les anses intestinales, etc., perforant les parois des vaisseaux et produisant des thromboses, gagnant le diaphragme, le médiastin, la plèvre, le poumon même, la paroi pariétale, particulièrement au niveau de l'ombilic.

Le cancer peut aussi se propager aux plaies de ponction et déterminer des plaques cancéreuses dans l'épaisseur de la paroi abdominale. On a rencontré enfin, quelquefois, des noyaux dans les muscles et dans le tissu cellulaire sous-cutané, avec ou sans retentissement ganglionnaire inguinal.

En un mot le processus pathologique suit les trajets lymphatiques qui sont, on le sait, dans cette région aussi bien que dans les autres, la voie principale de sa généralisation.

Maintenant le cancer primitif du péritoine est une rareté. Le néoplasme, avons-nous dit, est le plus souvent consécutif. Les viscères infectés primitivement sont, par ordre de fréquence, les ovaires, l'estomac, le foie, l'utérus. Le cancer se propage d'abord aux parties voisines et finit par se généraliser. La généralisation est constituée tantôt par de véritables nodosités, plus rarement par de fines granulations semblables à celles de la tuberculose.

Toujours, à un certain moment de son évolution, le cancer du péritoine s'accompagne d'une inflammation plus ou moins intense de la séreuse. Il en résulte des exsudats fibrineux, des adhérences, voire même des néo-membranes vasculaires et très facilement hémorragiques.

Enfin, on peut voir se développer une péritonite aiguë consécutive à l'ouverture d'un clapier purulent. Cet accident s'observe surtout au cours du cancer de l'utérus et des annexes.

Tels sont les caractères anatomiques généraux du cancer vrai du péritoine. Ils suffisent, nous semble-t-il, pour le séparer nettement de ce que les auteurs appellent improprement le cancer colloïde. Le cancer colloïde serait caractérisé, disent-ils, généralement par l'apparition de masses gélatineuses considérables sur le mésentère, le méso-côlon, et surtout l'épiploon, masses de nature myxomateuse, c'est-à-dire maligne.

Pour Lancereaux, il n'y aurait là qu'une péritonite villeuse ou verruqueuse avec sécrétion de liquide colloïde.

D'après Cornil et Ranvier, les parties les plus anciennes seraient formées de grandes alvéoles remplies de cellules sphériques volumineuses et transparentes. Dans les parties récentes on trouverait une grande quantité de tissu fibreux à fibrilles très fines, enfermant entre leurs mailles de la substance colloïde.

En réalité, le cancer vrai du péritoine, dans certaines formes bien décrites par Lancereaux, peut donner naissance à une ascite à liquide épais, gélatineux. Egalement le sarcome, certaines tumeurs abdominales et même simplement les kystes de l'ovaire (Sébileau) sont parfois le point de départ d'un phénomène semblable.

Mais ce que l'on appelle communément le cancer colloïde n'est pas un cancer. C'est une tumeur bénigne, susceptible, il est vrai, de récidiver sur place, mais qui ne présente aucune tendance à la généralisation.

« Il est fort rare, dit Cruveilhier, que la maladie se reproduise en dehors de la cavité abdominale, et, à plus forte raison, il est sans exemple qu'elle ait envahi l'organisme tout entier. »

C'est Péan qui, sans contredit, a le mieux compris la nature de cette maladie. Il est le seul qui, jusqu'à présent, ait osé l'attaquer systématiquement et tenter chirurgicalement la guérison des malades qui en sont atteints.

« Frappé, dit-il, de l'analogie que l'on observe entre la maladie gélatineuse du péritoine et certains kystes gélatineux aréolaires, nous ne serions pas éloigné de considérer toutes ces maladies comme les variétés d'un même processus morbide. Il est certain qu'à première vue la ressemblance est difficile à admettre puisque les kystes ont une membrane enveloppante manifeste, tandis que la matière gélatineuse paraît libre dans la cavité péritonéale. Mais en examinant la chose de près sur un grand nombre de malades, on ne tarde pas à reconnaître que la différence est moindre qu'on ne le supposait d'abord. En effet, la résistance des membranes enveloppantes des kystes gélatineux aréolaires présente, suivant la maladie, de grandes différences. Dans quelques cas elles sont fermes et très apparentes, dans d'autres elles sont d'une telle ténuité qu'elles se rompent à la moindre traction, et que leur épaisseur n'égale pas celle d'une feuille de papier...

« D'autre part, la matière colloïde est rarement dépourvue de tout vestige de membrane enveloppante; dans certaines variétés, cette membrane offre même une vraie résistance; or, en comparant ces derniers cas avec les kystes à parois minces, on retrouve en quelque sorte tous les degrés qui séparent les extrêmes. Tel est le motif qui nous porte à admettre entre ces deux affections une similitude complète quant à leur nature et à ne les considérer que comme appartenant à une même série morbide dont les termes les plus éloignés sont tout à fait dissemblables. »

Telle est l'opinion émise par Péan en 1880 dans son *Traité des tumeurs de l'abdomen et du bassin*. Nous voyons qu'elle est parfaitement conforme aux données purement anatomiques fournies par MM. Cornil et Ranvier.

Ajoutons que l'ancien chirurgien de Saint-Louis, conséquent avec son opinion, a pratiqué plusieurs fois, depuis lors, l'ablation de tumeurs de ce genre. Nous avons pu suivre une de ses opérées, chez laquelle la masse colloïde fut extraite avec les mains par paquets, et le péritoine nettoyé aussi complètement que possible. La guérison est parfaite et ne s'est pas démentie jusqu'à ce jour.

Aussi pensons-nous qu'il est scientifique d'accepter l'opinion de ce chirurgien, de séparer les cancers proprement dits, tant au point de vue anatomique qu'au point de vue pathologique, de la maladie gélatineuse du péritoine et de ranger celle-ci dans la classe des kystes gélatineux aréolaires de la séreuse.

Symptomatologie. — Le plus souvent il est impossible de reconnaître le cancer miliaire primitif du péritoine. La maladie commence par des douleurs dans la région abdominale, puis le ventre enfle et acquiert bientôt un volume considérable, soit du fait de la tympanite, soit plutôt par suite de l'ascite. La dyspnée devient d'autant plus rapidement intense que les plèvres sont assez souvent le siège d'un épanchement lui-même prononcé. On fait des ponctions, mais le liquide se reproduit immédiatement. La coloration de la peau change à peine. L'amaigrissement n'a pas le temps de se produire étant donné la marche rapide de la maladie. Le palper et la percussion ne fournissent aucune indication, en raison du petit volume des produits cancéreux. Le délire arrive vite, une fièvre légère survient et le malade meurt sans que l'on puisse exactement savoir à quelle lésion attribuer le décès.

De même, il est souvent difficile de reconnaître, surtout au début, le cancer primitif de la séreuse à marche chronique. La douleur est généralement le premier symptôme. Vague, sans siège précis, plus volontiers cependant localisée autour de l'ombilic ou dans les hypocondres, elle peut s'irradier soit vers l'épaule, soit vers les régions inguino-crurales. D'autres fois ce sont les troubles digestifs qui ouvrent la marche, excessivement variables d'ailleurs, pouvant se manifester aussi bien par une diarrhée incoercible que par une constipation assez tenace pour faire croire à de l'occlusion intestinale. Enfin l'ascite elle-même constitue parfois le premier désordre de la maladie.

Peu à peu, mais toujours assez rapidement, ces symptômes s'accentuent. La douleur devient plus intense : elle se manifeste d'une façon irrégulière, supportable le plus souvent, parfois extrêmement pénible. La pression la provoque et l'exagère.

Les digestions sont lentes, impossibles : le malade perd tout appétit : la constipation, encore augmentée par la diminution du calibre intestinal, se montre extrêmement tenace, elle est remplacée par de la diarrhée à la période ultime.

L'ascite peut faire défaut. Dans ce cas, la paroi abdominale perd sa souplesse ordinaire et offre une tension permanente, cette rénitence spéciale bien indiquée par Grisolle. Mais le plus souvent il y a un épanchement péritonéal plus ou moins abondant. Comme dans toutes les péritonites chroniques, le liquide est peu mobile et cloisonné par des adhérences. Rarement séreux, il se montre ordinairement hémorragique, soit par suite de la vascularisation exagérée du péritoine, soit du fait de véritables points de pachy-péritonite.

Même avant la ponction, on peut trouver de l'induration des parois, principalement au niveau de l'ombilic. On éprouve alors la sensation d'un tissu ligneux qui s'étend plus ou moins loin, suivant le moment où l'on pratique l'examen. Quand le liquide est évacué, la main perçoit des nodosités arrondies, multiples, irrégulières ; elles peuvent atteindre le volume d'une tête de fœtus et même remplir toute la cavité abdominale.

On a noté l'envahissement cancéreux des sacs herniaires.

Lorsque la paroi abdominale est prise, on sent des nodosités dans le tissu cellulaire sous-cutané et même dans les muscles. A ce moment, ainsi que l'a montré Guéneau de Mussy, les ganglions inguinaux présentent un engorgement caractéristique.

Par le toucher vaginal et rectal, on trouve parfois une tumeur dans les culs-de-sac ou une rénitence spéciale. L'utérus est toujours plus ou moins immobilisé.

Une poussée nouvelle peut alors se manifester et imprimer à l'affection une marche aiguë qui en abrège considérablement la durée

Enfin, si la maladie continue à évoluer chroniquement, le météorisme s'exagère du fait de la distension des intestins ou de leur rétrécissement, l'état général s'aggrave, l'amaigrissement s'accentue, la dyspnée devient extrême. L'aspect du malade à la période ultime es caractéristique, la maigreur du thorax et des membres supérieurs contrastent avec le développement considérable du ventre et l'œdème des membres inférieurs. Une fièvre plus ou moins intense, du délire terminent enfin la scène pathologique.

La maladie peut durer de deux mois à un an; mais, en général elle présente une évolution rapide.

Tels sont les symptômes et la marche du cancer primitif du péritoine.

Enfin si l'affection est consécutive à quelque néoplasie viscérale, il seront nécessairement modifiés par l'évolution clinique de cette néoplasie. Il est généralement facile, d'ailleurs, de faire la part de chaque affection dans le complexus pathologique.

Diagnostic. — Quand l'ascite est considérable, il faut distinguer la péritonite cancéreuse de toutes les *maladies ascitiques*. L'aspect hémorragique du liquide, bien qu'il ne soit pas constant, et puisse s'observer au cours d'autres maladies, de la péritonite tuberculeuse par exemple, constitue cependant le meilleur signe différentiel.

La ponction séparera, dans les cas douteux, le cancer du péritoine des *kystes hydatiques du foie*, des kystes de l'ovaire.

La palpation et l'examen des symptômes propres à ces maladies permettent de reconnaître le *cancer du foie*, le *cancer de l'intestin* et toutes les autres lésions qui pourraient donner le change.

Le *cancer colloïde*, ou plus exactement, pour employer l'expression de Péan, la *maladie gélatineuse* du péritoine présente une symptomatologie toute différente.

Cette affection commence généralement en un point limité, débutant le plus ordinairement par le petit bassin, à l'instar des kystes gélatineux aréolaires.

Les désordres intestinaux sont insidieux. La maladie s'annonce par des douleurs sourdes, gravatives, quelquefois par des coliques circonscrites au niveau de la région primitivement atteinte. Ces douleurs sont alors peu intenses et toujours intermittentes; elles ne tardent pas à devenir insupportables et presque continues.

A cette époque, on voit apparaître dans l'abdomen des tumeurs circonscrites, douloureuses, qui correspondent à l'une des fosses iliaques, à la région ombilicale, aux hypocondres. Il peut se faire qu'après l'apparition d'une première tumeur, il s'en produise une seconde qui ne tardera pas à la rejoindre.

Simultanément se manifestent des vomissements bilieux ou alimentaires, de la diarrhée et des troubles abdominaux dont la nature varie avec l'organe primitivement atteint.

Le malade prend le facies abdominal.

Le ventre se tend, la peau devient luisante, les veines sous-cutanées se dilatent, les flancs s'élargissent et offrent une matité caractéristique. La viscosité spéciale du liquide, qui gêne son déplacement, empêche les intestins de remonter vers les régions supérieures et les emprisonne dans la partie déclive de l'abdomen, même dans les flancs.

Pour la même raison, la matité se déplace moins facilement dans les mouvements imprimés au corps, et il faut, si l'on veut constater ce déplacement, maintenir quelques instants le malade dans la position qu'on lui imprime.

Aucune bosselure à la palpation. La fluctuation est nette et se perçoit au moindre attouchement. Elle est très superficielle. C'est même un signe donné par Vidal comme caractéristique. Au plus léger choc imprimé à l'abdomen, on voit et l'on sent de larges ondulations qui se transmettent comme un véritable flot d'un côté à l'autre du péritoine. Le malade perçoit très bien ces ondulations, et il lui semble à chaque mouvement que le liquide se meut dans son ventre. Cependant, et malgré l'affirmation de Vidal, il faut savoir que dans certains cas la sensation du flot à distance est moins sensible que dans l'ascite, et cela se comprend puisque le liquide a moins de fluidité.

La ponction, même pratiquée avec un gros trocart, ne donne pas de liquide, ou ne laisse sortir qu'avec la plus grande difficulté une matière épaisse, jaunâtre, gélatineuse, tremblotante, caractéristique. Rarement, on en peut retirer quelques litres. Ajoutons que cette ponction n'est pas sans danger. Dans un cas de Gosselin, la patiente, bien que demeurée au lit, fut prise après deux jours d'une péritonite suraiguë qui l'emporta en vingt-quatre heures.

La maladie peut durer longtemps sans produire de phénomènes généraux graves.

Mais lorsque le ventre est très distendu, la santé générale s'altère, l'appétit disparaît; puis la diarrhée survient avec des alternatives de constipation et la fièvre se manifeste. Les forces disparaissent; en quelques mois, les malades maigrissent à vue d'œil. Enfin la cachexie arrive à la période ultime. Mais encore une fois, elle ne se produit qu'avec une extrême lenteur, la maladie ne présentant aucune tendance à la généralisation.

On comprend devant ces symptômes, et en raison de la rareté de l'affection, les difficultés qu'offre le diagnostic. C'est surtout de l'*ascite* et des *kystes uniloculaires* qu'il importe de la séparer. Un examen minutieux du malade, l'étude des commémoratifs, enfin et surtout la ponction pourront cependant fixer le médecin de la façon la plus positive.

Traitement. — Le cancer du péritoine, primitif ou consécutif, échappe, est-il besoin de le dire, à notre action.

Le traitement, purement symptomatique, devra donc simplement viser le relèvement des forces du malade, le bon fonctionnement du tube digestif, la suppression des douleurs.

Il faut ajouter, cependant, que dans certains cas (Richelot, communication orale), la laparotomie pratiquée par erreur, alors que l'on croyait à une péritonite tuberculeuse, a pu amener une détente de tous les symptômes et déterminer une guérison qui n'a été malheureusement que transitoire et apparente. Il ne faut pas en tirer cette conclusion que l'intervention chirurgicale doit être préconisée comme méthode thérapeutique. Cependant, dans certaines formes ascitiques très douloureuses, alors surtout que le diagnostic n'est pas absolument certain, elle est jusqu'à un certain point légitime et peut-être devons-nous l'accepter parmi les opérations palliatives, au même titre que l'établissement d'un anus artificiel dans le cancer douloureux du rectum et que la trachéotomie dans le cancer suffocant du larynx.

Quant à la maladie gélatineuse du péritoine, elle ressort certainement de l'intervention du chirurgien qui doit enlever aussi complètement que possible la matière morbide. « Ce temps de l'opération, dit Péan, aux travaux duquel il convient de renvoyer pour cette partie du traitement, s'exécute soit avec la main, soit avec une cuiller que l'on promène au sein de la production, de façon à détruire les filaments qui l'empêchent de s'écouler au dehors. Cela fait, on referme le ventre comme à l'ordinaire. » Il existe aujourd'hui dans la science un certain nombre de cas favorables à cette méthode et qui la légitiment pleinement.

F. Jouin, *de Paris*.

CHAPITRE II

ASCITE

On donne le nom d'ascite à l'accumulation d'une certaine quantité de liquide dans le péritoine.

Cette accumulation ne constitue pas à proprement parler une maladie de la séreuse ; symptôme commun à un grand nombre d'affections locales, éloignées, et même générales, elle présente néanmoins une importance telle qu'il y a lieu de la décrire isolément et de déterminer avec précision sa valeur séméiologique.

Anatomie pathologique. — Son étude comprend deux ordres de lésions : 1° celles qui ont déterminé le développement de l'ascite ; 2° les altérations qui résultent du fait de l'épanchement liquide lui-même.

Il n'y a pas lieu de revenir sur les premières qui sont exposées dans les différents chapitres du traité.

Les secondes seules doivent trouver place dans ce paragraphe.

Quand on ouvre le ventre d'un sujet atteint depuis quelque temps d'ascite, on remarque tout d'abord l'amincissement considérable et l'anémie de la paroi abdominale. Les couches musculaires sous-cutanées sont atrophiées, décolorées. Les fibres aponévrotiques présentent une véritable dissociation.

L'incision médiane pratiquée, on voit la masse intestinale qui flotte et se soulève. Les viscères présentent des changements de situation, de forme et de volume, d'où les erreurs si fréquentes dans l'appréciation de leur dimension et de leur siège pendant la vie.

Quand l'ascite a duré longtemps, on peut observer du raccourcissement avec ou sans rétrécissement d'une partie du tube digestif. Le mésentère et les épiploons sont souvent atrophiés et déformés. Le foie et la rate offrent une dégénérescence plus ou moins accusée et déterminée par la compression prolongée du liquide.

Quant au péritoine lui-même, il se présente sous des aspects différents suivant qu'il est malade, enflammé, congestionné ou qu'il n'a subi aucun processus morbide.

Dans le premier cas, il est tapissé d'un semis tuberculeux ou cancéreux.

Dans le second, il porte des néo-membranes simples ou stratifiées.

Rouge, vascularisé, s'il n'a été que congestionné; il est pâle, mince, lisse, lavé lorsque la séreuse n'a pris aucune part au développement de l'ascite.

Le liquide est très variable dans sa composition et son aspect physique, suivant la cause de l'épanchement.

Symptomatologie. — Dans la plupart des cas le début est lent et insidieux. Le malade se plaint d'une gêne intra-abdominale, d'une pesanteur inaccoutumée. Ses vêtements deviennent trop étroits au niveau de la ceinture. Enfin son ventre augmente de volume lentement, progressivement, mais d'une façon qui frappe d'autant plus l'attention que le thorax et le visage, loin de participer à cette augmentation, présentent plutôt de l'amaigrissement.

D'autres fois, dans l'ascite d'origine cardiaque par exemple, l'hydropisie de la séreuse est précédée d'œdème des malléoles.

Plus rarement l'ascite débute brusquement et se développe avec rapidité.

A la période d'état, les symptômes ne permettent plus de garder le doute sur l'existence d'un état pathologique de l'abdomen.

Le ventre est augmenté de volume et présente une forme caractéristique. Le liquide s'accumulant dans les parties inférieures, les flancs s'étalent. Les anses intestinales, distendues par les gaz, sont refoulés en haut, d'où élévation du diaphragme, dilatation et élargissement de la base du thorax.

La peau est tendue, lisse, luisante, quelquefois vergetturée comme pendant la grossesse. Elle peut être exceptionnellement épaissie et œdématiée; le plus souvent elle présente un amincissement extraordinaire. Des veines plus ou moins nombreuses serpentent à sa surface, se creusant de véritables rigoles. Chargées de la circulation collatérale, elles présentent un siège variable suivant la cause de l'ascite.

La cicatrice ombilicale conserve quelquefois son aspect normal, mais le plus souvent elle s'étale, s'efface et est bientôt remplacée par une véritable hernie fluctuante et translucide.

Chez l'homme, si le conduit vagino-péritonéal ne s'est pas complètement oblitéré, l'ascite peut s'accompagner d'une hydrocèle dont il est facile de reconnaître la nature; le liquide passant de la séreuse abdominale dans la vaginale et réciproquement avec la plus grande facilité.

La palpation ne permet de sentir qu'une surface lisse et tendue quand l'épanchement est un peu considérable. Ce n'est qu'après la ponction qu'il est possible de reconnaître les lésions abdominales susceptibles d'expliquer l'ascite.

Lorsque l'épanchement atteint un certain degré, on peut aussi par la palpation unie à la percussion, obtenir la fluctuation du liquide. Il suffit pour cela d'appliquer la main à plat sur l'un des flancs, tandis que de l'autre main on percute à petits coups le côté opposé. Ce phénomène est d'une netteté parfaite lorsque les parois sont minces, peu épaisses et que le liquide est abondant. Il peut alors être perçu à la vue comme au toucher et se traduire par une série d'ondulations qui partant du point frappé aboutissent de l'autre côté. Mais il n'en est plus de même chez les malades qui ont des parois fermes, épaisses, tendues et un épanchement peu considérable. La fluctuation perd alors de sa netteté, elle n'est plus généralisée; il faut, pour la découvrir, pratiquer l'exploration dans les parties déclives où l'on obtient ce que Tarral décrit sous le nom de fluctuation périphérique, sensation souvent fugitive, exigeant une certaine pratique et même, dans ce cas, facile à confondre avec la fluctuation produite par des accumulations liquides autres que l'épanchement péritonéal.

La percussion seule fournit des données très importantes. Si le sujet est dans le décubitus horizontal, la matité occupe la région hypogastrique et a sa limite supérieure sur un plan horizontal relevé latéralement, de façon à former une courbe à concavité supérieure plus ou moins accentuée. La sonorité se retrouve dans la région ombilicale. Dans le décubitus latéral au contraire, la matité existe dans la fosse iliaque et dans le flanc du côté déclive, tandis que la sonorité occupe la fosse iliaque et le flanc du côté opposé. En un mot, le liquide et les intestins, soumis aux lois de la pesanteur, présentent des rapports variables suivant la position imprimée au sujet. Il est bon cependant de savoir que dans certains cas, le liquide ne se meut que difficilement dans la cavité abdominale et ne suit plus exactement les règles que nous venons de signaler.

Les renseignements fournis par l'auscultation du ventre ont peu de valeur, comparés aux précédents. Le déplacement brusque du liquide abdominal peut donner lieu à un bruit de choc comparable à celui que l'on obtient en agitant une bouteille à demi pleine. Mais ce phénomène s'observant également chez les sujets atteints de dilatation de l'estomac ne saurait être considérée comme caractéristique.

On peut également percevoir un bruit de frottement par le fait du passage du liquide ascitique au travers d'un espace rétréci (ombilic, canal vagino-péritonéal). Mais combien alors l'importance diagnostique de ce symptôme est secondaire.

Plus intéressant est le bruit signalé par Sappey au niveau de la région ombilicale, et qui résulte de la pression du sang dans les veines destinées à suppléer à l'insuffisance du courant de la veine hépatique. Ce dernier est continu et peut acquérir une certaine utilité pour le diagnostic de la cause de l'ascite, puisqu'il indique un ralentissement de la circulation du foie.

Tripier a montré l'importance des renseignements fournis par le toucher vaginal qui ne doit jamais être omis. Il permet en effet de constater trois signes avec lesquels on peut reconnaître l'existence d'un épanchement péritonéal de 200 à 300 grammes, à savoir : l'*abaissement de la matrice et des culs-de-sac vaginaux*, la *diminution du poids de l'utérus* et la *mobilité caractéristique du col*.

Pour peu qu'elle soit abondante, l'ascite détermine presque toujours par elle-même, c'est-à-dire indépendamment de la cause qui lui a donné naissance, un certain nombre de troubles fonctionnels.

Au début c'est une gêne plutôt qu'une véritable douleur, à moins que l'épanchement ne se soit fait très rapidement et n'ait amené une distension brusque de la séreuse. Et même, dans ce dernier cas, la douleur est légère et diminue bien plus qu'elle ne s'accroît pendant que la maladie progresse.

Il est une circonstance où la douleur est plus vive, c'est lorsque le développement de l'ascite a été précédé d'une péritonite qui a déterminé des adhérences. Le tiraillement des fausses membranes est ordinairement assez pénible pour le malade.

Mais si l'ascite est rarement douloureuse, elle détermine par contre, du moment où l'épanchement devient considérable, des troubles fonctionnels dans les viscères de l'abdomen et du thorax.

Les fonctions du tube digestif sont les premières altérées ; l'appétit diminue, les aliments sont mal supportés, l'intestin se remplit de gaz et augmente encore de volume. Le malade accuse une constipation plus ou moins opiniâtre. Il peut être atteint de vomissement.

Le foie et la rate sont comprimés.

Le diaphragme refoulé vers le thorax ne se contracte plus avec autant de facilité que par le passé, et ce fait joint au rétrécissement de la cavité de la poitrine par suite de la pression excentrique du liquide explique l'anxiété, la dyspnée souvent extrême des malades.

Le cœur présente aussi des accidents de compression. Les malades ont des palpitations et sont sujets aux syncopes.

Le rein, les uretères et la vessie peuvent être également comprimés, auquel cas on observe des troubles de la miction et une diminution plus ou moins considérable de la sécrétion urinaire.

On constate enfin parfois de l'œdème de la paroi abdominale et des membres inférieurs, par suite de la compression de la veine cave.

Ces accidents que la marche trop souvent fatale de l'ascite rend pour ainsi dire inévitables à un certain moment, empêchent la station debout, la marche, le décubitus horizontal et la position assise. Le malade prend donc une position intermédiaire, le tronc relevé, soutenu en avant et en arrière par des oreillers, la face angoissée, menacé continuellement de suffocations et de syncopes. A ce moment la mort est imminente, la ponction s'impose.

Diagnostic. — Il comporte deux points : 1° le médecin doit reconnaître l'ascite et la séparer de toutes les lésions qui pourraient la simuler; 2° le symptôme reconnu, il lui faut en trouver l'origine, déterminer sa valeur séméiologique. Inutile d'ajouter que le second point présente une importance et des difficultés cliniques considérables.

1° Parmi les affections qui pourraient tromper le praticien, il en est un certain nombre, telles que la *surcharge graisseuse des parois de l'abdomen* et la *tympanite* dont les symptômes sont assez particuliers pour que le diagnostic n'exige autre chose qu'un peu d'attention.

Mais il est certains états pathologiques qui, comme l'ascite, s'accompagnent d'une matité et d'une augmentation de volume du ventre capables d'en imposer chez quelques malades.

Signalons, en premier lieu, la *dilatation de la vessie* avec accumulation considérable de liquide dans sa cavité. Il faut toujours, quand on se trouve devant une tumeur liquide de l'abdomen, penser à cette disposition, qui passe d'autant plus inaperçue que les malades peuvent uriner par regorgement et ne pas se douter de la distension du réservoir urinaire. La forme globuleuse, la fixité de la tumeur fourniront des éléments suffisants de diagnostic. D'ailleurs le cathétérisme, qu'il importe toujours de pratiquer quand le ventre est anormalement développé, en évacuant le liquide, lèvera tous les doutes.

L'ascite pourrait être confondue également, dans certains cas, avec la *grossesse*. La suppression des règles, le ramollissement du col, les bruits du cœur fœtal, les mouvements communiqués au col par la pression de la tumeur, l'aspect et la forme de cette tumeur, etc., etc., fournissent des éléments qui rendent le diagnostic relativement facile.

Il arrive de croire encore à de l'ascite, dans les cas de *tumeurs solides* des *ovaires* ou de l'*utérus*, et de fait, ces lésions s'accompagnent presque toujours d'un épanchement plus ou moins considérable dans la séreuse. Les commémoratifs, l'examen du ventre après la ponction, éclaireront ces points spéciaux.

En recherchant les zones de sonorité et de matité, on séparera également l'ascite des *kystes hydatiques du foie*, de l'*hydronéphrose*.

Mais c'est principalement avec certains *kystes uniloculaires de l'ovaire* qu'il importe de faire le diagnostic. Contrairement aux kystes aréolaires, dont les poches membraneuses et irrégulièrement développées se montrent à la surface sous forme de bosselures faciles à apprécier, les kystes uniloculaires et même ceux qui ont un nombre très restreint de poches distinctes, sont parfois tellement lisses et tellement fluctuants dans leur ensemble, qu'ils peuvent simuler l'ascite à s'y méprendre, d'autant plus que leur liquide se déplace dans une certaine mesure.

Voici pour les cas douteux les signes différentiels les plus importants. L'ascite est précédée ou suivie de troubles sérieux dans la santé générale, tandis que, jusqu'à une certaine période de leur développement, les kystes de l'ovaire laissent dans une santé parfaite les femmes qui en sont atteintes. Le kyste commence toujours par une tumeur circonscrite occupant un seul côté du ventre, s'accroissant lentement, graduellement, et n'arrivant à la ligne médiane que le jour où elle a pris un notable volume. L'ascite, au contraire, procède par une augmentation générale de l'abdomen, ne formant jamais tumeur. La fluctuation du kyste, même lorsqu'il est uniloculaire, quoique très prononcée, ne l'est pas autant que celle de l'ascite. Le déplacement du liquide, suivant la position du malade, si facile à obtenir dans l'ascite, l'est moins avec les kystes. De plus si l'on explore avec soin les rapports des régions mates et sonores dans les deux cas, alors que la malade est couchée horizontalement, on constate que la zone sonore est limitée dans l'ascite par une ligne légèrement concave en haut, tandis que cette même zone dans les kystes est limitée par une ligne convexe. Au toucher vaginal, on trouve l'utérus abaissé dans l'ascite; les culs-de-sac vaginaux sont effacés et on sent très bien le liquide qui les remplit. Avec les kystes de l'ovaire, phénomène inverse, les culs-de-sac sont remontés et l'utérus entraîné par la tumeur est le plus souvent élevé. A tous ces signes viennent s'ajouter ceux que l'on peut tirer de l'examen du liquide et qui vont être étudiés dans le paragraphe suivant.

2° Diagnostic étiologique. — L'ascite diagnostiquée, il faut, avons-nous dit, en déterminer l'origine, reconnaître sa valeur séméiologique.

Et d'abord quelles sont les causes principales de l'ascite ?

Nous en distinguerons trois groupes principaux :

a) Elle peut dépendre d'un état général;

b) Elle peut être déterminée mécaniquement par un obstacle à la circulation abdominale ;

c) Elle peut survenir enfin sous l'influence d'une cause purement locale.

a) *Causes générales.* — L'ascite fait alors partie du cortège symptomatique d'une hydropisie généralisée, elle n'existe pas isolément. C'est ce qui arrive dans la leucocythémie, dans l'intoxication paludéenne, dans certaines cachexies, enfin et surtout dans l'albuminurie.

b) *Causes mécaniques.* — Elles agissent sur la circulation, soit de la veine porte, soit de la veine cave.

Dans le premier cas elles sont sous la dépendance d'une maladie du foie (cirrhose, cancer, syphilis, kystes), d'une maladie de la rate, ou d'une lésion des ganglions.

Dans le second, elles résultent d'une entrave au retour du sang par la veine cave, que l'obstacle siège au cœur ou aux poumons, ou qu'il agisse directement sur le vaisseau qui peut être comprimé par l'utérus gravide, par des tumeurs de l'abdomen, etc.

c) *Causes locales.* — Nous avons vu que la tuberculose et le cancer du péritoine amènent l'ascite. L'hydropisie est aussi quelquefois déterminée du fait de l'irritation de la séreuse par les tumeurs malignes du petit bassin et des organes qu'il contient (kystes végétants de l'ovaire, cancer de l'intestin, sarcome, cancer de l'ovaire, etc.). Sébileau a noté ce fait « qu'elle est la compagne ordinaire des néoplasmes à surface irrégulière, exubérante, et la conséquence assez exceptionnelle des tumeurs à parois lisses ». Il faut ajouter avec Péan que la malignité de la tumeur paraît jouer un grand rôle dans la production de cette ascite.

Terminons en disant que l'étiologie de l'hydropisie péritonéale est en général multiple, complexe. Le phénomène, dit Rendu, est déterminé « avant tout par la gêne mécanique de la circulation porte, et accessoirement par l'irritation sécrétoire de la séreuse ».

Telles sont les causes générales de l'ascite. Comment maintenant pourra-t-on, dans un cas donné, les reconnaître et les déterminer? Divers éléments permettent d'élucider ce point à beaucoup près le plus délicat du diagnostic.

1° Et d'abord nous avons les notions fournies par la nature et l'aspect du liquide. Ce liquide peut être clair, limpide, plus ou moins transparent, plus ou moins coloré. Sa quantité varie de quelques grammes à 30 litres. Il est fluide, onctueux, plus pesant que l'eau (de 1 005 à 1 024). Faiblement alcalin, souvent neutre, il mousse par l'agitation. Il contient de l'eau, des substances minérales, des matières albuminoïdes de la fibrine et des éléments figurés. Généralement la fibrine est en petite quantité. Il se distingue enfin du contenu des kystes de l'ovaire par l'absence de paralbumine. On peut y rencontrer, mais en petite quantité, quelques éléments figurés (leucocytes, globules rouges, cellules endothéliales).

Voici un tableau emprunté à la thèse de Willemin, d'après Frerich et Letulle, qui montre la proportion de ces différents éléments chimiques dans les différentes maladies :

MALADIES	MATÉRIAUX SOLIDES	MATIÈRES ALBUMINOÏDES	SELS MINÉRAUX	FIBRINE
Cardiopathie	17,60	11,80	7 à 9	0,10 à 0,15
Cirrhose	20,40 à 24,80	10,10 à 13,40	?	?
Péritonite chronique simple.	55	38,6	»	»
Cirrhose compliquée de péritonite légère . .	33 à 35	42	?	?
Cirrhose : poussée péritonéale aiguë; ascite curable (Letulle) . . .	51	60	5,25	0,25

Maintenant le liquide de l'ascite peut présenter l'aspect chiliforme. Blanc jaunâtre, comparable à du lait, à une émulsion d'amandes, perdant de son homogénité après quelques jours d'exposition à l'air, il se rapproche alors de la composition du pus (Letulle), comme lui pauvre en matières albuminoïdes et riche en graisse.

On a expliqué cet aspect de différentes façons. Il est probable que toutes doivent être admises et que son mode de production dépend de plusieurs causes diverses.

Pour Guéneau de Mussy, le liquide de l'ascite chiliforme ne serait que du pus décomposé. Ce n'est pas toujours vrai, puisque l'épanchement peut présenter d'emblée cet aspect.

Pour Lancereaux, l'ascite chyliforme aurait une origine parasitaire et tiendrait à la présence de la filaire dans le sang.

La dégénération des cellules endothéliales de la séreuse ou de celles d'une tumeur contenue dans sa cavité en serait la raison admise par Klebs et Duplay.

Enfin M. Letulle croit à la nature phlegmasique et tuberculeuse du liquide. L'épanchement abdominal aurait pour cause les déchets de la sécrétion du péritoine enflammé, cette inflammation dépendant elle-même des lésions spécifiques de la tuberculose.

Le liquide ascitique peut-être gélatineux. Dans ce cas le malade est atteint de cancer colloïde, ou mieux de maladie gélatineuse du péritoine. Mais cette variété d'ascite se manifeste aussi, nous l'avons vu, comme complication de certaines tumeurs abdominales. Elle doit faire alors songer à une lésion de nature maligne.

L'ascite est quelquefois verdâtre et présente une coloration qui rappelle celle de la bile, bien que les réactifs de ce liquide n'en décèlent pas toujours l'existence. Elle dépend alors, soit d'un néoplasme en rapport avec la face inférieure du foie et comprimant ses voies d'excrétion, soit d'un trouble général de l'organisme retentissant sur les fonctions sécrétoires de la glande hépatique, et les troublant au point qu'il en résulte la production d'un ictère hémaphéique.

Le liquide de l'ascite, enfin, peut être rose, rouge verdâtre, rouge foncé. On constate ce phénomène avec la péritonite chronique simple, non spécifique, par suite de la production de fausses membranes très vasculaires. Mais le plus souvent, il dépend de la rupture des vaisseaux superficiels qui rampent sur la végétation épithéliomateuse d'un cancer de l'ovaire ou du péritoine.

Nous ne parlons pas de la présence d'éléments épithéliaux et d'organismes inférieurs dans le liquide de l'ascite. A part le bacille de Koch, ces organismes et les autres éléments sont peu connus, et il est impossible, quant à présent, d'attribuer à leur présence une importance clinique considérable.

En résumé, le liquide est-il sanguinolent, il faut penser à un cancer. Est-il verdâtre tout en demeurant albumineux et limpide, on doit admettre une lésion grave au voisinage du foie ou dans le parenchyme de l'organe. Se montre-t-il peu filant, légèrement trouble semblable à du petit lait, avec une odeur de fromage en décomposition, fortement albumineux, plein de sédiments abondants, avec beaucoup de globules rouges et davantage encore de globules blancs, l'on a probablement à faire à une ascite d'origine inflammatoire,

L'ascite est simplement mécanique et tient à des troubles circulatoires lorsque le liquide est limpide, fluide, peu coloré. Dans ces cas, il ne contient pas d'albumine ; peu fibrineux, il ne forme aucun dépôt dans le verre où il est déposé. L'épanchement, enfin, donne à peine 40 p. 1000 de résidu solide.

2° La marche de la maladie peut aussi aider au diagnostic. Il convient même de reconnaître qu'elle suffit dans la plupart des cas pour permettre de l'établir et que l'analyse du liquide n'a pas besoin d'être faite.

Si l'hydropisie abdominale survient en même temps qu'un œdème des jambes, par exemple, on pensera d'abord à une cause générale. L'analyse des urines permettra de reconnaître ou d'éliminer alors le mal de Bright. L'auscultation du cœur et des poumons indiquera le rôle qui doit être attribué à ces organes dans le mécanisme de sa production.

Dans les cas où l'ascite est primitive, elle éveille avant tout la pensée d'une cirrhose atrophique. En dehors des symptômes propres à cette maladie, l'ascite présente une allure spéciale : ses progrès sont lents, insidieux, gradués, sans alternative bien marquée d'accroissement ou de diminution. Ponctionnée, elle se reproduit rapidement. Elle s'accompagne d'une circulation collatérale, accusée particulièrement au niveau de l'hypochondre droit. Le liquide est très mobile et le foie se montre atrophié ; par contre, la rate accuse de l'hypertrophie.

L'épanchement abdominal primitif peut dépendre d'une péritonite tuberculeuse. Le diagnostic est parfois difficile dans les formes à début aigu, ascitique. Cependant on peut reconnaître la nature du mal aux symptômes fébriles, à la jeunesse du sujet, et enfin à l'inoculation péritonéale d'un cobaye. Mais dans les formes lentes, insidieuses, on ne saurait hésiter longtemps ; l'altération générale de l'économie, les phénomènes d'hérédité, les symptômes fournis par la palpation et la percussion lèvent rapidement tous les doutes.

L'ascite, par cancer du péritoine, donne parfois également lieu un moment d'hésitation. Mais la cachexie, les nodosités péritonéales et, en un mot, tous les signes propres au carcinome péritonéal, suffisent le plus souvent pour établir le diagnostic.

Il est plus difficile de reconnaître la cause de l'ascite, quand elle est sous la dépendance d'un cancer peu volumineux. Il y a bien la sensation de battement quand on déprime rapidement l'abdomen, la main sentant une masse qui flotte et la vient frapper par un véritable choc en retour. Malheureusement ce symptôme n'est pas constant, et seule, la laparotomie exploratrice peut éclairer complètement le diagnostic.

Quand l'ascite recouvre une tumeur liquide, on a ce que Barnes a appelé la double fluctuation : « En frappant légèrement l'abdomen, on voit et on sent une ondulation qui court à sa surface; si l'on presse plus fort et plus brusquement, par un choc vif sur un autre point du ventre, on sent une fluctuation plus profonde, celle de la tumeur. » Mais la ponction surtout peut éclairer ce diagnostic et permettre de l'établir d'une façon définitive.

L'on a admis, dans les cas où l'épanchement ne paraissait relever d'aucune cause apparente, une ascite essentielle, comparée par Péan à ces hydropisies du genou que l'on observe chez certains rhumatisants, et qui disparaissent comme elles sont venues, avec une rapidité vraiment surprenante. Ces ascites essentielles peuvent exister, mais comme elles n'ont jamais été suivies jusqu'à l'autopsie, on a le droit de douter de leur réalité.

Pour en finir avec l'étude séméiologique de l'ascite, il nous reste à parler de sa valeur au point de vue de la prognose.

Evidemment, le pronostic de l'hydropisie péritonéale dépend de la nature même du mal qui lui a donné naissance : l'ascite essentielle, par exemple, serait presque toujours curable, tandis que l'épanchement déterminé par une tumeur cancéreuse du péritoine est, on peut le dire, fatalement mortel; l'ascite de la syphilis hépatique guérit parfois radicalement; l'ascite, sous l'influence du carcinome du foie, ne saurait avoir d'autre issue que la mort. Mais on peut poser cette règle générale : si l'on en excepte les tuberculoses péritonéales, dans lesquelles les formes ascitiques sont généralement plus curables que les formes sèches, l'épanchement péritonéal indique à l'ordinaire que la maladie qui l'a déterminé devient grave. Chez les cardiaques, chez les brightiques, par exemple, sans être d'un pronostic fatal, il annonce toujours un grand danger.

De même, dans la cirrhose, si l'on trouve un épanchement considérable, on doit affirmer que la lésion hépatique est avancée.

Cependant, dans les cirrhoses à gros foie (Hanot et Gilbert), malade peut encore guérir. On en voit même survivre à la cirrho atrophique, mais à la condition qu'ils ne présentent pas d'hémorr gies, que leur état général soit bon et que l'urée conserve ses propo tions normales.

L'ascite est donc, en général, d'un pronostic grave en tant qu symptôme. Elle peut être une cause de mort prochaine par ell même, et constituer un danger immédiat quand l'épanchement attei des proportions considérables. La dyspnée extrême, les palpitation les syncopes fréquentes indiquent ces dangers et doivent inciter pratiquer la ponction immédiate.

Traitement. — L'ascite doit être traitée en tant que symptôme Mais il est évident que l'effort du thérapeute doit surtout tendre à e supprimer la cause. Ce n'est pas ici le lieu d'exposer la médicatio qu'il convient d'instituer contre les différentes maladies susceptibl de déterminer l'ascite. Qu'il nous suffise d'en indiquer le traitemer symptomatique.

On a préconisé successivement les drastiques, les diurétiques, le préparations mercurielles, l'iodure de potassium, l'arsenic, la cigu les alcalins. Inutile d'ajouter que tous ces moyens médicaux q peuvent être nuisibles aux malades n'ont sur l'ascite qu'une influenc absolument discutable.

Il faut en dire autant des topiques et des révulsifs abdominau (vésicatoires, huile de croton tiglium, badigeonnages iodés) autre fois recommandés.

On a vanté encore la compression ouatée : son action paraît êtr plus efficace; elle est indiquée lorsque la ponction a donné issue a liquide, et peut préserver alors le patient des syncopes et des lipo thymies.

Enfin, certains chirurgiens, s'inspirant des guérisons qui s'observen quelquefois spontanément dans les hydropisies des diverses séreuse de l'économie, alors que par une circonstance quelconque leur feuillets opposés se soudent l'un à l'autre, ont proposé de traite l'ascite en se servant de la ponction pour porter dans la cavité péri tonéale des médicaments destinés à produire une inflammation subs titutive de sa surface.

On a successivement préconisé, pour déterminer cette irritation salutaire, les injections de nitrate d'argent en solutions plus ou moins concentrées, d'air, de protoxyde d'azote, d'eau tiède simple ou alcoolisée, de décoction de quinquina, de vin chaud, enfin de teinture d'iode à divers degrés de concentration et rendue soluble par l'addition d'une quantité suffisante d'iodure de potassium. C'est ce dernier médicament qui a eu le plus de vogue. Appliqué pour la première fois en 1840, par Dieulafoy, de Toulouse, il fut vulgarisé en 1850 par Boinet qui en obtint quelques succès. « Mais il est probable qu'ils ont été observés dans les cas où le diagnostic était erroné et où il s'agissait de péritonites enkystées ou de kystes uniloculaires de l'ovaire ou d'un autre viscère pelvi-abdominal. » (Péan.)

Quoi qu'il en soit, cette méthode thérapeutique n'est pas rationnelle. Admissible théoriquement pour les ascites essentielles dont l'existence est contestable et qui guérissent d'ailleurs spontanément, elle est dangereuse et inutile dans les autres cas, puisqu'elle ne s'attaque point à la cause même du mal. Elle doit donc être rejetée.

La *ponction* ou *paracentèse* de l'abdomen, suivie de l'évacuation du liquide, constitue donc en conséquence le seul traitement de l'ascite qui puisse être accepté. Encore convient-il de n'en user qu'avec réserve et alors seulement que, du fait de l'ascite, les jours du malade sont en danger.

Son innocuité, en effet, est loin d'être absolue. Dans les cas d'ascite cancéreuse, par exemple, elle est quelquefois suivie de péritonite mortelle. Ensuite, comme le liquide se reproduit le plus souvent avec une grande rapidité, elle contribue à épuiser le malade, attendu que l'épanchement contient, nous l'avons vu, un grand nombre d'éléments constitutifs du sang, et que la paracentèse constitue une véritable saignée blanche.

Si la ponction n'est pas simplement exploratrice, il est bon de prendre un trocart de moyen calibre, plutôt qu'un trocart capillaire. L'emploi de ce dernier a non seulement l'inconvénient de rendre l'opération d'une longueur interminable, mais encore de faire manquer le but pour peu que le liquide soit visqueux et mélangé de grumeaux ou de petits caillots sanguins.

Quelques auteurs, obéissant à des raisons difficiles à comprendre, ont proposé de ponctionner l'ascite par le rectum, le vagin ou même la vessie. C'est chercher systématiquement les complications inflammatoires dans des régions où l'antisepsie est difficile à obtenir.

La ponction doit donc être pratiquée sur un point de l'abdomen, préalablement lavé à l'éther ou au van Swieten, avec une canule parfaitement aseptique.

Les Français la font généralement sur le milieu de la ligne qui va de l'épine iliaque à l'ombilic; les Anglais, sur la ligne médiane à égale distance de l'ombilic et du pubis. Il faut reconnaître que cette façon de procéder est plus rationnelle que la nôtre. Sur la ligne blanche, en effet, la canule ne saurait rencontrer de vaisseaux dans la paroi, et les dangers qui résultent de leur ouverture se trouvent ainsi systématiquement évités. Aussi, voyons-nous aujourd'hui certains chirurgiens français, Terrier et Richelot, par exemple, pratiquer et préconiser la méthode anglaise. En tout cas, si l'on ponctionne entre l'épine iliaque et le pubis, il faut éviter de perforer les vaisseaux souvent visibles sous la peau.

La vessie est vidée de son contenu, précaution indispensable et qui ne doit jamais être omise.

La percussion, méthodiquement pratiquée, a montré la matité parfaite des points sur lesquels va porter le trocart. Sans cette précaution, on pourrait tomber sur une anse adhérente et ouvrir l'intestin.

Le trocart saisi et solidement fixé de la main droite, dont l'index limite la partie qui devra pénétrer, transperce la peau en un seul temps et arrive dans la cavité séreuse. La pointe est retirée. L'écoulement du liquide commence. Il importe de surveiller le pouls et le cœur pendant cette évacuation. L'on a vu parfois, en effet, des malades présenter de véritables syncopes et même mourir subitement par suite du changement brusque de la pression vasculaire, au cours de la ponction. On évitera cet accident en suspendant provisoirement l'écoulement du liquide, en donnant des grogs chauds, voire même en pratiquant des piqûres d'éther ou de caféine si le malade paraît fléchir.

L'évacuation terminée, la canule fermée avec le pouce, est retirée brusquement. Cette manœuvre a pour but d'empêcher l'infiltration de la paroi par le liquide ascitique. L'orifice de ponction est pansé avec du collodion antiseptique, ou simplement avec un morceau de diachylum. Le ventre est enveloppé d'ouate et bandé assez fortement. Si le malade est affaibli, on administre des grogs chauds, du champagne, des potions stimulantes. Enfin, on ne lui permet jamais de se lever avant le sixième jour.

F. Jouin, *de Paris.*

HUITIÈME PARTIE

MALADIES DU FOIE

CHAPITRE PREMIER

CONGESTION DU FOIE

Le foie étant une véritable éponge sanguine, subit tous les flux et les reflux que les différentes causes morbides impriment à la circulation du sang. Physiologiquement même, le foie augmente de volume au moment de la digestion, et cette tendance à la congestion est encore accrue par le double système de capillaires placés entre le cœur et la circulation veineuse générale. Il relève pour ainsi dire, dans une certaine mesure, le cœur de ses fonctions. Toute augmentation de la pression sanguine, tout effort violent, tout mouvement respiratoire exagéré produisent une congestion du foie. Et quand celle-ci devient pour ainsi dire l'état habituel, il se produit dans le parenchyme hépatique des modifications dont l'expression symptomatique attire tout d'abord l'attention vers cet organe.

Il est fort difficile d'établir une classification raisonnée des causes directes de la congestion du foie, car il faut non seulement tenir compte de l'état de cette glande, mais encore de tout ce qui par répercussion peut l'altérer. Comme dit Rendu, « au point de vue pathologique, il faut tenir compte des conditions mécaniques de la circulation générale, de la composition du sang et de l'état des différents appareils organiques (poumons, appareil digestif, organes génito-urinaires). D'autre part, toute division physiologique (active et passive) des variétés de congestion du foie est impossible. Il faut donc voir dans l'état congestif du foie la résultante d'une foule d'influences complexes.

Historique. — Stokes (1854) faisant table rase des idées exclusives de Bouillaud, montra que, dans la diathèse rhumatismale, à côté des lésions de l'endocarde, s'observent des altérations hépatiques. Peter signale tout particulièrement la congestion du foie dans le cours des affections cardiaques. Talamon (1881) et Dumont (th. P., 1886) complètent cette étude. Cl. Bernard (1858) montre l'influence du système nerveux sur l'hypérémie hépatique. Potain et Tessier indiquent la relation existant entre les troubles cardio-pulmonaires et les affections gastro-hépatiques. Kelsch et plus tard Kiener signalent l'influence de la malaria dans la congestion du foie. Mathieu démontre le rôle du foie dans l'asystolie des alcooliques. Enfin, les articles de Potain, Rendu, Parrot (*D. encycl. des sc. méd.*), de M. Raynaud et de J. Simon (*D. de m. et de ch. prat.*) fournissent d'utiles renseignements sur la question.

Etiologie. — Indépendamment des causes que nous pourrions appeler physiologiques et qui sont comprises dans l'effort, l'expiration prolongée, le travail de la digestion, l'étiologie de la congestion du foie comprend :

a. Les obstacles mécaniques apportés à la circulation générale;

b. Les maladies générales;

c. Les diathèses;

d. Les dyscrasies sanguines;

e. Les empoisonnements;

f. Les altérations du système nerveux.

a. Parmi les causes mécaniques de la congestion du foie, citons celles liées aux troubles cardio-pulmonaires : ce sont les plus fréquentes et les plus communes. Les affections du cœur, surtout celles dues à des lésions valvulaires non compensées, amènent une sorte de reflux et partant d'arrêt dans le cours du sang venant de la veine cave inférieure. Et quand le cœur droit commence à faiblir, la congestion du foie, d'abord passagère, devient permanente et donne lieu à de l'asystolie hépatique, ce que l'on observe principalement dans la goutte, la gravelle et chez les alcooliques bilieux.

Certaines affections aiguës du *poumon* (coqueluche, bronchite capillaire, broncho-pneumonie, etc.), en raison de la fréquence et de la violence des quintes de toux, amènent une congestion du foie qui n'est que passagère. Mais c'est surtout l'emphysème qui, au même titre que l'asthme, prépare de longue date la congestion hépatique, en produisant de l'engorgement jusque dans les veines sus-hépatiques. De même la sclérose pulmonaire, la pleurésie chronique, la dilatation des bronches, quoique à un moindre degré.

A ce propos, mentionnons toutes les causes de compression intra-thoracique, tumeurs médiastines, quelle qu'en soit la nature, agissant sur les veines pulmonaires ou sur la veine cave inférieure, l'adénopathie bronchique, l'anévrysme de l'aorte (Watson) d'origine thoracique, les cancers rétro-hépatiques; la sténose ou la dilatation de la veine cave inférieure en dehors des lésions cardio-valvulaires, l'oblitération d'une des branches de la veine porte, le rachitisme lui-même, en raison des déformations thoraciques qu'il détermine.

D'autre part, le foie étant un annexe du tube digestif, éprouvera le contre-coup des troubles de ce système. Aux affections gastro-intestinales sont donc liées des congestions hépatiques parallèles. Comme dit Rendu, « tous les écarts de régime jettent dans la circulation porte un trop-plein qui devient irritant pour les cellules hépatiques ». Ainsi agiraient une alimentation trop copieuse, des repas trop rapprochés, l'alcool surtout à jeûn, les épices, le café, le thé. Dans un autre ordre d'idées, Potain a constaté surtout chez les saturnins que les purgations drastiques augmentent passagèrement le volume du foie. De la même façon et en retentissant sur le système nerveux, l'entérite, la dysenterie, l'entérocolite provoqueraient la congestion de cette glande.

Enfin nombre d'affections particulières au foie préludent par cette congestion (cirrhoses, lithiase biliaire, cholécystite). La phlébite de la veine porte, les inflammations du péritoine et du bas ventre produisent le même résultat.

b. Entre les causes d'ordre mécanique et les maladies générales, il convient de citer l'atonie des vaisseaux du cœur, des parois thoraciques et abdominales qui agissent chez le vieillard surtout (J. Simon).

Les maladies générales, en altérant le système nerveux et en irritant les cellules par le sang vicié, donnent une congestion du foie d'autant plus accusée que la virulence est plus grande (la variole hémorragique, les formes anormales de la scarlatine et de la rougeole, l'érysipèle, la fièvre typhoïde — cette dernière pouvant amener ultérieurement la dégénérescence graisseuse du foie, — le typhus, la fièvre récurrente, la fièvre bilieuse, la fièvre jaune).

Mais c'est surtout dans la dysenterie et dans l'impaludisme que s'observe la congestion du foie, le miasme, dans les pays chauds, se portant aussi bien sur le foie que sur l'intestin. Cependant, d'après

Annesley, Haspel, l'hypérémie hépatique n'est que secondaire. Dans les formes pernicieuses, la congestion du foie est le signe prédominant, au point qu'en quelques heures, le bord libre peut descendre presque au-dessous de l'ombilic, et c'est parfois le seul moyen de diagnostic d'avec une lésion encéphalique.

Au cas d'impaludisme chronique, dans la Bresse, la Sologne, le Limousin, en dehors même de tout mouvement fébrile, on constate des congestions latentes du foie et de la rate, et, dit J. Simon, « par le seul fait du séjour dans les pays à malaria, il y a dans les fluxions hépatiques, des exacerbations périodiques qu'il faut démêler des phénomènes gastro-intestinaux prédominants ».

c. Parmi les diathèses, la goutte est la cause la plus fréquente de la congestion du foie, même en dehors de tout écart de régime et de calculs biliaires. Cette congestion peut, ou précéder l'accès de goutte, ou se déclarer au milieu même de l'accès, ou se déclarer en dehors de toute fluxion articulaire. On se trouve alors en présence de la goutte viscérale. Tel est le cas rapporté par J. Simon où la fluxion hépatique alternait avec les fluxions articulaires; d'autres fois elle alterne avec des accès d'asthme.

La syphilis et la scrofule la déterminent, la première à la suite de catarrhe gastro-intestinal, la deuxième par un commencement de stéatose hépatique.

Le rhumatisme articulaire aigu amène parfois la congestion du foie avec ictère.

d. Les dyscrasies sanguines (diabète, leucocythémie, scorbut, purpura, hémophylie) par les troubles que l'altération du sang peut produire dans la circulation porte, causent la congestion du foie.

e. De même les empoisonnements aigus ou chroniques par l'oxyde de carbone, l'acide phénique, l'alcool, le mercure, le plomb, le phosphore, la nicotine. Citons l'usage ou l'abus de l'iodure de potassium, du copahu, comme cause productrice de la congestion du foie par l'excitation des nerfs splanchniques.

f. Par la section de ces nerfs et l'extirpation de la plus grande partie du ganglion cœliaques, Frerich la provoquait. Kölliker et Virchow n'ont pas obtenu les mêmes résultats. Cl. Bernard, par la piqûre du quatrième ventricule et l'électrisation du bout central du pneumogastrique, avait déjà montré le rôle du système nerveux dans la congestion hépatique. Enfin celle-ci peut s'observer à la suite de contusion du foie, de la suppression des règles, des hémorroïdes, ou au moment de la ménopause.

Anatomie pathologique. — Les lésions et l'aspect de la glande hépatique sont variables suivant que la congestion est *récente* ou *ancienne*, suivant aussi la nature des causes déterminantes.

La congestion est-elle *récente*, tout l'organisme est uniformément augmenté de volume et de consistance ; sa forme est conservée, ses bords sont mousses et arrondis ; la capsule de Glisson paraît distendue et, au-dessous d'elle, le foie semble granité par suite de l'exagération de ses lobules.

Sur une *coupe*, le sang s'écoule en nappe des surfaces de section. Le lobule hépatique hypertrophié offre une teinte jaunâtre qui diminue insensiblement de la périphérie vers le centre pour être en ce point remplacée par une *teinte rouge violacé* due à la dilatation de la veine centrale lobulaire. Cette altération constitue le foie cardiaque ou muscade. L'aspect granité tient à la distribution inégale de l'élément vasculaire par rapport aux cellules. Au *microscope*, la veine centrale dilatée est souvent épaissie. Autour d'elle se développe un réseau de capillaires qui vont en diminuant à mesure qu'on approche de la périphérie du lobule. Les cellules, vers le centre, sont aplaties, déformées, leur protoplasma est granuleux et renferme du pigment brun et des cristaux d'hématoïdine (Vulpian), de la matière colorante biliaire. Celles de la périphérie sont gonflées et peuvent s'infiltrer de granulations graisseuses.

La disposition de ces altérations est fort irrégulière, et en certains points on peut trouver des groupes de lobules restés sains.

Quand la lésion est ancienne, on retrouve les mêmes altérations mais plus accusées. La veine centrale peut représenter le quart du diamètre total du lobule, sa paroi épaissie est entourée de tissu conjonctif de nouvelle formation. Les capillaires, irréguliers, ont l'aspect lacunaire du tissu érectile. Les cellules hépatiques représentées seulement par leur noyau constituent les trabécules de cet angiome, et les noyaux accolés contre les parois des capillaires pourraient faire croire à l'existence de tissu conjonctif néoformé (Dumont). Ainsi certains lobules sont transformés en tissu caverneux. Les cellules de la périphérie subissent la dégénérescence granulo-graisseuse. Néanmoins le foie peut partiellement remplir ses fonctions par suite de l'intégrité relative d'un certain nombre de lobules. Legg et Talamon ont décrit une hypergenèse de tissu conjonctif dans les espaces portes qui peut devenir la cause d'ascite sans œdème des membres inférieurs, ni congestion pulmonaire.

A l'augmentation de volume du foie succède parfois une atrophie que Forster confondait avec la cirrhose alcoolique. Jones, Tubingen admirent pour la congestion du foie l'existence concomitante d'une sclérose périlobulaire, et Talamon a montré qu'à une certaine période, le foie cardiaque pouvait présenter les caractères anatomiques du foie granuleux.

Dans les congestions qui précèdent l'hépatite des pays chauds ou qui sont secondaires à des états graves, il y a engorgement des veines hépatiques avec dégénérescence granulo-graisseuse diffuse des cellules.

Si les cellules hépatiques sont complètement détruites, la dégénérescence des lobules se complique de lésions des canalicules biliaires qui, largement dilatés, sont comblés par leurs cellules épithéliales dégénérées.

Les lésions du foie, dans la malaria, diffèrent peu de celles du foie cardiaque. Le foie est pigmenté, gris d'acier, presque noirâtre (foie mélanique de Frerichs). Le pigment est réparti suivant les vaisseaux capillaires intra et extra-lobulaires (Blanc). Pour Kelsch le tissu conjonctif est plus développé ici que dans le foie cardiaque, mais le pigment qui infiltre les capillaires aussi bien à la périphérie qu'au centre du lobule ne se rencontre pas au niveau des cloisons ni dans les cellules du foie, d'une façon notable. La lésion est purement congestive bien qu'à la longue il puisse se produire une prolifération de la trame conjonctive communiquant au foie une dureté presque fibreuse.

Comme altérations diverses, on a trouvé, à côté de la congestion du foie, la muqueuse gastro-intestinale rouge, tuméfiée, parfois ramollie, les vaisseaux gastro-intestinaux distendus, la rate augmentée de volume, quelquefois des hémorroïdes. On a signalé également parfois de l'albumine dans la bile, un mucus plus abondant dans la vésicule du fiel et des extravasations sanguines dans le pancréas et les ganglions mésentériques.

Symptômes. — Au cours de la congestion du foie, on peut n'observer aucun symptôme (congestion normale de la digestion, des pyrexies), ou bien les symptômes observés ne peuvent être séparés de ceux de la maladie cause (Annesley). Cependant, les signes étant différents suivant que la congestion est primitive ou secondaire, nous adopterons, à l'exemple de Rendu, cette division clinique.

a. La congestion aiguë, primitive, se remarque surtout dans l'embarras gastrique fébrile et dans l'hépatite au début. Le malade est pris de frissons, se plaint de courbature et de céphalalgie. On observe, vers le soir, un mouvement fébrile généralement peu accusé, et qui s'atténue au matin. Puis surviennent de l'inappétence, des nausées et un sentiment de pesanteur vers l'abdomen. Cependant, le foie, bien qu'endolori, n'est pas encore augmenté de volume. Bientôt apparaît une teinte subictérique des conjonctives et les urines deviennent colorées. L'ictère lui-même peut survenir fréquemment dans les fluxions irritatives : c'est un ictère par rétention, par polycholie, qui peut reconnaître aussi pour causes un catarrhe des voies biliaires surajouté, ou un trouble de l'innervation du foie (Vulpian).

La dyspepsie flatulente est la règle. Pourtant, en quelques cas, la congestion du foie ne s'accompagne d'aucun trouble gastrique ou bilieux et l'exploration du foie éclaire seule le diagnostic, ou bien l'embarras gastrique prédomine et alors l'ictère est fréquent.

Dans certaines formes graves, surtout dans les pays chauds, il est difficile de différencier l'hypérémie hépatique d'avec l'hépatite, d'avec une fièvre gastrique rémittente à exacerbations vespérales. Alors la courbature est excessive, le malade est pâle, anxieux, éprouve du dégoût pour tous les aliments, il souffre de douleurs vives, permanentes vers l'hypocondre droit avec irradiations à l'épaule du même côté, il a de la dyspnée; mais dans la congestion proprement dite, la fièvre s'observe rarement, le pouls est plein, lent, irrégulier, les urines sont rares et chargées, et d'une façon générale Monneret a remarqué qu'il y a contraste frappant entre la faiblesse réelle des malades et leur apparence de santé.

L'exploration physique du foie est douloureuse. Normalement, chez l'adulte la ligne médiane de matité est de 4 centimètres, la mamelonnaire de 10 à 12 centimètres. Dans la congestion de cet organe la détermination de ses limites précises peut être rendue impraticable par la surabondance du pannicule adipeux et par le météorisme, la constipation étant l'habitude. Mais, généralement, on peut constater par la palpation et par la percussion que le bord inférieur du foie s'est abaissé, la limite supérieure n'ayant pas varié. Le développement du foie ne tient pas au déplacement mais à l'hypertrophie totale de ce viscère, bien que certains auteurs aient voulu faire de la recherche de la commotion du foie une source de diagnostic en faveur de la congestion.

Quant aux symptômes généraux, ils sont très variables. La fièvre peut manquer, sauf dans les formes accentuées. On a noté des accès pseudo-intermittents dans l'intervalle desquels le pouls, souvent inégal, descendait à 48 pulsations par minute. Les urines en cas d'ictère contiennent des pigments biliaires; quand l'ictère a disparu, les urines, quoique ne renfermant plus de pigments biliaires, réflètent l'apparence extérieure des urines biliaires.

Cet état (torpeur du foie des Anglais) est intermédiaire entre l'état de mal et le retour des fonctions de la glande hépatique. Dans d'autres circonstances, en l'absence d'ictère, les urines ressemblent à de la bière forte et présentent les caractères des urines hémaphéiques (Gubler). Enfin, quelquefois, elles renferment de l'albumine.

b. Les congestions secondaires survenant comme complication (variole, fièvre typhoïde) n'ont pas de signes fonctionnels. Le plus souvent, elles donnent pourtant lieu à de la pesanteur, à des irradiations douloureuses vers l'épaule droite. Nous décrirons particulièrement ici la congestion du foie consécutive aux affections cardiaques, qu'un élève de Hanot (Dumont, th. Paris, 1887) a étudiée sous le nom d'asystolie hépatique, et où il y a une telle exagération des signes hépatiques que, suivant l'expression même de Hanot, « ces cardiaques font leur asystolie dans le foie ».

L'asystolie hépatique débute d'ordinaire brusquement. Le malade éprouve dans le flanc droit de la gêne et une plénitude qui s'exaspèrent au moindre mouvement. Le foie, à une pression un peu plus forte, est le siège d'une douleur très vive, nettement localisée. Quelquefois, on y perçoit des élancements et mêmes des battements. Il est manifestement augmenté de volume, et son bord arrondi peut être perçu jusque dans la région sous-ombilicale. Par la percussion on trouve souvent que la matité remonte au-dessus du mamelon. « Le foie, dit Dumont, très fortement accru, déforme la partie supérieure de l'abdomen et détermine une voussure marquée dans l'hypochondre droit; les côtes sont rejetés en dehors et la base de la poitrine paraît bombée et globuleuse. » Cette déformation s'observe fréquemment dans l'impaludisme chronique.

La dyspnée dans l'asystolie hépatique ressemble beaucoup à celle de l'urémie. Il y a de véritables accès d'orthopnée, surtout pendant la nuit, qui peuvent durer jusqu'à quelques minutes. Cette dyspnée paraît reconnaître pour cause l'altération du sang qui retentit directement sur le système nerveux.

Mais tandis que, dans la forme cardiaque de l'asystolie, il y a prédominance des manifestations congestives, dans la forme hépatique, c'est l'anémie locale qui attire l'attention : ici, pas de bouffissure, mais un aspect terreux des téguments qui prennent parfois la teinte ictérique. Rarement il s'agit de l'ictère vrai, plus souvent il s'agit de l'ictère hémaphéique de Subler. Il existe également des troubles gastro-intestinaux : l'anorexie peut être absolue, ou bien c'est seulement pour les aliments azotés que les malades ont un goût exclusif ; d'ailleurs, chaque effort de déglutition a pour effet d'accroître leur dyspnée. La constipation, le météorisme, la diarrhée s'observent fréquemment, ce qui peut s'expliquer par l'altération de la bile en quantité et en qualité, puisque sur 18 cas de foie cardiaque, Lehman a, dans 12 cas, trouvé de l'albumine dans la bile.

Le pouls habituellement petit et fréquent est aussi irrégulier. Les urines sont rares et foncées, mais quelquefois une polyurie abondante sert pour ainsi dire de crise à la maladie en faisant tout rentrer dans l'ordre.

Au cas de débilitation profonde, l'asystolie hépatique, parfois à la suite de plusieurs attaques, se transforme progressivement et donne lieu aux symptômes de l'asystolie cardiaque vraie. Enfin, dans son étude sur le foie cardiaque, Talamon a particulièrement appelé l'attention sur deux manifestations qui peuvent constituer à elles seules toute la maladie; ce sont : l'*ascite* et l'*ictère grave*. L'ascite très abondante, sans œdème des membres inférieurs, sans dilatation des veines sous-cutanées abdominales, se reproduit très rapidement après une ponction. Elle reconnaît pour causes la stase sanguine intra-lobulaire et la compression que la néoformation de tissu conjonctif dans les espaces portes exerce sur les ramuscules de la veine porte. Le plus souvent, d'ailleurs, il y a périhépatite concomitante.

Dans cette forme peu banale de congestion du foie, les battements du cœur sont irréguliers, tumultueux. Habituellement on entend un double souffle à la pointe, et cette altération mitrale s'accompagne d'insuffisance tricuspidienne, mais dans quelques cas la valvule tricuspide est intéressée isolément par suite du retentissement de l'affection du foie sur le cœur droit. On trouve aussi quelques râles de congestion aux deux bases de la poitrine et c'est ainsi que le cœur, les poumons, l'estomac et le foie semblent former un système d'organes solidaires au point de vue de leur fonctionnement réciproque.

Dans quelles conditions le foie devient-il chez les cardiaques le foyer même de l'asystolie? Puisque les congestions localisées sont imputables aux lésions vasculaires (Rigal), la déchéance nutritive des organes et plus particulièrement de l'appareil cardio-vasculaire observée chez les alcooliques fait que chez ces derniers les manifestations hépatiques sont toujours les premières, le foie étant chez eux l'organe le plus intéressé. Sous l'influence de la goutte, de la lithiase biliaire, de l'impaludisme, le foie subit également des altérations presque constantes.

L'asystolie hépatique s'observe donc chez les cardiaques quand il existe des lésions antérieures du parenchyme hépatique. On comprend donc que dans ces conditions l'ictère grave puisse parfois se déclarer. Dans les autres variétés de foie cardiaque les signes réactionnels décrits à propos de l'asystolie hépatique sont atténués, souvent même à peine ébauchés et quand la congestion du foie se fait lentement, progressivement, la douleur peut manquer lors de l'exploration physique de l'organe.

Au cours des congestions chroniques, Monneret a signalé la fréquence des hémorragies, surtout des épistaxis, mais elles font le plus habituellement défaut, et ce signe négatif permet quelquefois de différencier la congestion hépatique d'avec la cirrhose. Notons enfin la coexistence d'hémorroïdes et la tuméfaction de la rate.

Marche. Durée. Terminaison. — La congestion du foie primitive a une marche assez rapide et parcourt d'habitude toute son évolution en une semaine pour décroître ensuite, mais d'une façon irrégulière. A la suite du moindre écart de régime, une rechute peut se produire et préparer ainsi l'état chronique par fluxions successives, préludant à la cirrhose. Quant à l'asystolie hépatique elle peut se terminer par la guérison sous l'influence d'un traitement approprié, faire place à l'asystolie cardiaque ou amener la mort de par ce fait ou de par un ictère grave. D'ailleurs la marche de la congestion du foie varie beaucoup ainsi que son pronostic d'après la cause qui lui a donné naissance.

Diagnostic. — La recherche de cette cause est le point le plus important du diagnostic, car rarement la congestion du foie se produit d'emblée au milieu d'une santé parfaite et d'autre part la cause génératrice lui imprime pour ainsi dire sa marque et parfois la domine. Cependant malgré l'étude la plus approfondie la congestion aiguë du foie peut être facilement confondue avec l'hépatite subaiguë d'autant plus qu'elle la précède et l'accompagne le plus souvent. L'influence du traitement n'est pas ici caractéristique, comme le supposait Monneret; cliniquement les différences sont imperceptibles: mêmes prodromes vagues, mêmes signes généraux; mais dans l'hépatite vraie, la fièvre est plus vive, les frissons plus violents et surtout plus fréquents et la diminution du volume du foie se fait très lentement.

L'embarras gastrique avec ictère catarrhal coexiste souvent avec la congestion du foie. L'exploration physique fournit seule parfois le diagnostic différentiel, bien que dans l'ictère catarrhal le foie soit légèrement augmenté de volume.

L'hypérémie brusque du foie dans la goutte, en raison de la violence de la douleur, pourrait d'autant plus facilement induire en erreur avec un accès de *colique hépatique* que les goutteux sont prédisposés à la lithiase biliaire et que, dans cette dernière affection, le foie est fluxionné. On tiendra surtout compte alors de l'évolution de la congestion, de ses rapports avec la date d'apparition des accès de goutte articulaire et d'autre part des points de localisation de la douleur, plus aiguë dans la colique hépatique.

L'asystolie hépatique pourrait être prise pour une crise d'*urémie*, mais dans l'urémie il y a hypothermie, les phénomènes nerveux et l'état du pouls sont différents.

La congestion du foie est-elle chronique, on la confondrait aisément avec la cirrhose hypertrophique où l'évolution est plus lente, les hémorragies assez fréquentes, surtout les épistaxis et les hématémèses, l'ictère plus foncé et constant, où la tuméfaction de la rate est la règle.

Dans la dégénérescence amyloïde du foie cet organe est plus dur et plus consistant que dans la congestion chronique simple. De plus, la rate est généralement hypertrophiée et la notion étiologique d'une maladie cachectique avec suppuration lèvera tous les doutes.

La recherche des mêmes causes est nécessaire pour distinguer la stéatose du foie où le foie augmenté de volume est remarquable par la forme arrondie de son bord antérieur, de la congestion hépatique chronique.

Traitement. — Il faut surtout tenir compte de la cause pour le traitement de la congestion du foie. Dans les formes aiguës, si la glande hépatique est seule en cause, à la suite d'un excès, on se trouvera bien de l'administration de purgatifs salins pendant plusieurs jours consécutifs mais à doses décroissantes. Le sulfate de magnésie à la dose de 60 grammes le premier jour, le sulfate de soude à la même dose, ou l'association des deux sels à la dose de 30 grammes de chaque chez un adulte vigoureux et sain produisent une spoliation séreuse salutaire.

Les lavements d'eau froide (1 à 2 litres par jour) donnent aussi de bons effets et, au cas de pesanteurs ou de douleurs dans l'hypocondre droit, les cataplasmes, les fomentations émollientes sont recommandables. Cette congestion légère s'accompagne-t-elle d'ictère, d'embarras gastrique, on aura recours aux vomitifs (tartre stibié 0gr,05 associé à 1gr,50 de poudre d'ipéca), aux boissons alcalines, avec bains simples ou alcalins. Si la douleur persiste et si le foie devient gros, une vingtaine de ventouses sèches, ou un vésicatoire de 8 ou 10 centimètres sur 8 qu'on laissera en place durant douze heures, procurent de l'amélioration.

Mais si la congestion suit malgré tout une évolution aiguë ou présente des caractères franchement inflammatoires, on aura recours aux émissions sanguines (10 à 20 sangsues, suivant la constitution du sujet, au pourtour de l'anus, ou bien une dizaine de ventouses scarifiées sur la région du foie). Il en serait de même pour le foie cardiaque bien que dans ce cas les purgatifs soient préférables. On soumettra le malade à la diète ou on lui donnera pour toute nourriture du lait coupé avec de l'eau de Vichy. S'il persiste une certaine paresse digestive, on fera prendre au malade de la pepsine, de la pancréatine, des peptones, on s'adressera aux amers (gentiane, colombo, quassia amara), on administrera avec succès, au commencement de chaque repas, 4 gouttes du mélange : teinture de badiane associée à la teinture de noix vomique en proportions égales. On recommandera les eaux de Vals, d'Orezza; s'il existe de la dyspepsie flatulente, les cachets suivants pourront rendre de grands services :

Magnésie	ãã 30 centigrammes
Craie préparée.	
Charbon de peuplier.	

Pour un cachet.

En prendre un après chaque repas. Mais, suivant les cas, on pourra remplacer la magnésie par le naphtol, l'acide salicylique.

Pendant toute la période de gonflement du foie, on répétera les purgations salines à petites doses.

Quand il s'agit de congestion chronique, si elle reconnait pour cause une affection cardiaque, on s'adressera aux purgatifs drastiques, à la digitale, et, si la digitale est inefficace, aux révulsifs locaux et aux diurétiques (lactose, oxymel scillitique, etc.). On a vanté dans ces dernières années le sulfate de spartéine à la dose de 5 à 10 centigrammes dans les vingt-quatre heures comme succédané de la digitale dont il n'aurait pas les inconvénients tout en produisant les mêmes effets régulateurs et diurétiques. Il paraîtrait agir où la digitale a échoué, mais il convient de ne l'administrer au début que par petites doses (3 centigrammes par jour) et toujours fractionnées pour éviter les éblouissements et les vertiges.

Quand la congestion du foie reconnaît pour cause l'impaludisme.

on emploiera les sels de quinine (sulfate, brombydrate, lactate) en surveillant l'état de l'estomac. L'hydrothérapie locale donne de bons résultats. On donnera de l'extrait mou de quinquina dans une potion gommeuse, on entretiendra la liberté du corps, et, quand le foie sera revenu à ses dimensions normales, on aura recours à l'iodure de sodium ou de potassium à petites doses (20 cent. par jour), aux pilules bleues à 4 ou 5 centigr. de mercure, aux eaux minérales alcalines ou légèrement laxatives (Néris, Salins, Kissengen, Carlsbad, Marienbad). L'eau de Vichy est contre-indiquée au cas d'affection cardiaque concomitante, et d'obstacle mécanique à la circulation.

Enfin, quand la congestion hépatique est liée à des altérations profondes de l'organisme, on fera avant tout une médication de symptômes, et, dans le diabète et la leucocythémie, on s'occupera surtout de l'état général.

M. Piole, *de Paris*.

CHAPITRE II

ABCÈS DU FOIE

Historique. — Par ce mot nous entendons des collections de pus qui se font dans le foie et qui reconnaissent pour origine des phlegmasies généralement aiguës et se terminant rapidement par la production d'un ou plusieurs foyers.

Dans la septicémie, le foie peut devenir le siège de foyers de suppurations ; mais cette forme n'a en vérité aucune analogie avec les hépatites suppurées ; nous la laisserons de côté, nous occupant exclusivement des foyers de suppuration du foie dont l'origine est primitivement et nettement due à une phlegmasie.

Les auteurs européens, comme les auteurs américains, décrivent une seule forme de phlegmasie qu'ils désignent sous le nom d'*hépatite parenchymateuse aiguë suppurée*. A cette forme il faut en adjoindre une autre, bien distincte et bien caractéristique, que j'ai signalée pour la première fois, il y a dix ans, en 1883, à l'Académie de médecine de Mexico, et que j'ai décrite ensuite avec plus de détails au congrès international de Berlin, en 1890. Je l'appelle : *hépatite interstitielle aiguë suppurée*.

Les deux formes sont assez communes à Mexico, comme elles le sont du reste partout dans la zone intertropicale.

Avant d'entrer dans les détails de la symptomatologie, nous ferons connaître brièvement l'histoire des abcès du foie à Mexico, car c'est là qu'a pris naissance le procédé rationnel de leur thérapeutique, étudiant toutes les réformes qu'il a subies ensuite à Mexico ainsi que dans les autres parties du monde.

Nous parlerons de l'abcès ou des abcès de l'hépatite parenchymateuse franche, puis de l'autre forme qui était inconnue avant nous et qu'on confondait vraisemblablement avec la forme commune dont on la croyait une simple variété.

Comme nous le disions tout à l'heure, l'histoire des abcès du foie est l'histoire de l'hépatite. La connaissance pathologique s'est généralisée quand les traitements rationnels et sérieux de l'abcès du foie eurent attiré l'attention des pathologistes sur cet organe si important.

Avant 1855, chez nous, comme dans le reste de l'Europe, les abcès du foie étaient traités par des méthodes très imparfaites qui avaient pour résultat une évacuation souvent incomplète du pus, et seulement pour les abcès superficiels qui occupaient en quelque sorte l'écorce du foie. Pour les abcès profonds, on ne pouvait généralement rien faire et une issue funeste était la conséquence certaine de ces lésions.

De 1855 à 1857, le célèbre professeur de clinique médicale de la Faculté de Mexico, le Dr don Miguel F. Jimenez, fit connaître aux nombreux élèves qui suivaient ses leçons, un procédé spécial de son invention pour traiter les abcès du foie (*Gaz. méd.*, t. II, p. 6).

A cette époque, l'introduction d'un trocart par le côté dans l'épaisseur du foie était presque une témérité. Le professeur Jimenez montra l'innocuité de cette opération qu'il avait heureusement pratiquée par suite d'une erreur de diagnostic et qui n'avait eu aucune conséquence fâcheuse pour le malade. Il s'agissait d'un commerçant qui était soigné par les docteurs français Garrou et Clément, et par le docteur allemand Schultz. Ces médecins avaient noté un gonflement de l'hypocondre droit, à la base de la poitrine, et croyaient sentir de la fluctuation en cet endroit. Ils firent appel au professeur Jimenez qui pratiqua une ponction dans les espaces intercostaux, atteignant le foyer supposé : ils virent sortir par la canule une abondante quantité de bile. Un examen plus complet de ce malade leur fit diagnostiquer une lithiase biliaire. Quelques jours après, par la ponction et un traitement médical mieux approprié, ils complétèrent la guérison.

Le procédé du professeur Jimenez se vulgarisa au Mexique et se répandit dans toute l'Amérique latine ; mais il n'arriva pas jusqu'en Europe, même vingt ans après sa découverte, par suite du manque de relations scientifiques entre les deux continents.

En 1864, le professeur Jimenez modifia son procédé, laissant quelquefois la canule dans le foyer ponctionné pour le laver. Peu après un autre professeur distingué, le Dr José Ma. Vertiz appliqua le procédé de M. Chassaignac (la canalisation avec des tubes de caoutchouc) aux abcès du foie et avec un magnifique succès. A la même époque, un chirurgien français très distingué qui exerçait chez nous, le

Dr Clément, modifia encore le procédé, usant de deux tubes à la fois: un des tubes communiquait avec un appareil à irrigation continue et lavait ainsi les foyers d'une façon permanente.

A la même époque, on ne connaissait pas en Europe ces procédés. On employait toujours les pâtes caustiques appliquées sur la peau pour chercher ou déterminer les adhérences; une fois sûr de leur existence, on ouvrait le foyer avec le bistouri.

Au Mexique, on n'avait pas encore dit le dernier mot sur le traitement des abcès du foie. Un chirurgien distingué, le professeur Francisco Montes de Oca, directeur du corps sanitaire militaire, soutint qu'il n'y avait pas plus de raison pour que le pus des abcès du foie se répandit dans le péritoine en ponctionnant par l'épigastre que par le côté. Il mit son idée en pratique et dès lors, au Mexique, les abcès si fréquents de l'épigastre furent ponctionnés directement en ce point, au lieu d'aller péniblement à leur recherche par le côté avec de longs trocarts.

En même temps le professeur Jimenez et un célèbre chirurgien, le professeur Lavista, débridaient largement avec le bistouri certains foyers hépatiques qui étaient ainsi soigneusement lavés, comme le fit dans l'Inde, quelques années depuis, le Dr Stromayer Litle, se donnant un mérite qui ne lui appartenait pas, puisque cette pratique était communément employée au Mexique par les chirurgiens mexicains et les médecins français qui y exerçaient.

Le professeur Jaccoud, dans son *Traité de pathologie*, attribue l'idée du procédé de la ponction au Dr don Lino Ramirez qui fit connaître la méthode en Europe, oubliant à dessein le nom de son véritable inventeur.

Actuellement la chirurgie du foie a fait un progrès considérable.

Dans notre enseignement clinique, nous nous efforçons sans cesse de parler de ce traitement; nous avons la satisfaction de l'avoir vulgarisé de telle façon que nous avons tracé à nos élèves un chemin absolument sûr pour obtenir la guérison dans l'immense majorité des cas, quand les malades consultent en temps opportun.

Aujourd'hui l'antisepsie dans le traitement chirurgical des abcès du foie est en pleine vigueur et les résultats sont à coup sûr très encourageants.

I

HÉPATITE PARENCHYMATEUSE AIGUE SUPPURÉE

Anatomie pathologique. — Comme résultat de cette inflammation, il se produit dans le foie de un à trois foyers, généralement un seul. Dans l'immense majorité des cas on observe ces foyers près de la partie convexe de l'organe, mais ils peuvent occuper n'importe quel point de la masse du foie. Au moment où le pus se forme, on trouve à l'autopsie de vastes cavités dans lesquelles le travail suppuratif a tout détruit; mais avant, pendant la période inflammatoire, tout au début, on voit la lésion limitée au parenchyme; elle ne commence pas dans la trame conjonctive, comme Winiwarter, Cornil, Ranvier et Rendu l'admettent. Je ne doute pas que ces auteurs l'aient vue localisée ainsi ; mais elle appartenait à la forme spéciale que j'ai décrite et que j'ai justement appelée *hépatite interstitielle aiguë suppurée*. C'est une forme très spéciale et parfaitement définie. Au contraire, l'autre forme, qui est la plus commune, commence par le parenchyme, portant avec juste raison le nom d'hépatite parenchymateuse.

A mesure que la phlegmasie progresse et tend à suppurer, les tissus commencent à se fusionner, supprimant en partie la compression déterminée au début sur les canaux biliaires, ce qui explique le léger ictère qu'on observe au commencement de l'hépatite, et pourquoi il disparaît ensuite.

La cavité formée par la régression et la fusion des éléments tend à augmenter si la phlegmasie n'est pas limitée; dans les cas de ce genre, il n'est pas extraordinaire de trouver à l'autopsie des foyers tellement grands qu'ils pourraient contenir la tête d'un adulte et qu'ils peuvent donner jusqu'à 4 et 5 kilogrammes de pus.

Le tissu hépatique, dans le voisinage du foyer, peut présenter deux aspects. Si l'inflammation est limitée, il existe une zone de 2 ou 3 centimètres d'épaisseur dans laquelle les éléments hépatiques sont comprimés et même dégénérés; mais en dehors de cette zone limitée, l'organe conserve sa structure normale. On conçoit ainsi comment, pendant la vie, les fonctions importantes de la glande s'exécutent avec une perfection et une régularité surprenantes.

D'autres fois il n'existe pas une zone de délimitation semblable; dans ce cas, des portions considérables de la glande sont atteintes soit par la suppuration soit par l'inflammation ; ses fonctions sont notablement altérées et la mort est le résultat certain de cette généralisation.

Si le pus s'est ouvert un passage dans les organes voisins, on trouve le trajet quelquefois agrandi et ulcéré, d'autres fois sinueux et avec l'aspect d'une véritable fistule.

Nous étudierons en temps opportun ces communications qui forment peut-être la partie la plus intéressante de l'histoire des abcès du foie; nous nous bornerons, pour le moment, à signaler quelques particularités qu'on peut rencontrer à l'autopsie.

La fistule peut arriver jusqu'à la peau pour donner une sortie à l'extérieur, aux bronches, à la plèvre droite, très rarement à la plèvre gauche, au péricarde (rapidement mortel), à l'estomac, à l'intestin, et très exceptionnellement jusque dans le vagin et même dans l'utérus.

Pour chacun de ces organes avec lesquels communique le foyer, nous trouverons un trajet plus ou moins sinueux. Ce n'est pas dans la grande majorité des cas que la communication fistuleuse se fait entre le foie et la plèvre, car en général la perforation du diaphragme se fait par un long trajet.

On perçoit généralement tout autour de chacun de ces trajets une induration inflammatoire des tissus, induration habituellement bien circonscrite et séparant nettement les tissus sains des tissus malades.

Le pus des abcès hépatiques mérite une mention spéciale; il offre des caractères particuliers qui le distinguent du pus provenant des autres organes. Ce fait est d'autant plus digne de remarque que c'est un élément précis de diagnostic dans les cas de communication du foyer hépatique avec un organe voisin.

Le premier aspect de ce pus est tout à fait semblable à cette composition faite d'*atole* et de chocolat et que, dans l'Amérique latine, on désigne sous le nom de *Champurrado*. De consistance épaisse, il contient quelques éléments hépatiques et même des débris de la glande. Le microscope montre une certaine quantité de globules sanguins, de leucocytes, une grande quantité de graisse et de streptocoques. En 1889, on fit quelques expériences bactériologiques avec le pus des abcès du foie. En s'entourant de toutes les précautions techniques nécessaires, on recueillit le pus d'un vaste abcès hépatique et on ensemença différents tubes de gélatine nutritive d'agar-agar et des milieux gélatineux de Koch; dans chacun de ces milieux se développa une colonie de couleur vert citron, qui se liquéfiait uniformément dans le milieu nutritif; elle était formée de petits coccus qui, inoculés dans le tissu cellulaire, dans la veine auriculaire et dans la chambre antérieure de l'œil de différents lapins, ne donnèrent jamais lieu au moindre accident d'infection générale. Pour les Drs Hurtado et Gayon, il s'agissait du staphylocoque pyogenes citreus. La graisse est tellement abondante dans ce pus que le professeur Carmona y Valle, de la faculté de Mexico, l'appelle « émulsion granulo-graisseuse », et qu'il a pu l'imiter assez bien en mélangeant de la bile avec du pus provenant de quelque autre région. Laboulbène signale aussi dans son livre ce caractère spécial du pus du foie.

Nous nous sommes occupé en détail de l'état du foie quand le foyer existe encore; mais il peut arriver aussi que le foyer ait disparu et qu'il n'en reste que des vestiges ; dans ce cas, nous trouverons des cicatrices formées d'un tissu blanc avec des plis plus ou moins marqués aux alentours, suivant les dimensions du foyer ou des foyers cicatrisés.

D'autres fois, la cavité ne disparaît pas; ses parois et son contenu subissent une régression et se convertissent en une bouillie graisseuse très bien limitée par des parois graisseuses et résistantes, composées en apparence d'une substance ostéo-calcaire, mais qu'un examen attentif démontre n'être que de la substance calcaire massive infiltrée dans le tissu fibreux cicatriciel et qu'on ne peut couper qu'avec la scie.

Au Congrès de médecine international de Berlin, je présentai un exemple de ce genre digne de fixer l'attention, offrant les dimensions d'une tête de fœtus de six mois.

Le cadavre dont je l'ai extrait présentait les symptômes évidents d'une hépatite ancienne; l'étude minutieuse que je fis des antécédents de cet individu prouvait nettement qu'il avait eu une hépatite suppurée.

Signalons tout de suite que ce n'est pas là le seul procédé que la nature emploie pour amener la guérison spontanée de l'abcès. Ainsi il n'est pas absolument rare de voir la résorption lente et graduelle du contenu, avec rétraction du foyer, au point de former une véritable cicatrice généralement de forme irradiée.

La terminaison par gangrène est possible, bien qu'excessivement rare. Dans ce cas, on trouve dans l'intérieur du foyer et nageant dans son contenu des débris et fragments du parenchyme hépatique.

Nous laissons de côté à dessein les altérations des organes voisins, qui se rattachent complètement aux modifications produites par le passage du pus, quand le foyer s'est ouvert spontanément de la façon que nous avons indiquée plus haut.

Description. Marche. Terminaison. — La description symptomatique des abcès du foie est justement l'histoire de l'hépatite qui leur donne naissance. Certainement bien des fois les hépatites peuvent se terminer sans donner lieu à la formation du pus; mais ces symptômes du début sont les mêmes, quelle que soit la terminaison de la phlegmasie. Dans la description des symptômes de l'abcès, nous sommes obligé de commencer par la symptomatologie de l'hépatite.

Pour donner plus de précision à notre description, nous la diviserons en trois périodes, qui correspondent du reste aux faits cliniques, et nous les appellerons : première période ou *congestive*, deuxième période ou *inflammatoire*, troisième période ou *de suppuration*.

Nous insisterons peu sur la première période dont les symptômes sont assez connus pour pouvoir s'observer dans toutes les parties du monde. Nous appellerons cependant l'attention sur un fait digne d'être noté : il se produit une légère teinte ictérique, qui indique bien le siège de la maladie. Ajoutons à cela les symptômes bien connus de pesanteur dans l'hypocondre droit, de douleur s'irradiant parfois dans le bras droit, troubles digestifs, etc.

C'est précisément la répétition fréquente de ces congestions qui détermine l'hépatite. Il est bien rare que l'inflammation succède à une première congestion. De toutes façons, quand l'inflammation succède à l'hyperhémie, quelques-uns des symptômes observés pendant la période de congestion s'accentuent pendant que d'autres tendent à disparaître.

Habituellement la congestion est circonscrite. Cependant si la congestion était générale, l'inflammation peut exceptionnellement l'être aussi. Alors elle envahit une portion du lobe droit ou bien le lobe gauche tout entier. Le plus souvent elle occupe une portion plus ou moins étendue de la convexité du lobe droit. Les symptômes sont tellement subordonnés aux régions atteintes qu'on peut dans la plupart des cas faire avec assez de précision le diagnostic de la localisation. Pour rendre notre description plus méthodique, nous la diviserons :

1° Hépatite de la convexité;

2° Hépatite de la concavité;

3° Hépatite centrale ;

4° Hépatite du lobe gauche.

SYMPTÔMES COMMUNS A TOUTES LES FORMES. — Pendant la période congestive qui précède chacune de ces formes, on note les symptômes que nous avons signalés : sensation de pesanteur dans l'hypocondre droit et souvent la douleur qui s'irradie dans le bras droit. Les fonctions digestives sont plus ou moins troublées; l'appétit se perd; une légère teinte ictérique se manifeste et exceptionnellement il y a un léger mouvement fébrile.

L'examen local montre une hypertrophie générale du foie. Cette hypertrophie n'est pas excessive, cependant elle est facilement perceptible pour une personne exercée.

HÉPATITE DE LA CONVEXITÉ. — Si la maladie en progressant, c'est-à-dire en passant de la congestion à l'inflammation, se circonscrit dans la convexité du lobe droit, on note alors une ascension du mouvement fébrile; la température n'est pas très élevée; généralement elle monte à 39° avec rémissions matinales prononcées ; la douleur s'accentue beaucoup et offre la particularité constante de s'irradier dans le bras droit. Les malades accusent cette douleur exactement dans le bras, mais il n'est pas rare de la constater dans la région de l'omoplate droit ; habituellement elle s'étend jusqu'au cou, du côté droit, transmise certainement par le nerf phrénique droit qui, par ses anastomoses avec le plexus brachial, la fait apparaître à l'omoplate et dans le bras. Ce symptôme est extrêmement important, car beaucoup de malades n'accusent aucun autre phénomène pendant toute la durée de leur hépatite et se croient atteints d'un rhumatisme du bras, quand en réalité la lésion se trouve dans le foie.

Quand la fièvre nous indique l'existence de la plegmasie, le léger ictère du début disparaît complètement, ce qu'on comprend sans peine, puisque la circulation de la bile n'est pas entravée dans la plus grande partie de la glande et que la partie malade n'est pas assez considérable pour déterminer de l'ictère.

Comme symptômes locaux, l'augmentation de volume de l'organe persiste; dans sa partie supérieure il remonte souvent jusqu'au sein droit et même plus haut; on note parfois de la matité jusque dans le voisinage de la région axillaire.

La pression sur la partie latérale des espaces intercostaux est très sensible dans certains cas, surtout si l'hépatite est suppurée. Quand cela se produit et qu'il se forme un ou plusieurs abcès, tous les symptômes persistent, sauf la fièvre qui tombe. Quelquefois elle prend une forme nettement intermittente; les accès se montrent vers la fin du jour pour durer jusqu'à une heure très avancée de la nuit et se terminer avec la manifestation classique de sueurs profuses locales ou générales. L'abcès a généralement pour siège la partie la plus convexe, ordinairement tout près de la paroi costale. Dans ce cas la percussion minutieuse de la limite supérieure du foie est d'un précieux secours pour le diagnostic. En effet, quand l'abcès s'est développé dans la convexité, dans le voisinage de la paroi, la limite de son bord supérieur obtenue par la percussion ne présente plus son horizontalité particulière; elle présente dans un point une élévation correspondant à la présence de l'abcès. Ce signe, qui a beaucoup de valeur dans certains cas, a été signalé pour la première fois par le professeur de clinique médicale Carmona y Valle; je l'ai souvent montré moi-même dans ma clinique à la nombreuse assistance qui me suivait.

Quand l'abcès est formé, la douleur se fait sentir dans les espaces intercostaux et particulièrement au point où la fluctuation se perçoit. On doit chercher cette fluctuation, comme le conseille le professeur Jimenez, avec l'index droit ou gauche, — je préfère le gauche. — en appuyant fortement avec l'extrémité du doigt, comme si on voulait l'enfoncer dans l'espace intercostal. On procède ainsi plusieurs fois et on a la sensation de flot. Quand on a repoussé d'abord, on appuie avec le doigt qu'on retire ensuite, on a une sensation nette et précise, quand on a acquis une certaine pratique. Il m'arrive souvent, à Mexico, d'être appelé pour décider s'il y a oui ou non de la fluctuation; il est très rare que je me trompe; j'enfonce le trocart au point que m'indique le doigt et j'amène ainsi constamment le pus de la glande hépatique.

Pour terminer ce qui a rapport à l'hépatite et aux abcès de la convexité, nous nous rappellerons qu'il est très rare de constater des troubles du côté des voies digestives.

Bien que l'appétit diminue, le peu d'aliments que les malades prennent est bien toléré et digéré.

Hépatite de la concavité. — On trouve les mêmes symptômes que dans la forme précédente, sauf la douleur du bras. Si cette douleur existait, elle indiquerait sans aucun doute la propagation de l'hépatite à la convexité. Ce qui caractérise surtout cette forme, ce sont les troubles digestifs qui se manifestent par des nausées et des vomissements continuels.

La digestion est difficile, et la douleur s'accentue surtout sur le bord des côtes droites que le foie déborde fréquemment, ce que l'on apprécie parfaitement aussi bien par la palpation que par la percussion.

Quand un abcès s'est formé à la suite de cette hépatite, il a une grande tendance à s'ouvrir dans l'estomac ou dans l'intestin, et même dans le rein droit, etc. Pour le chercher et lui ouvrir une voie vers la peau, on a recours au même procédé que précédemment, c'est-à-dire qu'on cherche avec le bout du doigt les signes de la fluctuation.

Hépatite centrale. — Dans cette forme, tant que la phlegmasie ne s'est pas propagée en haut ou en bas, ce qui est sa marche habituelle, on ne trouve pas d'autres symptômes que l'augmentation du volume de la glande avec de la douleur et une sensation marquée de pesanteur. On note en même temps les symptômes généraux communs à toutes les hépatites. Quand il se forme un ou plusieurs abcès dans le centre de la glande, la fluctuation est nette et prononcée, surtout sur le plan latéral des espaces intercostaux, c'est-à-dire entre les lignes axillaires antérieure et postérieure.

Hépatite du lobe gauche. — Les symptômes de cette forme sont très faciles à reconnaître, car le creux épigastrique est gonflé, résistant et dur à la palpation et à la vue; il est très sensible.

Les troubles digestifs s'accentuent d'une façon remarquable et font découvrir les modifications du foie qui se manifestent par les changements que nous avons indiqués et qu'on peut observer dans le creux épigastrique.

Si l'hépatite se termine par la suppuration, elle présente des symptômes analogues à ceux des formes précédentes avec tendance à s'ouvrir vers la peau ou bien, ce qui est plus sérieux, à s'ouvrir dans le péricarde ou dans un des organes abdominaux.

La marche naturelle de chacune des variétés d'hépatite que nous venons de décrire, tend à la suppuration et à la formation d'un ou plusieurs abcès. Alors la fièvre prend une forme et un caractère spécial : de continue, elle devient intermittente. Elle se manifeste ordinairement à la fin de la journée ou au commencement de la nuit, et elle est précédée de frissons. A la fin de l'accès, il se produit des sueurs très accusées.

Ce tableau se répète de jour en jour jusqu'à ce que le pus trouve une sortie soit par un effort de la nature soit par une intervention chirurgicale.

Souvent la terminaison par suppuration se fait en un temps très court. Nous avons vu des individus qui portaient de gros abcès du foie, moins de quinze jours après le début de l'hépatite. Nous avons pu en observer un qui, dans le cours de la première semaine, arriva à la suppuration.

Quant au siège du foyer, je peux, d'après mes observations, indiquer l'ordre de fréquence suivant : 1° abcès de la convexité dans le voisinage du bord postérieur; 2° abcès central tendant à envahir la partie supérieure; 3° abcès de la concavité; 4° abcès du lobe gauche, aussi fréquents que les précédents, s'étendant ordinairement jusqu'à l'épigastre et exceptionnellement jusqu'au thorax, dans l'espace circonscrit par l'insertion du péricarde au diaphragme.

Quand l'abcès s'ouvre de lui-même un chemin à l'extérieur ou bien dans quelqu'un des organes voisins, d'après mes notes, c'est, par ordre de fréquence : 1° dans les bronches; 2° dans l'intestin; 3° dans la plèvre; 4° dans l'estomac; 5° dans la paroi de l'abdomen; 6° dans le rein droit; 7° dans le péricarde; 8° dans le péritoine. Chez la femme, l'ouverture de l'abcès dans l'intestin ou l'utérus est tout à fait exceptionnelle.

De toutes ces ouvertures spontanées, celle qui se fait dans les bronches est la plus favorable et son existence contre-indique toute espèce d'intervention chirurgicale. La durée en est longue, mais la plupart du temps le résultat est sûr. Quelques-uns des autres modes d'ouverture cités sont rapidement mortels, quand par exemple cela se produit dans le péricarde ou bien dans le péritoine.

Signalons encore, pour terminer, que le pus peut s'enkyster et subir une véritable régression. Ce pus peut encore se résorber et la guérison se faire de cette façon.

Diagnostic. — L'énumération des symptômes qui accompagnent ou caractérisent l'hépatite montrent qu'on ne peut la confondre facilement avec d'autres affections. Il n'en est plus de même quand l'hépatite a cessé et que l'abcès s'est formé. Il est fréquent alors de la voir méconnue, et plus d'une fois nous avons vu traiter comme fièvre intermittente ce qui n'était autre chose qu'un abcès du foie.

Quand on soigne des malades, principalement dans les pays où les hépatites s'observent fréquemment, il faut se défier de tout mouvement fébrile qui se produit le soir ou au commencement de la nuit, surtout s'il s'accompagne de sueurs. Ce sont des caractères propres à toutes les suppurations profondes. Aussi, dans ces circonstances, il faut la chercher pour le foie. Quels en sont les signes? Naturellement nous trouvons le foie augmenté de volume et, en cherchant avec soin entre les espaces intercostaux, on pourra, dans la plupart des cas, trouver la fluctuation.

Dans les abcès de la concavité, il peut arriver qu'on trouve un foyer très éloigné, comme cela nous est arrivé à Mexico avec une malade qui vint nous consulter pour une tumeur de la fosse iliaque droite, formant saillie au niveau de l'épine iliaque antérieure et supérieure. D'un examen attentif de ses antécédents, il résultait qu'un an et demi auparavant elle avait souffert d'une hépatite. En l'examinant soigneusement, je trouvai que la matité hépatique se continuait avec la tumeur; je procédai en conséquence à un large débridement pour donner jour à une quantité énorme de pus hépatique.

Ainsi nous avons deux éléments principaux pour faire un bon diagnostic : premièrement l'étude minutieuse des antécédents peut nous mettre sur la voie en nous apprenant que le malade a eu antérieurement une affection hépatique; secondement un examen complet par l'inspection, la palpation et la percussion de l'hypocondre droit, peut nous amener directement à la vérité.

Il est inutile d'exposer comment les hépatites suppurées peuvent se confondre avec les affections pulmonaires ou gastro-intestinales, parce que si, à une certaine époque, le pus s'est fait jour par ces organes, ils sont malades eux-mêmes, et ce n'est que par un examen attentif que nous arriverons à connaître l'origine du mal.

Si le pus sort à l'extérieur, l'examen microscopique du liquide est d'un puissant secours pour établir le diagnostic, comme nous l'avons déjà indiqué.

Pronostic. — Nous ne dirons rien du pronostic de l'hépatite. La résolution est fréquente et généralement elle n'est pas grave, quand on ne l'envisage pas au point de vue de la production possible d'abcès.

Le pronostic des abcès est très variable et dépend principalement de leur situation et de l'endroit par lequel le pus a opéré sa sortie à l'extérieur. Nous avons déjà indiqué que l'ouverture dans les bronches était la moins grave des ouvertures spontanées.

Quant à la sortie du pus par intervention chirurgicale, si elle est bien faite, le résultat est constamment favorable, quand l'hépatite ne coïncide pas avec l'abcès et que le foyer ne constitue pas une cavité nécessaire. Nous reviendrons dans le paragraphe suivant sur cette particularité.

Traitement. — Il est rationnel de faire précéder la description du traitement des abcès du foie de quelques mots sur le traitement de l'hépatite parenchymateuse aiguë.

On a l'habitude dans ces cas de recourir à un purgatif avec

Calomel.	ãã 1 gramme
Jalap	

En principe on peut souvent accepter ce moyen comme règle de conduite à suivre, car il a le grand avantage de réduire considérablement les dimensions du foie, de modifier la douleur, la pesanteur, etc.

Si la phlegmasie continue, on a recours aux révulsions locales avec les vésicatoires, à l'usage du calomel à doses fractionnées, tant qu'il est tolérable ou toléré. Tous les six ou huit jours il est bon d'insister sur les dérivations intestinales, par le calomel et le jalap associés à la dose que nous venons d'indiquer ou bien au sel de Karlsbad à la dose de 20, 30 et même 40 grammes, pour obtenir un effet bien prononcé.

On a l'habitude à Mexico, bien qu'exceptionnellement, de recourir aux émissions sanguines locales ou, ce qui est encore plus rare, générales. Ce n'est pas que ce traitement antiphlogistique classique soit une absurdité, non; mais à l'altitude à laquelle se trouve la capitale de cette République (2,200 mètres), les accidents anémiques sont tellement prédominants, qu'on ne peut qu'exceptionnellement instituer un traitement antiphlogistique ou déplétif dans n'importe quel genre de maladie. C'est là la véritable cause et la raison pour laquelle on ne saigne que rarement et on ne fait pas non plus de saignées locales; mais quand on y a exceptionnellement recours, les saignées locales directes sont préférables, comme par exemple l'application de sangues à la marge de l'anus pour extraire de 180 à 200 grammes de sang chez les adultes bien constitués, ou, ce qui est plus important, une extraction directe de sang par une ponction du foie, comme je l'explique en détail plus loin.

Le plus important est le régime et l'hygiène des malades atteints d'hépatite; il faut proscrire d'une manière presque absolue l'usage de l'alcool et les graisses. Le mieux est l'alimentation lactée, en additionnant le lait avec un antiseptique alcalin, l'eau de chaux dans la proportion de 15 à 20 p. 100. Si le malade réclame davantage d'aliments, on peut lui permettre le pain, les consommés, les soupes simples sans graisse ou avec la quantité indispensable pour les préparer, des viandes assaisonnées avec du beurre ou des volailles; de même le poisson accommodé de la façon la plus simple.

Les conditions hygiéniques sont celles de toutes les phlegmasies: éviter les exercices violents et exagérés, les grandes émotions, etc., enfin entourer le malade de toutes les précautions qui assurent la plus grande régularité possible de toutes ses fonctions, particulièrement les fonctions digestives que l'on doit surveiller de préférence.

Si, malgré le traitement et les précautions que nous venons d'indiquer, l'hépatite continue, cela prouve que le foie est en voie de suppuration. Il n'y a plus de doute quand on voit changer le tableau clinique. La fièvre n'est plus continue; la douleur s'accentue quand on la cherche par la pression dans le ou les espaces intercostaux. Le tableau clinique de la suppuration est complété par les sueurs et un malaise qui persiste quand les autres symptômes ont disparu. On trouve quelquefois, dans ces conditions, des malades qui se plaignent seulement d'une douleur à l'épaule et qui ne remarquent pas ou ne savent pas remarquer les autres symptômes. Mais si le médecin a soin de bien relever les antécédents, s'il compare la date de l'hépatite antérieure, en cherchant avec attention, en percutant et en palpant avec soin, dans l'immense majorité des cas, il arrivera à poser son diagnostic, à découvrir la maladie et à trouver l'abcès.

Il est important de faire remarquer ici que le temps qui s'écoule entre l'apparition de la phlegmasie et la production du pus est très variable. Nous donnons les limites extrêmes, mettant ainsi le praticien à l'abri des erreurs dues à l'inexactitude des autres descriptions.

Nous avons noté, sur une centaine de cas observés dès leur début, que la formation du pus, dans les cas les plus rapides, avait lieu au bout d'une semaine; ce qui frappe alors l'attention, c'est que la fonte se fait habituellement avec des proportions colossales et qu'on peut avoir jusqu'à 1,000 grammes de pus et plus, alors que le malade ne compte pas plus de huit à dix jours depuis le début précis de sa maladie, mais cela est exceptionnel; il faut dans la grande majorité des cas de deux à trois semaines pour que le pus se forme en collection. Nous pourrons considérer cette période de deux à trois semaines comme un terme moyen et nous prendrons pour limites extrêmes les cas où la maladie met de deux à trois mois pour former un abcès. Il est bon de dire que quelques-uns de ces malades, porteurs d'abcès tardifs en arrivent à croire qu'ils sont guéris et abandonnent momentanément toute intervention médicale.

Un autre fait digne de remarque et qui n'est pas mentionné dans les autres ouvrages, c'est qu'une hépatite suppurée peut fréquemment rester stationnaire sans amener de grands troubles et peut persister ainsi jusqu'à une année avec des symptômes légers et supportables que les malades négligent, laissant dormir le mal, jusqu'à ce qu'un excès de table ou un accident quelconque réveille les signes classiques de la suppuration, ou bien que l'abcès arrive à communiquer avec un organe quelconque, ou encore qu'une nouvelle hépatite amène des phénomènes plus graves qui obligent le malade à consulter.

Récemment j'ai débridé un énorme foyer, dans le voisinage de la fosse iliaque droite, chez une dame qui portait depuis un an et demi cette tuméfaction qui ne lui causait que quelques malaises facilement supportables, mais qui augmentèrent d'intensité et devinrent graves à l'époque où elle vint me consulter.

Mentionnons encore que, par un mécanisme semblable, dans le cas d'abcès tardif avec disparition des symptômes inflammatoires, l'économie résiste habituellement avec avantage, circonscrivant le mal, enkystant le foyer et lui faisant subir des régressions consécutives jusqu'à la guérison complète. Mais il n'y a pas à compter sur une terminaison aussi heureuse, car elle est absolument exceptionnelle. Elle ne se produit guère qu'une fois sur mille; nous la mentionnons comme une curiosité clinique bien plus que comme un procédé pouvant donner même une mince espérance.

Quand le médecin a reconnu l'existence d'un foyer, il ne lui reste plus qu'à recourir à l'intervention chirurgicale, en se basant sur les principes que nous allons décrire en détail.

Nous ferons d'abord la description d'un foyer, en prenant pour type un des cas les plus communs et les plus fréquemment observés, et alors nous donnerons les détails du traitement ; ainsi le praticien pourra intervenir, modifiant le procédé plus ou moins dans les autres faits selon les circonstances ; mais il tendra toujours à se rapprocher de la technique que nous allons indiquer et qu'il ne serait pas possible de détailler pour chaque cas particulier. Ce traitement répond à tous les cas, car il fournit la base essentielle d'une bonne intervention.

Supposons, conformément à ce que nous venons de dire, que nous avons à traiter une hépatite suppurée du lobe droit, dans le voisinage de sa convexité : nous avons trouvé cet abcès par une palpation attentive faite entre les lignes axillaires et au niveau des 5e, 6e et 7e espaces intercostaux.

Si nous n'avons pas une certitude absolue, il faudra, dans ce cas, faire pénétrer dans l'espace le plus fluctuant ou le plus sensible une aiguille fine et suffisamment longue. On introduit l'aiguille à une profondeur de 5 à 6 centimètres, dans la direction convenable, généralement dans une direction verticale ou plus ou moins inclinée par rapport au point ponctionné ; on aspire : la présence d'une petite quantité de pus autorise pleinement à pratiquer l'opération séance tenante.

Nous rappelons qu'on ne doit se départir pour aucun motif des précautions antiseptiques connues de tout le monde et qui consistent dans la désinfection des instruments, des mains, de la région à opérer, etc. Nous n'en parlerons plus, recommandant leur usage, une fois pour toutes, car c'est un facteur très important pour l'innocuité absolue de la ponction exploratrice et la terminaison définitive de l'opération.

Comme on le conçoit, cette ponction exploratrice n'exige pas l'emploi de l'anesthésie. Je l'ai nombre de fois pratiquée dans mon cabinet de consultation, montrant à mes malades, et à leur grande surprise, l'existence du pus dans l'intérieur du foie, ce qui les décidait à se laisser opérer sans hésitation.

Au point de vue de la morale médicale et pour conserver au chirurgien son crédit, nous conseillerons la pratique que nous avons suivie au début, quand nous faisions plus d'erreurs en cherchant la fluctuation. Nous n'annoncions jamais que nous allions extraire du pus du foie, mais que nous allions pratiquer une exploration peu douloureuse. Nous avions cet avantage immense, s'il ne venait pas du pus, de faire ainsi le meilleur traitement de la maladie. S'il ne sortait pas de pus, il venait du sang que nous laissions couler, parce que cette saignée locale et directe influait puissamment sur la phlegmasie, en la modifiant d'une façon favorable. Qu'on se reporte à ce que nous avons dit plus haut de l'emploi des émissions sanguines.

Actuellement, c'est un fait établi pour nous. Bien souvent, avec la certitude qu'il n'y a pas de pus, quand nous nous trouvons en présence d'une phlegmasie rebelle, nous avertissons le malade que nous allons lui saigner le foie. Dans ce but, nous introduisons un trocart moyen dans la glande : nous faisons une aspiration continue pour amener la sortie du liquide sanguin que l'on n'obtient pas toujours; mais si l'on peut tirer 30 à 40 grammes de sang, cela aide beaucoup à la résolution de la phlegmasie.

Quand on ponctionne le malade, soit pour le saigner, soit pour chercher s'il y a du pus, soit pour l'opérer, il faut prendre grand soin de ne pas remuer la canule, mais de la maintenir dans une position absolument fixe.

Une fois, il me fut facile d'apprécier l'importance de cette règle. Un jeune médecin, peu expérimenté, ponctionna un malade chez lequel l'existence de l'abcès était au moins douteuse. Après avoir introduit 8 à 9 centimètres de trocart, le médecin crut et déclara qu'il était dans une cavité; il imprima à l'instrument quelques mouvements d'oscillation dans divers sens. Aussitôt le danger se montra et la vérification des effets d'un pareil procédé ne put être évitée. Ce malheureux succomba peu d'heures après et, à l'autopsie, je trouvai une quantité considérable de sang dans la capsule, dans le trajet du trocart et dans les blessures provoquées par les mouvements intempestifs que le médecin prétendait vainement avoir évités. Le foie était diffluent. Il n'y avait pas de pus !

Je connais des faits semblables qui m'obligent à insister sur les inconvénients qu'il y a à faire dévier la canule de sa voie naturelle pour une cause ou pour une autre.

Nous allons maintenant décrire le traitement chirurgical avec la marche naturelle qu'il faut observer.

Nous perdrons un peu de vue qu'il s'agit d'un abcès de la convexité du foie qui, quoique vaste, est unique et dans le voisinage de la paroi.

Dans ces conditions, on peut faire :

1° *La ponction simple avec l'aspirateur.* — Souvent ce moyen est suffisant pour obtenir la guérison et sans qu'on ait besoin de renouveler les ponctions. Pour terminer ce qui touche à ce traitement, nous rechercherons pour quelles causes certains malades ne guérissent pas et ainsi on verra sans peine pour quelle raison d'autres guérissent. Il y a peu de temps je montrais aux élèves de ma clinique un exemple de ce genre. Nous avions traité une hépatite de la convexité largement suppurée et quoique l'aspirateur eût amené la sortie de 800 grammes de pus, l'abcès se rétracta, le liquide ne se reproduisit pas, la fièvre tomba, le malade prit des forces et s'améliora de jour en jour.

D'autres fois cependant, le foyer ne se cicatrise pas, et on peut être obligé de renouveler les ponctions deux ou trois fois. Mais si la guérison n'a pas lieu après une première ou une deuxième extraction du pus, il faut alors recourir à la :

2° *Ponction et lavage du foyer.* — On se sert pour cette opération du même appareil, l'aspirateur de Potain, dont on se sert aussi comme d'une pompe foulante. Après avoir extrait le pus avec les précautions que nous avons indiquées, on prend une bouteille propre remplie d'une solution boriquée à 4 p. 100, et à une température de 38°; on détache les tubes de l'aspirateur et on ferme le robinet de la canule ; on adapte les tubes à la bouteille et on pompe pour faire sortir un peu de liquide. Alors on rattache les tubes à la canule et on injecte lentement le liquide dans l'intérieur du foyer. Nous l'y laissons cinq à dix minutes, puis nous aspirons de nouveau pour retirer le liquide injecté. La quantité de liquide à introduire ne doit pas dépasser la moitié du volume du pus qu'on a retiré. En cas d'insuccès avec ce nouveau moyen, il faut recourir à la :

3° *Canalisation du foyer.* — Pour la faire, on se sert d'un gros trocart permettant d'introduire dans la canule un tube en gomme d'un diamètre régulier de 4 à 6 millimètres. Ce tube, en suivant l'intérieur de la canule, est porté jusqu'au foyer ; on l'enfonce suffisamment pour que, en retirant la canule, il ne sorte pas. Par ce conduit on nettoie antiseptiquement le foyer. A mesure que ce dernier s'améliore, le tube sort ; on a soin de le couper graduellement pour le maintenir toujours au ras de la peau, ouvert en Y, pour le fixer avec une toile adhésive. Souvent ce procédé amène la guérison ; cependant il peut arriver que le tube soit insuffisant ; quand cela se produit, la cachexie persiste et la quantité du pus qu'on retire chaque jour ne diminue pas ; alors on procède au :

4° *Débridement du foyer.* — Cette opération se pratique dans les espaces intercostaux, si l'abcès se trouve dans les conditions que nous avons indiquées ; mais elle peut se faire dans l'épigastre, pour les abcès du lobule gauche, par exemple.

Quand on la fait dans les espaces intercostaux, en supposant que l'abcès se trouve à proximité, on choisit l'espace qu'on croit le plus voisin du foyer hépatique et, d'un seul coup ou bien en débridant lentement, on pratique une large incision qui permette la libre introduction des doigts de l'opérateur dans l'intérieur de la poche. On comprend avec quelle facilité se font par ce procédé l'asepsie et l'antisepsie de la cavité purulente. La guérison ne se fait pas beaucoup attendre. Elle peut être obtenue dans l'espace de deux ou trois semaines.

Cette belle opération présente des contre-indications formelles : la principale et la plus importante est l'existence d'une zone saine.

du foie entre le foyer et la paroi. Dans ce cas le débridement pourrait occasionner rapidement la mort par une hémorragie qu'on ne saurait enrayer, car il est impossible de pratiquer une ligature ou un tamponnement. Il y a également contre-indication en cas de foyers multiples, ce qui se comprend, car on n'avancerait pas beaucoup le malade en lui débridant un abcès, quand il en a d'autres dans le même organe et peut-être de plus grandes dimensions.

Bien que le débridement par les espaces intercostaux soit un excellent procédé pour guérir les abcès du foie, il peut arriver que cela ne suffise pas. Si la raison de cette insuffisance tient à cette circonstance qu'on ne peut détruire le foyer, c'est-à-dire qu'on se trouve en présence d'un abcès nécessaire, il reste encore une dernière ressource que ne doit pas négliger le chirurgien, d'autant plus que c'est le seul moyen d'amener la guérison ; ce moyen c'est :

5° L'*opération de Stlander*. On la pratique comme l'a imaginée son auteur. C'est le chirurgien qui juge dans chaque cas combien de côtes il doit réséquer et dans quelle étendue.

Nous étudierons brièvement la raison des succès obtenus par cette opération.

C'est une connaissance courante en médecine que toute cavité accidentelle occupée par du pus ne peut forcément se fermer ou se cicatriser que par l'union ou le rapprochement de ses parois après la sortie du liquide. La même chose se produit le plus souvent pour les abcès hépatiques ; il peut arriver en effet que leur étendue considérable ou des adhérences qui se sont faites antérieurement ne permettent pas le rétrécissement de la cavité, bien qu'elle ait été vidée. Dans ce cas, si le chirurgien se contente de faire sortir le pus par une simple ponction, la cavité se remplit de sang quand le pus ne peut pas se former assez rapidement ; mais si la sortie du pus s'est faite par une large incision, c'est-à-dire par débridement, dans ce cas l'air remplace le pus ; alors l'abcès ne se cicatrise pas pour la raison que nous avons énoncée, parce que les parois de la cavité ne peuvent pas se rapprocher.

Dans le cas d'un petit foyer, la prolifération est suffisante à la longue pour remplir la cavité ; mais ce ne sont justement pas les petits abcès qui le plus souvent se convertissent en *abcès nécessaires*, ce sont au contraire les grands abcès qui se produisent après de vastes hépatites. Dans ces cas, si une large ouverture ne suffit pas pour rapprocher les parois de la cavité, on procède à la résection d'un fragment d'une ou plusieurs côtes. Quand cette résection devient nécessaire, elle est nettement indiquée surtout par la grande étendue du foyer, par la nature des adhérences qui existent, etc. Généralement la résection de trois côtes dans une étendue de 6 à 9 centimètres produit une grande dépression de la paroi, qui supplée et aide puissamment à la rétraction de la cavité et amène ainsi la guérison.

D'autres fois il suffit de réséquer un petit fragment d'une seule côte pour obtenir un enfoncement marqué de la paroi thoracique.

Le traitement, soit dans la simple incision, soit dans la résection des côtes, doit surtout consister dans l'emploi de substances antiseptiques. Nous avons généralement l'habitude de remplir la cavité avec de la gaze iodoformée. D'autres fois nous y plaçons de gros tubes en caoutchouc dont nous réunissons les extrémités, en dehors du foyer, avec un fil de sûreté.

Quel que soit le topique, la cavité, dans les cas heureux, se réduit de jour en jour, jusqu'au moment où elle ne permet même plus l'introduction du doigt.

En même temps la dépression de la paroi thoracique s'accentue. Cela indique d'une façon certaine la guérison du foyer et montre manifestement que l'opération de Stlander est d'un puissant secours, qu'elle contribue d'une manière efficace à la guérison dans le traitement des *abcès hépatiques nécessaires*.

Pour terminer ce qui a rapport à la thérapeutique de l'hépatite et des abcès du foie, nous allons brièvement examiner pourquoi certains abcès ne guérissent pas, bien qu'on ait employé les procédés les plus rationnels en les combinant de toutes façons pour arriver à un résultat favorable.

D'abord nous laisserons de côté les abcès de l'hépatite interstitielle dont nous allons nous occuper dans un petit article à part. Cette variété d'abcès, comme nous le verrons, est incurable dans l'immense majorité des cas.

Il peut arriver que, dans l'hépatite parenchymateuse, des abcès uniques et de moyennes dimensions ne guérissent pas. Quelles sont les causes ou les raisons de leur incurabilité? A propos de l'opération de Stlander, nous avons déjà signalé une de ces causes : la *cavité nécessaire* dont les parois ne peuvent se rapprocher par suite d'adhérences ou par suite de sa grande étendue. Nous ne nous en occuperons plus.

Une autre cause plus fréquente peut-être d'incurabilité, c'est la persistance de l'hépatite. Il arrive assez fréquemment que, la cavité étant détruite et la suppuration épuisée, l'état général ne répond pas à cet excellent état local. En examinant attentivement le foie par la percussion, on le trouve augmenté de volume; la douleur et la pesanteur dans l'hypocondre droit persistent. Il peut même arriver que le mouvement fébrile persiste aussi, mais pas avec le type intermittent. On comprend quelle importance a au point de vue du traitement l'existence d'une hépatite concomitante. Quand on en est sûr, il n'y a qu'à suivre la thérapeutique que nous avons déjà indiquée en même temps qu'on fait le traitement chirurgical du foyer. On peut obtenir la guérison par une médication bien suivie; mais, dans la plupart des cas, quand l'hépatite persiste, malgré la guérison du foyer, le malade meurt.

D'autres fois il arrive qu'au lieu d'un foyer, il y en a deux : on en traite un et on ignore l'autre. Ainsi nous avons pratiqué une autopsie où nous avons vu un foyer moyen traité et guéri; par contre, il y avait un autre foyer, du volume d'un citron, qui n'avait pas été atteint par le trocart, qu'on n'avait pas cherché ni même soupçonné et qui avait certainement été la cause de la mort.

D'autres causes peuvent amener une terminaison funeste: les accidents septiques, l'urémie, etc.; mais nous ne nous occuperons pas de ces accidents d'une manière spéciale, car on peut les diagnostiquer aussitôt qu'ils se produisent.

II

HÉPATITE INTERSTITIELLE SUPPURÉE AIGUE OU SUBAIGUE

Historique et étiologie. — En 1883, j'ai décrit une forme spéciale de phlegmasie hépatique, très importante au point de vue clinique, et que j'ai appelée *hépatite interstitelle aiguë suppurée.* A cette époque, lorsque j'apportai mes premières observations à l'Académie de médecine de Mexico, on voulut nier cette nouvelle entité, quelques-uns croyant pouvoir la faire rentrer dans le cadre des cirrhoses; mais d'un côté les faits, d'autre part les analogies avec ce qui se passe pour les autres organes, la firent enfin accepter; on comprit en effet que le tissu du foie, comme le tissu du poumon, des reins, est susceptible de s'enflammer isolément, que cette phlegmasie suit la même évolution que l'hépatite commune et peut produire un grand nombre d'abcès, comme je l'ai montré bien souvent.

Ainsi la pathologie du foie ne fait pas exception avec celle des autres organes : cette forme complète nos connaissances sur les phlegmasies aiguës de la glande. On conçoit qu'elle présente plus d'un point commun avec l'hépatite parenchymateuse, surtout au point de vue de la symptomatologie.

Aussi nous serons brefs dans notre description, indiquant simplement les signes principaux qui la distinguent de l'autre forme.

Au point de vue étiologique, nous pouvons avancer avec certitude que l'abus de l'alcool et les mets excitants constituent les facteurs principaux de son développement, en y joignant les conditions de climat qui ne jouent pas un rôle moins important.

En effet les deux formes de l'hépatite suppurée se montrent de préférence dans la zone intertropicale, bien qu'il ne soit pas rare de l'observer dans les zones tempérées, mais, dans ce cas, dans les points les plus voisins de la zone torride.

Description. Marche. Terminaisons. — Le début de cette hépatite est absolument semblable à celui de l'autre. La distinction ne peut se faire qu'à mesure qu'elle progresse. Un des signes qui attire d'abord l'attention, c'est l'ictère qui, loin de disparaître avec le temps, devient de plus en plus prononcé. La circulation de la bile est troublée par la compression que détermine le tissu interstitiel hypertrophié; on conçoit sans peine que les branches de la veine porte sont également comprimées et les veines de la circulation supplémentaire apparaissent plus ou moins vite sur les parois abdominales.

Il est à noter qu'il y a rarement de l'hydropisie; il est également rare d'observer une augmentation de volume de la rate.

Par contre, l'augmentation de volume du foie est non seulement persistante, mais elle s'exagère à mesure que l'inflammation est plus ancienne.

On ne voit pas ici, comme dans l'autre forme, une fois l'abcès formé, le foie se réduire dans ses autres parties; on comprend que, dans l'hépatite interstitielle qui est toujours généralisée, il ne puisse pas se produire de réductions partielles de la glande, quand l'abcès est formé.

Bien plus souvent que dans l'hépatite commune, on observe une tendance fatale à la suppuration, et, les foyers multiples une fois formés, ils n'ont pas, grâce à leur multiplicité même, de localisation déterminée.

Ces abcès donnent lieu aux mêmes symptômes et ont une égale tendance à s'ouvrir dans les cavités et organes voisins.

Le pus présente des caractères tout à fait spéciaux, dont la connaissance précise constitue la base d'un diagnostic. D'abord il diffère d'aspect : il est blanc ou vert jaunâtre, phlegmoneux, entièrement semblable au pus des abcès sous-cutanés; quand on l'observe au microscope, on trouve de nombreux globules non altérés, mais on n'y rencontre pas la graisse et les granulations que nous avons indiquées dans l'autre hépatite; par contre, on y voit les coccus dont nous avons parlé plus haut.

La marche de l'hépatite interstitielle diffère peu de celle que nous avons décrite pour l'autre hépatite et le temps que le pus met à se former, à partir du début de la phlegmasie, oscille entre les mêmes limites.

La multiplicité des abcès n'empêche pas que quelques-uns d'entre eux atteignent des dimensions considérables, et il n'est pas rare de retirer jusqu'à 500 et 1,000 grammes de pus dans une seule ponction.

Quant aux terminaisons de cette forme, nous pouvons dire d'une façon absolue qu'elles sont presque toujours funestes. La mort est le résultat certain d'une phlegmasie qui ne se limite pas et qui ne peut se limiter même avec une intervention chirurgicale opportune.

Les symptômes que nous avons indiqués plus haut montrent clairement sur quelle base le médecin pourra s'appuyer pour établir le diagnostic différentiel de cette hépatite. Quant au pronostic, nous n'avons rien à ajouter, puisque nous avons dit quelle était la terminaison habituelle.

Traitement. — Si on devait quelquefois obtenir un résultat dans le traitement de cette hépatite, ce serait justement au début, quand une médication énergique, bien dirigée, pourrait arrêter sa marche fatalement progressive. Ainsi nous croyons que les émissions sanguines sont indiquées, mais jamais par saignée directe comme nous le recommandions pour l'autre forme, mais par une saignée locale soit avec des sangsues, soit en ouvrant la veine au pli du coude.

Quant aux autres moyens, comme le purgatif si recommandé (calomel et jalap), ils ont ici une indication plus précise. Nous en dirons autant des autres médicaments indiqués dans le traitement de l'hépatite parenchymateuse.

Quand on a échoué avec le traitement médical, il paraît démontré que toute intervention chirurgicale doit être repoussée, sauf dans le cas où l'un des foyers atteint des dimensions considérables ou qu'il a une tendance prononcée à s'ouvrir dans les organes voisins.

Dans ce cas, l'intervention pourra peut-être prolonger la vie, mais elle ne pourra arrêter la marche progressive de cette affection qui, au moment où nous la considérons, quand il s'est produit déjà plusieurs abcès, conduira fatalement à la mort.

Nous ne terminerons pas cette brève description sans signaler la combinaison possible des deux formes de la phlegmasie, formant ainsi une véritable hépatite mixte, dont le tableau clinique se conçoit facilement maintenant qu'on a décrit l'une et l'autre.

En résumé, le tableau des phlegmasies hépatiques suppurées comprend :

1° *Une hépatite parenchymateuse aiguë*, dans laquelle la phlegmasie se localise primitivement dans les éléments cellulaires ;

2° *Une hépatite interstitielle aiguë*, dans laquelle la phlegmasie se localise primitivement dans le tissu conjonctif;

3° *Une hépatite mixte*, dans laquelle la phlegmasie atteint les deux éléments constitutifs principaux de la glande.

Demetrio Mejia, *de Mexico*,
Professeur de clinique médicale à la Faculté.
(Traduit de l'espagnol par Émile Laurent.)

CHAPITRE III

CIRRHOSES

On comprend sous cette dénomination un processus de prolifération portant spécialement sur le tissu conjonctif du foie, suivant un certain type anatomique et physiologique. Cette prolifération se produit sous l'influence d'une cause habituelle d'irritation du stroma conjonctif hépatique, mais pour qu'il y ait cirrhose, trois conditions essentielles sont requises :

1° La généralisation à tout l'organe de la prolifération interstitielle ;

2° La prolifération du tissu conjonctif à l'état adulte ;

3° L'atteinte plus ou moins tardive et profonde de l'élément glandulaire ou épithélial.

C'est ainsi que Chauffard, se basant sur les travaux les plus récents et les mieux documentés, distingue plusieurs types de cirrhose qui diffèrent entre eux suivant les proportions relatives de ces processus. Telle est la conception actuelle.

Historique. — L'influence nocive de l'alcool sur le foie n'était pas inconnue des anciens. Fernel la signale à nouveau pendant la Renaissance. Après lui, Vésale indique l'atrophie du foie, Morgagni son état granuleux. Mais si Bichat et Baillie connurent les cirrhoses alcooliques, ils ignoraient tout de la cause, de même que Laënnec, qui, le premier en 1819, décrivit la cirrhose à petites granulations et lui donna son nom. Il la considérait à tort comme une production hétérogène, quasi parasitaire, pouvant se retrouver dans d'autres organes et susceptible de se ramollir. En 1827, R. Bright rapporte cinq exemples incontestables de cirrhose, note l'ascite, le teint terreux, l'état des urines ainsi que les lésions microscopiques du foie l'épaississement et la rétraction concomitants de l'intestin. Pour Andral, qui croyait à l'existence de deux substances dans le foie (une rouge, vasculaire ; une jaune, glandulaire), la substance rouge s'atrophiait, tandis que la jaune s'hypertrophiait dans la cirrhose. Les recherches de Cruveilhier et de Becquerel n'eurent pas plus de valeur, ignorants qu'ils étaient de la structure du foie.

Avec Kiernan, Hattmann, l'examen microscopique commence à donner des indications précises. Kiernan (1833) décrit les espaces porto-biliaires et les lobules hépatiques et Hattmann montre que la cirrhose se rattache à l'hypergenèse du tissu conjonctif interlobulaire. Pour Oppolzer (1844), c'est la phlébite des ramuscules portes ou leur compression par les canalicules biliaires dilatées qui doivent être invoquées. Requin (1849) signale deux cas de cirrhose avec gros foie. Todd considère les gros foies cirrhotiques non seulement comme la manifestation d'une période initiale et transitoire de la lésion, mais aussi comme un processus particulier. Bientôt Olivier (de Rouen), 1871 ; Hayem, 1874, et Cornil, en décrivant les lésions des canalicules biliaires et la forme spéciale de la néoplasie conjonctive, font de la cirrhose hypertrophique une entité morbide que Hanot consacre dans sa thèse inaugurale (1876, *Étude sur une forme de cirrhose hypertrophique du foie*).

La pathologie expérimentale confirme ces données de l'observation en se basant sur l'origine canaliculaire des lésions.

En agissant d'abord sur les vaisseaux sanguins et par voie directe, par ligature de la veine porte ou par des injections irritantes, telles que le naphtol en suspension dans l'eau, Bouchard constate l'obstruction vasculaire, la périphlébite portale et la sclérose périlobulaire. Les mêmes résultats sont acquis par la voie indirecte, par l'ingestion d'alcool, de matières toxiques.

De plus, Cohnheim et Litten obtiennent par la ligature de l'artère hépatique la nécrobiose des cellules du foie.

En opérant sur les voies biliaires, Leyden remarque que la ligature du canal cholédoque chez les chiens détermine la dégénérescence graisseuse des cellules hépatiques. Par la même expérience sur le chat, Meyer obtient la dilatation des gros canaux biliaires, l'injection par la bile des canaux biliaires intra-lobulaires, la prolifération du tissu conjonctif intra et extra-lobulaire.

Enfin Charcot et Gombault, après ligature du canal cholédoque sur le cobaye, notent successivement la dilatation des gros canaux biliaires, l'infiltration de leurs parois par des leucocytes. De plus, le tissu conjonctif qui les engaine se montre riche en cellules embryonnaires, et les espaces et fissures interlobulaires, élargis par hyperplasie conjonctive, présentent un riche réseau de néocanalicules biliaires disposés autour des canaux porto-biliaires. D'abord dilatés, ils pénètrent dans les fentes jusque dans l'intérieur des lobules.

Ainsi les lobules sont échancrés par des prolongements en têtes de serpent qui déterminent leur atrophie ultérieure et les cellules du foie sont ou progressivement détruites ou transformées en tissu fibreux.

Coexistant avec ces altérations, s'observent l'angiocholite et la péri-angiocholite avec de petits abcès miliaires.

Cette cirrhose biliaire expérimentale est comparable aux lésions que provoque l'enclavement d'un calcul dans le cholédoque ou à celles de la cirrhose hypertrophique avec ictère. En outre, Chambard a montré dans cette cirrhose expérimentale des foyers triangulaires où les cellules hépatiques offrent les caractères de nécrose dite de coagulation.

A la suite d'études comparatives de la cirrhose atrophique et de la cirrhose hypertrophique biliaire, Charcot et Gombault formulèrent ainsi leurs caractères différentiels : « La cirrhose atrophique est une hépatite interstitielle d'origine veineuse par phlébite des veines portes interlobulaires et prélobulaires; elle est à la fois annulaire, multilobulaire et extralobulaire. La cirrhose hypertrophique biliaire est insulaire, périlobulaire et intralobulaire. » Mais cette formule admise en 1877, parut bientôt insuffisante. En 1881 Hutinel, puis Sadourin (cirrhose hypertrophique graisseuse des tuberculeux alcooliques); Kelsch et Riener (hépatite et cirrhose paludéenne); Hanot et Chauffard (cirrhose hypertrophique pigmentaire du diabète sucré); Hanot et Lauth (cirrhose tuberculeuse du foie) signalent de nouvelles modalités à séparer des grandes formes de la cirrhose qui se combinent parfois entre elles cliniquement jusqu'à mériter le nom de cirrhoses mixtes que leur donne Dieulafoy.

Pour la description des cirrhoses, nous avons adopté la classification et le plan général de Chauffard auquel nous avons fait de larges emprunts.

Étiologie et classification des cirrhoses. — Toute cirrhose étant le produit secondaire d'une irritation pathogène, les voies afférentes de cette irritation au tissu conjonctif du foie sont : la voie vasculaire sanguine, la voie biliaire et la voie capsulaire, cette dernière agissant par contiguïté ou probablement aussi par l'intermédiaire des lymphatiques. Il faut en plus tenir compte de l'agent pathogène initial et du mode de développement des lésions qu'il occasionne. Dans le tableau suivant se trouve résumée la classification à la fois anatomique et étiologique proposée par Chauffard.

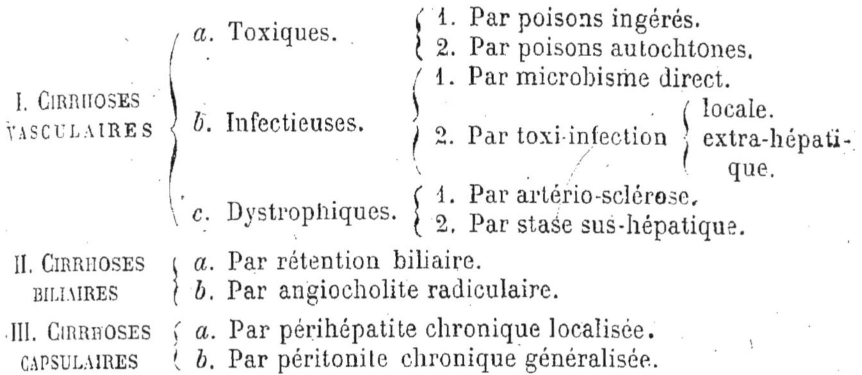

I. Cirrhoses vasculaires	a. Toxiques.	1. Par poisons ingérés.	
		2. Par poisons autochtones.	
	b. Infectieuses.	1. Par microbisme direct.	
		2. Par toxi-infection	locale.
			extra-hépatique.
	c. Dystrophiques.	1. Par artério-sclérose.	
		2. Par stase sus-hépatique.	
II. Cirrhoses biliaires	a. Par rétention biliaire.		
	b. Par angiocholite radiculaire.		
III. Cirrhoses capsulaires	a. Par périhépatite chronique localisée.		
	b. Par péritonite chronique généralisée.		

Dans les cirrhoses toxiques, les cirrhoses alcooliques par exemple, le foie subit des modifications diverses d'après le mode de pénétration de l'alcool dans l'économie. C'est ainsi que lors de l'absorption de l'alcool par les voies digestives, le retentissement sur le foie est deux fois plus grand que lorsque cette absorption se fait par les voies respiratoires. Le retentissement est d'ailleurs subordonné aux différentes qualités de l'alcool auquel s'ajoute l'action particulière des éthers, aldéhydes, acétates d'éthyle, du furfurol (Lépine, Laborde, Magnan). Les différents bouquets et l'acidité excessive des vins sont également nocifs et créent la multiplicité des types anatomiques. Par leurs expériences sur le lapin, Strauss et Blocq ont confirmé ces résultats que Laffite (1893) n'a point retrouvé dans ses expériences d'intoxication chronique alcoolique sur les animaux : « Quoi qu'il en soit, conclut Chauffard, l'action cirrhogène de l'alcool sur le foie ne saurait être mise en doute. » Le plomb peut aussi produire la rétraction permanente du foie (Potain, *Soc. méd.*, 1888), et, chez les lapins, Laffitte a expérimentalement obtenu cette cirrhose saturnine. Chez les fondeurs en cuivre, Lancereaux a noté la cirrhose anthracosique. Enfin le naphtol et le mercure détermineraient parfois des altérations d'hépatite interstitielle.

Les poisons autochtones à la suite de déviations prolongées de la nutrition, de dyscrasies acides (Bouchard), peuvent amener l'induration du foie. Ainsi s'expliquerait la cirrhose goutteuse (Rendu, Hanot).

Par la ligature des uretères du coq, Ebstein a obtenu l'imprégnation uratique de tous les tissus et l'existence de foyers de nécrose autour d'infarctus uratiques disséminés dans la glande hépatique.

Dans le diabète, Hanot et Chauffard ont décrit une cirrhose biveineuse avec surcharge pigmentaire et mélanodermie. En d'autres circonstances, il s'agit de cirrhoses sus-hépatiques ou porto-biliaires sans pigmentation.

Par l'action directe de ptomaïnes, de leucomaïnes, des cirrhoses peuvent se développer et dans la cirrhose hypertrophique, Ebstein a vu le tissu conjonctif du foie parsemé de cristaux de guanine, d'hypoxanthine, etc. Enfin Seyers (*Sem. méd.*, 1891), a observé chez les Fuégiens qui font des moules leur principal aliment, une variété de cirrhose caractérisée d'abord par l'hypertrophie du foie et la production d'ictère, par une atrophie consécutive et ensuite par des hémorragies terminales. Il faudrait ici mettre en cause une intoxication provoquée par les poisons fournis par le foie de la moule (mytilotoxine de Brieger).

Des cirrhoses vasculaires sont également déterminées par l'action directe du microbe ou des toxines qu'il produit. A ce groupe appartiennent les cirrhoses nodulaires de l'impaludisme, peut-être les cirrhoses scléro-lamineuses de la syphilis héréditaire ou acquise, les cirrhoses tuberculeuses. Des cirrhoses secondaires peuvent tardivement apparaître à la suite de toxi-infection et ses variétés s'observent plutôt chez les enfants, que n'entache pas l'alcoolisme, après la fièvre typhoïde, le choléra, la scarlatine, la rougeole, la variole.

Chez les vieillards se remarquent surtout les cirrhoses artério-scléreuses caractérisées par la localisation de la sclérose aux espaces portes et par l'endopériartérite systématique. Cette variété s'allie souvent chez un même malade à la cirrhose cardiaques, à systématisation sus-hépatique.

Quant aux cirrhoses d'origine biliaire, elles peuvent provenir d'un obstacle agissant sur le cholédoque ou sur les gros canaux extrahépatiques. Dans l'évolution de la sclérose porto-biliaire lithiasique, peut-être faut-il faire une assez large part à l'infection biliaire ascendante (Chauffard). Dans la cirrhose biliaire hypertrophique de Hanot, la sclérose est réglée par un processus systématique d'angiocholite et de périangiocholite radiculaire.

Restent les cirrhoses capsulaires. Elles sont la conséquence d'une péri-hépatite chronique localisée ou d'une péritonite chronique généralisée en agissant par voie périvasculaire centripète, mais nombre de péri-hépatites, même anciennes, ne s'accompagnent pas de cirrhose. Il est probable que les toxines microbiennes, formées au voisinage de la capsule, propagent au foie l'action sclérogène par l'intermédiaire des lymphatiques et des vaisseaux sous-capsulaires.

Mais, comme le remarque fort judicieusement Chauffard, cette répartition anatomique et étiologique des cirrhoses soulève bien des objections. Pourquoi l'agent pathogène n'exerce-t-il pas toujours directement son action sur l'élément avec lequel il se trouve d'abord en contact? Et quelle influence faut-il attribuer au microbe, quelle est la toxine qu'il produit?

D'ailleurs, en clinique, comment pourrait-on faire exactement le départ de ce qui revient souvent à bien des causes. La loi formulée par Bouchard est vérifiée par l'étude des cirrhoses : Les processus pathogéniques sont rarement simples, et toujours associés, plutôt qu'isolés et indépendants.

I

CIRRHOSES ALCOOLIQUES VEINEUSES

La cirrhose alcoolique du foie souvent décrite sous le nom de cirrhose atrophique n'est pas synonyme de cette dernière dénomination, puisqu'il est des cirrhoses alcooliques qui s'accompagnent d'hypertrophie du foie. L'expression de cirrhose alcoolique veineuse est plus juste et la définit mieux.

Causes. — C'est une maladie de l'âge adulte et de la maturité de la vie. Elle n'est malheureusement pas très exceptionnelle chez les enfants, surtout dans les pays du nord et il semblerait même que les fils d'alcooliqnes offrant une moindre résistance à l'intoxication, fussent par cela même plus aptes à devenir cirrhotiques. L'absorption de l'alcool sous toutes les formes, par la voie respiratoire ou par la voie digestive, en est la cause dominante. Aussi remarque-t-on la cirrhose chez les ouvriers employés dans les distilleries, chez les dégustateurs de vins ou de liqueurs et surtout chez les buveurs.

Pour Lancereaux, les buveurs de vin seraient particulièrement atteints, ceux qui absorbent plusieurs litres par jour, et il faudrait tenir compte dans ce cas des principes acides et minéraux autant que de l'alcool contenu dans ce vin. — Pour Potain, au contraire, ce seraient les liqueurs qui auraient surtout une funeste influence.

Quoi qu'il en soit, « l'éthylique qui fait de la cirrhose, supporte bien en général les alcools. » (Chauffard.) Il est d'ordinaire robuste et résistant et ne se grise presque jamais. Enfin, à intoxication égale, la cirrhose se développe de préférence chez ceux qui ont une profession sédentaire.

L'alcool est donc la grande cause de la cirrhose alcoolique veineuse, mais pour les formes atrophiques, le saturnisme, les maladies infectieuses peuvent aussi jouer un rôle étiologique.

Anatomie pathologique. — A l'autopsie, on constate que le foie est petit (sauf dans une forme particulière, que nous étudierons), rétracté derrière les fausses côtes. Il est inégal, mamelonné, de consistance ferme, quelquefois ligneuse (Jaccoud). Généralement sa forme est conservée, mais l'atrophie peut aller jusqu'à la disparition presque complète du lobe gauche (Frerichs.) C'est sur la face inférieure ou le long du bord tranchant du foie que l'on trouve les nodules hémisphériques les plus gros, quelquefois même tellement prononcés que cette forme de cirrhose a pu mériter le nom d'énucléante.

Ces différentes saillies sont recouvertes par la capsule de Glisson épaissie au point de combler parfois les sillons de séparation. D'une part elle adhère intimement au parenchyme et sur son autre face présente tantôt un aspect simplement tomenteux, tantôt des plaques de péri-hépatite qui fixent le foie plus ou moins étroitement. Le poids de cet organe peut descendre jusqu'à 1,000 et même 800 grammes et d'après les différentes complications de la cirrhose, le foie présente à sa surface une coloration grisâtre, ardoisée, fauve, jaune ou blanchâtre.

A la coupe, le tissu crie sous le scalpel et paraît formé de deux substances : l'une *fibreuse*, gris rosé, riche en vaisseaux, pénétrant le parenchyme du foie par un processus de cloisonnement allant sans interruption de la capsule de Glisson au centre de l'organe; l'autre *glandulaire*, jaune rougeâtre, brune, verdâtre, remplissant les alvéoles fibreuses d'où elle tend à faire saillie sous la forme d'îlots sphériques variant du volume d'une tête d'épingle à celui d'une noisette. Ainsi il existe une cirrhose à grosses granulations séparées les unes des autres par des tractus fibreux et comprenant plusieurs lobules chacune (cirrhose multilobulaire), et une cirrhose à granulations miliaires (cirrhose monolobulaire). A ces deux types il convient d'en ajouter un troisième, décrit par Hanot et Gilbert (*Soc. méd. Hop.*, 1890) sous le nom de cirrhose alcoolique hypertrophique, où le foie peut peser jusqu'à 3 kilogrammes.

Il est également granuleux mais moins que dans la cirrhose atrophique vulgaire, ses bords sont aussi moins tranchants : on observe ce type plus rarement que les deux autres.

Les voies biliaires sont libres ; la bile peu abondante et pâle, est quelquefois épaisse, visqueuse, rougeâtre.

La rate augmentée de volume, pèse de 500 à 1,200 grammes. Sa capsule épaissie est comme fibro-cartilagineuse (Chauffard).

La cavité abdominale souvent distendue par de l'ascite est parfois aussi le siège d'une péritonite chronique diffuse. Le mésentère est rétracté, l'intestin grêle aplati est diminué de diamètre et de longueur. Il en est de même pour le gros intestin (Gratia, *Soc. méd.* 1890).

Les tuniques de l'intestin sont épaissies et les valvules conniventes comme œdémateuses. Les différents agents de ces lésions sont : « l'épaississement périphlébitique des radicules originelles de la veine porte (Dieulafoy), la péritonite insidieuse généralisée, intéressant le feuillet intestinal et les lames mésentériques, rétractant à la fois la séreuse et l'intestin; la pression exercée par l'épanchement ascitique lui-même; enfin, parfois, l'hypertrophie des fibres longitudinales lisses de l'intestin (Gratia) ». Il en résulte un obstacle croissant à la circulation sanguine et lymphatique.

La veine porte épaissie est quelquefois oblitérée par un thrombus.

On a signalé également des varices œsophagiennes autour du cardia et sur le tiers inférieur de l'œsophage, la fréquence d'hémorroïdes, le développement des veines portes accessoires.

En dehors de la coexistence d'une néphrite interstitielle, les *reins* sont gros et mous. Les cavités droites du cœur sont dilatées. Il y a des lésions de congestion pulmonaire avec, parfois, atélectasie des lobes inférieurs et pleurite du côté droit.

Au *microscope* et *à un faible grossissement* l'apparence de la cirrhose atrophique est bien annulaire et extra-lobulaire, comme l'a établi Charcot, monolobulaire ou multilobulaire; les bandes conjonctives constituent des *plaques* au centre desquelles sont des rameaux portes, artériels et biliaires, ou des tractus formant des mailles polygonales ou circulaires et isolant un groupe de saillies hémisphériques glandulaires. Les veines sus-hépatiques et les veines portes, surtout au début de la cirrhose, sont disposées au milieu du tissu fibreux qui prolifère en rayonnant autour d'elles comme autour de deux centres (porte et sus-hépatique). De là le nom de cirrhoses biveineuses appliqué aux cirrhoses alcooliques. Dans la cirrhose à *petites granulations* « tous les segments du système vasculaire sont pris et simultanément. D'emblée la cirrhose est monolobulaire. » (Chauffard.) Dans la cirrhose à *grosses granulations*, il y a « intégrité persistante d'une série de petits domaines portes et sus-hépatiques, les veines directrices de la cirrhose étant encore d'assez fort calibre, veines prélobulaires et veines sub-lobulaires. » (Chauffard.) Mais l'agent pathogène est le même dans les deux cas.

A un *fort grossissement*, les *veines portes* paraissent entourées de cellules embryonnaires; leurs parois, dépourvues de fibres lisses, semblent sculptées en plein tissu scléreux où s'anastomosent des vaisseaux sanguins de nouvelle formation, représentés par leur endothélium et simulant par places de véritables tumeurs érectiles (Cornil.)

Les injections pénètrent difficilement et incomplètement dans les rameaux portes. Pour Rindfleisch, cette pénétration serait presque impossible. En revanche, par l'artère hépatique, s'établit une sorte de suppléance à l'insuffisance de la circulation dans la veine porte.

Les *veines sus-hépatiques* sont le siège d'endophlébite végétante et oblitérante; mais, par l'intermédiaire d'un système endoveineux de lacunes capillaires, leur perméabilité peut être partiellement rétablie.

Les *canaux biliaires interlobulaires* sont respectés, mais dans le tissu lamineux voisin sont des réseaux à membrane hyaline et à petites cellules cubiques se continuant avec les troncs biliaires interlobulaires. D'où proviennent ces pseudo-canalicules biliaires? Sont-ils le résultat de la transformation des trabécules hépatiques en épithélium cubique, les cellules du foie revenant à l'état embryonnaire (Sabourin, Kelsch, Kiener)? Résultent-ils du bourgeonnement des canaux interlobulaires préexistants (Charcot)? Indiquent-ils, comme le prétend Ziegler, un processus de régénération avec hyperplasie glandulaire atypique? La question est loin d'être jugée.

Le *tissu scléreux*, au début, est d'abord fibrillaire, parsemé de cellules rondes ou fusiformes. Plus tard il devient résistant, élastique et rétractile. On y rencontre alors des débris de cellules hépatiques.

Quant *aux cellules hépatiques* elles sont altérées surtout au centre de l'îlot et leurs lésions sont toujours secondaires; les plus fréquentes sont l'atrophie pigmentaire et la dégénérescence graisseuse. Quand cette dégénérescence est aiguë, l'induration du foie est remplacée par une véritable flaccidité (cirrhose flaccide de Galvagni). En d'autres circonstances on a noté les diverses caractéristiques de la nécrobiose cellulaire.

En dehors de la cirrhose atrophique vulgaire que nous venons de décrire, Hanot et Gilbert ont signalé une cirrhose alcoolique hypertrophique. Cette variété est annulaire et biveineuse, mais les cellules du foie sont ici moins altérées et peuvent par l'hypertrophie concentrique qu'elles déterminent expliquer l'hépatomégalie. Il existe en outre des anomalies où certains foies granuleux atrophiés ne présentent que des lésions de phlébite sus-hépatique : la stéatose diffuse accompagne souvent ces manifestations de cirrhose sus-hépatique pure. Exceptionnellement enfin on a pu observer l'intégrité du système sus-hépatique (Jaccoud). En résumé, la cirrhose alcoolique de Laënnec est caractérisée par une sclérose systématique d'origine veineuse (Chauffard).

Parallèlement à la cirrhose, on a signalé parfois l'existence de nodules modifiant l'aspect du foie et connus sous le nom d'*adénomes*. D'abord mentionnés par Rindfleisch, ils ont été surtout étudiés par Brissaud (*Arch. m.*, 1885), par Hanot et Gilbert (*Mal. du foie*, Paris, 1888). Ils sont en nombre variable et peuvent augmenter le volume du foie. Ce sont des nodosités lobulées allant de la grosseur d'un pois à celle d'une noisette. Blancs et assez consistants au début, ils peuvent dégénérer plus tard et devenir friables.

Ils sont caractérisés par l'intégrité des vaisseaux et des ganglions lymphatiques, mais les rameaux portes sont envahis et quelquefois oblitérés par des thrombes néoplasiques. Il en est de même pour les veines sus-hépatiques et plus rarement pour la veine cave inférieure. L'adénome hépatique est donc essentiellement infectant (Chauffard).

A l'examen microscopique, l'adénome au *début* est constitué par des cylindres épithéliaux finement anastomosés. Ces cylindres eux-mêmes sont formés par des cellules inégales, polyédriques, pourvues parfois de gros noyaux, uniques ou multiples (Hanot et Gilbert). Les cylindres sont pleins ou canaliculés, et, dans ce dernier cas, renferment des calculs biliaires microscopiques. Ainsi composés, les nodules adénomateux tendent à s'enkyster en refoulant excentriquement les trabécules hépatiques voisines (Chauffard).

A la période de *dégénérescence*, les cellules primitives s'effondrent en un magma caséeux, le nodule est envahi par la sclérose et s'atrophie, quelquefois même il est transformé en un caillot dû à des hémorrhagies interstitielles.

Quel rapport y a-t-il entre l'adénome et la cirrhose?

Pour Sabourin, Cornil et Ranvier l'adénome est une complication de la cirrhose.

Pour Kelsch et Kiener il y a évolution simultanée d'une même cause agissant sur l'élément glandulaire et sur l'élément conjonctif du foie. Hanot et Gilbert admettent cette opinion et décrivent la coexistence de l'adénome et de la cirrhose sous le nom de cancer avec cirrhose, l'adénome étant pour eux une néoplasie spécifique.

Symptômes. — Il est difficile de préciser le début exact de la maladie qui ne se manifeste le plus souvent par des signes probants que lorsqu'elle est déjà sans remède. Cette période de début peut durer des années, c'est même le cas ordinaire, et si l'on soupçonnait dès lors la cirrhose, aurait-on le droit de l'affirmer! Mais si les symptômes observés sont peu expressifs par eux-mêmes, ils peuvent néanmoins par leur répétition et leur enchaînement constituer autant de présomptions pour le clinicien. Les troubles digestifs sont les premiers observés et les plus persistants. L'appétit peut être conservé, mais les digestions sont pénibles. Le malade se plaint de flatulences, de ballonnement après chaque repas, parfois aussi de constriction épigastrique. Il a des pituites le matin, des vomiturititions, une sensation de faim à jeun qui fait place à de l'anorexie en présence des aliments, des alternatives de constipation et de diarrhée. Les selles sont un peu décolorées. Déjà le malade s'essouffle rapidement, le travail lui devient difficile et, après un excès ou une fatigue, il ressent une douleur sourde à la région du foie avec irradiations vers l'épaule droite. La peau est sèche, comme parcheminée, il y a suppression presque complète de la transpiration, le facies est terreux avec quelques plaques violacées aux pommettes et sur les ailes du nez. Les conjonctives sont souvent subictériques. On a noté également la fréquence de petites épistaxis.

A l'exploration physique, le foie déborde un peu les fausses côtes et semble douloureux. La rate est augmentée de volume. Les urines sont rares, au-dessous de 1 litre en général (Chauffard). Elles ont une couleur qui rappelle celle de la bière forte ou de l'acajou. Rarement elles renferment de l'albumine, mais contiennent de l'urobiline, des sédiments urétiques. On y constate l'existence de la glycosurie alimentaire, et ce qui la caractérise plus particulièrement ce sont les variations de l'urée. Au cours des poussées de congestion du début, Chauffard l'a vu osciller entre 40 et 55 grammes par jour; et au contraire, entre 8 à 10 grammes quand la cirrhose est atrophique d'emblée.

Parfois avant l'apparition de l'ascite, on note l'existence de l'*œdème des membres inférieurs* (Mac Swiney). C'est un œdème blanc, assez mou, indolore, se développant en même temps sur les deux jambes. Il peut ainsi gagner toute la moitié sous-diaphragmatique du corps. Il peut devancer d'un an l'apparition de l'ascite et paraît préluder aux premiers symptômes de la cirrhose. Il reconnaît pour cause la stase plus ou moins grande du sang dans la veine cave inférieure.

L'apparition de l'*ascite* indique que la maladie est confirmée, qu'elle est arrivée à la période d'*état*. L'ascite peut se développer lentement, progressivement, ou quelquefois brusquement sous l'influence du froid par exemple, et comporte alors un fâcheux pronostic. Le péritoine joue rarement un rôle important dans sa production : c'est surtout aux lésions intrahépatiques du tronc ou des branches originelles de la veine porte qu'il faut en attribuer la cause. C'est ainsi que l'on a pu successivement incriminer l'endophlébite oblitérante des veines sus-hépatiques, la phlébite et la périphlébite portes, l'oblitération de la veine porte par pyléphlébite adhésive, l'oblitération des radicules portes par phlébite et périphlébite, enfin la périhépatite.

Quoi qu'il en soit, il existe un contraste frappant entre le développement du ventre et l'amaigrissement général. L'épanchement ascitique est libre dans la cavité péritonéale et se déplace suivant les différentes attitudes du malade. Repose-t-il sur le dos, et l'épanchement est-il moyennement abondant, on percevra de la matité sur les flancs qui paraissent renflés, et une zone de sonorité médiane, représentée par la masse des intestins flottant au-dessus du liquide. Suivant la progression de l'ascite, la région sus-ombilicale devient graduellement plus saillante par suite du météorisme gastro-intestinal et la cicatrice ombilicale distendue se retourne bientôt en doigt de gant. L'exploration de l'abdomen est alors fort difficile par suite de la résistance et de la tension de la paroi, et, sauf quand il existe de la périhépatite, il y a indolence absolue de la région.

Les signes fonctionnels qui résultent de la gêne permanente apportée à la circulation porte sont pendant longtemps conjurés par la dilatation des veines sous-cutanées abdominales qui établissent une véritable suppléance. Ces veines s'étendent de l'appendice xiphoïde au pubis et sont surtout accusées au côté droit et à la moitié supérieure de l'abdomen. Elles apparaissent un peu après l'ascite et sont représentées par cinq ou six gros troncs verticaux, parallèles, qui diminuent de volume à mesure qu'ils descendent vers le pubis. Ils peuvent atteindre le volume d'une plume d'oie et sont reliés entre eux par des veinules. Au stéthoscope on y perçoit un souffle vasculaire continu et ils sont parfois le siège d'un frémissement vibratoire.

Les voies sous-cutanées abdominales, dont la plus importante est la veine parombilicale, communiquent en haut avec les veines épigastriques et mammaires internes, en bas avec la veine iliaque et la saphène interne. Pour Sappey, le cours du sang s'y effectue de haut en bas, tandis que pour d'autres auteurs, il y aurait renversement du courant sanguin normal qui gagnerait les azygos par les mammaires internes et les intercostales.

Parmi les autres voies de dérivation, signalons la dilatation du système de Retzius qui fait communiquer à travers les parois intestinales la veine porte et la veine cave inférieure, la dilatation des veines mésaraïques, des veinules portes accessoires du ligament suspenseur et du diaphragme, de la veine coronaire gauche et de ses anastomoses œsophagiennes et phréniques. Enfin, dans le foie lui-même, tant que les veines sus-hépatiques restent perméables, la dilatation des veines sus-hépato-glissoniennes peut jouer un rôle important (Sabourin, Chauffard). Exceptionnellement, on a noté la persistance de la perméabilité du canal veineux d'Aranzi (cas de Leyden, 1891).

Mais il arrive un moment où l'épanchement trop abondant nécessite le décubitus dorsal. L'oppression devient très grande au moindre mouvement et par suite de l'arythmie cardiaque et de l'état congestif des poumons, la suffocation peut être telle qu'il faut avoir recours à la ponction (Rendu). Cette ponction se pratique au point de l'abdomen où la matité est la plus grande. On obtient ainsi un liquide jaune citrin clair ou légèrement verdâtre, d'une quantité variant de 5 à 15 litres et plus, d'une densité moyenne de 1,013. Sa réaction est alcaline. Il contient par litre de 20 à 25 grammes de matières solides (Runeberg), de 10 à 20 grammes de substances albuminoïdes et très peu fibrinogènes. On y trouve encore, mais en faible quantité, du sucre, de l'urée, de l'urobiline, de l'allantoïne, des paillettes de cholestérine, de la paralbumine et de la métalbumine. Histologiquement, il ne renferme que peu ou pas d'éléments figurés et ne se coagule pas spontanément. Mais, quand l'épanchement est d'origine péritonéale, on y trouve des leucocytes, des cellules épithéliales, il se coagule spontanément, sa densité est de 1,018, sa teneur en matières solides et albuminoïdes plus grande et dans certains cas, comme dit Chauffard, « chaque ponction est une véritable saignée albumineuse ».

Le *foie* est d'une exploration difficile en raison du météorisme ou de l'abondance de l'ascite. Il peut se révéler sous des aspects divers. Tantôt il est petit, d'une matité verticale de 7 à 8 centimètres (forme atrophique commune); tantôt il est augmenté de volume et représente la cirrhose alcoolique hypertrophique qui diffère de l'hypertrophie préatrophique du foie en ce qu'elle n'arrive pas à l'atrophie.

La *rate*, ordinairement hypertrophiée, est parfois le siège d'un souffle systolique signalé par Bouchard. Mais, dans nombre de cas, elle est de dimensions normales, quelquefois même elle paraît diminuée de volume et présente des lésions de splénite interstitielle.

Les *urines* sont rares, de 500 à 800 centimètres cubes, elles sont brunes, épaisses, acides, renfermant des urates et un peu d'albumine. Pauvres en urée, elles peuvent, quand elles tombent à un demi-litre, donner lieu à des signes d'auto-intoxication (Lancereaux). On a noté de la peptonurie et de la glycosurie alimentaire.

Les urines sont chargées d'urobiline et de pigment rouge brun donnant lieu à la réaction hémaphéique, mais elles sont habituellement dépourvues de biliverdine.

Rarement on y trouve de la leucine et de la tyrosine. Cependant l'état général devient mauvais et sous l'iufluence du développement parfois considérable du ventre et de la dénutrition, apparaît un œdème à la fois mécanique et cachectique. Etendu à la moitié sous-diaphragmatique du corps, il peut donner lieu à des érosions qui compliquent parfois l'érysipèle ou la gangrène.

Les fonctions digestives s'accomplissent mal. Il existe un dégoût profond pour les aliments, des alternatives de constipation et de diarrhée, les fèces un peu décolorées sont remarquables par leur fétidité.

A l'auscultation de la poitrine, on perçoit des râles d'œdème pulmonaire aux deux bases. La plèvre droite surtout peut être le siège d'un épanchement le plus souvent séreux. La périhépatite chronique peut en expliquer le développement, mais cette cause n'est plus plausible quand l'inflammation atteint seulement la plèvre gauche.

Le cœur bat irrégulièrement, le pouls est faible et mou, la pression artérielle est diminuée.

Au point de vue de la durée de la maladie, Chauffard distingue trois cas :

1° La cirrhose est à forme vulgaire non compliquée quand sa durée n'excède pas deux ans, autrement il s'agit de la cirrhose alcoolique hypertrophique.

2° Dans la forme vulgaire abrégée, une complication vient hâter la terminaison fatale. La mort, fin habituelle de la cirrhose atrophique, arrive non plus seulement comme dans la forme précédente de par le marasme, l'ascite et les œdèmes, elle est avancée par une pleurésie, une broncho-pneumonie ou la granulie elle-même. Mais les complications qui surviennent le plus fréquemment sont d'origine hémorragique ou péritonique. Parmi les hémorragies, les plus communes sont les épistaxis qui se reproduisent facilement pour la moindre cause. Citons rapidement les ecchymoses péritonéales avec ascite sanglante, les hématomes du péritoine, le purpura cutané, les hémoptysies, pour arriver aux hémorragies gastro-intestinales. Celles-ci se produisent parfois, à la période préascitique, chez un sujet en apparence sain (Ehrardt, 1891), et peuvent tuer immédiatement ou en quarante-huit heures (Debove), ou bien disparaissent pour se reproduire à la deuxième période, sous forme d'hématémèse et de mélœna.

Elles ne comportent d'ailleurs pas toujours un fâcheux pronostic et paraîtraient même, dans quelques cas, améliorer momentanément la cirrhose.

Elles seraient dues, pour Dussaussay, à la rupture de varices œsophagiennes, surtout dans les cirrhoses non suivies d'ascite. Mais Debove et Courtois-Suffit (*Soc. méd. hôp.*, 1890) ont montré que les varices œsophagiennes font souvent défaut dans la cirrhose ou ne se rompent pas.

Comment expliquer alors les hématémèses observées? Il se produirait une vaso-dilatation subite et énorme dans tout le système porte et le foie induré ne suffisant pas à l'écoulement du sang dans la veine cave, il y aurait ou rupture de vaisseaux préalablement altérés par l'alcoolisme, ou petites hémorragies en nappe, congestives plutôt qu'ulcéreuses, mais que l'on pourrait, bien à tort, facilement attribuer à un ulcère de l'estomac ou du duodénum.

D'autre part, Letulle (*Soc. méd. hôp.*, 1890) a montré que les varices œsophagiennes peuvent se rencontrer dans l'alcoolisme chronique, en dehors de toute cirrhose.

Parmi les complications d'ordre péritonitique, on peut avoir une péritonite aiguë fibrino-purulente et septique (Lecorché et Talamon), consécutive à une ponction ou à la migration de germes intestinaux dans le péritoine. Mais la complication commune est la péritonite tuberculeuse, essentiellement fibreuse. La porte d'entrée de l'infection est dans le tube digestif sans même nécessiter la lésion de l'épithélium intestinal, quand la tuberculose se porte d'emblée sur le péritoine. Les leucocytes charrient les microbes vers les voies lymphatiques, à travers la muqueuse, de la surface vers la profondeur (Tchistovitch). Dès lors, l'évolution de la cirrhose est modifiée. Le malade se plaint de coliques sourdes, le ventre devient douloureux, la paroi abdominale est blanche, œdémateuse, l'ascite perd de sa mobilité. Après une ponction on perçoit de l'empâtement ou de la crépitation.

Enfin arrivent des sueurs locales, des vomissements, une diarrhée incoercible, et la mort survient dans le marasme.

3° Hanot et Debove ont décrit une cirrhose à marche aiguë qui suit son cours dans une période variant de deux à six mois. Elle s'accompagne de fièvre subaiguë, d'ascite précoce, de douleurs abdominales, d'œdème des membres supérieurs et inférieurs, de subictère, de cachexie rapide, d'hémorragies.

Et le malade meurt dans l'hypothermie et le coma.

A l'autopsie, dans ce cas, en plus des lésions ordinaires de la cirrhose, on trouve une désintégration granuleuse de la cellule hépatique. C'est ainsi que l'état de la cellule hépatique règle le pronostic.

Cette évolution de la cirrhose alcoolique, au lieu de se manifester d'emblée, peut se développer au cours d'une cirrhose vulgaire sous l'influence d'une cause occasionnelle, telle que l'administration d'iodure de potassium par exemple (Chauffard).

Mais, quelle que soit la forme de la cirrhose, il n'est pas rare d'observer l'urémie hépatique ou l'ictère grave comme complications dernières.

Il est également à remarquer que la cirrhose aggrave toute affection intercurrente et qu'elle joue un rôle fâcheux dans la marche des traumatismes (Verneuil, Longuet).

Pronostic. — Au point de vue du pronostic, il importe d'établir une distinction entre la cirrhose alcoolique atrophique et la cirrhose alcoolique hypertrophique. Pendant longtemps la cirrhose alcoolique a été regardée comme incurable, mais Leudet, Semmola publièrent des observations de guérisons obtenues par la diète lactée et l'usage des drastiques. Certes, la lésion anatomique ne disparaît pas, mais sa principale expression symptomatique, l'ascite, surtout quand elle est de date récente, peut s'effacer pour ne plus se reproduire. Mais dans d'autres cas la guérison est seulement apparente et correspond seulement à une période de rémission (Troisier). Hanot et Gilbert ont établi d'une manière indiscutable que la guérison dans les cirrhoses alcooliques s'observe surtout dans les cirrhoses à gros foie, mais qu'elle est exceptionnelle dans les formes atrophiques.

Diagnostic. — A la période *initiale*, il est fort difficile pour ne pas dire impossible de différencier la cirrhose commençante d'avec la congestion simple du foie.

A la période d'*ascite*, le diagnostic est plus aisé, mais la cirrhose alcoolique peut être confondue avec l'inflammation de la veine porte; cependant dans la pyléphlébite il y a de vives douleurs, la circulation collatérale et l'ascite s'établissent plus rapidement et l'ictère est assez fréquent.

Les affections cardiaques peuvent se compliquer d'ascite. Dans ce cas il existe fréquemment des poussées de subictère et depuis longtemps déjà le malade avait de l'œdème bimalléolaire. La recherche de la peptonurie et de la glycosurie digestive pourra par ailleurs fournir d'utiles renseignements.

La péritonite chronique tuberculeuse se distingue de la cirrhose alcoolique en ce que l'ascite est moins abondante, moins mobile, comme cloisonnée par des masses dures, bosselées. La dilatation des veines sous-cutanées abdominales est moins grande, mais il existe, en plus, de la fièvre qui fait défaut dans la cirrhose. Souvent, du reste, la péritonite tuberculeuse vient compliquer cette dernière maladie.

L'ascite pouvant également reconnaître pour cause une tumeur abdominale, il suffira de tenir compte de l'état du foie et de la chronologie des symptômes pour éviter toute erreur.

Les cirrhoses alcooliques hypertrophiques ne sauraient être confondues avec la cirrhose hypertrophique biliaire où l'ictère est la règle.

Traitement. — Au début de la cirrhose, il convient surtout de surveiller le régime alimentaire du malade. On proscrira systématiquement les mets épicés, les matières grasses ; on supprimera le thé, le café, les liqueurs fortes.

On pratiquera ensuite une révulsion locale par l'usage répété des vésicatoires volants. On fera de l'antisepsie intestinale et l'on aura recours aux purgatifs salins.

Plus tard, lors de l'apparition de l'ascite, on mettra le malade au régime lacté et l'on s'efforcera de provoquer la diurèse par l'administration d'oxymel scillitique ou de tisanes diurétiques contenant de 4 à 6 grammes d'azotate ou d'acétate de potasse. Si le rein ne joue qu'imparfaitement le rôle de filtre, on s'adressera aux purgatifs drastiques (eau-de-vie allemande, aloès), mais l'emploi répété de ces purgatifs affaiblissant le malade, on sera parfois obligé de provoquer des sudations copieuses par des infusions de jaborandi ou des injections de 1 centigramme de pilocarpine. Règle générale, tant que cela sera possible, mieux vaut s'adresser aux reins qui est la voie de l'élimination la plus abondante et la plus complète.

Si, malgré toutes les tentatives, l'ascite persiste aussi copieuse ou distend de plus en plus l'abdomen, il faudra recourir à l'évacuation directe du liquide par la ponction avec un trocart ou par l'aspiration, en prenant toutes les précautions antiseptiques voulues.

Pendant longtemps on a cru à l'action curative de l'iodure de potassium donné à petites doses. Aujourd'hui cette action est fort discutée et dans tous les cas on ne l'administrera qu'avec circonspection à cause de la grande vulnérabilité de la cellule hépatique dans la cirrhose.

Par contre, le calomel, prescrit suivant la méthode de Bouchard, par petites doses quotidiennes de 2 à 3 centigrammes, agit non seulement comme laxatif et diurétique, mais il paraît encore avoir une influence eusthénique sur le foie.

Enfin on soutiendra les forces du malade par des toniques et par un régime sain et reconstituant.

II

CIRRHOSES BILIAIRES

Les cirrhoses biliaires que l'on oppose aux cirrhoses veineuses comprennent deux types distincts : la cirrhose biliaire hypertrophique de Hanot et la cirrhose biliaire calculeuse.

A. — Cirrhose biliaire hypertrophique

Nous ne reviendrons pas sur l'historique de la question; qu'il nous suffise d'ajouter que Hanot et Schachmann ont complété en 1887 (*Arch. de phys.*) l'anatomie pathologique de cette forme de cirrhose déjà si bien décrite par Hanot, en 1876, que son nom y est resté attaché.

Anatomie pathologique. — Le foie est uniformément augmenté de volume, ses bords restent tranchants. Son poids varie de 2 à 4 kilogrammes. Sa surface est généralement lisse, dans d'autres cas elle est hérissée de granulations irrégulières jaune chamois ou vert foncé, séparées les unes des autres par des trabécules fibreuses grisâtres. Souvent il existe autour de la glande une coque blanchâtre de périhépatite qui fait adhérer le foie aux organes voisins. *A la coupe*, le foie semble plus résistant et présente une coloration variée allant du jaune orangé au vert olive.

La vésicule biliaire est vide de tout calcul et les voies biliaires restent perméables dans toute leur étendue.

Au microscope et à un *faible grossissement*, après coloration au picro-carmin, on voit des plaques irrégulières roses à prolongements divers, souvent renflés en tête de serpent. Dans leurs intervalles, « s'emboîtent en jeu de patience des îlots de parenchyme hépatique, colorés en jaune brunâtre ou teintés par la bile » (Chauffard). On peut ainsi déjà constater que cette cirrhose est insulaire et mono ou multilobulaire.

A un plus fort grossissement, on remarque qu'au début de la cirrhose il y a intégrité du système sus-hépatique. Il faut faire exception pour les grosses veines sus-hépatiques lésées latéralement par les prolongements fibreux qui accompagnent les veines sus-hépato-glissoniennes. A leur tour, les petites veines sus-hépatiques sont ultérieurement touchées par contiguïté. Les parois des canaux sus-hépatiques restent toujours libres entre les bases d'implantation des plaques fibreuses de sorte que la cirrhose ne fait que les toucher sans suivre leur trajet (Chauffard).

Dans les *espaces et canaux porto-biliaires* le tissu conjonctif de nouvelle formation est lâche, fibrillaire, presque dépourvu de fibres élastiques et peu rétractile. Il renferme des cellules embryonnaires.

Au contact des îlots parenchymateux, le tissu conjonctif se dissocie en formant des mailles qui englobent des cellules hépatiques. Le lobule hépatique est, en outre, pénétré par les prolongements en forme de tête de serpent et « la cirrhose tend ainsi à devenir intralobulaire » (Chauffard).

Les *rameaux de la veine porte* sont respectés et restent perméables.

Il en est de même pour l'*artère hépatique*. Au sein du tissu conjonctif extralobulaire Hanot a signalé des fentes lymphatiques très développées.

Les *canaux biliaires interlobulaires* de moyen calibre ont leur paroi épaissie, comme entourée d'un manchon fibreux ; leur lumière est conservée ou comblée par des cellules épithéliales souvent infiltrées de pigment biliaire et desquamées.

Indépendamment de ces canaux biliaires, on peut observer en plein tissu fibreux de fins canaux sinueux, anastomosés entre eux. Ils n'ont pas de paroi propre, mais sont tapissés d'un épithélium cubique à gros noyau pouvant combler la cavité de ces pseudo-canalicules biliaires.

Ils présentent des flexuosités et des renflements qui leur ont valu le nom d'angiomes, et même d'angiomes biliaires kystiques (Sabourin), quand ils subissent cette transformation. Mais, généralement, ces pseudo-canalicules tendent à disparaître par atrophie.

Quels sont leurs rapports avec les canaux biliaires préexistants et les trabécules hépatiques ?

Ils sont en continuité directe avec les canaux biliaires interlobulaires préexistants dont ils naissent par bourgeonnement et avec les trabécules hépatiques par voie régressive, la cellule hépatique se transformant graduellement en épithélium cubique. Cette transformation peut se faire de proche en proche suivant la prolifération conjonctive, ou en masse.

Hanot et Schachmann ont décrit, en outre, des canalicules qui s'aboucheraient avec les espaces intercellulaires en restant indépendants des cellules hépatiques.

Quoi qu'il en soit, il y a, dans la cirrhose hypertrophique biliaire, une lésion systématique « d'angiocholite et de périangiocholite portant surtout sur les canaux biliaires de moyen et de petit calibre » (Chauffard). Parfois même il y a angiocholite suppurée et le pus d'abord intracanaliculaire finit par former un abcès, qui peut remplir tout l'espace porto-biliaire (Sabourin).

Pour ce qui est du *parenchyme hépatique* lui-même, les lésions sont variables suivant la période de la maladie. Le lobule peut être dissocié par le tissu scléreux, les espaces intercellulaires et les cellules elles-mêmes peuvent être infiltrées de pigment et les canaux biliaires interlobulaires correspondants sont parfois le siège de thromboses pigmentaires. Si vers la fin de la maladie les cellules hépatiques sont plus ou moins atrophiées, plus ou moins infiltrées de granulations protéiques et graisseuses, pendant très longtemps la plupart d'entre elles semblent saines, conservent leurs caractères et leurs fonctions ainsi que leur ordination radiée. Parfois même elles sont hypertrophiées (Hanot). Mais apparaisse l'ictère grave secondaire, la dégénérescence cellulaire sera rapide et la mort en sera la conséquence.

Parmi les autres lésions concomitantes citons l'hypertrophie de la rate, qui peut peser jusqu'à 1 kilogramme. On peut trouver à sa surface des plaques de périsplénite; son parenchyme est tantôt résistant, tantôt diffluent. Le péritoine est presque toujours atteint et l'inflammation peut gagner le feuillet viscéral qui recouvre la masse des intestins (Hanot).

Il n'existe pas de lésions appréciables du tube digestif.

Les poumons et les reins sont congestionnés ; le cœur est mou ; il y a parfois insuffisance tricuspidienne (Potain).

Causes et pathogénie. — L'*étiologie* de la cirrhose hypertrophique biliaire est bien vague et bien peu connue. C'est une maladie de l'âge adulte, qui s'observe surtout chez les hommes. Pour ce qui est de l'alcoolisme, de la syphilis et de l'impaludisme, ils n'agissent que comme causes prédisposantes. Pour expliquer la *pathogénie* de la cirrhose hypertrophique biliaire on a émis diverses hypothèses.

Pour Schachmann, il y aurait hypersécrétion de la cellule glandulaire qui s'hypertrophierait. Les petits canaux biliaires interlobulaires, d'abord dilatés consécutivement, deviendraient bientôt insuffisants pour l'écoulement de la bile, et de la stagnation biliaire résulteraient l'angiocholite, la périangiocholite et la sclérose insulaire.

Mais Chauffard objecte justement que cette hyperactivité biligénique est purement hypothétique ; et si elle existait, d'ailleurs, quelle en serait la cause ? Comment la cellule hépatique conserverait-elle son intégrité, et la tension biliaire étant augmentée ne serait-elle pas plutôt atrophiée que hypertrophiée par l'effort rétrograde de la bile ? On est donc obligé d'admettre que celle-ci est altérée primitivement dans sa quantité et surtout dans sa qualité. Pour Chauffard, et suivant les données pathogéniques actuelles, il faut donc admettre une cause infectieuse. L'intoxication ne saurait être incriminée, car son premier effet serait d'altérer la cellule hépatique ou de réagir sur les vaisseaux sanguins, ce que l'on n'observe pas dans la cirrhose hypertrophique biliaire.

Par contre, l'infection est indéniable, soit qu'elle procède par infection biliaire ascendante ou par la formation de ces abcès biliaires signalés par Sabourin. Mais la cause première de la cirrhose réside-t-elle dans cette infection ? Et s'agit-il de protozoaires plutôt que de microbes ? En pathologie comparée, les observations de Balbiani (*Leçons sur les sporozoaires*. Paris, 1884), de Cazin (*Soc. anat.*, 1891) démontrent l'existence de cirrhoses biliaires parasitaires du foie. Chez l'homme, on n'a rien trouvé de semblable. La question est donc encore à l'étude au point de vue parasitaire et bactériologique.

Symptômes. — Il y a deux principaux symptômes qui permettent d'affirmer la cirrhose hypertrophique biliaire, ce sont : l'ictère chronique et l'hypertrophie du foie. Mais avant d'arriver à cette période d'état, la maladie s'annonce par une période initiale où les symptômes n'ont rien de caractéristique.

Au début, le malade se plaint dans l'hypochondre droit et parfois à l'épigastre d'une douleur sourde plus ou moins tenace, d'un sentiment de pesanteur. Il a les digestions difficiles, des pituites matinales, l'appétit est mauvais, les forces sont déjà un peu déprimées. Quelques épistaxis peuvent se produire. De temps à autre surviennent des accès d'hépatalgie avec un peu de fièvre, du gonflement du foie et de l'*ictère* (Laveran et Tessier). Cet ictère peut arriver sans cause ou à la suite d'un excès, d'une émotion ; il est jaune clair. Puis, sous l'influence d'un traitement approprié, tout paraît rentrer dans l'ordre. Seul le foie demeure un peu gros.

Après une rémission, d'une durée parfois très longue, les mêmes symptômes se reproduisent, mais chaque fois l'ictère et l'hypertrophie du foie sont plus accusés et plus persistants jusqu'au jour où ils deviennent définitifs. La cirrhose hypertrophique biliaire est alors confirmée ; elle est à la période d'état.

A cette phase de la maladie l'ictère est chronique et variable. Si, à de certains moments, la coloration des téguments et des conjonctives est à peine subictérique, à d'autres, cette coloration devient vert olive et même noirâtre. Quant aux fèces, tantôt elles restent normales, tantôt elles sont décolorées, grisâtres.

Les urines subissent pour la coloration les mêmes variations que la pigmentation de la peau. Le taux de l'urée est d'ordinaire très diminué (Hanot, Brouardel) pour augmenter, au contraire, lors des paroxysmes. Enfin, il peut y avoir absence d'urobilinurie et de glycosurie alimentaire et le pouvoir toxique de l'urine varie suivant la période de la maladie et les conditions biologiques du malade.

L'hypertrophie du foie constitue le deuxième symptôme capital. La glande hépatique descend quelquefois jusqu'à l'ombilic et s'élève en haut jusque vers la cinquième côte.

A la palpation on sent que le foie est résistant, que sa surface est lisse et quelquefois rendue inégale par la périhépatite. Son bord antérieur est net et tranchant. Le volume de la glande est tel que les fausses côtes inférieures droites en sont évasées, et, dans un cas de Hanot, la masse hépatique comblait le flanc droit et « fortement projetée en avant, s'offrait en quelque sorte d'elle-même au palper ».

Dans tous ces cas, la douleur est fréquente, sourde, diffuse, non localisée dans la région de la vésicule et sans irradiation vers l'épaule droide (Chauffard).

L'hypertrophie ainsi constituée est permanente et d'autant plus sensible que le malade maigrit davantage. Elle augmente encore à chaque poussée d'ictère plus foncé (Jaccoud), et le foie, suivant l'expression de Chauffard, « devient si lourd, qu'il se déplace et semble basculer autour de son axe transversal », le bord supérieur venant buter en avant. Par exception, à la période de cachexie, et quand la maladie dure depuis très longtemps, le foie, comme d'ailleurs les autres organes, peut perdre de son volume (Hanot).

L'hypertrophie splénique accompagne communément l'hypertrophie hépatique. La rate peut venir bomber jusqu'au voisinage de l'ombilic et de la crête iliaque. La palpation en est parfois douloureuse, à cause de la périsplénite concomitante.

A l'auscultation on y perçoit un souffle splénique, systolique, analogue au souffle placentaire.

A ces symptômes habituels il convient d'opposer deux signes négatifs importants : l'absence d'ascite et de dilatation des veines sous-cutanées abdominales dans la grande majorité des cas. Quand l'ascite existe, elle dépend d'une complication telle que la péritonite, ou peut-être aussi résulte-t-elle de la gêne apportée à la circulation forte, à la période ultime de la maladie. Il en est de même pour le développement anormal des veines sous-cutanées abdominales.

Pendant cette période l'appétit est revenu, quelquefois même exagéré, ce qui n'empêche pas les malades de s'émacier en sentant de jour en jour leurs forces diminuer.

Les urines contiennent de la bile, elles sont acides, leur volume varie de 1,200 à 1,500 centimètres cubes par jour, mais l'urée peut tomber jusqu'à 9 et 10 grammes.

Le pouls est irrégulier et faible. Quant au muscle cardiaque, sa contraction est peu énergique. Le second ton pulmonaire est plus accentué que le second ton aortique. On a noté l'existence de souffles anémiques, et d'un souffle systolique à la pointe du cœur et au foyer d'auscultation de l'orifice tricuspidien, avec le vrai pouls veineux des jugulaires.

Signalons l'état congestif des bases pulmonaires et arrivons aux hémorragies. Les épistaxis à répétition sont les plus communes, puis viennent les hémorragies du tube digestif. Les autres variétés sont fort rares. Les taches purpuriques des téguments s'observent, au contraire, assez fréquemment. On a noté l'existence de pustules d'acné indurée et d'une kératite interstitielle pouvant aller jusqu'à la fonte de l'œil (Pitres).

Après un certain nombre de poussées paroxystiques, d'une durée de un à deux septénaires, pendant lesquelles les urines deviennent rares et une fièvre parfois à type intermittent peut s'allumer, le malade se trouve de plus en plus abattu à la suite d'une poussée nouvelle malgré la détente produite par une crise polyurique et azoturique.

Bientôt les paroxysmes éclatent de plus en plus violents et rapprochés et préludent à la *période terminale.*

Dans cette troisième période, les hémorragies se produisent abondantes et faciles, la peau sèche est comme râpeuse. La face a une coloration violacée avec des varicosités aux ailes du nez et aux pommettes, qui tranchent vivement sur le fond jaune ou verdâtre des téguments. Il y a un affaissement profond et physique et moral, le cœur faiblit, se laisse dilater, et un ictère grave secondaire avec tous ses symptômes ordinaires (état typhoïde, fièvre, hémorragies, oligurie, subdélire et coma) provoque le dénouement fatal. Jaccoud a signalé comme pouvant précéder ces phénomènes ultimes, une acholie pigmentaire qu'il appelle acholie pigmentaire terminale, en même temps qu'une diminution notable de l'hypertrophie. Ces deux signes sont d'un fâcheux présage.

La durée de la cirrhose hypertrophique biliaire varie de deux ans à douze ans, mais elle est souvent abrégée par des complications parmi lesquelles nous citerons la péritonite, la broncho-pneumonie, l'érysipèle de la face souvent à répétition (Schachmann), l'endopéricardite.

Diagnostic. — Par ses caractères bien déterminés la cirrhose hypertrophique biliaire semble d'un diagnostic facile à la période d'état. Cependant, quand l'hypertrophie est énorme, que le foie bascule en avant, la cirrhose biliaire a pu être confondue avec un kyste hydatique.

La confusion avec le cancer du foie serait plus facile si l'on ne tenait compte dans cette dernière affection de la cachexie précoce, de l'ascite, de l'intégrité de la rate et du faible degré de l'ictère.

Dans le foie amyloïde il y a défaut d'ictère et le bord tranchant du foie est devenu mousse ; la cause d'ailleurs en est une suppuration prolongée. La leucocythémie présente la même augmentation du volume du foie, une hypertrophie énorme de la rate. Mais l'absence d'ictère et les autres signes de la leucocythémie suffisent pour la caractériser. De même pour l'impaludisme, il importe de tenir compte du défaut d'ictère et des antécédents du malade (Laveran et Tessier). Enfin la cirrhose calculeuse s'en différencie en ce qu'elle tend à l'atrophie hépatique; la rate conserve son volume normal.

Traitement. — Il ne peut être que palliatif, mais il peut, dans une certaine mesure, retarder l'apparition de l'ictère grave terminal. On surveillera l'hygiène alimentaire du malade, on lui défendra tout excès, on lui recommandera d'éviter par-dessus tout le froid humide. Les œufs, les purées de légumes et le lait conviendront surtout. On insistera sur les diurétiques et les purgatifs. Les douches froides ont parfois agi d'une façon efficace en retardant la marche de la maladie.

Le calomel à petites doses et souvent répétées ainsi qu'une antisepsie intestinale constante ont donné de bons résultats. A la période de cachexie, il faut s'attacher à tonifier le malade par tous les moyens, pour reculer autant que possible l'échéance fatale.

B. — Cirrhose calculeuse

Anatomie pathologique. — Elle est consécutive « à l'oblitération calculeuse permanente des voies biliaires ». (Chauffard.)

Déjà, en 1876, Charcot et Gombault avaient expérimentalement observé dès le troisième ou quatrième jour après la ligature du cholédoque, chez le cochon d'Inde, un agrandissement des espaces périlobulaires au niveau desquels prolifère le tissu conjonctif sous forme de triangles. Il se produit à la longue un isolement des lobules tandis que dans les espaces portes se forment des pseudo-canalicules biliaires nombreux.

Mais, dans cette cirrhose biliaire expérimentale, il pouvait y avoir infection opératoire, et Charcot et Gombault avaient décrit en même temps des abcès biliaires péricanaliculaires, des nodules embryonnaires au voisinage des fentes et jusqu'à des vibrions dans la bile stagnante.

En pratiquant la ligature aseptique du cholédoque sur des cobayes, Labrousse (*Arch. de Biol.*, 1887) note la congestion sanguine du foie avec vaso-dilatation, de la rétention biliaire et plus tard hyperplasie conjonctive interlobulaire, atrophie lobulaire procédant de la périphérie au centre du lobule, sans abcès biliaires, mais avec stéatose légère.

Brissaud et Sabourin (*Archiv. de Physiol.*, 1884), à la suite d'une autopsie où ils avaient trouvé une obturation complète de la branche gauche du canal hépatique, par enclavement d'un calcul, ont signalé les lésions de la cirrhose calculeuse aseptique consécutives à la rétention biliaire chronique simple. Chauffard les résume ainsi : « Dilatation des canaux biliaires, parfois énorme; angiocholite chronique hypertrophique ; atrophie par refoulement du parenchyme hépatique; transformation élastique des systèmes veineux du foie; le tout sans réaction inflammatoire aiguë ou subaiguë, sans infiltration embryonnaire du tissu scléreux ni formation de pseudo-canalicules biliaires. Comme résultat, atrophie hépatique, disparition des acini glandulaires, persistance seulement de la capsule de Glisson, des canaux portes, et d'un tissu cellulo-élastique intermédiaire. »

Généralisées, ces altérations entraîneraient l'entière suppression des fonctions du foie.

Pathogénie. — Quel est le mécanisme de ces lésions ?

Sous l'influence de la rétention biliaire, les canaux biliaires se laissent distendre par la bile qui continue à être sécrétée. Bientôt cette bile subit des transformations diverses, elle devient pâle, muqueuse, ou laisse déposer comme un sable noirâtre déterminant une lithiase biliaire secondaire intra-hépatique. L'ectasie biliaire et l'angiocholite chronique hypertrophique résultent de l'action irritante d'une bile ainsi modifiée (Chauffard).

Par ailleurs, l'expérimentation démontre que la bile même pure, quand il existe un obstacle à son écoulement, agit de deux façons. Elle irrite et altère directement les éléments anatomiques, puis d'autre part en comprimant les vaisseaux sanguins amène des troubles circulatoires consécutifs.

Et s'il y a eu en même temps infection biliaire, on note, dit Kelsch, « une hépatite diffuse à la fois intra et extra-lobulaire, à caractère dégénératif, aboutissant à l'atrophie de l'organe, sans induration marquée et sans état granuleux ».

Au point de vue anatomo-pathologique, Chauffard différencie ainsi la cirrhose hypertrophique biliaire de Hanot de la cirrhose calculeuse.

Dans la cirrhose hypertrophique biliaire il y a longue intégrité et hyperactivité fonctionnelle de la cellule hépatique. Seuls, parmi les voies biliaires, les canaux de moyen et petit calibre offrent les lésions de l'angiocholite chronique hypertrophique. On note l'existence de pseudo-canalicules biliaires et d'une hypertrophie souvent énorme du foie.

Dans la cirrhose calculeuse, la cellule glandulaire est dès le début altérée, parfois même il y a nécrobiose. Le foie tend à s'atrophier. Les voies biliaires, dilatées au-dessus du calcul, sont le point de départ d'une réaction inflammatoire du parenchyme et du stroma conjonctif, variable suivant qu'il y a ou non infection biliaire surajoutée.

La cirrhose hypertrophique biliaire et la calculeuse ne se rapprochent entre elles que par leur systématisation porto-biliaire.

Au point de vue clinique, on ne peut rien affirmer, si, chez un malade atteint d'ictère chronique par oblitération calculeuse, on n'observe pas une diminution graduelle du volume du foie.

L'ascite apparaît rarement par suite de la suppléance circulatoire établie par les veines sus-hépato-glissoniennes (Brissaud et Sabourin).

Le **traitement** de la cirrhose calculeuse comporte deux indications : rétablir la circulation biliaire, ou obvier à la rétention biliaire par une fistule biliaire externe ou par la cholécystentérostomie.

III

CIRRHOSES PIGMENTAIRES

On désigne sous ce nom un certain nombre d'hépatites interstitielles caractérisées par ce fait qu'elles sont parsemées de pigment noirâtre. Ces dépôts de pigment se remarquent dans le foie des paludéens et dans celui de certains diabétiques.

A. — CIRRHOSE PIGMENTAIRE DE L'IMPALUDISME

Bien étudiée par Kelsch et Kiener (*Maladies des pays chauds*, Paris, 1889), elle est l'expression dernière d'une série de lésions produites dans le foie par l'infection malarique (Chauffard) aiguë ou chronique et par la cachexie paludéenne.

1° Dans l'*impaludisme aigu*, les hématozoaires de Laveran transforment l'hémoglobine des hématies en petits grains de mélanine que les leucocytes du sang charrient dans les organes et plus particulièrement dans le foie.

A l'autopsie d'un sujet mort d'accès pernicieux, le foie est mou, brunâtre, augmenté de volume ; les canaux biliaires intra-hépatiques sont distendus par la bile.

Sur une coupe, on constate que « le pigment *noir* est uniformément distribué dans le réseau capillaire des lobules comme par une injection bien réussie » (Kelsch et Kiener). Ces mêmes auteurs ont noté l'existence d'un *pigment ocre* dans les épithéliums glandulaires, exclusivement. Ce pigment forme de grosses granulations anguleuses et renferme du fer. Il envahit les cellules hépatiques surtout au centre et à la périphérie des lobules par petits amas granuleux pouvant noircir par le sulfhydrate d'ammoniaque (Chauffard). On a signalé en outre de l'endocapillarite intra-lobulaire, de l'hypertrophie trabéculaire avec de gros noyaux hépatiques?

Au point de vue clinique, dans les pays chauds, on observe une coloration subictérique des téguments, des vomissements bilieux, une diarrhée polycholique; le foie est gros et douloureux, les urines sont rougeâtres et rarement biliphéiques.

Dans la fièvre bilieuse hémoglobinurique, l'ictère est constant, très accusé et biliphéique à la fin de l'accès. Il y a de l'hémoglobine et de l'urobiline dans les urines au cours des accès; les évacuations gastriques et intestinales sont nombreuses et abondantes et le foie transforme une partie des déchets hémoglobiques en pigment biliaire surabondant, une autre partie en pigments modifiés (Ponfick, Stadelmann, Chauffard).

2° Dans l'*impaludisme chronique* il faut distinguer dans l'état du foie plusieurs variétés :

a. Le foie est en état d'hyperhémie phlegmasique (Kelsch et Kiener).

Il peut alors présenter de la périhépatite, est gros, rouge, lourd et pèse jusqu'à 3 kilogrammes. Ses trabécules sont plus épaisses que normalement, ses cellules glandulaires sont en tuméfaction trouble et renferment des grains de pigment à la limite des espaces portes.

Il y a hypertrophie de leurs noyaux.

Dans les capillaires radiés sont accumulés des leucocytes, des hématies, des cellules polymorphes chargées de pigment ocre (Kelsch et Kiener). Autour des vaisseaux portes, les gaines de Glisson sont épaissies et parsemées de granulations pigmentaires (Chauffard).

b. Les lésions précédentes peuvent évoluer dans un sens régressif et aboutir à l'atrophie ischémique du foie. On note bientôt de l'ascite, de l'infiltration des membres inférieurs, une coloration ictérique ou bronzée des téguments et le malade meurt par cachexie.

Le foie est petit, pèse de 700 à 1300 grammes, il est ferme, marron ou gris de fer; son parenchyme est sec et exsangue. Au microscope, les cellules, surchargées de pigment, paraissent en état de nécrobiose pigmentaire. Les capillaires sont remplis de cellules ovoïdes, à noyaux multiples, et contenant du pigment noir quand il y a mélanémie (Chauffard).

c. Dans d'autres cas, il y a une hépatite parenchymateuse nodulaire indiquée cliniquement par de la voussure des hypocondres, du subictère, de la pesanteur dans la région du foie (Kelsch et Kiener, Chauffard).

Le foie d'un poids de 2 à 4 kilogrammes est mou et couvert de nodules blancs, jaune d'or ou verdâtres. La structure de ces nodules a été successivement décrite par Kelsch et Kiener, et Sabourin. Ils sont formés par des cellules groupées en boule, contenant trois et quatre noyaux ou un seul noyau géant et ont pour centre un territoire porto-biliaire simple ou ramifié. Comme les trabécules hypertrophiées refoulent les trabécules périphériques et les atrophient, les veines sus-hépatiques se trouvent ainsi dans les sillons périnodulaires d'atrophie trabéculaire : le foie de l'hépatite parenchymateuse nodulaire est un foie interverti, suivant l'expression de Sabourin. Citons en outre de l'angiocholite avec stase biliaire, une infiltration de pigment jaune d'or, des calculs microscopiques de biliverdine parmi les altérations concomitantes. Les nodules d'hépatite peuvent dégénérer par nécrose centrale, subir la fonte graisseuse, granulo-graisseuse ou colloïde, former de véritables adénomes (Chauffard).

A la suite de l'hépatite nodulaire peut évoluer une véritable cirrhose dont le point de départ est porto-biliaire. Des gaines de Glisson épaissies s'irradient des tractus fibreux qui pénètrent et morcellent le parenchyme du foie. En même temps, les nodules hypertrophiés subissent l'évolution fibreuse et s'entourent d'une sorte de coque d'induration.

Ces modalités de l'hépatite peuvent coexister sur un même foie paludéen.

d. Indépendamment de ces processus, on trouve dans l'impaludisme chronique d'autres formes de cirrhose ayant comme caractéristique commune des lésions d'hépatite parenchymateuse, nodulaire ou diffuse (Chauffard).

Dans l'hépatite nodulaire diffuse, le foie est d'abord très granuleux, puis beaucoup moins, suivant l'évolution de la sclérose. Les noyaux sont irrégulièrement distribués dans les trabécules hépatiques et sont inégaux de volume. Quant aux trabécules elles-mêmes, elles sont élargies, conservent leur ordination rayonnante, présentent des points de dégénérescence graisseuse mais sans nécrobiose cellulaire.

Dans les plaques de sclérose et surtout dans les formes annulaires de la cirrhose paludéenne, on peut trouver, dit Chauffard, un tissu conjonctif riche en cellules rondes et en grains de pigment, on y rencontre des réseaux de capillaires à parois embryonnaires et de nombreux pseudo-canalicules biliaires.

Au point de vue histologique « un foie peut s'affirmer paludéen de deux façons : ou en accumulant dans son parenchyme des déchets pigmentaires de l'infection palustre, ou en réagissant sous forme de cirrhose épithéliale, avec hyperplasie trabéculaire nodulaire ou acquise » (Chauffard).

Les *symptômes* de ces cirrhoses n'ont rien de bien particulier. Au début, ce sont des douleurs sourdes du côté du foie, des troubles digestifs, puis le malade maigrit, s'affaiblit, une ascite survient avec dilatation des sous-cutanées abdomidales, mais cette ascite peut disparaître. Le foie est proportionnellement moins augmenté de volume que la rate, dont l'exploration est rendue douloureuse par la périplénite. Le teint est plombé, les urines offrent les caractères de celles de la cirrhose atrophique et l'ictère manque le plus souvent. La terminaison ordinaire est la mort par cachexie ou marasme. Elle peut tenir également à une complication telle que la dégénérescence amyloïde, une pneumonie, un érysipèle infectieux, une péritonite.

B. — Cirrhose pigmentaire du diabète sucré

Historique. — Au point de vue clinique, Trousseau semble le premier avoir fait mention de cette variété, dont l'étude a été magistralement faite par Hanot et Chauffard (*Rev. de Méd.*, 1882). Depuis, lors des contributions nombreuses éparses (*in Bull. Soc. méd. des hôp.*, 1885, Letulle ; *Arch. de physiol.*, 1886, Hanot et Schachmann ; *Arch. de méd.*, 1888, Brault et Galliard ; *Bull. Soc. an.*, 1888, Barth ; *Acad. de méd.*, 1890, F. Glénard), résument sur ce point les données actuelles de la science.

Anatomie pathologique. — A l'autopsie, le foie paraît volumineux et pèse de 2 à 3 kilogrammes. Sa consistance est ferme et dure, sa couleur d'un roux foncé, la capsule de Glisson épaissie, laisse transparaître de larges taches noirâtres ou ardoisées.

A la coupe, on note de fines granulations. Parfois, néanmoins, le foie semble lisse. La sclérose ainsi que l'hypertrophie sont uniformes et atteignent de préférence le lobe droit. La bile est filante, normale, ou incolore, les voies biliaires sont libres.

Le cœur peut présenter également des taches brunâtres, de même l'endocarde, de même les reins, surtout à la base des pyramides. On a observé de la pigmentation ardoisée de l'estomac, du duodénum, de l'intestin grêle, mais le pigment semble être directement sous-péritonéal. Quelquefois même, sous le péritoine pariétal, s'étalent de larges plaques ardoisées (Hanot et Chauffard).

Le pancréas, parfois sain, offre parfois aussi une consistance fibreuse; sa couleur peut varier du rouge vif au rouge brun et au noir bleuâtre.

La rate en elle-même présente peu de modifications ou des modifications variables.

A l'examen histologique, les *cellules* du foie ont autour de leur noyau, ou dans leur protoplasma, des grains de pigment brun ou noirâtre, inégaux, fins ou agminés en blocs. Les noyaux se colorent difficilement, et les cellules semblent subir une atrophie proportionnelle à leur infiltration pigmentaire. Quelques-unes d'entre elles subissent la dégénérescence graisseuse; d'autres, très fortement pigmentées, se fondent en une masse noirâtre, irrégulière, en certains points des lobules (Chauffard).

Le *tissu scléreux* enserre les espaces porto-biliaires et les veines sus-hépatiques, souvent même il y a phlébite et périphlébite sus-hépatiques prédominantes, d'après Hanot, de sorte que le centre et la périphérie du lobule biliaire sont simultanément atteints.

Comme lésions accessoires, Hanot et Chauffard ont signalé des endartérites parfois oblitérantes, de la phlébite porte avec dilatation des ramuscules veineux, un épaississement fibreux des gaines de Glisson. Signalons en outre, dans les travées cirrhotiques, des pseudo-canalicules biliaires, dépourvus souvent de lumière centrale et en continuité directe avec les trabécules hépatiques. On trouve enfin, dans le stroma fibreux, des blocs pigmentaires, seuls vestiges des cellules hépatiques préexistantes et infiltrées. Ces amas pigmentaires sont irrégulièrement disposés et forment parfois de riches réseaux analogues « aux réseaux des pseudo-canalicules biliaires auxquels ils sont intimement associés et résultent comme eux manifestement d'une autre déviation de la nutrition cellulaire, d'une atrophie pigmentaire de l'épithélium hépatique » (Hanot et Chauffard).

Le pancréas présente une sclérose périlobulaire et surtout périacineuse. Dans les travées fibreuses qui dissocient chaque masse glandulaire, on trouve une pigmentation abondante.

Le rein offre quelquefois une pigmentation très fine de l'épithélium des tubuli (Hanot et Chauffard).

La rate, d'après Letulle, est le siège d'athéromasie des rameaux artériels ; les travées fibreuses péri-artérielles et capsulaires sont épaissies, enfin il y a des dépôts disséminés de masses pigmentaires. — Il en est de même pour le cœur où l'infiltration pigmentaire est parfois telle que les cellules musculaires peuvent rompre et épancher leur contenu dans les espaces conjonctifs interfasciculaires (Letulle). Cet auteur a également signalé dans le poumon des embolies pigmentaires capillaires.

Symptômes. — Déjà Trousseau, chez un diabétique, avait signalé la coloration bronzée du visage et la coloration noirâtre du pénis. Hanot et Chauffard, en 1882, insistèrent sur l'importance diagnostique et pronostique de ces trois éléments réunis : hypertrophie du foie, mélanodermie et diabète. En effet, dans certains cas de diabète grave, on observe une teinte noirâtre des téguments, prédominant à la face, rappelant la maladie bronzée d'Addison, mais en différant par l'absence de pigmentation des muqueuses, par l'hypertrophie du foie et l'intégrité des capsules surrénales.

Différentes observations ultérieures de Letulle, Hanot et Schachmann, Brault et Galliard, Barth permettent d'établir sans conteste l'existence de ce qu'on pourrait appeler le diabète bronzé (Chauffard).

Au point de vue pathogénique, différentes conceptions ont été proposées.

Pour Hanot et Chauffard, le foie est le grand foyer de production du pigment, et contribue par voie embolique à la pigmentation des autres organes. De par le fait de l'hyperglycémie et de l'endartérite diabétique, la cellule hépatique, pour ces auteurs, serait altérée dans sa fonction chromatogénique et il y aurait hypergénèse pigmentaire.

Letulle objecte à cette théorie qu'il y a non hypergénèse, mais dégénérescence pigmentaire, car « la cellule semble s'atrophier et mourir en même temps qu'elle s'encombre de pigments ». Bien plus, sous l'influence de l'hyperglycémie, l'hémoglobine, dans tous ses centres producteurs, subit cette évolution vers le pigment mélanique ; le foie n'en a donc pas le monopole.

Hanot et Chauffard répliquent que la dissémination embolique du pigment ne saurait être mise en doute et que la fixation élective du pigment sur le foie est formelle, puisqu'il existe des cas où le foie seul était pigmenté.

Pour Brault et Galliard, le pigment sanguin fourni à la cellule hépatique est transformé et n'est pas utilisé par elle, il y a rétention du produit.

Mais alors, objecte Chauffard, où se fait cette transformation de l'hémoglobine en pigment noir ? C'est la question à résoudre. D'ailleurs quels sont les rapports exacts de la cirrhose et de la pigmentation du foie? Pourquoi certains diabétiques seulement ont-ils du pigment noir dans leur foie? Dans l'état actuel de la science, la réponse ne peut être faite.

Comme autres lésions du foie chez les diabétiques, Hanot a attiré l'attention sur le rôle et la fréquence des endophlébites sus-hépatiques dans ces cirrhoses.

On a signalé en outre l'existence de cirrhoses bi-veineuses, porto-biliaires non pigmentées (Brault), de congestions hépatiques analogues à celles du foie cardiaque (Armani) dans le diabète. D'autre part, le foie peut être trouvé normal, de sorte que « rien n'est plus variable que l'état anatomique et fonctionnel du foie chez les diabétiques ».

M. Piole, *de Paris.*

CHAPITRE IV

DÉGÉNÉRESCENCE GRAISSEUSE DU FOIE

Le foie subit fréquemment la dégénérescence graisseuse, mais l'accumulation de graisse dans cet organe peut se produire de deux façons différentes. Tantôt il y a seulement surcharge adipeuse; le globule graisseux, venu du dehors, s'attache à la cellule hépatique comme un corps étranger, mais sans l'altérer, sans la détruire; tantôt c'est la cellule elle-même qui est le point de départ et le foyer de la dégénérescence, et cette altération primitive et profonde menace la vie fonctionnelle de la glande, comme le fait s'observe dans l'empoisonnement par le phosphore. Chez les alcooliques même, les deux processus évoluent simultanément. Mais en dehors de l'état pathologique, la stéatose du foie est souvent physiologique et l'on peut même dire à ce propos que l'absence de graisse dans le foie constituerait plutôt l'état pathologique, ce qui se produit dans le diabète, par exemple. On sait que normalement les cellules du foie contiennent des granulations ou des gouttelettes graisseuses sans être troublées dans leurs fonctions, grâce à l'intégrité de leur noyau. Au moment des digestions, les matières grasses alimentaires s'arrêtent dans le foie, imprègnent les cellules et y séjournent avant de subir leur élaboration définitive. Observée dès la période fœtale, l'infiltration graisseuse se remarque pendant la grossesse et au cours de la lactation (Tarnier, de Sinéty). Dans ce dernier cas surtout, contrairement à ce qui se manifeste pendant les digestions, c'est au voisinage de la veine centrale intralobulaire que s'accumulent les granulations graisseuses. Enfin, chez la raie, la morue, il y a stéatose physiologique habituelle du foie.

Historique. — Louis (1843) la signale dans la phtisie. Lereboulet (1853) étudie la nature intime du foie gras (1853) que Tarnier décrit dans l'état puerpéral (1857). Chédevergne, Damaschino (1864) la découvrent dans la fièvre typhoïde. Em. Fabre (1864) montre son existence dans l'empoisonnement aigu par le phosphore. Enfin Begbie (1871), de Sinédy (1873), Blachez, Parrot en complètent l'étude qu'on trouve détaillée avec la bibliographie qu'elle comporte dans les articles de Rendu (*Dict. encyc. sc. méd.*) et de J. Simon. (*Dict. encyc. de méd. et de chir.*).

Étiologie. — Une alimentation trop copieuse, des repas trop souvent répétés peuvent déterminer la stéatose du foie. Dans ce cas, A. Lereboullet (de Strasbourg) remarque que la graisse ne se dépose dans le foie qu'après avoir au préalable surchargé le tissu cellulaire. Les expériences de Magendie sur des chiens nourris avec du beurre, de Bidder et de Schmidt sur les oies, de Frerichs, sur des chiens nourris exclusivement d'huile de foie de morue, ont prouvé que l'ingestion habituelle d'une grande quantité de matières grasses amenait une surcharge graisseuse du foie. Le même fait a été noté chez les Lapons, les Samoyèdes qui s'alimentent surtout d'huile de poisson. Chez presque toutes les femmes mortes en couches, Tarnier a trouvé dans le parenchyme hépatique de nombreuses taches jaunes, véritables amas graisseux.

L'abus des boissons fermentées, du vin, de la bière, des liqueurs fortes, peut amener la dégénérescence graisseuse avec ou sans cirrhose concomitante, ce que Murchison a constaté chez tous les malades morts de delirium tremens. Dans l'alcoolisme, en effet, le sang, chargé de principes ternaires qui subissent la combustion, économise dans le poumon les matières grasses qui s'accumulent dans le foie.

Louis, le premier, a observé le foie gras chez les phtisiques dans le tiers des cas, mais la constatation de la dégénérescence dans les formes aiguës nécessite souvent l'examen microscopique. Le sang des tuberculeux se charge-t-il d'un excès de graisse provenant des tissus (Frerichs) ou bien l'insuffisance de l'hématose et de la combustion respiratoire suffit-elle à produire la stéose du foie? W. Begbie objecte avec juste raison que dans les autres maladies de poitrine le foie graisseux ne se rencontre guère : le processus est donc fort complexe et demeure insuffisamment expliqué. La dégénérescence graisseuse peut être la conséquence directe de l'hyperthermie dans certaines affections aiguës (fièvre typhoïde (Chédevergne), typhus, variole (Brouardel), scarlatine, érysipèle ambulant). On l'a également observée dans la dysenterie, la pyoémie, exceptionnellement dans la pneumonie, la pleurésie, l'emphysème, plus souvent dans les maladies de cœur, le marasme sénile.

Du reste, toutes les affections chroniques à marche consomptive peuvent la produire, qu'elles soient l'expression d'un vice constitutionnel ou diathésique. Ainsi agiraient la scrofule, le rachitisme, les suppurations prolongées par résorption graisseuse sous l'influence de la fièvre et de la dénutrition générale.

On l'a signalée également dans la syphilis et l'impaludisme.

Dans d'autres circonstances elle reconnaît pour cause un défaut de nutrition locale et des dépôts graisseux se forment partout où les fonctions de la glande hépatique sont menacées (abcès, tumeur cancéreuse, kyste hydatique, infiltration lardacée, atrophie chronique simple ou aiguë du foie). C'est ainsi qu'en dehors de toute lésion apparente, les alternatives d'hyperhémie et d'ischémie peuvent déterminer dans le foie une altération de ses cellules.

Les empoisonnements par le phosphore, l'arsenic et l'antimoine occasionnent la dégénérescence graisseuse : le phosphore, très rapidement, suivant la quantité absorbée; l'arsenic, en augmentant le volume du foie (de Karajan cite néanmoins un cas où l'atrophie de la glande coexistait avec la stéatose); l'antimoine, suivant la nature de ses composés. C'est ainsi que le perchlorure d'antimoine est très actif, contrairement à l'acide antimonique presque anodin.

Disons pour terminer qu'on reconnaît dans la production du foie graisseux, une sorte d'hérédité constitutive où l'on doit tenir compte du système nerveux, de la composition du sang et de l'état des poumons. Le sexe féminin y paraît plus prédisposé, surtout dans les climats tempérés et humides.

Anatomie pathologique. — Le foie gras est volumineux, arrondi, déformé; son lobe gauche est parfois épais et quadrilatère, mais parfois ses bords conservent leur minceur habituelle. Son poids dépasse la moyenne normale de 200 à 300 grammes (Frerichs). Sa coloration varie du jaune franc à la teinte brun feuille morte; parfois, cependant, elle est à peine un peu plus pâle que d'habitude. Sa consistance est molle, pâteuse; il est onctueux au toucher, les doigts y laissent leur empreinte persistante. A la coupe, le foie paraît exsangue, et laisse à la lame du couteau un enduit graisseux, tachant le papier avec lequel on l'essuie. Mais cette particularité n'a rien de caractéristique pour Frerichs, qui l'a observée avec des foies sans dégénérescence graisseuse. Normalement, pour Gairdner, et chimiquement, le foie renferme 4 p. 100 de graisse. Cette proportion, dans la stéatose, va jusqu'à 30 p. 100. Pour Frerichs, le foie gras, privé d'eau, renfermerait jusqu'à 80 p. 100 de graisse. On y trouve, en outre, du sucre, de la tyrosine, de la leucine, mais la quantité d'acides biliaires libres est plus faible que la normale. Le contenu des cellules est formé par de l'oléine, de la margarine et de la cholestérine. Au microscope, on constate que les cellules sont déformées par suite de la confluence des globules adipeux qui rendent le protoplasma à peine visible après avoir refoulé excentriquement le noyau. Les autres éléments accidentels ne paraissent plus. Généralement plus volumineuses que normalement, les cellules sont quelquefois plus petites, et quand l'infiltration graisseuse est grande ce n'est qu'après avoir été traitées par l'éther qu'elles laissent transparaître leur enveloppe et jusqu'à leur noyau. Les cellules de la périphérie du lobule sont les premières atteintes et la progression se fait ainsi peu à peu concentriquement jusqu'au centre. D'abord troubles et granuleuses, les cellules se transforment en globules huileux. Rarement l'état graisseux débute par le centre du lobule, c'est pourtant ce qui se produit dans le foie muscade où ce centre est surtout pris, la périphérie du lobule étant respectée.

Quant au tissu conjonctif interlobulaire, il est épargné par la dégénérescence graisseuse.

Le gonflement et l'hypertrophie qui atteignent les cellules hépatiques n'entraînent pas de conséquences fâcheuses sur la circulation porte, bien qu'il y ait quelquefois, de ce chef, hyperhémie de la muqueuse intestinale, ni sur l'écoulement de la bile, quoique souvent les gros canaux biliaires ainsi que la vésicule soient plus ou moins vides ou remplis de mucus. La sécrétion de la bile est pourtant altérée (absence assez fréquente de pigments (Ritter). On y a, par contre, trouvé parfois de l'albumine.

Symptômes. — La dégénérescence graisseuse du foie est plutôt soupçonnée, d'après les données étiologiques, qu'elle n'est véritablement diagnostiquée. Elle n'a pas, en effet, de caractères bien tranchés et une grande quantité de graisse peut être accumulée dans les cellules sans que leur vitalité soit amoindrie, pourvu qu'il n'y ait pas atrophie de leurs éléments.

Les signes fonctionnels peuvent donc manquer ou n'avoir qu'une valeur médiocre. On note de la dyspepsie, une grande lenteur dans la digestion duodénale. La diarrhée, observée surtout chez les phtisiques, tient plutôt à la maladie cause, bien que pour Niemeyer le foie gras, en gênant la circulation porte, déterminerait une augmentation de pression dans le système veineux de l'intestin, d'où le flux catarrhal.

On a également insisté sur la décoloration des matières en l'absence d'ictère, sur la lientérie, l'apparence huileuse des fèces, mais les altérations biliaires sont très peu souvent prononcées.

Les signes généraux n'ont guère plus d'importance. L'anémie, l'anorexie, le dépérissement progressif, la tendance aux œdèmes n'ont ici rien de particulier ni de constant.

Frerichs a remarqué que lorsque le foie subit la dégénérescence graisseuse, le système sébacé s'accroît d'une façon immodérée et Jules Simon cite l'observation d'un jeune malade de son service qui portait sur le visage 8 à 10 follicules développés jusqu'à atteindre le volume d'une bille et qu'on devait de temps à autre ouvrir. Le fait n'existe que lorsque le régime alimentaire surcharge de graisse la cellule hépatique sans l'altérer autrement. Dans ces conditions, la peau peut être également douce et onctueuse au toucher.

Les signes physiques seuls peuvent parfois renseigner, surtout quand on les rapproche de la notion étiologique (scrofule, tuberculose, suppurations prolongées, alcoolisme chronique chez un sujet chargé d'embonpoint). On aura alors quelque chance de porter le diagnostic exact quand, dans ces conditions, par l'accroissement de la matité du foie, l'abaissement de sa limite inférieure au-dessous des fausses côtes et surtout l'appréciation de son bord mousse et arrondi, en l'absence d'hypertrophie splénique, on aura constaté l'augmentation de volume de la glande hépatique.

Marche. Durée. Terminaisons. — La marche est rarement aiguë (intoxic. phosph.). Chronique, elle passe généralement inaperçue. Le plus souvent consécutive à des états pathologiques graves, la stéatose accélère la cachexie en détruisant fonctionnellement le foie et précipite une issue fatale.

Enfin, la relation pathogénique entre la dégénérescence graisseuse du foie et la gravité des traumatismes n'est pas aussi bien établie que le soutient Longuet dans sa thèse (Rendu).

Le pronostic est encore ici subordonné à la cause. Il comporte cependant une distinction spéciale aux stéatoses aiguës (intoxication par le phosphore, l'arsenic, l'antimoine) qui peuvent être considérées comme autant de formes d'ictère grave.

Traitement. — Le traitement varie suivant la maladie qui occasionne le foie gras. Dans le rachitisme, les suppurations osseuses, la tuberculose, on continuera l'usage de l'huile de foie de morue, de l'iodure de fer, car c'est l'état général qu'il faut surtout combattre.

Contre la dégénérescence graisseuse elle-même, on excitera l'appétit par l'administration des amers (quassia, colombo, gentiane) on entretiendra autant que possible la liberté du corps par l'emploi de la rhubarbe, de la magnésie associée au charbon végétal, on relèvera les forces en s'adressant aux préparations ferrugineuses ou au bioxyde de manganèse.

Quand le foie gras survient à la suite de la cachexie palustre, le quinquina, les sels de quinine, l'hydrothérapie seront d'un grand secours. Chez les goutteux, les alcooliques, la question du régime alimentaire est importante. Ces malades proscriront systématiquement les matières grasses, insisteront sur les légumes verts et herbacés, mangeront peu de viande et s'abstiendront de sauces et de mets épicés. On provoquera chez eux la sécrétion biliaire par une petite dose de calomel de temps à autre.

Enfin chez les sujets robustes, Vichy, Carlsbad, Marienbad procureront une cure efficace; aux anémiques, les eaux de Spa, Luxeuil conviendront plutôt. Une gymnastique bien entendue aura raison d'une surcharge adipeuse pure et simple.

M. Piole, *de Paris.*

CHAPITRE V

DÉGÉNÉRESCENCE AMYLOÏDE DU FOIE

Ainsi dénommée par Virchow cette dégénérescence est aussi connue sous les noms de foie lardacé (Portel), cireux, colloïde, cholestérique, etc.

Elle reconnaît les mêmes causes que la dégénérescence graisseuse du foie avec laquelle elle coexiste fort souvent.

Historique. — Rokitansky, le premier, en établit les caractères essentiels (1855). Dix ans avant lui, Budd (1845) qualifiait d'hypertrophie scrofuleuse, cette dégénérescence observée chez les tuberculeux. Virchow l'appela amyloïde en raison de la réaction produite par la teinture d'iode sur le foie ainsi altéré. Cette dénomination a prévalu, bien que la matière qui infiltre le foie ne soit pas de nature amyloïde. Elle est d'origine albuminoïde quoique ses réactions soient différentes des substances franchement albumineuses.

Étiologie. — Entre dix et trente ans, cette altération est plus fréquente. On a pu l'observer dès l'âge de trois ans. La tuberculose surtout dans ses manifestations osseuses (coxalgie, tumeurs blanches, mal de Pott, ostéomyélite chronique) peut l'occasionner, mais chez les phtisiques la stéatose du foie est plus habituelle.

Les suppurations prolongées (ulcères chroniques, fistules), le rachitisme, la syphilis, s'accompagnent de dégénérescence amyloïde. Il en serait de même pour l'impaludisme chronique (Frerichs), auquel Budd dénie toute influence directe. Citons enfin parmi les causes productrices, le cancer (Calmettes), les affections rénales anciennes, la leucocythémie (Chalvet), la lèpre (Renault).

Anatomie pathologique. — *Examen macroscopique.* — Le foie est généralement augmenté de volume, sa forme est peu altérée.

Son bord antérieur est parfois arrondi et mousse, parfois aussi tranchant. La capsule de Glisson est lisse, tendue, sauf dans quelques cas d'hépatite syphilitique où la surface du foie est hérissée d'inégalités et de saillies comme dans la cirrhose.

Généralement au-dessous de la capsule, rarement épaissie, apparaissent *sur une coupe* des granulations grisâtres en petits amas réfringents comparables à des grains de sagou cuit. Le foie ainsi dégénéré est dur, comme lardacé, et a été comparé par Frerichs au saumon fumé pour la coloration. Quelquefois il est exsangue; il paraît alors grisâtre ou vitreux. La matière amyloïde unie, brillante, rouge ou jaunâtre est le plus habituellement répandue dans le foie d'une façon diffuse, n'altérant les lobules hépatiques sur leur périphérie que lorsqu'elle est infiltrée par îlots et seulement au début. D'ordinaire les lobules sont exagérés dans leur forme, et apparaissent rouge foncé au centre, gris terne sur leurs contours.

Au contact de la teinture d'iode les zones dégénérées deviennent d'un rouge intense qui vire au bleu, au violet, au vert, sous l'influence de l'acide sulfurique dilué. Avec le violet de méthylaniline, les points malades se colorent en rouge violet, les parties restées saines en bleu violet (Cornil).

Au microscope on constate que la dégénérescence amyloïde atteint d'abord les *vaisseaux artériels capillaires*. Leur paroi infiltrée de cette matière devient épaisse au point que leur lumière paraît oblitérée, ce qui explique, lors de la généralisation de la lésion, l'apparence exsangue du foie. C'est d'abord la tunique moyenne qui est atteinte, le plus souvent complètement, puis vient la tunique externe. Quant à la tunique interne, elle est presque toujours respectée. Traitée par le violet de méthylaniline, la tunique moyenne apparaît comme un cylindre rougeâtre, tandis que les noyaux des cellules endothéliales sont colorées en bleu foncé. Quant aux capillaires intralobulaires ils semblent envahis par l'infiltration dans leur totalité.

Les *ramuscules de la veine porte* ne sont pas épargnés (Frerichs, Cornil, Rendu) et dans un cas de Cornil (*Soc. biol.*, 1864), l'infiltration était exclusivement localisée autour de la veine centrale du lobule.

Les *cellules hépatiques* ne sont généralement atteintes que secondairement (Wagner, Tiessen) par compression (A. Laveran). Mais fréquemment, dit Rendu, on remarque des groupes de 3, 4 cellules malades dans un lobule hépatique sans qu'il y ait altération de l'artère adjacente. La partie moyenne du lobule est le siège de prédilection de l'infiltration qui gagne d'habitude les éléments glandulaires avoisinant l'artère malade. Au début, les fines granulations moléculaires sont remplacées par de petits corps translucides et vitreux qui envahissent la totalité de la cellule, la déforment. Le noyau disparaît et les cellules ainsi altérées se soudent les unes aux autres formant de petits blocs irréguliers, cireux, fissurés irrégulièrement (Ranvier) et colorés en jaune soufre par le picrocarminate, en rouge violet par le violet de méthylaniline. A un moment donné l'îlot lobulaire envahi comprend trois zones : une première zone périphérique en voie de dégénérescence graisseuse; une zone intermédiaire infiltrée de matière amyloïde; une zone centrale à cellules tantôt granulo-graisseuses, tantôt normales ou remplies de pigment jaune ou rouge (Ranvier).

Enfin tous les éléments hépatiques peuvent subir la dégénérescence. (Conty, *Soc. an.*, 1876.)

Quant aux voies biliaires, elles conservent leur intégrité.

La dégénérescence amyloïde est fréquemment associée à la graisseuse; chez les phtisiques et chez les syphilitiques elle peut s'allier à l'hépatite interstitielle diffuse ou gommeuse.

Genèse et nature de la substance amyloïde. — Il n'y a pas de relation, du moins connue, entre le glycogène hépatique normal et la substance amyloïde (Rendu). Dérive-t-elle de certains éléments de la bile, de la cholestérine par exemple, comme le prétendait Meckel? Mais, indépendamment des différences de réaction de ces matières, la dégénérescence amyloïde se rencontre également dans les intestins, dans les reins et dans d'autres organes où les principes de la bile font défaut. Jules Simon soutient qu'elle est due à l'arrêt dans la transformation des albuminates par le foie, mais la preuve n'en est point faite. La question est donc encore à l'étude.

Symptômes. — Le début de cette maladie est insidieux et le foie amyloïde n'est guère soupçonné que lorsque déjà la dégénérescence est fort avancée. On a bien signalé des troubles digestifs, de la pesanteur épigastrique; encore ces symptômes n'ont-ils rien de constant, même quand la lésion est excessive. Sur 23 cas, Frerichs n'a noté l'ictère que deux fois, et la douleur ne se développe que lorsque survient une complication, la périhépatite par exemple.

Le foie d'ailleurs, continuant régulièrement ses fonctions dans la sécrétion biliaire, l'hématopoïèse et la glycogénie, c'est aux signes physiques qu'il faut avoir recours pour la détermination de sa dégénérescence.

Il y a généralement augmentation du volume du foie qui peut peser jusqu'à 4 kilogrammes. Néanmoins Frerichs, dans une statistique portant sur 23 cas l'aurait trouvé trois fois diminué de volume et trois autres fois ayant conservé ses dimensions normales.

Son bord tranchant déborde ordinairement les fausses côtes; il est plus arrondi et plus mousse que dans la cirrhose hypertrophique biliaire. Sa surface est lisse, sa consistance ferme, presque fibreuse.

La rate, qui participe en même temps à la dégénérescence est hypertrophiée. On n'observe ni ascite, ni dilatation veineuse abdominale, sauf réserve d'une complication péritonéale.

Le malade atteint de dégénérescence amyloïde du foie a le teint plombé, les muqueuses décolorées. Il est sans force, s'essouffle facilement et présente tout l'aspect d'une débilitation profonde. Bientôt survient une diarrhée tenace, les selles sont muqueuses, blanchâtres et mousseuses, ce qui peut aussi tenir à la dégénérescence amyloïde des intestins.

Les urines peuvent contenir de l'albumine et, après une cachexie lente mais régulière, qui peut durer plusieurs mois, le malade meurt d'épuisement général, par le fait de l'urémie, d'une anémie progressive ou à la suite d'une complication intercurrente telle que la pneumonie, la dysenterie, la diarrhée colliquative.

Diagnostic. — Le diagnostic repose tout entier sur la connaissance des maladies qui peuvent causer la dégénérescence amyloïde du foie et ne peut être établi que par exclusion.

Le foie gras en effet peut être d'autant plus facilement confondu avec le foie amyloïde qu'il coexiste fréquemment avec lui, donne lieu aux mêmes signes physiques, aux mêmes symptômes généraux et reconnaît les mêmes causes. Une décoloration relative des matières en l'absence d'ictère, un état plus arrondi, plus épais du bord tranchant du foie, pourront être de faibles signes de présomption en faveur de la dégénérescence graisseuse.

Certains cancers massifs ou centraux du foie pourraient être pris pour une dégénérescence amyloïde de cet organe. Ils s'en distinguent par l'absence d'hypertrophie de la rate et l'existence d'une ascite assez considérable.

La congestion chronique du foie ne donne pas lieu à la débilitation profonde du foie amyloïde. Elle procède d'ailleurs par poussées successives avec des rémissions temporaires.

Enfin l'hépatite interstitielle syphilitique respecte la rate et les reins et son retentissement sur la santé générale est moins accusé.

Pronostic. — La terminaison fatale est la règle et survient en quelques mois par cachexie ou par suite d'une complication intercurrente.

La dégénérescence amyloïde n'est pas une contre-indication aux opérations chirurgicales qui amélioreraient l'état du malade, loin de retentir fâcheusement sur lui (Barwell).

Traitement. — Il faut surtout traiter la maladie cause. Nous ne répéterons pas à ce propos ce que nous avons dit pour le foie gras puisque les indications thérapeutiques sont les mêmes dans les deux cas. Les douches, les bains sulfureux, les stimulants pourront rendre de grands services. Pour les tuberculeux Jules Simon préconise le séjour sur une plage sablonneuse durant un an ou deux et l'usage fréquent des bains de mer (Berck).

En d'autres circonstances, les eaux de Plombières, de Luxeuil, des Pyrénées conviendront plus particulièrement.

M. Piole, *de Paris.*

CHAPITRE VI

CANCER DU FOIE

Confondu par les anciens médecins avec les autres affections organiques de cet organe, le cancer du foie n'est devenu une entité morbide que depuis les travaux de Bayle, qui datent de 1812. Depuis cette époque, l'étude de cette maladie a été poursuivie en France par Cruveilhier, Andral, et surtout Monneret; ce dernier sépara cliniquement le cancer primitif du cancer secondaire.

De nos jours, les travaux microscopiques de Laveran, Letulle, Cornil et Ranvier, Lancereaux, Kelsch, etc., ont établi sur des bases solides la structure et l'histogénèse du cancer hépatique. Enfin l'importante et complète monographie de Hanot et Gilbert a porté l'étude de la carcinose du foie, tant au point de vue histologique que clinique, à un degré de précision difficile à dépasser.

Nous étudierons successivement :

1° Le cancer primitif du foie ;

2° Le cancer secondaire, et avec ce dernier le cancer mélanique ;

3° Le cancer des voies biliaires.

I

CANCER PRIMITIF

Etiologie. — Si l'on englobe dans le même chiffre la totalité des cas où le foie devient cancéreux, soit primitivement, soit secondairement, on peut dire que la carcinose hépatique est fréquente, puisque, d'après certaines statistiques, elle atteindrait la proportion de 1 sur 200 par rapport aux autres maladies générales.

La proportion des cancers primitifs aux secondaires est loin d'être fixée ; mais il est hors de doute qu'elle est plus grande qu'on ne le croyait autrefois, et qu'elle n'est pas loin d'atteindre 20 p. 100. Relativement aux localisations cancéreuses, le foie vient après l'estomac et l'utérus.

Chez la femme, le cancer primitif est moins fréquent que chez l'homme; il en est de même d'ailleurs du cancer secondaire par la raison que le cancer de l'estomac qui se propage presque toujours au foie est plus commun chez ce dernier.

Au point de vue de l'âge, la carcinose hépatique se montre de préférence entre quarante et soixante ans ; n'oublions pas toutefois que Crouse et Kottmann ont signalé des cancers primitifs chez de très jeunes sujets.

De même que nous ignorons les causes de la carcinose en général, nous ignorons aussi les causes de sa localisation sar le foie. Est-elle le résultat d'une diathèse néoplasique dépendant elle-même de l'arthritisme? Les faits ne semblent pas donner raison à cette théorie défendue par Verneuil? Ressortit-elle du processus inflammatoire, opinion ancienne, reprise par quelques auteurs modernes? Sans doute, l'inflammation chronique d'un organe prépare le terrain à l'évolution néoplasique, et pour ne parler que du foie, il est certain que l'impaludisme, l'alcoolisme, la lithiase biliaire qui ont une action irritative sur les cellules hépatiques et le stroma conjonctif, sont souvent notés comme antécédents morbides. Mais entre l'hépatite purement inflammatoire et l'hépatite cancéreuse, il y a un abîme.

En réalité, le cancer du foie, comme celui des autres organes, est une maladie infectieuse offrant une remarquable analogie avec la tuberculose dont la nature parasitaire n'est aujourd'hui contestée par personne, après être restée insoupçonnée pendant des siècles. Nous ajouterons que certains faits de transmission de cancer utérin aux organes génitaux de l'homme, dont nous avons observé nous-même un exemple, nous inclinent à penser que le germe infectieux, comme dans la tuberculose, est étranger à l'organisme.

Anatomie pathologique. — Le foie cancéreux se présente sous trois formes différentes : 1° la forme *nodulaire;* 2° la forme *massive;* 3° la forme *cirrhotique.*

La première appartient au cancer primitif et au cancer secondaire; les deux autres sont toujours primitives.

1° Dans la forme *nodulaire*, le foie, toujours augmenté de volume et de poids, est hérissé à sa surface de saillies arrondies, inégales en volume, les unes grosses comme une orange, les autres beaucoup plus petites. Ces nodosités, le plus souvent déprimées à leur sommet, sont tantôt fermes quand elles sont petites et jeunes, tantôt ramollies à leur centre quand elles sont grosses et vieilles ; isolées, elles sont séparées les unes des autres par du tissu hépatique sain en apparence, mais plus ou moins congestionné ; agglomérées elles peuvent former des masses néoplasiques quelquefois énormes et ramollies.

A la coupe, se montre, en plein tissu hépatique, une quantité variable de ces mêmes nodosités sphéroïdales, ayant les mêmes caractères que celles de la surface. Le plus souvent isolées, elles peuvent aussi devenir confluentes au point de convertir une plus ou moins grande partie de la glande en un immense bloc néoplasique.

2° *Cancer massif.* — Comme dans la forme précédente, l'hypertrophie du foie est constante ; mais elle est plus uniforme, et la surface de l'organe a conservé son aspect lisse et sa coloration.

Sauf un certain degré de dureté et d'hépatomégalie, on pourrait croire qu'on a sous les yeux un foie normal.

A la coupe, on découvre dans le centre de l'organe, le plus souvent dans le lobe droit, une masse néoplasique d'un blanc gris, de consistance molle ou lardacée et qui tranche d'une manière remarquable avec le tissu sain périphérique. Le plus souvent le néoplasme s'étend jusqu'à la capsule de Glisson et affleure la surface au moins sur un point ; quelquefois il existe autour de lui une épaisseur plus ou moins grande de tissu glandulaire (cancer en amande de Hanot et Gilbert).

3° Dans la forme *cirrhotique*, appelée encore adénome ou adéno-carcinome, le foie est augmenté de volume, mais plus faiblement que dans les deux formes précédentes ; quelquefois même il est diminué. Sa surface est parsemée d'une multitude de saillies blanchâtres et dures quand elles sont jeunes, ramollies et jaunes quand elles sont anciennes. Tantôt d'un volume à peu près uniforme et petites, elles sont généralement inégales, les plus grosses ne dépassant pas le volume d'une noix. A la coupe on trouve sur la surface de section un semis de nodosités présentant le même aspect que celles de la surface, dans l'intervalle desquelles le foie présente les caractères de la sclérose.

L'étude *microscopique* de la carcinose du foie a été faite magistralement par Hanot et Gilbert ; le fait important qui se dégage des travaux de ces deux auteurs est que le cancer primitif, quelle que soit sa forme macroscopique, a toujours pour point de départ la cellule hépatique ; c'est elle, c'est-à-dire l'élément noble de la glande, qui se transforme en cellule *épithéliomateuse*, les autres éléments, en particulier l'épithélium biliaire, ne prenant aucune part à la métamorphose. Le cancer primitif est donc un *épithéliome parenchymateux*.

Quant aux variétés basées sur la disposition du stroma conjonctif et des éléments épithéliomateux, elles se réduisent à deux : la variété *alvéolaire* à laquelle ressortissent les cancers massif et nodulaire et la variété *trabéculaire* à laquelle appartient le cancer cirrhotique.

Le cancer secondaire, au contraire, a son point de départ dans un infarctus embolique des capillaires lobulaires, provenant de la néoplasie initiale ; il est *intra-capillaire*, tandis que le cancer primitif est *extra-capillaire*.

Dans le cancer secondaire se trouve reproduite la structure de la néoplasie génératrice, quelle qu'elle soit.

Symptomatologie. — La physionomie clinique du cancer hépatique est polymorphe. Toutefois cette polymorphie s'applique aux caractères objectifs. Les troubles généraux et fonctionnels, l'évolution des désordres morbides, l'habitus extérieur du malade, sont, à quelques réserves près, les mêmes dans toutes les variétés anatomiques. Dans la description suivante qui s'applique à la forme la plus commune, la forme *nodulaire*, nous insisterons un peu plus longuement sur la symptomatologie générale, afin de ne plus avoir à y revenir ; il nous suffira ensuite de quelques mots pour caractériser la forme massive et cirrhotique.

Au point de vue clinique la maladie peut être divisée en deux périodes ; à la première correspond une symptomatologie vague et sans localisation précise ; à la seconde correspondent des troubles fonctionnels plus accusés auxquels viennent s'ajouter des signes objectifs qui ne laissent aucun doute sur leur signification.

La *première période* ou *période de latence* est caractérisée par des troubles digestifs qui tiennent la première place. Dans les premiers temps, l'appétit est simplement diminué, la digestion plus lente que d'habitude, et le malade se plaint de flatulence, de météorisme intestinal après les repas.

L'appétit devient parfois capricieux ou intermittent; nous avons connu un malade qui pendant le mois qui a précédé l'éclosion manifeste d'une néoplasie hépatique a présenté des alternances pour ainsi dire quotidiennes d'appétit suivi de bonnes digestions et d'inappétence presque absolue. Il n'est pas rare de constater de véritables indigestions accompagnées de vomissements alimentaires; les selles, généralement normales comme nombre, sont moins colorées et plus fétides qu'à l'ordinaire; cet état des selles, qui tient à un certain degré de *dyscholie*, a une grande importance clinique, mais passe le plus souvent inaperçue, et malade et médecin mettent tous ces troubles sur le compte de l'estomac. Toutefois les médicaments eupeptiques restent sans effet, et un signe d'une certaine valeur vient s'ajouter, s'il n'existait déjà, à ceux qui précèdent, c'est le *dégoût des aliments azotés*. Ce dégoût est quelquefois tellement profond que la vue seule ou l'odeur de la viande suffit pour provoquer des nausées et des vomissements.

Cependant ces troubles dyspeptiques qui peuvent être très accusés, mais dont le début ne remonte jamais fort loin, coïncidant d'ailleurs avec l'intégrité des premières voies, sont insuffisants pour expliquer l'altération rapidement progressive de l'état général. Le malade se plaint d'un malaise indéfinissable, de perte de forces, de torpeur intellectuelle; ses traits sont pâles et amaigris, et la perte de poids est hors de proportion avec l'insuffisance alimentaire.

Les fonctions *uréogéniques*, si l'on sait les interroger, peuvent donner de bonne heure d'utiles indications. Il peut y avoir diminution du chiffre de l'urée, due à l'insuffisance de l'alimentation, et à la suppression fonctionnelle d'une partie plus ou moins grande de la glande hépatique; mais on peut constater aussi, ainsi que l'a noté le Dr Courtin (observation communiquée), des variations quotidiennes considérables, les différences atteignant 8 et 10 grammes par jour. La pathogénie des variations uréogéniques trouve son explication dans l'action irritative qu'exerce le néoplasme sur le tissu glandulaire sain, action variable elle-même et désordonnée, comme le sont toutes les actions pathologiques.

Enfin un signe d'une grande importance, et indiquant l'atteinte profonde de l'organisme, se montre dans cette période, c'est l'*œdème malléolaire*, d'abord léger et fugace, disparaissant la nuit pour reparaître le soir, plus tard permanent et plus étendu.

Il n'existe, on le voit, dans tous ces phénomènes rien de caractéristique; toutefois une dyspepsie tenace, avec dégoût marqué des aliments carnés, une altération grave de la santé avec amaigrissement rapide, des troubles uréogéniques consistant en diminution ou variations de l'urée, de l'œdème malléolaire, survenant chez une personne ayant dépassé la quarantaine doivent faire songer à un cancer du foie, quand même, ce qui arrive souvent, l'exploration de l'organe ne donnerait pas de résultats positifs.

Deuxième période ou *période du cancer confirmé.*— Aux signes précédents ne tardent pas de venir s'ajouter des phénomènes plus précis qui permettent d'asseoir le diagnostic sur des bases positives.

Le premier qui attire l'attention est la douleur dans l'hypocondre droit; variable comme date chronologique — elle peut exister au début ou ne se montrer qu'à la phase ultime de la maladie — l'hépatalgie se manifeste généralement lorsque les phénomènes dyspeptiques durent déjà depuis un certain temps; variable d'allure, elle est quelquefois sourde et assez atténuée pour mériter plutôt le nom d'endolorissement que de véritable douleur; d'autres fois elle se montre sous forme d'élancements soit spontanés, soit provoqués par un effort quelconque (action de se lever, de changer de place, de gravir un escalier) ou par une marche prolongée. Souvent elle est d'une extrême vivacité, et l'exploration de la région arrache des cris au malade. En général plus marquée vers la région épigastrique, elle peut envahir tout l'hypocondre jusqu'aux vertèbres dorsales et s'irradier à l'épaule droite. L'état inflammatoire du parenchyme glandulaire provoqué par le néoplasme, et l'extension de celui-ci à la séreuse péritonéale, telle est la double cause de ce phénomène morbide.

Un nouveau trouble ne tarde pas à entrer en scène, c'est l'*ascite*, qui se montre trois fois sur cinq (Gilbert et Hanot). Faible au début, l'hydropisie péritonéale augmente à mesure que la circulation est plus entravée par les bouchons cancéreux qui viennent obstruer les branches de la veine porte; toutefois l'ascite consécutive au foie cancéreux n'est pas purement circulatoire, comme dans la cirrhose de Laënnec; l'obstacle siège dans les gros troncs et non dans les rameaux : aussi, les branches restées libres servent de voie de dérivation, à tel point que l'ascite peut ne pas se produire, et quand elle existe n'est presque jamais accompagnée du développement des veines sous-cutanées. L'inflammation péritonéale localisée, mais qui peut s'étendre plus ou moins loin par le fait de la propagation néoplasique au delà de la limite du foie, joue dans la production de l'ascite un rôle de premier ordre. C'est pour cela que le liquide ascitique est toujours plus ou moins fibrineux, et qu'il contient plus ou moins de sang mélangé dont l'origine se trouve dans la rupture des vaisseaux néoformés des nodules cancéreux. Enfin, une troisième cause, mais plus tardive, qui favorise l'épanchement, est la *déglobulisation rouge* et la *leucocythose*.

L'hépatalgie, l'ascite, les troubles digestifs, l'altération croissante de l'état général constituent un syndrome qui donne de sérieuses probabilités en faveur de l'existence d'un cancer du foie; c'est à l'exploration directe qu'il faut demander la confirmation de ces probabilités.

L'*hypertrophie* de l'organe qui refoule en haut le diaphragme et le poumon, quelquefois même déplace le cœur, est nettement démontrée par la percussion méthodique; mais la palpation donne des renseignements plus précis. La main appliquée sur la région donne la sensation d'un bloc dur qui déborde les fausses côtes et s'étend plus ou moins loin dans le flanc droit et du côté de l'ombilic. Le bord inférieur est plus tranchant, plus résistant, et surtout plus inégal; sur ce bord, et sur la face convexe accessible à la main, on perçoit des bosselures arrondies plus dures que le reste de l'organe, mais dont quelques-unes sont plus molles que les autres. C'est à ces nodosités qu'on a donné en clinique le nom de marrons cancéreux, et le nom de foie *marronné* est devenu synonyme de foie cancéreux. Nous savons aujourd'hui, grâce aux études de Hanot et Gilbert, que si la présence de nodosités à la surface du foie est un signe pathognomonique, leur absence n'exclut pas l'idée du cancer.

Mais que le cancer soit lisse ou inégal, mou ou dur, ce qui ne manque jamais, c'est que à partir du jour où les lésions deviennent accessibles à l'exploration, les caractères objectifs et les troubles généraux deviennent les uns plus évidents, les autres plus graves.

L'altération rapidement progressive de la glande hépatique dont les fonctions hématopoiétiques sont de plus en plus amoindries, et l'insuffisance alimentaire amènent une déchéance profonde de l'organisme. Le teint pâle, amaigri, se couvre d'une légère teinte jaunâtre; la peau ridée, parcheminée, se plaque sur les saillies osseuses, et l'amaigrissement fait de tels progrès que le malade semble « fondre » à vue d'œil. L'œdème malléolaire gagne les mollets, les cuisses, la région lombaire, parfois plus étendu du côté droit que du côté gauche, comme nous le notons dans l'observation du Dr Courtin et comme nous l'avons observé nous-même.

La physionomie prend un aspect de quasi-hébétude. Couché dans son lit, immobile, le malade devient indifférent à tout et à tous; sans plainte, sans lutte, il assiste impassible à l'effondrement de tout son être, comme s'il le jugeait irrévocable, fatal.

Bientôt un nouvel élément morbide, la *fièvre*, vient précipiter le dénouement. La fièvre manque rarement dans la période du cancer confirme; sa pathogénie est encore obscure; cependant elle semble résulter d'une auto-infection. « Les éléments anatomiques, dit

Hanot[1], transformés en produits nécrobiotiques, mélangés d'autre part à divers microorganismes qui s'y développent aisément, se résorbent en partie au niveau des parties ramollies et ulcérées, et il est facile de concevoir que cette auto-infection produira de la fièvre et la véritable septicémie qu'on peut observer concurremment. » Généralement la fièvre est rémittente, à exacerbations vespérales; rarement elle est franchement intermittente, à accès quotidiens. Sous l'influence du mouvement fébrile, la langue se dessèche, la respiration s'accélère et le malade est pris de subdélirium, surtout la nuit.

La fièvre, phénomène tardif, peut quelquefois être très précoce, et donner à la maladie une allure tellement différente de l'allure ordinaire qu'elle déroute les cliniciens les plus expérimentés.

Que cette fièvre précoce soit de nature septicémique, ou qu'elle résulte d'un abcès surajouté à la lésion primitive, ou bien d'une hépatite aiguë concomitante, l'important est de savoir qu'il existe une forme clinique exceptionnelle du cancer du foie, qu'on peut appeler avec Hanot, *cancer pyrétique*.

Les fonctions rénales sont de plus en plus troublées; les urines deviennent rares, hautes en couleur, sédimenteuses et contiennent de l'*urobiline* et l'*albumine*. La réduction de l'urée, qui n'existe pas toujours, peut être portée à un point extrême; dans certains cas, la quantité excrétée en vingt-quatre heures n'excède pas un gramme; et le malade peut être emporté par des accidents urémiques, *urémie hépatique* de Debove.

A cette marche précipitée des désordres fonctionnels correspondent des signes objectifs indiquant les progrès des altérations locales. Le foie, de plus en plus volumineux, refoule en dehors les fausses côtes, soulève la paroi abdominale, descend quelquefois jusqu'à la crête iliaque, et cette hypertrophie est tellement rapide qu'elle marche pour ainsi dire à vue d'œil. Pour s'en rendre compte, il suffit de marquer avec le crayon argentique la limite de la tumeur, et de faire une nouvelle exploration au bout de trois ou quatre jours. Ce court espace de temps est suffisant pour que le tracé soit dépassé de plusieurs centimètres.

La région acquiert parfois un haut degré de sensibilité due à l'existence d'une péritonite adhésive; l'application de la main, si l'on a soin de faire respirer largement le malade, laisse percevoir un frémissement caractéristique qui résulte du frottement des feuillets de la séreuse, rendus rugueux par des exsudats inflammatoires.

[1] *Cancer du foie pseudo-fluctuant*, in *Semaine médicale*, 1893, p. 506.

De même que le cancer hépatique envahit souvent la séreuse péritonéale, il peut aussi s'étendre au diaphragme et à la plèvre diaphragmatique; une douleur aiguë au niveau des insertions costales, et un épanchement pleural du côté droit sont les signes de cette complication.

Nous avons groupé dans les lignes précédentes les symptômes ordinaires du cancer nodulaire; mais le cancer du foie est essentiellement polymorphe et toute description générale est toujours plus ou moins schématique. Pour serrer de plus près la clinique, Hanot et Gilbert ont décrit les formes *pyrétique*, *marastique*, *douloureuse*, *dyspeptique*, *ictérique*. Nous avons déjà dit un mot de la forme pyrétique; les formes marastique, douloureuse et dyspeptique ne nous semblent pas présenter des différences assez tranchées pour mériter une étude particulière; mais il n'en est pas tout à fait de même de la forme ictérique.

Si on laisse de côté les cas dans lesquels apparaît à la phase ultime de la maladie une légère teinte subictérique, on peut dire avec Hanot que l'ictère vrai se montre une fois sur trois.

Exceptionnel au début, l'ictère est un phénomène tardif. Peu prononcée d'abord, la jaunisse cancéreuse a pour double caractère de devenir de plus en plus intense et de persister jusqu'à la fin de la maladie. Sa cause réside dans la compression des canaux biliaires intra-hépatiques, ou extra-hépatiques si le siège du cancer est au niveau du hile. On comprend que les ganglions lymphatiques du hile, atteints secondairement peuvent amener le même résultat. On comprend de même que si, par exception, la mort ne survient qu'après la transformation intégrale de la glande en tissu cancéreux, sa fonction biliaire étant supprimée, la diminution et la disparition de l'ictère sont possibles.

La *durée* moyenne du cancer nodulaire est de trois à six mois (Hanot et Gilbert); il est exceptionnel que la survie dépasse une année, sauf chez le vieillard. Par contre, chez l'adulte au-dessous de quarante ans, la durée ne dépasse pas deux mois. La forme pyrétique est celle qui tue le plus rapidement.

Nous nous sommes longuement étendu sur la symptomatologie du cancer nodulaire; quelques mots suffiront pour caractériser cliniquement la forme massive et la forme cirrhotique.

Forme massive. — Les troubles généraux (dyspepsie, amaigrissement, perte de forces, émaciation, œdème malléolaire) sont les mêmes que dans la forme nodulaire, mais ont une évolution plus rapide. A la période d'état, l'hypocholie est plus prononcée et va jusqu'à l'acholie en raison de la transformation presque totale de la glande; les fèces sont plus décolorées, plus fétides, et les troubles digestifs plus accusés. Pour la même cause, la réduction de l'urée peut aller jusqu'à 50 centigrammes par jour. D'un autre côté pas d'ictère (la peau est pâle comme dans les anémies graves), pas d'ascite; absence de périhépatite et de péritonite, et corrélativement absence de douleur dans l'hypocondre droit. Enfin le cancer massif est apyrétique.

L'hypertrophie du foie, n'étant pas masquée par la présence de liquide ascitique, est plus facile à constater que dans la variété précédente; l'aplatissement de la région sous-ombilicale fait ressortir la voussure de la partie sus-ombilicale; les fausses côtes droites sont déjetées en dehors, et la matité hépatique est toujours plus ou moins augmentée sur les lignes xyphoïdienne, mamelonnaire, axillaire et scapulaire. A la palpation on perçoit une surface lisse, dure, quelquefois pierreuse, qui s'étend plus ou moins bas dans le flanc et du côté de l'ombilic.

La *marche* du cancer massif est d'une extrême rapidité; il peut tuer dans un mois: rarement la survie dépasse cinq mois.

Forme cirrhotique. — L'évolution symptomatique est la même que dans la variété nodulaire, et lorsque le foie hypertrophié présente sous la main la sensation de nodosités, il est impossible de le distinguer cliniquement de cette variété; le seul caractère différentiel est la présence d'une ascite considérable, avec développement des veines sous-cutanées. Mais comme une pareille ascite peut exister dans le cancer nodulaire, on conçoit que l'erreur — qui dans l'espèce a très peu d'importance — soit inévitable.

D'autre part, dans les cas où le cancer cirrhotique s'accompagne d'atrophie du foie, l'absence de signes locaux significatifs le fera confondre, non pas avec la cirrhose commune qui s'en distingue par sa marche extrêmement lente, mais avec la cirrhose atrophique à marche rapide décrite par Hanot.

Diagnostic. — Le diagnostic du cancer du foie a pour bases : 1° un habitus spécial du malade; 2° une cachexie à marche aiguë et sans arrêt; 3° une hypertrophie rapidement progressive de l'organe malade. Ces caractères sont constants; toutefois, l'hypertrophie cancéreuse présente des modalités cliniques qui offrent certaines analogies avec des hypertrophies d'une autre nature dont il est nécessaire de la différencier.

Le foie cancéreux dur et marronné pourrait être confondu avec le *foie lobulé des syphilitiques;* nous indiquerons les différences profondes qui séparent ces deux maladies.

Ce n'est pas d'ailleurs le gros foie marronné qui donne lieu à des méprises; ce sont surtout les gros foies lisses, souvent mous et lisses qui prêtent à la confusion.

Un gros foie lisse et dur peut en imposer pour une *dégénérescence amyloïde;* mais celle-ci, lente dans son évolution, a été précédée ou s'accompagne de suppurations osseuses, de scrofule ou de syphilis, enfin coïncide toujours avec la mégalosplénie.

La *cirrhose* commune, malgré l'hypertrophie qui peut exister au début, ne sera pas confondue avec le cancer, si l'on tient compte des antécédents alcooliques, de l'ascite spéciale qui l'accompagne, de l'atrophie qui succède à l'hypertrophie du début, et enfin de sa marche lente. Mais nous avons indiqué l'impossibilité de distinguer le cancer cirrhotique avec petit foie de la cirrhose atrophique à marche rapide.

Le développement lent de la glande, son indolence, l'absence de troubles généraux graves pendant des années, les rémissions qui se produisent dans la coloration des téguments, sont plus que suffisants pour différencier le cancer ictérique de la *cirrhose hypertrophique.*

Un cancer à forme lisse et globuleuse, refoulant en avant les côtes et les parois abdominales de manière à donner à la région une forme semi-hémisphérique, en imposera d'autant mieux pour un *kyste hydatique* que cette variété anatomique de cancer donne quelquefois au toucher la sensation de fluctuation. L'existence de la douleur à la palpation et l'absence de frémissement hydatique ne suffisent pas pour éliminer le kyste, parce que le frémissement hydatique est inconstant et que certains kystes sont douloureux. La marche rapide de la cachexie dans le cancer, très lente dans le kyste, et l'habitus spécial du malade constituent les meilleurs signes différentiels. Dans les cas douteux, on devra recourir à la ponction exploratrice, opération tout à fait innocente et qui donnera l'argument sans réplique : liquide kystique ou liquide sanguin avec cellules épithéliomateuses.

Ce n'est pas le cancer du foie qui sera pris pour un *kyste multiloculaire*, affection très rare en France, mais plutôt ce dernier qui sera pris pour un cancer. On se souviendra que le kyste multiloculaire s'accompagne d'hypertrophie de la rate et que son évolution très lente s'accomplit sans grand retentissement sur l'organisme.

Les *abcès du foie* sont plus fréquents en Europe qu'on ne le croyait autrefois et offrent ceci de commun avec le cancer qu'ils évoluent quelquefois avec rapidité et provoquent une altération grave de l'état général. La fièvre et la fluctuation sont les attributs constants de l'abcès ; mais si, par une rare exception, on tombe sur un cancer pyrétique, douloureux et pseudo-fluctuant, l'erreur est possible, à moins de recourir à une ponction exploratrice. Enfin, comment dépister un cancer profond accompagné d'un abcès hépatique (cas cité par Hanot[1])?

Dans certains cas, le syndrome de foie cancéreux simule une *cardiopathie* à sa phase terminale, c'est lorsque le néoplasme comprimant le diaphragme repousse le poumon et déplace le cœur. Dyspnée, palpitations, œdème des membres inférieurs, asthénie cardiaque, albuminurie, cachexie profonde : voilà un ensemble symptomatique rappelant étrangement la période ultime des affections cardiaques. La solution du problème est cependant facile ; comme le dit Hanot, elle se résume dans une question de chronologie. Si le cancer est arrivé à la période d'état, son volume seul suffit pour faire éliminer le foie cardiaque, lequel n'atteint jamais le volume du foie cancéreux arrivé à cette période. Si le cancer est à son début, le volume du foie peut ne pas excéder celui du foie cardiaque ; mais alors la rapidité d'évolution de la maladie, opposée à la marche lente des affections cardiaques dont la durée se compte par années avant la phase finale, juge la question.

II

CANCER SECONDAIRE

Le foie peut être atteint secondairement de deux façons différentes: 1° par contiguïté ; 2° par transport embolique des éléments cancéreux du néoplasme primitif.

Les épithéliomes de l'estomac, du duodénum, du pancréas sont à peu près les seuls qui envahissent le foie par contiguïté. Dans ce cas, « le cancer hépatique secondaire ne revêt point la forme nodulaire qui lui est habituelle, mais se présente sous la forme d'une zone néoplasique qui empiète plus ou moins sur le tissu du foie » (Hanot et Gilbert).

[1] Hanot. *Loc. cit.*

Quant au cancer embolique, qui peut être secondaire ou bien tertiaire ou même quaternaire, il est démontré aujourd'hui que dans l'immense majorité des cas, sinon dans tous, c'est la veine porte qui sert de voie d'apport à l'exclusion de l'artère hépatique et des lymphatiques, comme on le croyait autrefois. Aussi l'infection du foie est-elle d'autant plus probable que le néoplasme initial est en rapport plus direct avec les radicules qui donnent naissance aux veines mésaraïques.

Macrocospiquement, le cancer embolique reproduit le cancer nodulaire dont nous avons déjà parlé.

Microcospiquement, il offre la structure du cancer primaire dont il émane ; on peut rencontrer l'épithéliome pavimenteux, ce qui est rare, l'épithéliome alvéolaire ou tubulé : le plus fréquent est l'épithéliome cylindrique. Par exception, on peut rencontrer le sarcome hépatique secondaire avec toutes ses variétés histologiques; mais le sarcome secondaire est plus commun dans le poumon que dans le foie.

La *symptomatologie* et la *marche* du cancer secondaire sont les mêmes que dans le cancer nodulaire primitif sauf que dans bon nombre de cas les signes subjectifs sont moins accusés et peuvent passer inaperçus.

La question de savoir si le cancer hépatique est primitif ou secondaire n'est réellement difficile que lorsque la néoplasie initiale occupe un organe contigu, comme l'estomac. On se guidera, en cette circonstance, sur la gravité des troubles digestifs, sur l'existence des hématémèses et du melæna; souvent la question n'est résolue qu'à l'autopsie.

Cancer mélanique. — Parmi les cancers secondaires du foie, il en est un qui mérite une mention spéciale à cause de ses caractères particuliers ; c'est le cancer mélanique.

Les mélanomes du foie sont presque toujours consécutifs au cancer mélanique de l'œil ou de la peau ; en dehors de l'observation de Belin et de celle de Letulle — et encore cette dernière est-elle contestable — il n'existe aucun cas de mélanose primitive du foie. Les voies d'apport sont difficiles à interpréter; il est toutefois probable que, contrairement aux autres cancers secondaires, le transport des éléments néoplasiques et du pigment mélanique a lieu par l'artère hépatique plutôt que par la veine porte.

Les mélanomes hépatiques qui histologiquement se distinguent en mélanomes simples, en mélano-épithéliomes et en mélano-sarcomes (ces derniers sont de beaucoup les plus communs), se présentent sous deux formes macroscopiques : la forme *infiltrée* et la forme *nodulaire*.

Dans la première, le foie présente une teinte noirâtre, soit par places, soit dans sa totalité, suivant que la pigmentation est partielle ou totale, et sa surface reste lisse. Dans la seconde, le foie est parsemé à sa surface et dans sa profondeur de nodosités noires (foie truffé) et sa surface est inégale et bosselée ; dans les deux cas, le foie est dur et considérablement hypertrophié.

Cliniquement, la mélanose du foie se rapproche, par ses caractères subjectifs et objectifs, du cancer nodulaire ou lisse ; mais, quelle que soit sa forme anatomique, on a toujours observé l'absence d'ascite et d'hépatalgie ; ce double caractère négatif la fait souvent méconnaître. Un signe d'une grande valeur diagnostique est la *mélanurie;* les urines, de coloration normale après l'émission, deviennent noires sous l'influence de l'air ou par l'addition d'acide azotique ; nous ignorons la nature de la substance qui, par oxydation, prend la couleur dont nous venons de parler. Contrairement à ce que l'on pourrait supposer, les urines ne contiennent pas de mélanine, quoique celle-ci caractérise le néoplasme hépatique.

Le mélanome hépatique est de tous les cancers celui dont l'évolution est la plus rapide ; sa durée dépasse rarement deux mois et peut être beaucoup plus courte.

III

CANCER DES VOIES BILIAIRES

Le cancer des voies biliaires a pour siège la vésicule ou le canal cholédoque ; il est presque toujours primitif.

Le cancer de la *vésicule biliaire* affecte presque exclusivement le sexe féminin et se développe de préférence entre quarante et soixante ans. Sa coïncidence presque constante avec la présence de calculs dans la vésicule et son apparition fréquente chez des personnes ayant eu antérieurement de la lithiase biliaire — on sait que celle-ci est très commune chez la femme — démontrent que l'irritation chronique joue ici, comme dans les autres localisations néoplasiques, un rôle étiologique de premier ordre.

D'après Lancereaux, le cancer de la vésicule biliaire présente, tant au point de vue anatomique que clinique, deux variétés.

Dans la première, la néoplasie qui histologiquement est un épithéliome à cellules cylindriques a pour siège principal l'épithélium de la vésicule ; mais de là elle s'étend avec une extrême rapidité au parenchyme hépatique lui-même ; à l'autopsie les lésions vésiculaires sont insignifiantes, comparées à celles du foie qui montre dans son épaisseur, principalement vers le hile ou le lobe carré, un ou plusieurs foyers cancéreux simulant le cancer massif de Hanot et Gilbert. Cliniquement cette variété ne se distingue pas de cette dernière affection si ce n'est qu'elle est accompagnée d'ictère; et encore ce symptôme est-il inconstant et le plus souvent tardif.

Dans la seconde variété, la dégénérescence cancéreuse envahit toute l'épaisseur des parois de la vésicule qui forme tumeur; le foie reste indemne ou n'est pris qu'à un faible degré. Cliniquement cette variété se confond au début avec la lithiase biliaire, accompagnée ou non d'infection angiocholitique. Plus tard, la marche progressive de la cachexie, la persistance de l'ictère — on doit toujours se méfier des ictères persistants chez les femmes âgées — l'existence d'une tumeur indurée sous-hépatique permettent de faire un diagnostic exact.

Le cancer peut affecter primitivement le canal cholédoque et l'ampoule de Vater; ces deux localisations sont des raretés pathologiques.

Le *cancer du cholédoque* n'est presque jamais reconnu pendant la vie, et lorsque la tumeur, qui généralement ne dépasse pas le volume d'une noix, peut être perçue par la palpation, elle est prise pour une tumeur du voisinage comprimant le cholédoque.

Le *cancer de l'ampoule de Vater*, constitué anatomiquement par une tumeur, en général de petit volume, de consistance molle et de nature épithéliomateuse, dans laquelle sont emprisonnés les canaux cholédoque et pancréatique, n'est pas appréciable objectivement pendant la vie. Outre les symptômes communs à toutes les carcinoses viscérales, le cancer de l'ampoule de Vater se traduit par de l'ictère persistant, l'état argileux et fétide des fèces, parfois du mélœna; enfin il s'accompagne souvent de plaques bronzées des téguments qui caractérisent le cancer pancréatique. Son évolution très rapide se fait en quatre ou cinq mois.

Traitement de la carcinose hépatique. — Nous n'avons aucun agent thérapeutique ayant une action quelconque sur la marche du cancer du foie; donc le traitement est nul. Soutenir les forces du malade par une médication tonique et une alimentation réparatrice, exciter les fonctions digestives, combattre la fièvre et la douleur par des moyens appropriés, voilà à quoi se réduit le rôle plus que modeste du thérapeute.

DÉCHAMP, *d'Arcachon.*

Professeur honoraire de l'École de médecine de Brest.

CHAPITRE VII

TUBERCULOSE HÉPATIQUE

La connaissance de la tuberculose hépatique est tout à la fois récente et difficile ; peut-être même n'est-elle aussi récente que parce qu'elle est difficile. Un des principaux obstacles à son étude vient de ce qu'elle revêt très souvent des formes qu'on pourrait appeler latentes : celles-ci ne se traduisent durant la vie que par des symptômes obscurs et ne se révèlent à l'autopsie que par des lésions tellement fines qu'il faut les soupçonner d'abord et ensuite les chercher à la loupe pour les découvrir. D'autres fois, sous des formes plus bruyantes, elle se mêle et se confond plus ou moins intimement avec d'autres réactions morbides : sclérose, stéatose, abcès; si bien que l'embarras reste grand de distinguer, soit dans les expressions symptomatiques, soit dans les lésions anatomiques, ce qui lui revient en propre de ce qui appartient à ces divers processus.

Anatomie pathologique. — L'agent producteur de la tuberculose peut arriver au foie (la médecine expérimentale et la clinique le prouvent) par plusieurs voies : tantôt c'est par le péritoine et les lymphatiques; tantôt, par les branches de l'artère hépatique ou celles de la veine porte, voire de la veine ombilicale chez le fœtus d'une mère phtisique, pendant sa vie intra-utérine (Sabouraud), parfois peut-être par les canaux biliaires. La diversité de ces portes d'entrée n'est sans doute pas indifférente à la distribution topographique et à la marche des lésions, non plus qu'à leurs symptômes révélateurs.

Que le bacille tuberculeux pénètre, par exemple, dans le péritoine, soit par une injection directe, s'il s'agit d'une expérience de laboratoire, soit par propagation de quelque tuberculose viscérale, s'il s'agit d'un fait clinique, dans l'un et l'autre cas le liquide péritonéal devient *ipso facto* un milieu de culture, et tous les organes qui y sont plongés, y compris le foie, peuvent être infectés. La maladie commence par une péri-hépatite tuberculeuse et se continue par une tuberculose intra-hépatique; celle-ci se propage par les lymphatiques qui accompagnent les veines porte et sus-hépatique. Sa marche est centripète.

Que, dans un autre exemple, l'agent pathogène arrive par la veine porte, introduit d'abord dans les veines mésaraïques par injection directe, ou bien absorbé à la surface d'un ulcère tuberculeux de la muqueuse intestinale par les radicules de ces veines, bientôt il s'arrêtera dans les plus fines ramifications portes, sous la forme d'embolies qui seront de véritables colonies microbiennes. Cette fois, la maladie s'étendra de ces noyaux intra-glandulaires vers la périphérie de l'organe. Sa marche sera centrifuge.

Nous passerons rapidement sur les moyens propres à déceler le bacille de Koch au sein du parenchyme hépatique, dans les examens microscopiques. Ces moyens sont ceux dont on use pour le rechercher dans les produits d'expectoration ou dans les coupes d'autres organes. Ils ont été exposés en leur lieu. Nous devons avertir cependant que le microbe est ici plus réfractaire aux agents ordinaires de coloration, peut-être bien par suite d'une action chimique particulière qu'exercerait sur lui la substance hépatique en décomposition (Brissaud et Toupet).

Nous ne nous étendrons pas beaucoup non plus sur le devenir du bacille de Koch ainsi parvenu au sein de l'organe hépatique. Nous rappellerons toutefois que, là comme ailleurs, il peut ne susciter aucune réaction locale ou ne donner lieu qu'à une hyperdiapédèse momentanée, suivie plus tard d'un léger travail de sclérose. Il agit alors sur le reste de l'organisme par ses toxines; il provoque de la fièvre, des troubles gastriques, de l'amaigrissement, en un mot quelques-uns des symptômes que Landouzy attribue avec tant de raison à la fièvre bacillaire prétuberculeuse. Ce n'est que plus tard, et parfois après une suspension apparente des hostilités, que la tuberculose générale succède à cette étape spléno-hépatique (Grancher et Ledoux-Lebard).

D'autres fois, les leucocytes venus des vaisseaux hépatiques par hyperdiapédèse pour combattre, tuer ou enfermer les bacilles dans un tissu de sclérose, sont plus nombreux, et ils constituent autour de chaque colonie bacillaire de petits amas dont l'ensemble est un semis de tubercules crus, tout à fait analogue à celui de la granulie du poumon. Là aussi comme ailleurs, trop fréquemment une partie des leucocytes succombent à l'effort et se transforment en cellules géantes, épithélioïdes, caséeuses, granulo-graisseuses. Ces dégénérescences commencent d'habitude par le centre des granulomes, ce qui établit une nouvelle analogie avec ce qu'on observe dans la phtisie pulmonaire.

Ces tubercules du foie sont généralement très petits et difficiles à voir à l'œil nu. Ils apparaissent au sein de la glande comme de fines granulations grisâtres, le long des ramuscules de la veine porte, dans les espaces triangulaires, dans le tissu conjonctif périvasculaire, parfois même dans les parois des vaisseaux (Thaon). On les rencontre aussi autour des canalicules biliaires qui peuvent se dilater, devenir kystiques (Laveran). Souvent alors les tubercules sont colorés en jaune par les produits biliaires. Quelquefois, ils sont surtout visibles sous la capsule de Glisson, dans les cas de périhépatite. Ils peuvent atteindre le volume d'un grain de mil, d'un petit pois, beaucoup plus rarement celui d'une noix (Laboulbène). C'est alors surtout qu'ils deviennent caséeux et opaques.

Autour d'eux ils déterminent de la congestion, de la sclérose du tissu conjonctif, de la stéatose des cellules hépatiques.

Tantôt c'est le processus scléreux qui l'emporte (cirrhose hypertrophique tuberculeuse simple); tantôt, c'est au contraire la dégénérescence graisseuse qui domine (foie graisseux des phtisiques); tantôt enfin, les deux processus marchent à peu près d'un pas égal (cirrhose hypertrophique tuberculeuse graisseuse) ; le tissu conjonctif périlobulaire prolifère; des bandes fibreuses segmentent le lobule; parfois le foie paraît clouté comme dans la cirrhose de Laënnec ou ficelé comme dans la cirrhose syphilitique (Hanot) ; son volume général est augmenté, son bord est épaissi; son poids peut atteindre 2 kilogrammes. Parfois il est, au contraire, lisse, graisseux, d'une coloration jaune d'ocre; les cellules hépatiques sont, dans ce cas, gonflées, hyalines, réfringentes; leur protoplasma est granulo-graisseux ou même liquéfié.

Ce n'est pas toujours chose aisée que de dire alors si ce double processus, sclérose conjonctive d'une part, stéatose cellulaire d'autre part, ressortit en entier à la tuberculose. Pour certains auteurs (Gilson, Hutinel, Sabourin, Bouygues), l'alcoolisme jouerait ici le plus souvent son rôle, et c'est à lui surtout que reviendrait l'action sclérosante. Cela est, en effet, incontestable. Mais cela n'empêche pas que bon nombre d'autres cas bien observés, et notamment chez des enfants nullement suspects d'alcoolisme, prouvent péremptoirement qu'à elle seule la tuberculose peut aussi engendrer ces deux ordres d'altérations (Hanot, Lauth).

Plus grande encore serait la difficulté de faire la part exacte de la tuberculose, lorsqu'elle se trouve, comme il arrive, associée aux dégénérescences amyloïde ou muscade.

Les canaux biliaires sont assez fréquemment atteints de catarrhe, parfois oblitérés, dilatés en amont de cette oblitération et transformés en de véritables kystes biliaires.

On a longtemps admis que presque jamais les tubercules hépatiques n'aboutissent à l'ulcération. Des observations plus récentes semblent avoir modifié cette opinion et complété l'analogie que nous avons déjà signalée, au cours de cet article, entre l'évolution de la tuberculose du foie et celle des autres tuberculoses. Suivant M. le professeur Lannelongue, la tuberculose hépatique peut se manifester sous la forme d'une infiltration, de tous points comparable à celle de la pneumonie caséeuse, et peut, comme elle, aboutir à la formation de cavernules et de cavernes qui rappellent les excavations pulmonaires de la phtisie : leurs parois sont formées par le tissu hépatique infiltré, déchiqueté, fongueux ; leur contenu est du pus verdâtre, caséeux, granuleux. Peut-être doit-on attribuer cette suppuration à quelques associations microbiennes. Tantôt ces abcès tuberculeux siègent au centre même de l'organe, tantôt à sa périphérie et fréquemment à sa face convexe, entre celle-ci et le diaphragme auquel l'unissent plus ou moins intimement des adhérences provenant d'une périhépatite. Fréquemment enfin la collection purulente sus-hépatique communique, par un ou plusieurs pertuis plus ou moins étroits, avec une collection purulente intra-hépatique, disposition qui rappelle les abcès dits « en bouton de chemise ».

Symptomatologie. — La diversité des altérations anatomiques que nous venons de décrire sommairement laisse déjà pressentir que la symptomatologie de la tuberculose hépatique ne sera pas la même dans tous les cas, ni à tous les âges.

Au début, alors qu'il n'y a guère qu'une invasion de bacilles tuberculeux dans la glande hépatique, sans réaction locale bien caractérisée, ce sont, nous l'avons dit, les symptômes généraux qui dominent : troubles gastro-intestinaux, anorexie, amaigrissement, sueurs nocturnes, fièvre à type irrégulier que rien ne semble justifier (Trousseau). Avec des symptômes aussi vagues, sera-t-il permis de soupçonner la fièvre bacillaire prétuberculeuse de Landouzy ? Oui, sans doute, si l'on se rappelle combien cette terrible bacillose est fréquente, « si fréquente, avons-nous entendu dire à notre collègue et ami A. Cochez, que si l'on se trouve en face d'une infection générale inconnue, c'est à elle qu'il faut d'abord songer ». Mais d'un simple soupçon à une certitude il y a plus d'un pas. Sera-t-on donc en droit d'affirmer pour si peu l'existence d'une infection bacillaire de Koch, et surtout d'affirmer la localisation de l'agent pathogène dans la glande hépatique? Non, certes, à moins que des circonstances particulières, empruntées à l'étiologie de l'affection, ne prêtent au diagnostic un secours inattendu. On conçoit, en effet, par exemple, que l'ingestion récente, répétée, et bien avérée de viande tuberculeuse, crue ou mal cuite, pourra donner quelque vraisemblance à une telle hypothèse et la changer au moins en une probabilité.

Lors même que déjà une réaction locale s'est produite et que la bataille a commencé entre les leucocytes et les bacilles de Koch sur le terrain hépatique ; lorsqu'il y a hyperdiapédèse, formation de tubercules crus ou caséeux disséminés, commencement même de dégénérescence graisseuse ou d'ulcération, la symptomatologie reste vague. Les auteurs sont unanimes à le reconnaître : « Aucun signe ne décèle la tuberculose hépatique pendant la vie. » (Rendu.) — « Pas de symptômes durant la vie à moins que la matière tuberculeuse ne forme des masses d'où résulte une altération du foie qui ressemble à la cirrhose et à l'ascite. » (Rilliet et Barthez.) — « Aux formes anatomiques que nous venons de passer en revue, et abstraction faite des gros foies entièrement graisseux et des foies amyloïdes, ne correspondent le plus souvent que des syndromes cliniques bien vagues. (A. Chauffard.) C'est à peine si l'on notera une légère tuméfaction douloureuse du foie, qui dépasse de un ou deux travers de doigt le rebord costal. « D'autre part, on trouve, à condition de la chercher, une ébauche d'insuffisance hépatique : des urines rares, rougeâtres, contenant toujours plus ou moins d'urobiline, et montrant parfois de la glycosurie alimentaire; un peu de subictère cutané, contrastant parfois avec la faible coloration des fèces ; de l'œdème des membres inférieurs ; des troubles gastro-intestinaux progressifs; des épistaxis, du purpura. Rien de tout cela n'est bien caractéristique, mais l'ensemble de ces signes, apparaissant au cours d'une tuberculose en évolution, permet de présumer que le foie est malade. » (A. Chauffard.) Comme dans le cas précédent, les commémoratifs, le genre d'alimentation pourront mettre sur la voie du diagnostic. L'engorgement de la rate n'est pas rare.

La scène change et le tableau symptomatique s'enrichit déjà singulièrement, si nous passons de cette phase à la suivante, caractérisée par la cirrhose et la stéatose du foie. — Tout d'abord, si l'affection débute par une cirrhose alcoolique, ce sont les signes propres à ce genre d'intoxication (pituites, vomissements, manque d'appétit, tremblements), qui ouvrent la scène. Mais, nous l'avons dit, pour être commune, cette collaboration de l'alcool avec la tuberculose n'est point obligatoire : l'alcoolisme peut faire défaut, et faire aussi défaut l'ensemble des signes qui s'y rapportent. Dans ce cas, ce qui frappera tout d'abord le médecin, c'est le volume et l'endolorissement du foie et un notable degré d'insuffisance hépatique; le foie dépasse le rebord costal de quatre à cinq travers de doigt; il est douloureux spontanément, aux mouvements et à la pression. Les urines sont rares, rouges, urobiliques; on y retrouve une partie du sucre alimentaire que le foie a laissé passer. La rate, déjà légèrement gonflée dans la phase précédente, est maintenant très grosse. Bien souvent, l'attention est attirée vers l'appareil respiratoire, parfois même détournée du foie, par des signes non équivoques de tuberculose pulmonaire : toux, crachats muco-purulents, bacillifères, hémoptysies. N'oublions pas enfin les symptômes généraux : fièvre, sueurs nocturnes, amaigrissement rapide, etc... — Tout cela peut durer plusieurs mois, une année ou même plus. Toutefois, dans les cas les plus heureux, le fait de sa propagation au foie accélère toujours la marche d'une tuberculose plus ou moins généralisée, tant l'intégrité de cette glande importe à la nutrition et à la destruction des poisons, et tant le tuberculeux a besoin de se suralimenter et de se débarrasser de ses toxines bacillaires. — Souvent même une maladie intercurrente, un surmenage, une reprise des actes d'intempérance chez les alcooliques suffisent à transformer l'insuffisance relative du foie en une insuffisance absolue. Il en résulte une véritable toxémie et l'on voit éclater soudain tous les accidents de l'ictère grave subaigu : accentuation rapide des symptômes déjà décrits, affaissement physique et moral, facies souffreteux, teint terreux, subictérique, langue rouge et sèche, parfois fuligineuse, urines de plus en plus rares, de plus en plus chargées d'urobiline, quelquefois albumineuses; selles pâteuses, liquides, décolorées, fétides; œdèmes, purpura, hémorragies nasales, gastro-intestinales; subasphyxie; fièvre rémittente à accès vespéraux; accidents typhoïdiques, subdélire, coma et enfin mort.

Si, au lieu de sclérose et de stéatose, c'est d'ulcération qu'il s'agit, les symptômes sont encore différents, mais restent obscurs, quand même, bien souvent. — Que la tuberculose hépatique succède à une autre tuberculose pulmonaire, intestinale ou péritonéale, le diagnostic est grandement facilité. Mais qu'elle soit primitive, aucun signe ne permettra de la reconnaître à coup sûr, même à cette phase ulcérative, si elle est peu étendue : l'amaigrissement, l'anorexie, les frissons, la fièvre vespérale, pourront faire penser à quelque suppuration interne; et, si l'on se rappelle la phrase citée plus haut de M. Cochez, on pourra penser même à la tuberculose comme cause de cette suppuration. Mais comment affirmer que cette tuberculose existe? Comment affirmer surtout qu'elle a son siège au foie? — Diffuse et donnant lieu à une hypertrophie plus ou moins considérable du foie, à des vomissements, parfois à un développement exagéré des veines sous-cutanées abdominales, il est déjà plus aisé de la pressentir. La présence d'une large caverne, d'une vaste collection purulente au sein de l'organe hépatique n'apporte pas une bien grande lumière au diagnostic; car elle ne donne lieu qu'à une fluctuation le plus souvent vague et qui ne saurait faire préjuger de la nature tuberculeuse de la maladie. Suivant Lannelongue, il en est tout autrement de la périhépatite. Qu'il s'y ajoute un abcès périhépatique, et le doute n'est plus permis. Ces collections se dévoilent à l'observateur par un abaissement du foie, une élévation du diaphragme, un peu de pleurite droite de la base et de la toux sèche; enfin par une tumeur épigastrique, arrondie, fluctuante, mais ne présentant pas de frémissement hydatique, mate, douloureuse, pouvant atteindre le volume d'une mandarine, d'une orange même. Abandonnées à elles-mêmes, ces collections amènent fatalement la mort par la fièvre hectique et l'épuisement progressif des malades. L'intervention chirurgicale, nous le verrons tout à l'heure, peut encore leur porter secours.

Étiologie. — D'après Förster, la tuberculose hépatique ne serait jamais primitive. Selon Weigert, au contraire, elle pourrait l'être : les bacilles introduits dans l'intestin avec des viandes tuberculeuses pourraient pénétrer directement dans le foie par les veines et les lymphatiques. (*Arch. de Virchow*, 1882).

Mais il est certain que, le plus souvent, elle est secondaire et succède à quelque autre tuberculose. Elle s'observe frequemment dans la tuberculose aiguë et même dans la tuberculose chronique, 19 fois sur 476 cas (Willigk), 71 fois sur 312 (Rilliet et Barthez), 8 fois sur 10 (Thaon). Nous avons déjà vu que la tuberculose péritonéale est un foyer de propagation centripète de la maladie au foie par les lymphatiques de cet organe. La tuberculose pulmonaire peut semer des colonies bacillaires par la voie artérielle; d'autre part les crachats déglutis peuvent amener les bacilles à l'entrée des veines mésaraïques. La tuberculose intestinale ouvre encore plus sûrement cette porte à l'infection hépatique.

L'âge, paraît-il, n'est pas indifférent : les jeunes sujets seraient plus particulièrement exposés aux tubercules du foie.

Traitement. — Parvenus au chapitre du traitement, nous voici forcés d'avouer que sur ce point nous sommes encore moins avancés que sur celui du diagnostic. Nous croyons cependant M. Rendu trop pessimiste lorsqu'il dit : « Pas d'indications thérapeutiques. »

La prophylaxie est celle de la tuberculose en général ; nous prions le lecteur de se reporter à ce qui en a été déjà dit ailleurs, dans cet ouvrage. Seulement nous insisterons sur le bon choix et la bonne cuisson des viandes destinées à l'alimentation, sur la nécessité de défendre aux tuberculeux de déglutir leurs crachats, de soigner leur intestin et d'en assurer autant que possible l'antisepsie par l'usage de l'acide phénique, quelquefois du benzo-naphtol, etc., puisque l'intestin est fréquemment la source où va s'infecter le foie par l'intermédiaire des veines mésaraïques.

Le traitement médical est encore celui de la tuberculose en général et nous y renvoyons. A peine est-il besoin de dire que les laxatifs, les lavements d'eau bouillie froide, les diurétiques, les révulsifs sur la région hépatique, seront ajoutés à ce traitement, pour entraîner les toxines et modérer l'inflammation spécifique de la glande hépatique. Mais un point sur lequel il convient d'insister, c'est qu'ici plus que jamais le médecin doit faire preuve de tact et de discernement : s'il lui faut soutenir les forces de son malade, il ne doit pas non plus perdre de vue que, les fonctions digestives et antitoxiques du foie étant compromises, il faut veiller avec soin au choix des aliments et sacrifier ceux qui passent pour plus nourrissants à ceux qui laissent le moins de résidus toxiques. Le lait de provenance sûre, ou mieux stérilisé, est ici particulièrement recommandable.

Le traitement chirurgical enfin a été exposé par M. Lannelongue. Il consiste dans la ponction des abcès s'ils sont peu profonds et peu volumineux. On peut tenter ensuite de les modifier par les injections iodoformées préconisées depuis si longtemps par M. le professeur Verneuil. Puis, si ces moyens ont échoué, on devra sans tarder inciser l'abcès périhépatique, au moyen d'une véritable laparotomie ; on videra son contenu, on grattera ses parois. On se souviendra qu'il n'y a rien de fait si l'on a pas ouvert en même temps les collections intrahépatiques. Ce sont là des opérations laborieuses et périlleuses, mais qui semblent justifiées par le danger imminent où se trouvent les malades, et par les succès obtenus par M. Lannelongue (4 guérisons sur 7 cas). Le manuel opératoire varie nécessairement avec les circonstances. M. Lannelongue propose, comme ligne de conduite générale, l'ouverture de l'abcès périhépatique au bistouri, quelquefois la résection du bord inférieur du thorax pour se donner du jour, l'exploration de la face convexe du foie, le curetage de la poche, et, si l'on constate une collection intra-glandulaire, l'ouverture de celle-ci par le thermocautère.

L. MOREAU, *d'Alger*.
Professeur à l'Ecole de médecine.

CHAPITRE VIII

SYPHILIS HÉPATIQUE

Historique. — Les premières notions précises que nous possédons sur la syphilis hépatique remontent à Ricord (1842). Depuis cette époque, les travaux se sont multipliés sur cette intéressante question, parmi lesquels nous citerons ceux de Gubler, Lancereaux, Malassez, Lacombe, Hutinel et Huledo, Chauffard, Troisier, J. Simon, Fournier.

Etiologie. — La question de l'âge du malade domine la pathogénie de la syphilis hépatique. Dans l'hérédo-syphilis du fœtus ou du nouveau-né, l'infection se fait par la veine ombilicale ; le foie se trouvant sur la route est le premier atteint par le virus infectieux ; aussi, non seulement la syphilis hépatique est fréquente, mais encore est-elle précoce et coïncide-t-elle avec les autres manifestations cutanées, muqueuses, ou même osseuses. A cet âge, l'hérédo-syphilis n'a pas d'étapes successives, séparées par des périodes de trève, comme dans la syphilis de l'adulte, elle est une et constitue une entité morbide nettement définie dont l'hépatite n'est qu'un symptôme.

Chez l'adulte, que la syphilis soit acquise, ce qui est le cas ordinaire, ou qu'elle soit héritée (on sait que l'hérédo-syphilis de l'adulte est un fait démontré depuis les travaux de Fournier), la syphilose du foie est une manifestation tardive. Elle appartient à ce que l'on est convenu d'appeler le tertiarisme, qui correspond en général comme fréquence à la troisième année, mais peut être plus précoce ou plus tardif ; c'est d'ailleurs une affection rare, puisque, d'après la statistique de Fournier, elle ne se présenterait que neuf fois sur 3,429 cas de syphilis viscérale. Nous ignorons les raisons de la localisation syphilitique sur le foie. On a invoqué comme causes prédisposantes, la congestion chronique consécutive à l'alcoolisme, les lésions traumatiques de l'organe, le paludisme. Ce sont là des causes banales, invoquées à tout propos et souvent hors de propos, dans toutes les affections graves du foie. Pendant plusieurs années nous avons traité, dans les hôpitaux de la marine ou aux colonies, des syphilitiques à gros foie paludéen, et nous n'avons jamais remarqué une plus grande fréquence des localisations hépatiques.

Anatomie pathologique. — Les lésions macroscopiques de la syphilis hépatique se présentent sous deux formes différentes ; dans l'une, elles occupent la glande entière d'une façon à peu près uniforme : c'est la forme *massive* ou *infiltrée;* dans l'autre, elles sont cantonnées à une partie plus ou moins grande de l'organe, laissant les autres parties indemnes : c'est la forme *scléro-gommeuse.* La première appartient à l'hérédo-syphilis précoce, la seconde est caractéristique de la syphilis acquise, ou de l'hérédo-syphilis tardive. Nous retenons seulement ces deux formes, rejetant la dégénérescence amyloïde qui, quoique plus fréquente dans la cachexie syphilitique que dans tout autre, ne nous paraît avoir rien de spécifique, rejetant aussi la cirrhose banale qui n'a avec la syphilis viscérale que des rapports éloignés.

1° *Hépatite massive ou infiltrée.* — Sauf une augmentation de volume et de poids, quelquefois énorme, le foie des enfants nouveau-nés entachés de syphilis a conservé sa forme et quelquefois sa coloration normales; sa surface lisse et unie, sans aucune trace de bosselures, est loin de faire soupçonner les profondes et graves altérations dont il est le siège. Cependant, le plus souvent, il est rouge violacé, ou brun clair, et dur au toucher. A la coupe, le tissu de la glande est dur et résistant; la surface de section est sèche, élastique sous le doigt, et présente une coloration jaune fauve, que Gubler a justement comparée à la couleur de certains silex (foie silex de Gubler). D'autres fois la surface de section est uniformément violacée ou marbrée. Tranchant sur le fond, on voit se détacher de petits points blancs se continuant, sans ligne de démarcation bien tranchée, avec les parties voisines, comparables d'après Gubler à des grains de semoule (gommes miliaires).

Ces lésions sont généralisées à l'organe tout entier; toutefois l'infiltation spécifique semble plus complète, plus parfaite pour ainsi dire en avant qu'en arrière, ce qui porte à croire que l'infection commence vers la partie antérieure du foie et de là s'étend de proche en proche vers le bord postérieur.

2° *Hépatite scléro-gommeuse.* — Pour se rendre compte de la variabilité d'aspect que présente le foie syphilitique chez l'adulte, il faut partir de ce principe mis en lumière par Malassez et Reclus, que la gomme, ou plutôt le nodule gommeux, est la raison primordiale, et par conséquent le point de départ de la prolifération conjonctivale aboutissant à la sclérose. Or, pour des causes qui nous sont inconnues, tantôt le processus conjonctival est réduit au minimum, et alors, la gomme devenant la lésion dominante, l'affection est décrite sous le nom d'hépatite gommeuse; tantôt le processus connectif domine la scène, la gomme passant au second plan et le nom d'hépatite scléreuse lui est appliqué. Entre ces deux termes, il existe beaucoup d'intermédiaires; mais ce qui distingue essentiellement la syphilis hépatique de l'adulte, acquise ou héritée, de l'hérédo-syphilis hépatique du fœtus ou du nouveau-né, c'est, comme l'a fait remarquer Chauffard, la variabilité, l'incohérence des lésions de la première, opposée à l'uniformité dans la seconde, c'est en même temps la dissémination désordonnée des altérations pathologiques de l'une, opposée à l'infiltration méthodique de l'autre.

Dans la variété gommeuse, le foie, peu altéré dans son volume, présente sur son bord antérieur et sa face convexe des nodosités de volume variable, dont les plus grosses atteignent les dimensions d'une petite noix. Entre ces nodosités, il n'est pas rare de rencontrer des dépressions d'un blanc bleuâtre au centre desquelles se distingue un noyau fibreux d'où partent des irradiations fibroïdes qui vont se confondre avec la capsule de Glisson. Ce sont des cicatrices d'anciennes gommes. A la coupe, on trouve en plein foie un plus ou moins grand nombre de gommes enkystées.

La variété purement gommeuse que nous venons de décrire est rare. La variété scléreuse est au contraire très fréquente. Dans celle-ci, le foie a perdu sa forme; les faces et les bords se confondent, ou plutôt il n'y a plus ni faces ni bords; c'est une masse informe dont un côté est plus gros qu'à l'état normal, tandis que l'autre est plus petit. La surface est labourée par des sillons profonds qui, la parcourant dans sous les sens et d'une manière irrégulière, la partagent en lobes de forme et de grandeur variables. Dans la profondeur des sillons, on sent des bandes fibreuses, encerclant la glande comme si elle avait été ficelée. La lobulation extérieure se continue dans l'épaisseur de la glande, qui est partagée en compartiments inégaux séparés par d'épaisses cloisons fibreuses. Sur les surfaces de section on remarque des productions gommeuses à divers degrés de développement, siégeant de préférence dans l'épaisseur des cloisons, surtout aux points nodulaires.

Histologiquement, l'hépatite syphilitique, qu'on l'envisage chez l'adulte ou le nouveau-né, est une combinaison de la sclérose ou de la gomme. Les données acquises par les travaux de Malassez et Reclus, sur la syphilis du testicule, données applicables aux autres viscères, nous permettent de considérer le nodule gommeux comme la lésion initiale, et l'inflammation interstitielle comme consécutive et provoquée par lui ; c'est ce nodule qui constitue la véritable gomme. Les noyaux ramollis, caséeux, visibles à l'œil nu, sont des lésions tardives et de seconde main ; ils sont le résultat d'une nécrose frappant soit des tissus sclérosés, soit d'anciens nodules gommeux conglomérés.

En se plaçant à ce point de vue, on voit que, malgré la diversité des apparences macroscopiques, le processus pathologique est le même au fond et que ces variations dépendent uniquement de la manière lente ou rapide, partielle ou générale, dont se fait l'infection. Dans l'hérédo-syphilis fœtale et du nouveau-né, l'infection se produisant par la veine ombilicale, la glande est envahie d'emblée dans son intégralité, la sclérose est diffuse et initialement intralobulaire, secondairement porto-biliaire. Dans l'hépatite syphilitique acquise, ou l'hérédo-syphilis tardive du foie, l'artère hépatique, ainsi que l'attestent les lésions de périartérite et d'endartérite de ses fines divisions (Troisier), est la voie d'apport ; de là une infection partielle, discrète, disséminée et successive ; de là une grande polymorphie en rapport avec l'âge des lésions.

Symptomatologie. — En clinique, il est nécessaire de considérer isolément l'hépatite hérédo-syphilitique fœtale ou infantile, et l'hépatite syphilitique de l'adulte.

I. — *Pendant la vie intra-utérine* un signe presque certain de syphilis hépatique est l'*hydramnios*, surtout lorsqu'il survient chez une femme syphilitique, non traitée antérieurement. L'hydramnios, qui est une véritable ascite extra-fœtale, et dont la pathogénie ne diffère pas de celle de l'ascite abdominale, peut atteindre des proportions considérables, et déterminer chez la femme des troubles fonctionnels de la plus haute gravité en même temps qu'elle devient une cause puissante d'avortement et de dystocie pendant l'accouchement.

Chez le nouveau-né, l'hépatite syphilitique fait partie du cortège des manifestations multiples de l'hérédo-syphilis. Dans certains cas, comme celui de Chauffard[1], on peut rencontrer des formes presque pures de syphilis viscérale ; mais même dans l'observation à laquelle nous faisons allusion, il existait « des papules cuivrées et des fissures commissurales des lèvres » attestant d'une façon non douteuse l'infection syphilitique des téguments. Nous ajouterons que dans la syphilis infantile, les lésions hépatiques occupent un rang secondaire et passent souvent inaperçues. Ce n'est pas au foie que l'on s'adresse pour faire le diagnostic d'hérédo-syphilis, dont l'importance est capitale ; ce sont, comme le dit Jules Simon dans ses conférences cliniques, les quatre points cardinaux suivants qu'il faudra consulter : face (coryza chronique, joues d'un blanc mat, front gris cendré, ulcérations commissurales), anus (plaques muqueuses), peau (pemphigus et éruptions polymorphes), et enfin troubles généraux. Parmi ces derniers, quelques-uns sont imputables aux lésions hépatiques : tels sont : l'ascite qui est fréquente, et en général peu abondante, l'ictère, phénomène peu commun, et enfin la diarrhée due à la polycholie, mais qui peut aussi être la conséquence de la dyspepsie et de la lientérie.

L'examen du ventre fournit des renseignements plus précis ; celui-ci, d'apparence globuleuse, est marqué d'un réseau veineux sous-cutané sus-ombilical, développé surtout au niveau de l'hypocondre droit. A la palpation on trouve un foie gros, dur et lisse, et en même temps douloureux, car l'exploration fait crier le petit malade. L'hypertrophie du foie est quelquefois énorme ; il en est de même de celle de la rate, qui est elle-même dure et douloureuse, et occupe la plus grande partie du flanc gauche. C'est cette double hypertrophie du foie et de la rate qui, jointe au météorisme intestinal, donne au ventre des petits syphilitiques la forme globuleuse caractéristique.

II. — Quoique les études cliniques et anatomo-pathologiques modernes aient appelé l'attention sur les lésions du foie dans la *syphilis de l'adulte*, il n'en est pas moins vrai que l'affection est quelquefois tellement silencieuse pendant la vie, qu'elle ne se révèle que sur les tables de nécropsie, à l'occasion d'une maladie intercurrente qui a emporté le malade.

Ceci est surtout vrai pour la forme purement gommeuse.

[1] Chauffard. *Syphilis héréditaire à forme spléno-hépatique. Semaine médicale*, 1er juillet 1891.

Dans la forme scléro-gommeuse, les troubles fonctionnels et les signes physiques, quoique quelquefois très atténués, sont en général assez accusés pour permettre un diagnostic précis, même en l'absence de commémoratifs dissimulés ou méconnus.

La *douleur* dans l'hypocondre droit existe presque toujours, mais ne se montre souvent que lorsqu'elle est provoquée par la palpation. Quand elle est spontanée, c'est plutôt une pesanteur, une gêne qu'une véritable douleur.

Les *troubles digestifs* sont peu marqués, surtout au début; ceci ne saurait nous surprendre, si nous nous rappelons que les altérations glandulaires sont peu étendues. A l'origine, l'appétit est simplement diminué, les digestions sont lentes et laborieuses et s'accompagnent d'éructations gazeuses et de météorisme gastro-intestinal; mais rarement on trouve une anorexie complète, sauf dans la dernière période.

La *diarrhée* se montre tardivement, mais elle fait rarement défaut; caractérisée par des selles séreuses blanchâtres et indolores, elle se fait remarquer par sa ténacité et sa résistance aux moyens thérapeutiques ordinaires ; elle s'amende au contraire et cède même complètement sous l'influence du traitement spécifique.

Pour en finir avec les troubles digestifs, nous devons encore signaler le *vomissement*, qui se montre quelquefois au début de l'invasion viscérale pour cesser dans la suite, phénomène purement réflexe, et l'*ictère*. Ce dernier ne fait pas partie de la symptomatologie habituelle de la syphilis hépatique ; quand il se produit, ce qui est exceptionnel, il indique une obstruction accidentelle des voies biliaires soit par une gomme, soit par une bande fibreuse qui étrangle la vésicule (cas de Cuffer).

Nous ne parlons pas de l'ictère qui se montre quelquefois avant ou pendant l'invasion de la période secondaire, et qu'on doit considérer, d'après nous, comme un signe de catarrhe gastro-duodénal, et non comme une manifestation spécifique localisée dans le foie.

Parmi les *troubles circulatoires*, l'*ascite* est un des symptômes les plus constants; cependant dans les premières phases de la maladie, elle peut faire défaut, ou être assez peu prononcée pour passer inaperçue. Plus tard elle offre les plus grandes analogies avec l'ascite cirrhotique, et s'accompagne comme cette dernière du développement des veines sous-cutanées abdominales. A la période de cachexie on constate, en même temps que l'ascite, de l'œdème des membres inférieurs, et souvent de l'*albuminurie* qui indique une syphilis rénale concomitante. Les urines contiennent toujours une forte proportion d'urobiline, et sont en général glycosuriques.

Les *hémorragies* font partie des troubles circulatoires ; ce sont tantôt des épistaxis, tantôt des hématémèses, ou du mélœna ; l'inconstance de ces phénomènes morbides en même temps que leur existence possible, dans toutes les affections chroniques du foie, leur enlèvent toute valeur séméiologique.

Un trouble plus important sur lequel a insisté J. Simon[1], c'est l'*état fébrile.* « Le soir, à la chute du jour, dit J. Simon, un accablement ne tarde pas à se produire, et avec lui une tendance aux frissons et une très grande sensibilité au froid, bien que la peau soit plus chaude et moite et que le pouls prenne plus d'ampleur et de fréquence. Cet état se prolonge la première partie de la nuit et cède aux approches du jour. » Il est certain que cette réaction, quand elle se produit avant la période cachectique, a une grande importance clinique et doit faire songer à une infection spécifique viscérale.

En résumé, inappétence, ascite plus ou moins marquée, amaigrissement, teint plombé, mouvement fébrile le soir, sensation de gêne dans l'hypocondre droit, tel est le bilan symptomatique ; on voit qu'il est assez fruste.

Les *signes physiques* sont en général plus décisifs ; sans doute il peut arriver que l'abondance de l'épanchement ascitique, ou le développement du tissu adipeux rendent l'exploration difficile ; mais cela est rare, et, le cas échéant, l'évacuation abdominale facilitera l'examen. Il peut encore se faire que la glande, faiblement ou partiellement atteinte, ne dépasse pas le rebord des fausses côtes, et que l'exploration reste négative ; mais tôt ou tard la glande devient accessible, et les altérations dont elle est le siège échappent d'autant moins qu'elles occupent de préférence son bord et sa face convexe. On constatera l'hypertrophie d'un lobe, coïncidant avec le volume normal ou même l'atrophie de l'autre ; cette asymétrie est un signe pathognomonique de syphilis viscérale, et ne se rencontre dans aucune autre affection du foie. Enfin, dans bon nombre de cas, il est non seulement possible mais facile de percevoir les scissures et les lobes qu'elles circonscrivent, caractéristiques de la forme scléro-gommeuse, ou bien les saillies arrondies et molles de l'hépatite purement gommeuse.

L'exploration de la rate ne doit pas être négligée. D'après certains auteurs, l'augmentation de la rate est constante dans la syphilis et commencerait même à partir de l'apparition du chancre. Quoi qu'il en soit, la splénite spécifique caractérisée cliniquement par la dureté

[1] J. Simon. *Nouveau dictionnaire de Médecine et de Chirurgie pratique.*

et l'hypertrophie de l'organe, est le compagnon presque obligé de la syphilose hépatique.

La **marche** de la maladie est habituellement lente et sa durée se compte par mois et même par années. L'évolution se fait par poussées successives plus ou moins éloignées, chaque poussée laissant après elle une altération plus profonde de l'organisme et conduisant lentement et sûrement à la cachexie finale à laquelle les malades succombent, à moins qu'ils ne soient emportés par une maladie intercurrente ou une complication, telle qu'une hémorragie gastro-intestinale.

Diagnostic. — Le diagnostic de la syphilis hépatique repose sur les bases suivantes : 1° existence de commémoratifs; 2° évolution et marche des accidents morbides; 3° signes physiques.

Nous n'avons pas besoin d'insister sur l'importance des commémoratifs, et sur la nécessité de rechercher les stigmates anciens ou récents; mais nous ne devons pas ignorer que ces commémoratifs sont soigneusement dissimulés ou simplement méconnus, et qu'en outre les accidents spécifiques antérieurs ne laissent souvent aucun signe révélateur. L'absence de commémoratifs ne doit donc pas *a priori* faire écarter l'idée de syphilis viscérale.

Quant aux troubles symptomatiques ils sont trop vagues et trop souvent obscurs pour servir de base unique au diagnostic; ils ne donnent au clinicien que des présomptions que l'existence de signes objectifs parfaitement définis peut seule changer en certitude; ces derniers sont réellement révélateurs, et donnent au diagnostic une base inattaquable.

Il peut arriver cependant que les signes fournis par l'exploration offrent un certain degré de similitude avec ceux tributaires d'autres affections organiques du foie et prêtent ainsi à la confusion. Voici les caractères différentiels des principales affections avec lesquelles la syphilis hépatique pourrait être confondue.

Le *cancer nodulaire* offre par ses caractères objectifs un certain degré de ressemblance avec l'hépatite gommeuse ou lobulaire; mais outre que les marrons cancéreux sont plus durs que la gomme, plus petits et moins délimités que les lobulations du foie syphilitique, que l'hypertrophie est générale et non partielle, le cancer se distingue par ses allures rapides; une affection hépatique qui remonte à plus d'une année n'est pas un cancer; enfin le foie cancéreux se développe pour ainsi dire à vue d'œil; donc la méprise ne peut pas être de longue durée.

La *cirrhose atrophique* a de grandes analogies d'allure avec la syphilis viscérale ; nous savons de plus que l'ascite appartient aussi bien à l'autre affection. Aussi la confusion est facile, surtout dès le début, quand la localisation est difficile à percevoir. La connaissance des antécédents alcooliques, lorsqu'il s'agit de cirrhose, spécifiques dans la syphilis, a ici une importance capitale. Dans la suite, le diagnostic devient plus facile, et l'atrophie uniforme du foie cirrhotique, opposé à l'hypertrophie asymétrique du foie syphilitique suffit à les différencier. En outre, dans la cirrhose, les phénomènes dyspeptiques sont plus accusés, et elle est accompagnée de fourmillements, d'hallucinations et d'accidents nerveux qui font défaut dans l'infection spécifique.

La *cirrhose hypertrophique*, par son volume uniforme, l'absence d'ascite, la présence de l'ictère, se distingue nettement de la syphilis hépatique.

Une syphilis viscérale accompagnée d'une grande asymétrie de l'organe pourrait être confondue avec un *kyste hydatique* non fluctuant.

Toutefois, la tumeur kystique est plus régulière, plus lisse, plus volumineuse que la tumeur spécifique. En tout cas une ponction avec l'aiguille de Pravaz lèverait les doutes.

Pronostic. — Sans doute la syphilis hépatique, indice certain d'une infection profonde de l'économie, est une affection très grave. Cependant les éléments pronostiques se tirent plutôt des autres complications viscérales que de l'affection hépatique elle-même.

Un syphilitique meurt par le rein plus que par le foie dont le fonctionnement quoique troublé n'est pas absolument compromis, et la cachexie à laquelle le malade succombe tient autant à la sclérose rénale qu'à la sclérose hépatique. Aussi la présence de l'albumine dans les urines a une importance capitale, et comporte-t-elle un avenir des plus fâcheux. Quand le rein n'est pas touché, quelle que soit la gravité des symptômes concomitants, on ne doit pas se hâter de conclure à une terminaison fatale, avant d'avoir essayé le traitement spécifique qui est souvent la pierre de touche du diagnostic et aussi du pronostic. Un traitement bien dirigé, produit souvent des résultats inattendus et l'on voit céder avec une surprenante rapidité la diarrhée, l'ascite, en même temps que le foie reprend sa forme. *A fortiori*, doit-on compter sur les ressources thérapeutiques, si l'on a été assez heureux pour instituer le traitement avant la période de déchéance organique.

Pouvons-nous chercher ailleurs des éléments d'appréciation? La gravité ou la multiplicité des antécédents spécifiques influence-t-elle le pronostic de la syphilis hépatique? L'expérience a démontré qu'il n'y avait aucune corrélation entre les manifestations viscérales; à des manifestations muco-cutanées légères peut succéder une syphilis hépatique grave, ou inversement.

La notion d'origine est plus importante; nous avons eu l'occasion de constater la gravité de la syphilis contractée par les Européens dans les colonies avec les femmes indigènes. La vérole annamite, en particulier, transmise à l'Européen, présente presque toujours une allure rapide, et ses localisations hépatiques sont, non pas plus communes, mais plus graves que dans les cas ordinaires. Cette gravité tient moins peut-être à la qualité de la graine qu'à la nature du terrain qui la reçoit, terrain toujours plus ou moins altéré par le séjour colonial et l'inobservance des lois de l'hygiène.

Les considérations qui précèdent s'appliquent à la syphilis hépatique de l'adulte. Le pronostic de l'hérédo-syphilis infantile est beaucoup plus sombre. « La mort dans le sein de la mère, la mort quelques heures après la naissance, la mort souvent encore (plus de la moitié des cas) dans un temps plus ou moins rapproché, chez les enfants qui ont résisté aux premières atteintes du virus, tel est le sombre bilan de cette redoutable maladie[1]. » Un quart seulement échappent à la mort, à la condition d'être soumis au traitement spécifique.

Traitement. — Le premier devoir du médecin qui se trouve aux prises avec une syphilis du foie est d'instituer sans retard le traitement spécifique. On s'adressera d'abord à l'iodure de potassium qui peut être donné à la dose quotidienne de 2 ou 3 grammes. Si l'amélioration se fait attendre et surtout si le temps presse, il faut avoir recours à la médication mercurielle. Pour ménager les voies digestives, on peut s'adresser à la voie cutanée ou sous-cutanée, soit aux frictions mercurielles, soit aux injections hypodermiques avec un sel mercuriel. Les injections de calomel faites antiseptiquement et d'après la méthode indiquée par Galliot sont peu douloureuses et exemptes d'accidents locaux.

A la médication spécifique on ajoutera le traitement thermal par les eaux sulfureuses. Luchon possède dans le traitement de la syphilis viscérale une réputation ancienne et parfaitement justifiée.

Pour combattre la débilité constitutionnelle on aura recours aux

[1] J. Simon. *Conférences sur les Maladies des enfants*, p. 225.

préparations de quinquina ou de fer, en particulier à l'iodure de fer, à l'hydrothérapie, aux frictions cutanées.

Une alimentation substantielle et bien dirigée complétera le traitement pharmaceutique.

Dans l'hérédo-syphilis infantile, le traitement mercuriel tient encore le premier rang. J. Simon a démontré combien facilement les petits malades supportent la liqueur de van Swieten, donnée à la dose de 20 à 40 gouttes par jour dans du lait, et aussi combien ce médicament est efficace dans le traitement de la diarrhée spécifique. Les frictions hydrargyriques doivent être faites concurremment avec la médication interne. On ne doit suspendre le traitement que lorsque tous les accidents ont disparu, et il ne faut pas hésiter à le reprendre à la moindre récidive. On sait combien l'hérédo-syphilis est tenace et sujette aux récidives.

La médication mercurielle imposée à la mère est aussi le meilleur traitement préventif et curatif de l'hérédo-syphilis fœtale.

DÉCHAMP, *d'Arcachon*,
Professeur honoraire de l'École de médecine de Brest.

CHAPITRE IX

KYSTES HYDATIQUES DU FOIE

Historique. — L'historique des kystes hydatiques du foie peut se résumer brièvement en trois périodes successives.

La première période, à laquelle on pourrait donner le nom de *kystique*, comprend les livres hippocratiques, qui constatent que le foie rempli d'eau peut se rompre dans le péritoine et y déterminer des accidents mortels; elle se continue à travers les âges par des descriptions plus ou moins vagues et par la publication de quelques observations qui ne peuvent laisser de doute sur la nature de la maladie que l'auteur a décrite.

La seconde période, *parasitaire*, débute en 1760 par le mémoire de Pallas, qui donne la description de l'échinocoque et établit ses rapports avec les tænias. Déjà, à cette époque, les naturalistes avaient publié des travaux qui n'avaient pas fixé l'attention des médecins. Depuis lors, de nombreuses études ont élucidé toutes les phases du développement de l'hydatide, du tænia et des rapports du parasite de l'homme avec le tænia échinococcus. Les noms de Siebold, van Beneden, Leuckart, Monier, Kucheinmeister, Davaine, etc., se rapportent à cette période si féconde de l'histoire des hydatides.

La troisième période, *chirurgicale*, appartient en propre au XIXe siècle. Elle nous occupera d'une manière toute spéciale dans la partie du présent article consacrée au traitement.

Développement et évolution des hydadites. — L'hydatide est la période larvaire du *tænia echinococcus*, qui vit à l'état de développement parfait chez le chien et quelques autres animaux. Elle présente deux variétés : l'échinocoque, véritable scolex qui devient tænia s'il est introduit dans le tube intestinal du chien; l'acéphalocyste, vésicule dépourvue de têtes de tænia qui a perdu ses crochets.

L'œuf de tænia, dont nous aurons à rechercher plus tard la provenance, quand il est introduit dans l'estomac d'un herbivore, est entouré d'une enveloppe épaisse qui se dissout dans les liquides de l'estomac et permet l'éclosion de l'embryon.

Cet embryon représente une petite masse sphérique, gélatineuse, munie à l'une de ses extrémités de trois paires de spicules droites et aiguës, susceptibles de se rapprocher ou de diverger. Dépouillé de son enveloppe, l'embryon hexacanthe passe dans l'intestin, perfore sa muqueuse, joue des coudes, selon la pittoresque expression de Blanchard, prend passage dans une des ramifications de la veine porte et va débarquer dans le foie.

Leuckart, expérimentant sur les cochons, a pu suivre les premières phases de l'évolution de l'embryon. Quatre semaines après l'ingestion des œufs, il aperçut, au-dessous de la tunique séreuse du foie, des petits nodules mesurant à peu près 1 millimètre, constitués par un kyste du tissu conjonctif situé dans le tissu interlobulaire. Ce kyste contenait un corps sphérique ou vésiculeux de $0^{mm},25$ à $0^{mm},35$, qui n'était autre que le jeune échinocoque ayant perdu ses crochets.

Il est alors formé d'une capsule homogène, transparente, circonscrivant un contenu solide, infiltré de grosses granulations brillantes comme des gouttelettes graisseuses, nombreuses, surtout à la périphérie.

Quelques semaines encore et le volume de la vésicule a doublé. La masse granuleuse s'est condensée à la face interne de la capsule pour constituer la membrane *germinale* ou *fertile*. Le centre est occupé par un liquide, clair comme de l'eau distillée.

L'hydatide est alors constituée; elle présente trois tuniques concentriques superposées l'une à l'autre : la membrane extérieure, kystique, étrangère à l'hydatide, exsudat du tissu hépatique déterminé par la présence du parasite; la secoonde est la vésicule propre de l'hydatide constituée par des feuillets stratifiés se produisant du dedans en dehors, et craquelée dans sa partie externe par la distension résultant du grossissement de la vésicule; la troisième tunique renfermant le liquide est la membrane germinale.

L'hydatide peut ainsi se développer par pression excentrique et ne constituer qu'une cavité unique remplie du liquide limpide qui la caractérise; c'est là, toutefois, un fait exceptionnel, et dans les cas les plus ordinaires elle prolifère d'après trois modes auxquels Segond donne les noms de prolifération *fertile*, *stérile*, ou *mixte*.

Les deux tuniques de l'hydatide vont donner naissance à des générations nouvelles,

La membrane germinale est le point d'origine de petites papilles saillantes à sa surface qui bientôt se creusent d'une cavité tapissée elle-même d'une membrane proligère, sur laquelle vont paraître des têtes de tænia. C'est là l'échinocoque, le scolex du tænia, qui ne demande pour se développer qu'à être transporté sur un terrain favorable. Il demeure pour le moment adhérent à la membrane originelle, dont il peut ensuite se détacher pour flotter dans la cavité de l'hydatide.

D'après certains auteurs, les vésicules secondaires ou vésicules filles tireraient également leur origine de la membrane germinale; mais, d'après Leuckart et Monier, elles prendraient naissance dans l'épaisseur de la membrane cuticulaire. Elles se formeraient entre les couches concentriques de cette membrane, s'y développeraient, puis se pédiculisant, se détacheraient soit en dedans, soit en dehors de la cavité de la vésicule mère, d'où le développement *endogène* ou *exogène*.

Les vésicules secondaires, endogènes, hydatides filles, possèdent les mêmes propriétés que l'hydatide mère, d'où la multiplication des générations pouvant affecter les caractères des échinocoques ou des acéphalocystes.

Quand les vésicules secondaires se portent au dehors de la cavité maternelle, qu'elles sont exogènes, il est bien difficile de savoir si elles proviennent de l'hydatide préexistante, ou si elles résultent de l'invasion d'un nouvel embryon hexacanthe, car les cavités qu'elles forment sont indépendantes les unes des autres.

L'étiologie n'est qu'un chapitre spécial de l'histoire de l'évolution de l'échinocoque. Comment l'embryon hexacanthe arrive-t-il chez l'homme ? Comment s'opère l'infection du chien ? Telle est la double question qui, résolue, nous rendra compte de la fréquence des kystes hydatiques, là où la cohabitation de l'homme et du chien est plus intime, particulièrement en Islande, en Australie.

La transmission des œufs du tænia échinococcus du chien à l'homme peut être directe ou indirecte.

Directe, par le fait de l'intimité qui existe entre le chien et ses maîtres. Le proglotis mûr, jouissant d'un pouvoir de reptation, franchit l'anus en dehors du moment de la défécation. Les œufs libérés vont se fixer aux poils de l'animal et, par suite de ses habitudes, atteignent son museau et de là la bouche de l'homme.

La transmission indirecte est de beaucoup la plus fréquente. Elle s'opère par les aliments et les boissons.

Les œufs de tænia, sortis des cucurbitains contenus dans les déjections du chien, jouissent d'une grande résistance aux intempéries atmosphériques. Déposés sur le sol, les uns se trouveront sur les végétaux et les plantes fourragères, servant à l'alimentation de l'homme et des herbivores ; les autres, entraînés par les pluies, iront dans les cours d'eau et les puits où les mêmes sujets vont chercher leur boisson. Ces circonstances banales suffisent pour faire comprendre le mode d'introduction dans l'organisme humain de l'œuf de l'échinocoque.

Les animaux herbivores, à défaut de l'homme, vont restituer au chien le dépôt qu'ils ont reçu de lui. Ces animaux, tués pour servir à la nourriture de l'homme, leurs viscères sont livrés au chien. Or, nous savons que ces animaux servent également d'habitat aux hydatides, lesquelles sont devenues des échinocoques dont le développement ne sera complet qu'autant qu'ils se trouveront sur un terrain favorable qui n'est autre que le tube intestinal d'un sujet appartenant à la race canine.

C'est donc, le plus souvent, par l'alimentation que les herbivores et l'homme reçoivent du chien le germe de l'hydatide, c'est aussi par la même voie que le chien se trouve, à son tour, infecté par l'animal herbivore.

On s'est demandé alors si l'infection parasitaire ne proviendrait pas, chez l'homme, de l'usage des viandes des animaux contaminés. Cette hypothèse est inadmissible, car elle est en opposition avec l'évolution connue des hydatides.

Divers auteurs ont établi, par de nombreuses observations, l'influence du traumatisme sur le développement de ces parasites. Boncour a donné de ce fait l'explication suivante : tout traumatisme entraîne la rupture de vaisseaux et un épanchement de sang ; un embryon hexacanthe surpris en cours de voyage et arrêté dans le liquide sanguin ainsi extravasé, trouvera des conditions de vitalité suffisante pour que le kyste se constitue.

Anatomie pathologique. — La présence des hydatides dans le foie n'entraîne, au début, aucune altération appréciable de l'organe. Par leur développement elles vont en modifier le volume et la forme.

Il n'existe ordinairement qu'un seul kyste, exceptionnellement on en trouve plusieurs. Boinet et Murchison ont publié des observations dans lesquelles on les compte par centaines.

Les kystes hydatiques peuvent siéger dans toutes les parties du foie, à droite comme à gauche. Ils occupent ordinairement à leur origine le centre de l'organe et peuvent s'y maintenir, mais le plus souvent ils marchent vers la périphérie et viennent saillir dans un point de la superficie. Les localisations diverses vers lesquelles se développe le kyste ont permis d'établir des groupes qui ont une grande importance clinique. Ces groupes sont : 1° les kystes antéro-supérieurs ou centraux ; 2° les kystes postéro-supérieurs ou sous-diaphragmatiques; 3° les kystes postéro-inférieurs; 4° les kystes antéro-inférieurs qui s'étendent dans la cavité abdominale et quelquefois ne tiennent au foie que par un pédicule.

Il n'y a pas lieu d'insister sur les modifications que subit alors le foie dans son volume et dans sa forme. Son tissu présente des altérations qui dépendent soit de la compression exercée par le kyste, soit d'un état irritatif confinant à la phlegmasie. Les cellules hépatiques se tassent, se déforment; le tissu du foie atrophié est réduit à une simple coque ; il peut même disparaître et le kyste est alors coiffé de la capsule de Glisson.

La membrane périkystique acquiert une épaisseur qui peut aller à un centimètre, variable d'ailleurs suivant l'ancienneté et le volume du kyste. Sa paroi se vascularise et les parties qui l'avoisinent offrent les caractères de l'hépatite interstitielle.

L'hydatide mère est accolée à la membrane adventice. En pénétrant dans sa cavité on trouve un liquide remarquable par sa limpidité, que l'on compare à de l'eau de roche. Exceptionnellement l'hydatide est constituée par une seule vésicule; ordinairement on y trouve des hydatides filles, contenant elles-mêmes d'autres générations successives de manière à renfermer un nombre souvent très considérable de parasites de tout âge. Dans la partie la plus déclive se trouve une poussière blanche formée par les scolex des échinocoques.

Le liquide est neutre ou légèrement alcalin, d'une faible densité, 1,009 à 1,015. Il ne contient pas d'albumine et est riche en chlorures. Gubler explique cette absence d'albumine par cette raison que cette substance servirait à la nutrition de l'hydatide; sa présence dans le liquide témoignerait d'une altération de sa vitalité.

Le liquide est aseptique. Est-il exempt de ptomaïnes? Boinet (de Marseille) répond ainsi à cette question : « Le degré de toxicité du liquide provenant d'un même kyste du foie varie suivant les périodes d'évolution et les diverses modifications nutritives subies par les vésicules hydatides. Il est à peine toxique si elles sont en pleine vitalité; mais, si la ponction modifie leur nutrition, elles produisent une ptomaïne très toxique que nous avons isolée à l'état de pureté. Le liquide est alors sirupeux, foncé, il précipite par la chaleur et contient des crochets, indice de la mort des hydatides. »

Déjà Mourson et Schlagdenhauffen ont attribué à des ptomaïnes contenues à de certaines époques dans le liquide des hydatides, l'urticaire consécutive à la ponction des kystes, par le fait du déversement d'une partie de ce liquide dans la cavité péritonéale. Debove confirme cette opinion et ajoute à l'urticaire les accidents dyspnéiques survenant après la ponction.

La mort de l'hydatide peut survenir par compression, inanition, ou empoisonnement.

La compression résulte de la calcification et de l'inextensibilité de la coque adventice arrêtant le développement de l'hydatide mère.

L'inanition survient à la suite d'un traumatisme ou de toute autre cause modifiant les conditions de vitalité du kyste et empêchant les échanges osmotiques nécessaires à l'existence de l'hydatide (Rendu).

L'empoisonnement se produit quand, par une fissure de la cuticule, la bile se mélange au liquide de l'hydatide. Les expériences de Bouchard ont démontré la puissance toxique de la bilirubine.

L'hydatide morte subit des transformations régressives qui lui permettent de demeurer dans le foie à l'état indifférent; le liquide devenu albumineux se résorbe; les éléments solides s'accumulent, se concrètent en un magma contenant des crochets et dans lequel les membranes sont encore, pendant longtemps, reconnaissables.

Le poche du kyste se rétracte, se plisse, s'épaissit et avec le temps se durcit et subit la transformation crétacée.

La suppuration peut survenir dans deux conditions différentes (Segond). Dans un cas, le kyste en état de régression est devenu corps étranger, l'hépatite est alors la lésion fondamentale, il s'agit d'un véritable abcès du foie. Dans le second cas, l'hépatite est encore une condition génératrice, mais il faut y joindre une fissure à la paroi de l'hydatide, une porte d'accès aux agents pyogènes, car c'est le kyste lui-même qui suppure, qui est l'abcès dans lequel on trouve des hydatides à différents degrés de décomposition, quelques-unes même encore vivantes.

Les kystes peuvent se rompre par le fait seul de leur développement. Tantôt cette rupture a lieu sans travail adhésif antérieur et le contenu du kyste s'écoulera dans les grandes cavités ou dans les voies biliaires. Tantôt, au contraire, des adhérences contractées avec les organes voisins prépareront au contenu du kyste l'accès des bronches, de l'intestin. Les ouvertures cutanées se font par l'intermédiaire d'un phlegmon des parois abdominales.

Symptômes. — La présence des hydatides dans le foie n'est souvent décelée par aucun symptôme. Les kystes centraux de petit volume, les kystes postéro-inférieurs, alors même que leurs dimensions sont assez considérables, peuvent parcourir le cycle de leur évolution et n'être reconnus qu'à l'autopsie. Tout au plus si le malade éprouve une tension vague, une sensation de pesanteur dans l'hypocondre, une douleur à l'épaule droite. Quelques sujets paraissent prédisposés aux hémorragies. Dieulafoy insiste sur les troubles dyspeptiques. Un phénomène qui doit plus que les autres fixer l'attention dans cette période latente, consiste dans la fréquence des éruptions d'urticaire survenant sans cause appréciable.

Le kyste ne dévoile son existence que par les modifications qu'il imprime à la forme et au volume du foie. Alors que dans des maladies qui s'accompagnent de développement, le foie conserve sa forme, il n'en est plus de même pour les kystes qui, localisés dans l'un des lobes, vont imprimer à l'organe une forme tout à fait irrégulière.

Quand le kyste occupe la partie centrale du foie et progresse vers la région antérieure, sa présence se manifeste par la voussure de la paroi abdominale et l'élargissement des espaces intercostaux. Cette tumeur sessile et circonscrite offre une consistance spéciale. On peut bien y percevoir de la fluctuation, mais bien plus souvent elle est rénitente et présente une dureté toute spéciale sur laquelle insiste Trélat.

On aura recours à la percussion pour reconnaître les modifications survenues dans la forme et le volume du foie.

Ce dernier examen aidé de l'auscultation acquiert une importance plus grande lorsque le kyste marche vers le thorax, car, à défaut d'autres signes, il indique l'accroissement du foie et la diminution du diamètre vertical de la poitrine.

Dans les variétés postéro-inférieures et antéro-inférieures, la palpation reprend son importance, car elle permet d'apprécier la forme et la consistance de la tumeur, à moins que par son développement excessif elle ne pose la question de diagnostic avec les grosses tumeurs abdominales.

Un signe tout spécial, commun à toutes les variétés perceptibles au toucher est le *frémissement hydatique* que l'on produit, ainsi que l'indique Segond, en appliquant doucement sur la tumeur les quatre doigts de la main gauche et percutant l'un d'eux par un petit coup sec et détaché. On perçoit alors une vibration analogue à celle que donne un sommier élastique soumis à la même manœuvre (Sade); nous l'avons perçue dans un cas par la seule application de la main sur la région hépatique; mais ce symptôme manque bien souvent.

On a recherché la cause du frémissement hydatique et on l'a expliqué par des hypothèses diverses. Celle qui paraissait la plus probable était de l'attribuer au choc des vésicules filles entre elles et avec la paroi de la vésicule mère, mais il a fallu renoncer à cette explication quand Jobert a perçu le frémissement dans un cas d'hydatide uniloculaire. Les expériences faites par Davaine doivent le faire rapporter à l'élasticité de la membrane hydatique sollicitée par l'ébranlement du liquide qu'elle contient. Ce signe, d'ailleurs, ne serait pas pathognomonique, au témoignage de Potain qui l'a perçu dans des épanchements ascitiques et dans des kystes ne contenant aucune hydatide.

Le kyste peut par son volume déterminer des altérations fonctionnelles. C'est ainsi que le soulèvement du diaphragme et la compression du cœur produiront de la dypsnée, la compression des voies biliaires l'ictère, celle de la veine porte l'ascite. Bien souvent aussi des poussées d'hépatite et de péritonite localisées amèneront de la pesanteur et des douleurs variables dans leur acuité.

L'état général, à son tour, subit des altérations, les fonctions digestives s'opèrent mal par le fait de l'atrophie que subit le tissu hépatique, l'émaciation survient et la mort arrive le plus souvent par des complications qu'il y a lieu d'étudier.

Marche. Durée. Terminaisons. — L'évolution des kystes hydatiques présente deux phases successives. La première est latente et les seuls phénomènes qui puissent faire soupçonner leur présence sont obscurs et indéterminés. Dans la seconde phase les phénomènes s'accentuent et des accidents surviennent qui dépendent de la compression, de l'inflammation, de la rupture du kyste.

Peut-on déterminer la durée de cette évolution? Le plus souvent on est incertain du début, de l'époque à laquelle l'embryon hexacanthe a pénétré dans l'estomac. On n'est pas mieux renseigné sur la durée de la période latente. De plus, arrivés à leur phase apparente, les kystes se développent non par une marche régulière, mais bien par des complications ou des accidents, aussi les statistiques peu nombreuses qui ont été dressées à ce sujet donnent-elles des chiffres absolument discordants.

La suppuration, résultat d'un traumatisme, peut également être déterminée par une inflammation de voisinage, une pleurésie (Petit), ou par une cause indéterminée. On voit alors survenir les phénomènes généraux, le frisson, l'élévation de la température, l'état fébrile, la douleur augmentée par la pression. La terminaison se fera alors par la septicémie ou l'ouverture du kyste spontanée ou chirurgicale.

Les hydatides dès le début de leur existence produisent le tassement et l'atrophie du tissu hépatique. Les parois faiblissant sous l'influence du développement continu du parasite vont faire saillie dans la poitrine, l'abdomen, ou sous la peau, mais leur résistance a un terme, et le kyste se rompra soit spontanément, soit par le fait d'un traumatisme accidentel.

Cette rupture aura été précédée ou non de phénomènes inflammatoires qui auront déterminé des adhérences entre le kyste et un organe voisin, si bien que, dans cette double éventualité, la rupture survenant, le contenu du kyste s'épanchera dans la grande cavité séreuse ou dans l'organe avec lequel les adhérences auront eu lieu.

Migration thoracique. — Les kystes sous-diaphragmatiques, postéro-supérieurs, s'ouvrent dans la plèvre, les bronches ou le péricarde. Ce dernier accident est, d'après Frerichs, rapidement mortel et n'a pas d'histoire pathologique. L'ouverture dans la plèvre est un fait rare. Les cas les plus fréquents sont ceux dans lesquels des adhérences se sont établies entre les deux feuillets pleuraux et ont amené une continuité du tissu entre le kyste et le poumon. Advienne la rupture, et le contenu du kyste s'évacuera par les bronches.

La rupture du kyste peut avoir lieu brusquement dans un effort de toux, mais elle est plus ordinairement précédée par des signes indiquant soit la suppuration du kyste, soit l'existence d'une pleurésie. Au moment où la rupture s'opère et où le contenu du kyste s'épanche dans les bronches, le malade éprouve une douleur déchirante, accompagnée d'une sensation d'angoisse et d'étouffement, avec tendance à la syncope. Quelques heures après surviennent des accès de toux quinteuse pendant lesquels le liquide contenant des hydatides s'échappe par la bouche.

D'autres fois, le travail ulcératif s'opère avec plus de lenteur, l'ouverture qui fait communiquer le kyste et la bronche est étroite et ce n'est que sous les efforts de la toux que la cavité se vide, donnant issue à des produits purulents et fétides. L'auscultation fait percevoir des signes de pyopneumothorax et de gangrène pulmonaire.

La guérison, quoique possible, est la terminaison la moins ordinaire. La mort peut survenir : par asphyxie, la masse des hydatides pouvant obstruer les bronches; par hémorragie; par gangrène pulmonaire; par septicémie; par épuisement, la fistule étant le siège d'une suppuration intarissable. La présence de la bile dans les crachats serait, d'après Rendu, du plus fâcheux augure.

Migration abdominale. — La rupture s'opère dans le péritoine, le tube digestif, les voies biliaires.

La rupture dans le péritoine peut être le résultat de la distension du kyste, mais la cause efficiente la plus ordinaire est un traumatisme ou un effort. Les conséquences de la rupture sont très différentes suivant le contenu de la tumeur. Quand il est purulent, une péritonite suraiguë survient qui emporte rapidement le malade; lorsqu'il est limpide et aseptique, diverses éventualités peuvent se présenter. La péritonite est encore une des suites ordinaires pouvant amener une terminaison fatale. D'autres fois, après quelques phénomènes inflammatoires, le liquide s'enkyste. L'hydatide qui a été entraînée et qui a conservé sa vitalité peut vivre et proliférer, de là des dangers incessants de rupture secondaire qui se termine par la mort.

La rupture dans le péritoine est un accident rare; les kystes s'ouvrent bien plus souvent dans le tube digestif. Cette évacuation est précédée d'une période inflammatoire pendant laquelle se forment les adhérences qui vont unir la tumeur au tube intestinal, le plus ordinairement au côlon, plus rarement à l'intestin grêle. Les symptômes de cette péritonite sont variables dans leur intensité. Tantôt ce sont des douleurs obscures avec état fébrile; tantôt ce sont des phénomènes aigus présentant une extrême gravité. Au moment de la rupture le malade éprouve une douleur atroce, lui donnant une sensation de déchirure viscérale, puis survient une véritable débâcle, une selle copieuse au milieu de laquelle il est facile de reconnaître les membranes de l'hydatide (Rendu). Cette évacuation est accompagnée de l'affaissement brusque de la tumeur et d'une détente générale de tous les symptômes qui paraissaient menacer la vie du malade. Suivant la facilité avec laquelle s'opère la communication entre le kyste et l'intestin, l'évacuation sera plus ou moins prompte. Quand elle se prolonge, le patient se trouve dans les conditions les plus favorables à la septicémie.

Lorsque la rupture s'opère dans le duodénum ou la partie supérieure du jéjunum, le contenu du kyste est évacué par vomissement.

Bien que l'évacuation par l'intestin présente des éventualités fâcheuses, c'est encore là la voie la plus favorable pour l'issue des hydatides surtout quand elle s'opère par le gros intestin. Letourneur dans ces conditions a constaté 27 guérisons sur 35 cas.

La rupture peut s'effectuer dans l'estomac; cette terminaison est exceptionnelle et est ordinairement suivie d'accidents graves.

L'ouverture du kyste hydatique dans les voies biliaires n'est pas un fait bien rare. Davaine en a constaté 8 cas sur 72 ruptures spontanées. Cet accident toujours grave présente dans sa gravité des degrés d'importance qui varient suivant les circonstances qui accompagnent la rupture. Quel que soit le point par lequel s'opère la communication, vésicule cystique ou canaux biliaires, les hydatides dans leur émigration vont oblitérer ces conduits et déterminer des accidents temporaires ou permanents suivant une double éventualité.

Quand l'hydatide engagée se fragmente ou que son volume lui permet d'arriver sans trop de retard dans le duodénum, le sujet en est quitte pour des coliques hépatiques et de l'ictère. Le corps du délit rendu par le vomissement ou les selles éclaire le diagnostic.

L'oblitération des voies biliaires peut, par contre, se prolonger et même devenir permanente. Alors surviennent les symptômes d'une angiocholite produite par la rétention de la bile. Rendu décrit ainsi les phénomènes qui surviennent après une série d'accès de coliques hépatiques; « l'ictère s'établit d'une façon permanente, la fièvre « s'allume, des frissons rémittents ou intermittents surviennent, la « langue se sèche, les forces se dépriment. »

Malgré la gravité de ces symptômes, le sujet peut encore guérir si les voies biliaires deviennent libres; mais dans le cas contraire, les malades succombent en présentant des symptômes hémorragiques ou typhoïdes, ou bien à la suite d'une péritonite ou d'une diarrhée profuse.

Un accident plus grave, rapidement mortel et tout à fait exceptionnel, est la rupture du kyste dans la veine cave.

De toutes les ruptures spontanées celle qui serait la plus favorable serait celle qui se produirait à travers la paroi abdominale. Le lieu d'élection est alors aux environs de l'ombilic. Ce sont là des faits rares qui tous appartiennent à l'ancienne médecine, car on n'abandonnerait pas aujourd'hui aux seuls efforts de la nature un kyste qui menace de s'ouvrir à la peau.

Diagnostic. — Les hydatides, par leur présence, ne modifiant en rien les conditions physiologiques du foie, n'appellent l'attention que du jour où l'organe hépatique est altéré dans son volume, dans sa forme ou dans l'exercice de ses fonctions.

Quand le développement du kyste s'est opéré d'une manière régulière, que les symptômes locaux sont bien accentués, les parois abdominales soulevées en dômes, les côtes écartées, la tumeur rénitente ou bien fluctuante, le frémissement hydatique perçu et qu'avec cela les fonctions hépatiques s'exécutent régulièrement et qu'on ne trouve aucune réaction de l'organisme, le diagnostic ne présente aucune difficulté, il s'impose.

Mais il est loin d'en être toujours ainsi. Par les extensions variées imprimées à la tumeur par son évolution, elle va émigrer vers les grandes cavités, multiplier ses points de contact avec d'autres organes passibles eux-mêmes d'altérations semblables. La situation devient dans ces cas des plus obscures. Le médecin doit faire alors appel à la lucidité, à la sagacité de son esprit pour éviter l'erreur.

Le diagnostic devra se spécialiser. Nous avons à considérer d'abord les tumeurs demeurées hépatiques, puis suivre dans leur migration celles qui sont devenues abdominales ou thoraciques.

Les kystes intra-hépatiques (antéro-supérieurs) ont pour principaux caractères de leur identité, le développement irrégulier du foie et l'absence de troubles fonctionnels, ictère ou ascite.

La congestion chronique a ses antécédents impaludiques ou alcooliques. Le foie hypertrophié a conservé sa régularité et une consistance uniforme.

La cyrrhose hypertrophique présentera un organe régulier dans sa forme et sera particulièrement caractérisée par la persistance de l'ictère.

La cyrrhose atrophique sera rapidement accompagnée d'ascite.

La syphilis hépatique donne lieu à des déformations, qui n'ont rien de la rénitence du kyste; elle n'entraîne aucun trouble fonctionnel. La recherche des accidents primitifs pourrait éclaircir les doutes : mais est-on sûr toujours de la véracité des malades?

Le cancer présente des déformations dont la consistance peut se rapprocher de celle des kystes hydatiques, mais elles sont multiples, déterminant une déformation de la glande qui n'est pas celle du kyste. C'est là cependant la tumeur qui a donné lieu à d'assez fréquentes erreurs, soit que l'on ait pris un cancer pour un kyste (Reclus), soit qu'à l'inverse on ait cru à l'existence d'un cancer, alors que l'on avait affaire à des kystes (Gouguenheim, Segond).

Les grands abcès du foie sont précédés de phénomènes spéciaux qui donnent rarement place à la confusion, mais, dans le cas d'erreur possible, on n'aurait rien à regretter, car les deux affections réclament les mêmes modes de traitement.

Les kystes sous-diaphragmatiques (postéro-supérieurs), prenant leur développement vers la cavité thoracique, en diminuent la capacité et amènent une déformation qui peut faire croire à une pleurésie chronique ou purulente. On trouve, en effet, outre la déformation de la poitrine, une matité considérable à la percussion, mais les signes de l'auscultation font défaut, il n'y a ni souffle, ni égophonie, ni altération du timbre de la voix.

On est plus exposé à l'erreur quand une fistule bronchique communique avec le kyste; les signes de l'auscultation existent alors et l'on a pu croire à une vomique, à une gangrène pulmonaire, à la tuberculose. Les commémoratifs auront, dans ces cas, une grande importance.

Les kystes à développement abdominal (postéro-inférieurs et antéro-inférieurs) ont donné lieu à bien des erreurs de diagnostic, d'une importance relative, car la plupart des tumeurs avec lesquelles ils ont été confondus, réclament une action chirurgicale identique.

La dilatation de la vésicule biliaire consécutive à l'engagement des calculs dans le canal cholédoque peut être facilement confondue avec la rupture du kyste dans ces mêmes conduits. Braine, dans sa thèse, donne un fait emprunté à Budin, dans lequel les douleurs, l'ictère, les coliques hépatiques, la décoloration des fèces, firent croire à la lithiase biliaire, quand il s'agissait d'un kyste hydatique, en état de rupture. On pourra dans ce dernier cas être éclairé par l'expulsion des échinocoques, soit par les selles, soit par le vomissement.

Les kystes abdominaux profondément placés peuvent être confondus avec des maladies des reins, mais ces dernières sont ordinairement accompagnées de troubles urinaires, de modifications dans l'émission et la composition des urines. Seuls les kystes des reins offriraient un diagnostic insoluble, si leur rareté n'en faisait presque une curiosité pathologique (481 kystes hépatiques contre 4 rénaux, Bœkel). Archambaud préconise l'épreuve de la position génu-pectorale dans laquelle le kyste hépatique est entraîné par son poids quand le rein demeure en place. Les abcès par congestion peuvent donner lieu à l'erreur. Dans un cas appartenant à Trélat, on ne put, même l'opération pratiquée, établir le siège de la tumeur; la constatation n'en fut faite que plus tard.

Lorsque le kyste occupe la partie antérieure de l'abdomen et descend vers la fosse iliaque, il est bien souvent confondu avec les collections liquides abdominales, kystes de l'ovaire, hydronéphroses, etc. Il peut alors se présenter dans deux conditions différentes : tantôt il occupe tout l'abdomen, il est énorme et, si on n'a pas assisté à son évolution, la méprise est fatale ; tantôt il est pédiculé, si bien, qu'entre la poche liquide et le foie donnant chacun de la matité par la percussion des instestins se glissent, qui créent une zone sonore, d'où la perte de la notion de la dépendance du kyste. C'est-à-dire que, dans un cas rapporté par Segond, un accident survenu au début de l'anesthésie, ayant conduit à l'inversion de la malade pour combattre la syncope, on vit disparaître dans l'hypocondre une tumeur que l'on croyait appartenir à l'ovaire.

L'examen vaginal ne devra pas être négligé et sera quelquefois d'un grand secours.

Après cette longue énumération des nombreuses maladies qui sont consignées dans cette étude du diagnostic, il faut bien avouer que l'observateur se trouvera souvent encore perplexe. La ponction et la laparatomie exploratrices viendront peut être alors lever tous les doutes.

Nous n'avons pas à décrire ici la seconde de ces opérations qui n'est que le premier temps d'une intervention plus complète, mais il importe de se montrer plus explicite sur la ponction exploratrice.

La ponction exploratrice, dit Segond, se pratique soit avec l'aiguille fine d'une seringue de Pravaz, soit avec un aspirateur Potain ou Dieulafoy, et chacun sait maintenant qu'il est nécessaire de s'entourer des précautions antiseptiques les plus minutieuses, si l'on veut être sûr de réduire au minimum les dangers possibles de cette manœuvre en apparence si bénigne. La ponction donne issue à un liquide transparent comme de l'eau de roche, signe caractéristique de la présence des hydatides. Elle suffit quelquefois pour amener la guérison, bien plus souvent elle conduit à des complications graves, la suppuration du kyste, l'épanchement du liquide dans le péritoine entraînant l'urticaire et même lapéritonite.

Pronostic. — Il est bien difficile d'étudier le pronostic d'une manière générale. Les autopsies permettent de constater que, bien des fois, les hydatides sont arrêtées dans leur évolution et meurent sans que le sujet qui les porte ait jamais soupçonné leur présence et alors même qu'elles ont acquis leur plein développement; elles guérissent. Mais à côté de ces cas heureux, que de dangers court le sujet qui les porte, soit dans les accidents qui amènent leur rupture dans les grandes cavités, soit par le traitement lui-même ! Aussi peut-on dire que le pronostic doit toujours être considéré comme grave.

Traitement. — Cette troisième période de l'histoire des hydatides du foie est féconde. La nature parasitaire du kyste étant connue, une double alternative se présentait : tuer l'hydatide ou l'évacuer au dehors ! Mais si les indications étaient précises et simples, leur exécution présentait de grandes difficultés. Il fallait, pour arriver dans le foyer morbide, traverser cette grande séreuse abdominale dont la moindre lésion, croyait-on, était une menace de mort.

Dans une première étape, la plus longue, la chirurgie est timide et le traitement ne comporte que les procédés que Poulet appelle avec raison médicaux; mais quand on a pu, à l'aide de l'asepsie et de l'antisepsie, aborder le péritoine sans crainte, les méthodes deviennent plus précises, plus radicales et, si ce n'était un retour vers la ponction, on pourrait donner à cette dernière étape le nom d'étape chirurgicale.

Nous avons à indiquer rapidement ceux des traitements qui ont laissé une trace importante dans l'histoire des kystes hydatiques ; à étudier complètement ceux qui survivent et jouissent aujourd'hui de la faveur des praticiens; à les adapter ensuite aux variétés principales des kystes.

Il ne saurait être question de ces médications, par lesquelles on cherchait à agir sur les parasites par l'intermédiaire du tube digestif, de l'absorption cutanée : le calomel, le sel marin, l'iodure de potassium, etc., sont tombés aujourd'hui dans un oubli bien mérité.

On s'est adressé ensuite à des moyens directs, l'acupuncture, l'électrolyse, qui compte encore quelques partisans, la ponction capillaire seule, avec aspiration et injection de substances diverses, devant entraîner la mort des hydatides.

C'étaient là des moyens de traitement faciles, devant satisfaire les esprits les plus timorés et dont l'emploi pouvait être justifié par quelques succès, mais ils présentaient des dangers dans le présent et des craintes dans l'avenir. Dans le présent, c'était la purulence du kyste, la péritonite par épanchement du liquide hydatique. Dans l'avenir, l'incertitude de la guérison. La ponction avait pu déterminer la mort de l'hydatide mère, mais les filles avaient pu survivre, devenir latentes pendant un certain temps et reprendre ensuite leur développement. En cas de succès, alors que les hydatides étaient mortes, elles constituaient, dans l'épaisseur du foie, un corps étranger qui pouvait déterminer de nouveaux accidents.

Les moyens les plus rationnels étaient ceux à l'aide desquels on évacuait le kyste. Récamier, en 1824, proposa pour cela deux procédés : l'un qui a conservé son nom et qui a été le procédé de choix pendant de longues années, l'autre qui ne fut exécuté qu'une fois par Begin et que nous avons vu revivre plus tard sous le nom de Volkmann.

Le procédé de Récamier consistait à déterminer une inflammation adhésive du double feuillet péritonéal, par l'application successive de caustiques potentiels sur la région hépatique. Ce procédé était rationnel, car il avait pour but de séparer le kyste de la cavité péritonéale et de permettre son ouverture directe à l'extérieur, mais il avait contre lui sa longueur et l'incertitude de la production des adhérences.

C'est pour obéir à la même indication que Boinet ponctionna le kyste avec un gros trocart qu'il laissa à demeure ; que Neisse a proposé la double ponction avec trocart permanent et la section du pont intermédiaire ; que Verneuil opère après quelques jours avec le thermo-cautère et Kuster à l'aide de la ligature élastique. Il y a lieu de joindre à ces procédés les flèches de Tillaux.

L'asepsie, qui a conduit à une appréciation plus juste de l'impressionnabilité du péritoine, a permis d'abandonner, dans la majorité des cas, ces traitements longs et dangereux et de s'adresser directement au kyste en exigeant toutefois de l'opérateur l'observation rigoureuse et minutieuse des règles de l'asepsie qui seule peut assurer le succès.

Sous son influence, le terrain s'est déblayé de beaucoup de procédés qui n'appartiennent plus qu'à l'histoire, mais l'entente est loin d'être faite sur le choix de ceux qui méritent d'être conservés. Les ponctions, les opérations en deux temps, les incisions directes ont chacune leurs partisans. Il est toutefois un point sur lequel l'accord est fait, c'est le cas de la suppuration du kyste. C'est là, dit Segond, un abcès du foie, qu'il faut traiter comme tel; nous ajouterons que c'est un abcès infectieux, qu'il faut évacuer d'autant plus vite qu'il menace le sujet, par ses toxines, d'une sorte de septicémie. Nous n'avons, dès lors, à nous occuper que des kystes dans lesquels les hydatides ont conservé leur vitalité et des moyens de traitement qui leur sont applicables : injections hydaticides, opérations en deux temps, incisions directes.

1° *Injections hydaticides.* — Cette méthode consiste dans l'introduction d'un liquide toxique après évacuation partielle ou totale du liquide contenu dans le kyste. Les liquides employés ont été des solutions titrées de sulfate de cuivre, de bichlorure de mercure, d'eau naphtolée.

La technique opératoire comporte trois procédés : 1° Baccelli retire une petite quantité de liquide et lui substitue une quantité équivalente de liqueur de van Swieten; 2° Debove évacue le liquide du kyste par ponction aspiratrice, puis injecte 100 grammes de liqueur de Van Swieten (moins chez un enfant), qu'il retire au bout de dix minutes; 3° Hanot procède dans ses deux temps comme Debove, mais il emploie comme injection une solution non toxique de sublimé, soit 15 à 40 grammes de liqueur de van Swieten diluée.

Cette méthode a paru faire merveille et, par le fait des succès obtenus, quelques enthousiastes annonçaient déjà la déchéance des méthodes chirurgicales. Le temps a montré qu'il y avait des ombres au tableau. L'application la plus heureuse des injections est le cas d'un kyste stérile ne contenant qu'une cavité hydatique, mais la présence des hydatides filles peut être un danger mortel. Dans les cas où l'évacuation du liquide injecté n'a pu être complète, on a vu survenir des accidents d'hydrargyrisme, de la stomatite, de la diarrhée. Les accidents ont été plus sérieux chez un malade de Merklen. Les phénomènes syncopaux, les frissons, la fièvre durèrent pendant quinze jours. Ils ont été plus loin encore chez un malade de Wilbouchewitch. Felizet a communiqué à la Société de chirurgie un cas de mort d'un enfant de cinq ans chez lequel l'injection toxique ne put être évacuée à cause de l'oblitération du trocart par les hydatides filles flottant dans le kyste.

Une particularité recueillie dans l'autopsie de cet enfant ne doit pas passer inaperçue. La plaie faite au foie par le trocart était large, fissurée, sans tendance à la rétraction. Ce n'était pas une simple ponction comme on la trouvait à la peau, mais bien une incision expliquée par la friabilité de l'organe hépatique et les mouvements ascensionnels qui lui sont imprimés par le diaphragme.

2° L'*incision directe en deux temps* consiste à pratiquer sur le point culminant du kyste et parallèlement au bord inférieur des côtes une large incision comprenant toute la paroi abdominale et le péritoine pariétal. Le foie mis à nu, l'opérateur panse la plaie avec de la gaze antiseptique et attend pour ouvrir le kyste que des adhérences soient établies dans tout le pourtour de la plaie.

C'est là le procédé de Volkmann, renouvelé de Récamier et de Bégin, qui compte à son actif de nombreux succès et n'a contre lui que sa lenteur qui expose à des accidents qui dans les cas ordinaires établiront son infériorité.

3° *Incision directe en un seul temps.* — Le succès des opérations dans lesquelles le péritoine est largement ouvert, grâce à l'observation stricte des règles de l'asepsie, devait avoir son reflet sur le traitement des kystes hydatiques. La technique opératoire établie par Lindemann, modifiée par Landau, et généralement désignée sous l'appellation de Lindemann-Landau, peut se résumer ainsi.

L'incision est pratiquée sur le point culminant du kyste, soit parallèlement au rebord des fausses côtes, soit sur la ligne médiane. Elle intéresse, dans un premier temps, toute l'épaisseur de la paroi, y compris le péritoine pariétal. L'opérateur, prescrivant alors à ses aides de refouler le foie contre la paroi, afin d'éviter la chute du contenu du kyste dans la cavité péritonéale, saisit un gros trocart avec lequel il pénètre dans le kyste et l'évacue, puis retirant le trocart, il saisit les parois de la tumeur au niveau de l'ouverture qu'il vient de pratiquer, avec une pince à kyste et l'attire au dehors. Prenant alors une aiguille de Reverdin, il fixe la tumeur à un des angles de la plaie de la paroi, puis à l'autre et enfin suture la paroi du kyste dans tout le pourtour de la plaie pratiquée aux téguments. Dans ce dernier temps de l'opération, d'après l'épaisseur des parois du kyste, le chirurgien se contentera d'en suturer les bords ou bien encore il pratiquera une résection plus ou moins étendue afin de diminuer la cavité kystique et d'en faciliter la guérison. Un drainage sera ensuite maintenu qui assurera l'écoulement au dehors de tout le contenu du kyste.

Telles sont les diverses méthodes et les procédés opératoires à l'aide desquels on peut obtenir la guérison des kystes hydatiques du foie, mais ces divers procédés peuvent-ils être employés indifféremment dans toutes les variétés de ces tumeurs?

La réponse ne saurait être un moment douteuse. Chacune d'elles présente des conditions tellement particulières qu'elles réclament une application spéciale des méthodes que nous venons de décrire.

Les kystes antéro-inférieurs, par le développement considérable qu'ils peuvent acquérir, ont donné lieu à des erreurs de diagnostic. La seule méthode opératoire qui leur soit applicable est l'incision directe. Suivant que la tumeur se sera développée dans l'abdomen ou l'hypocondre, le bistouri sera porté sur la ligne médiane ou en dehors du muscle droit. Arrivé sur le kyste, l'opérateur l'évacue, détruit les adhérences et se trouve alors en présence d'une tumeur adhérente au foie par un pédicule étroit ou uni à cet organe par une large surface. Dans le premier cas, il agira comme pour les kystes ovariques, il liera le pédicule et le fixera dans la plaie. Quand la tumeur sera implantée largement et pénétrera dans l'organe hépatique, il devra suturer les bords de la plaie kystique aux bords homologues de la plaie pariétale après avoir réséqué tout ce qu'il pourra des parois du kyste afin de diminuer l'étendue de la cavité qui survit à l'opération.

Il n'y aura pas lieu de tenter l'énucléation de la membrane du kyste dans le tissu même du foie, à moins de se trouver dans les conditions exposées par Pozzi, qui rencontra des membranes tellement friables que, leur suture étant impossible, il dut énucléer ces parois et fixer le foie lui-même à la paroi abdominale.

« Quant aux trois autres variétés, la situation est très différente, dit Segond, et nous sommes les premiers à reconnaître que l'échec d'un traitement médical préalable peut seul légitimer l'intervention chirurgicale proprement dite... Le traitement doit débuter toujours par une ponction exploratrice aussi complètement évacuatrice que possible, suivie ou non de l'introduction d'un liquide antiseptique ou parasiticide. »

Que nous sommes loin de la pensée de Felizet qui dit en parlant du trocart : « Ce petit instrument mince et bénin en apparence est l'agent d'une pratique meurtrière. La laparotomie franche avec sa longue incision qui effraie encore quelques-uns, est la pratique la plus prudente, la seule prudente. Grâce à elle on voit ce que l'on fait et les complications peuvent être combattues, à ciel ouvert, avec les meilleures chances de succès. »

Forgue et Reclus ne cachent pas leur préférence pour la chirurgie active. Bouilly réserve l'injection au sublimé pour les kystes uniloculaires, mais nous ne voyons pas que le diagnostic en soit aussi facile qu'il le dit.

Les kystes postéro-inférieurs sont rares. Le procédé de choix serait ici l'incision lombaire; mais s'ils se développent en avant et viennent se montrer sous la paroi abdominale, ils ressortiront de la laparotomie et seront traités comme les kystes antéro-inférieurs. Quelques difficultés pourront survenir pour la fixation du pédicule et il sera même avantageux de recourir au drainage lombaire.

Les kystes antéro-supérieurs sont les plus ordinaires, ce sont ceux que l'on a en vue dans l'étude générale de ces tumeurs. Toutes les méthodes leur sont applicables et cela dans les conditions les plus avantageuses. Toutefois il y aurait lieu, d'après Bœckel, Michaux, de faire la part des kystes centraux et profonds. A ces kystes appartiendrait plus particulièrement la méthode de Volkmann. Les adhérences produites, on enfoncerait un trocart pour reconnaître l'épaisseur du tissu hépatique qui recouvre le kyste; prenant alors le thermo-cautère, on inciserait couche par couche et, dans le cas où l'hémorragie deviendrait trop importante, on ferait le tamponnement à la gaze. Quant au kyste qu'on n'aurait pas atteint, on le traiterait par les injections hydaticides.

L'accès auprès des kystes postéro-supérieurs devait plus particulièrement exciter la sollicitude du médecin, mais la gravité du mal, les dangers de l'ouverture du kyste dans les organes du thorax, devaient justifier les tentatives les plus hardies.

Ces tumeurs sont abordables par la voie abdominale et la voie thoracique.

Quelques chirurgiens se sont adressés à la laparotomie. Bouilly donne une observation, Landau compte quatre succès, mais c'est là une opération très laborieuse dans laquelle il faut abaisser le foie, le faire basculer en avant et le fixer dans cette position par des sutures appropriées, aussi préfère-t-on généralement l'intervention par la voie thoracique.

Ce mode opératoire, exécuté pour la première fois en 1879 par Israël, à Berlin, puis en France par Segond, Maunoury, Bœckel, est pratiqué en deux temps ou en un seul temps.

Segond décrit la technique opératoire de la manière suivante : le malade, anesthésié, est couché sur le côté gauche ; on pratique une incision de 12 à 15 centimètres dont le milieu correspond à la ligne axillaire, sur la neuvième côte dont on résèque 8 à 10 centimètres ; puis on traverse le périoste sous-costal, le cul-de-sac pleural, le diaphragme, on arrive sur la face externe du foie que l'on inspecte. Avant d'inciser le kyste, on éverse en dehors les deux lèvres de l'incision diaphragmatique et on place des éponges pour fermer, en bas, l'accès de la cavité péritonéale. On évacue alors du kyste ce que l'on peut avec l'aiguille de Potain ou de Dieulafoy, puis on en ouvre la poche dont on fixe les bords à la paroi abdominale par des fils qui traversent la paroi du kyste, le diaphragme, les deux feuillets pleuraux et les téguments. Un tube de caoutchouc rouge assure l'écoulement des liquides.

On aurait pu craindre que la perforation de la cavité thoracique ne déterminât la production d'un pneumothorax, mais, dans la majorité des cas, cette crainte n'a pas été justifiée. Pour obvier à cet accident, Segond se contente de faire déprimer par un aide la paroi supérieure du thorax. Bœckel a proposé le décollement de la plèvre dans son cul-de-sac inférieur afin d'en éviter l'ouverture.

Les kystes du foie traités chirurgicalement guérissent par l'oblitération progressive de leur cavité, mais ce travail de cicatrisation peut être entravé ou même arrêté par quelques accidents. Il faut citer parmi eux : la *cholérragie*, qui consiste dans l'écoulement, pendant plusieurs jours, d'une quantité considérable de bile par la plaie; les caries des côtes, les fistules. Ce dernier accident est la complication la plus ordinaire. Les causes qui les déterminent et les expliquent sont : l'oblitération prématurée de l'ouverture transformant la cavité kystique en clapier, la résistance de la membrane adventice, les adhérences aux parties voisines, la rigidité des parois thoraciques.

Chapplain, *de Marseille*,
Professeur à l'École de médecine.

CHAPITRE X

ICTÈRES

I

DE L'ICTÈRE EN GÉNÉRAL

Définition. — On appelle ictère la coloration jaune que prennent la peau, les muqueuses et les sécrétions dans différentes affections. Cette définition nous montre que l'ictère ne constitue pas plus une maladie que la toux par exemple, mais qu'il est un symptôme commun à des affections très diverses. Nous en ferons cependant une étude à part pour nous éviter des répétitions, et, dans les affections spéciales, bien déterminées, que nous passerons ensuite en revue, et dans lesquelles l'ictère est un des symptômes principaux (ictère catarrhal, ictère des nouveau-nés et ictère grave), nous n'insisterons sur le symptôme ictère que sur ce qu'il présentera de particulier dans chacune de ces affections.

Étiologie. — Les causes de l'ictère sont multiples : le plus habituellement la circulation de la bile est gênée dans son cours. Elle ne peut plus se déverser dans l'intestin par suite d'obstruction des gros canaux biliaires : un calcul biliaire, des débris épithéliaux et muqueux, exceptionnellement des ascarides pelotonnés en masse forment bouchon. D'autres fois l'obstacle siège en dehors du canal biliaire et agit par compression : une tumeur cancéreuse du foie, un abcès des ganglions lymphatiques, un anévrisme des artères hépatique ou mésentérique supérieure, un rein flottant, ferment la lumière des canaux biliaires. Dans tous ces cas, on a de l'ictère par rétention de la bile.

L'ictère peut également se produire alors que les voies biliaires sont libres, par excès de production de la bile, par polycholie, et la bile est résorbée partie par les vaisseaux hépatiques, partie par les voies d'absorption intestinale. Mais cet ictère est rare : on le reconnaît à l'absence de décoloration des matières fécales.

L'ictère est le résultat de l'altération de la cellule hépatique elle-même dans l'ictère grave, les intoxications (acoolisme), les dégénérescences graisseuses du foie, les maladies infectieuses (scarlatine, fièvre typhoïde, grippe, pneumonie, revaccination, rhumatisme articulaire).

Il est commun dans le cours de la grossesse, chez les cardiaques, dans les grands traumatismes. Enfin l'ictère par simple influence nerveuse (polycholie? spasme des voies biliaires?) n'est pas rare.

Pathogénie. — En somme, l'ictère est le plus souvent dû à la résorption de la bile formée qui ne trouve plus sa voie d'élimination normale et l'on dit que l'ictère est biliphéique (ictère catarrhal, calculs biliaires).

D'autres fois l'ictère résulte d'un défaut de sécrétion de la bile : on admet actuellement que le résidu du globule sanguin destiné à être transformé dans le foie en pigment biliaire ne subit plus cette transformation, la cellule hépatique ne fonctionnant plus, et passe directement dans le courant sanguin d'où il est éliminé par les reins jusqu'au moment où ceux-ci deviennent insuffisants. A ce moment ce résidu se dépose dans les tissus et l'ictère est produit. C'est l'ictère hémaphéique (cirrhose atrophique, affections cardiaques, maladies infectieuses, saturnisme).

Ce sont là explications toutes théoriques, admises pour le moment. Il est évident que le plus souvent les deux modes de formation de l'ictère interviennent en même temps, comme par exemple dans le cancer du foie où il y a en même temps compression extrinsèque des voies biliaires et destruction de la cellule hépatique.

Symptomatologie. — Lorsqu'il s'agit d'ictère biliphéique, quelques gouttes d'acide nitrique monohydraté décèlent par une belle coloration verdâtre la plus petite quantité de pigment biliaire dans les urines. Au-dessus de cette zone verte se voient des zones bleue, rouge et jaune. Parfois il faut attendre plusieurs heures pour que la réaction se fasse. L'urine hémaphéique ne donne plus cette coloration verte, mais une teinte vieil acajou.

On sait que les reins et le foie, organes dépurateurs et voies d'élimination des déchets, peuvent se suppléer dans leur travail. Dans ce cas particulier les reins éliminent la bile qui n'est plus excrétée ou sécrétée par le foie. Aussi est-ce dans l'urine qu'on découvrira en premier lieu la présence des pigments biliaires. Puis les reins ne parvenant plus à éliminer l'excès des matières biliaires, les couches profondes de l'épiderme, les séreuses, les muqueuses, les sécrétions sont imprégnées par la bilirubine et ses dérivés. Les conjonctives en premier lieu prennent une coloration jaune. L'ictère ne tarde pas à se propager à la peau : ce sont les régions où la peau est la plus délicate, la plus fine, la moins exposée au soleil qui nous ont toujours paru les plus nettement ictériques. Ainsi, chez tel malade à peau brune, l'ictère est imperceptible à la face, aux mains, et très net sur le ventre, le dos, la poitrine. Il n'est pas utile d'insister sur la coloration plus ou moins intense de l'ictère, qui varie du jaune clair presque jusqu'au noir, de l'ictère difficile à déceler, qui veut être vérifié par la recherche des pigments biliaires dans les urines. On s'est ingénié à rechercher l'ictère sur les différentes muqueuses, dans les différents liquides sécrétés comme la salive, le lait. On a étudié la transmission de l'ictère de la mère au fœtus. Et il n'est pas bien étonnant que partout on ait pu constater la présence des matières colorantes de la bile. Mais au point de vue clinique et non de pure curiosité, nous ne voyons pas très clairement l'utilité de ces recherches. Nous devons retenir cependant ceci qu'il faut éviter qu'une nourrice ictérique continue à allaiter.

On a beaucoup insisté sur la présence de taches jaunes (xanthélasma) sur les différentes parties du corps et principalement sur les paupières. Mais ce symptôme est rare et il existe en dehors de l'ictère, dans la grossesse par exemple.

L'ictère, qui n'est qu'un symptôme, est lui-même cause d'une série de symptômes secondaires que nous allons passer en revue.

La coloration jaune s'accompagne de la vue jaune (xanthopsie) : on n'est guère d'accord sur la manière de concevoir la production de ce symptôme. A la vérité, qu'il soit dû à la coloration jaune des milieux de l'œil ou à une augmentation de pigment jaune qui recouvre la tache jaune, peu importe.

On a noté des symptômes comme l'héméralopie, la nyctalopie, que nous n'avons jamais constatés.

L'ictère s'accompagne ou mieux est précédé le plus souvent de la décoloration des selles qui prennent une couleur gris cendré, un aspect argileux et l'on constate la présence de la graisse dans les selles putrides : la bile absente dans les voies intestinales ne colore plus les fèces, ne digère plus les matières grasses et ne désinfecte plus le bol alimentaire. Evidemment, dans les cas de polycholie sans rétention, ces symptômes intestinaux font défaut.

Par lui-même l'ictère ne produit nul trouble gastrique. La digestion intestinale devenue insuffisante ne provoque en dehors de l'altération des selles nul symptôme physique ou fonctionnel.

Les matières colorantes de la bile figées dans les couches profondes de l'épiderme sont cause d'un prurit très pénible, prurit non accompagné d'éruption. Il n'est pas rare que le prurit apparaisse alors que l'ictère en voie de formation ne peut encore être perçu par l'œil.

Le cœur est influencé par la présence des acides biliaires dans le sang : la tension artérielle s'élève et le pouls se ralentit. On ne compte plus que 50, 40 et parfois même 20 pulsations à la minute. Même après section du pneumogastrique le pouls reste lent. Un pouls de 60 chez un ictérique est un pouls fébrile. A l'auscultation du cœur on constate souvent un souffle mitral, plus souvent encore un souffle tricuspidien.

Le sang présente, outre les matières colorantes de la bile, une diminution des globules rouges (fonction hématopoiétique du foie), et une augmentation de cholestérine et de matières grasses d'où résultent des hémorragies diverses (épistaxis, mélœna, etc.) et un affaiblissement général. Pour peu que l'ictère persiste, le défaut de digestion des matières grasses devient encore une nouvelle et puissante cause d'amaigrissement.

Nous ne parlerons pas des symptômes que peut présenter le foie au palper et à la percussion dans les différentes variétés d'ictère puisque l'ictère n'est pas en cause et que ce sont des signes dépendant de l'affection primitive et non du symptôme ictère.

La durée de l'ictère varie avec sa cause. Il faut remarquer qu'il est toujours lent à disparaître et le malade est guéri de son affection hépatique alors que l'ictère n'a pas encore complètement disparu puisque les couches profondes de l'épiderme doivent se renouveler pour qu'il ne reste nulle trace de la coloration jaune de la peau.

Le pronostic de l'ictère dépend également de la cause de la maladie. Il est bénin, s'il s'agit d'ictère catarrhal, de lithiase biliaire. Il peut cependant s'assombrir en raison de la persistance anormale de l'obstruction, surtout si les reins fonctionnent mal. Il est évidemment grave en cas de cirrhose, d'ictère grave, de tumeur du foie.

II

ICTÈRE CATARRHAL

Symptômes. — L'ictère catarrhal débute avec les symptômes de l'embarras gastrique atténués : malaise général, frissons répétés, perte d'appétit, langue saburrale, nausées, température de 38 à 38°,5. Légère sensibilité de la région épigastrique et de l'hypocondre droit. Vers le deuxième ou troisième jour apparaît l'ictère avec toutes ses conséquences déjà connues : xanthopsie, présence de pigments biliaires dans les urines, prurit, pouls lent et décoloration des selles.

Le malade est tantôt constipé, tantôt pris de diarrhée.

Le système nerveux présente peu de chose : des zones d'anesthésie ont été notées par les auteurs. Le sang se trouve altéré par résorption des éléments de la bile et par suppression plus ou moins complète de la fonction hématopoiétique du foie. Si l'ictère persiste, le rein souffre par excès de travail et par irritation occasionnés par l'élimination des déchets qui ne sont plus détruits par le foie et l'on assiste au développement d'une néphrite chronique. Mais le plus souvent l'ictère catarrhal est de peu de durée; insensiblement, dans l'espace de dix à quinze jours, le malaise général disparaît, l'appétit renaît, les selles se colorent, les urines se décolorent, et c'est l'ictère qui disparaît en dernier lieu.

Terminaisons. — Il est des cas exceptionnels où les canaux biliaires restent indéfiniment obstrués et les symptômes graves qui en sont la conséquence varient avec le lieu d'obstruction. Si le cholédoque reste fermé au cours de la bile, l'ictère devient de plus en plus foncé, la non-digestion des graisses amène un amaigrissement qui peut aller jusqu'à un état cachectique très prononcé; la vésicule biliaire distendue par la bile forme tumeur et la mort peut survenir par inanition, par suppression des fonctions hépatiques ou par inflammation des voies biliaires et suppuration du foie.

Si le canal cystique demeure obstrué, la vésicule s'atrophie et le malade est fort peu incommodé, la bile s'écoulant directement et d'une manière continuelle dans le duodénum. Très rarement l'obstruction permanente du canal cystique est suivie d'inflammation de la vésicule (cholécystite aiguë) aboutissant parfois à l'abcédation de la vésicule. Dans ces cas le pronostic dépendra de l'ouverture plus ou moins heureuse de la collection purulente.

Enfin, si le canal hépatique reste encombré, il s'ensuit une dilatation des canaux biliaires et par suite une compression des cellules hépatiques qui s'atrophient. La mort survient par acholie, par suppression des fonctions du foie.

D'autres fois l'ictère catarrhal a une tendance à devenir chronique, principalement quand il est dû à la présence de calculs biliaires ou bien encore lorsqu'il est consécutif à un catarrhe gastro-intestinal chronique.

On voit que l'ictère catarrhal, affection d'ailleurs infiniment rare et d'ordinaire de nature bénigne, peut exceptionnellement se prolonger outre mesure, durer deux et trois mois et plus, amener une suppuration grave ou bien aboutir à un état cachectique. Dans ce dernier cas on finit par croire à une tumeur cancéreuse du foie, surtout chez le vieillard dont le foie serait hypertrophié. On se baserait pour différencier les deux affections sur l'état bosselé du foie en cas de tumeur. Si le doute persiste, la marche de l'affection permet seule d'établir un diagnostic précis.

Diagnostic. — En général le diagnostic de l'ictère catarrhal est aisé, sinon au début, alors que l'ictère fait défaut et qu'on pense soit à un simple embarras gastrique, soit, lorsque les symptômes sont plus accentués, à une fièvre typhoïde commençante, du moins dès l'apparition de l'ictère.

L'absence de coliques hépatiques permet d'exclure la lithiase biliaire. On éliminera la syphilis, à laquelle il faut toujours penser si les accidents se prolongent, par l'examen des antécédents. La cirrhose hépatique sera reconnue d'après l'étiologie (alcoolisme), par le peu de décoloration des selles, par l'examen direct du foie. Du reste c'est là un diagnostic qu'on n'aura guère à faire, les deux affections étant trop différentes dans tous leurs symptômes.

Anatomie pathologique. — Quelles sont les lésions anatomiques du mal dont nous venons d'examiner les symptômes ? A la vérité les auteurs donnent à profusion la description de lésions qu'ils n'ont jamais eu l'occasion d'examiner sur le cadavre en dehors des cas d'obstruction permanente, cas très rares. Encore dans ces derniers cas le malade ne meurt-il pas par le fait de sa maladie primitive, mais bien consécutivement à une complication (obstruction persistante suivie d'abcédation et ouverture de cet abcès dans le péritoine, atrophie du foie par compression, etc.).

Il est probable que, dans l'ictère catarrhal simple, la muqueuse des voies biliaires présente les altérations de toutes les muqueuses enflammées : dépôts de cylindres muqueux, de cellules épithéliales dans une partie plus ou moins étendue des voies biliaires, dilatation des voies biliaires en arrière de l'obstacle, inflammation de la vésicule et, à un degré plus avancé, suppuration de la vésicule, des canaux biliaires et atrophie de la cellule hépatique.

Étiologie. — L'ictère catarrhal est dû le plus souvent à l'extension d'un catarrhe gastro-intestinal, consécutif à un écart de régime, aux voies biliaires, et cela nous explique la possibilité de la confusion avec l'embarras gastrique avant l'ictère. Parfois il est dû au simple refroidissement. Souvent il est symptomatique de calculs biliaires.

On a noté des épidémies d'ictère catarrhal : c'est alors une maladie saisonnière apparaissant principalement au printemps et à l'automne.

Le traumatisme a pu donner naissance à l'ictère catarrhal.

Nous avons observé la maladie chez un de nos camarades d'école à la suite d'absorption d'une boule d'opium brut du volume d'une noisette : l'imprudent fut pris d'un sommeil ininterrompu pendant vingt-quatre heures avec apparition d'ictère foncé au réveil. La guérison fut du reste aisée, mais l'ictère persista pendant deux mois.

Enfin, quand rien n'a pu expliquer la cause de l'ictère, on a cherché à satisfaire l'esprit en l'attribuant à un germe infectieux et l'ictère catarrhal serait dans ce cas un diminutif de l'ictère grave.

Traitement. — Le malade sera soumis à une diète très sévère : laitage, bouillon dégraissé, infusions anodines à discrétion. On exclura les graisses qui seraient incomplètement utilisées et les substances irritantes (épices, alcool sous toutes les formes) qui ne feraient qu'exagérer le mal. On donnera des boissons délayantes alcalines à volonté (bicarbonate de soude, acétate de potasse, eau de Vichy, de Royat, de Vals, etc...), des boissons acidules à acides organiques (acides citrique et tartrique) qui se transforment en sels alcalins dans l'estomac.

Au début on se trouvera parfois bien d'un vomitif, des purgatifs salins (sulfate de soude, phosphate de soude, tartrate de soude et de potasse). Il sera bon d'être sobre de ces derniers moyens, surtout des vomitifs, l'ictère catarrhal ayant tendance à guérir spontanément. De plus, les vomitifs et les purgatifs peuvent irriter les voies intestinales à l'excès et augmenter le catarrhe biliaire. Aussi s'en tiendra-t-on aux purgatifs doux, donnés à petite dose, de manière à maintenir la liberté du ventre et à appeler une légère dérivation inflammatoire du côté des intestins. On administrera le calomel, la rhubarbe, la magnésie anglaise et de préférence l'huile d'amandes douces à haute dose (1 à 2 verres) ou la glycérine (2 à 6 cuillerées à bouche). Il faut avec soin éviter la constipation. Si le malade présentait de la diarrhée, on se garderait bien de l'enrayer absolument : on se contenterait de la réduire à 2 ou 3 selles quotidiennes (poudre de Dower, sels de bismuth, etc...).

En même temps que les purgatifs légers on fera prendre au malade des désinfectants intestinaux (naphtol A, bétol, acide salycilique, salicylate de soude, charbon, soufre, etc.), destinés à remplacer l'action désinfectante de la bile.

Au début, des compresses fraîches à la région du foie, quelques sangsues à l'anus, surtout si on a affaire à un arthritique sanguin, seront utilisées avec avantage. Les grands lavements froids quotidiens de 1 à 2 litres d'eau à 15 ou 20° agiront dans le même sens.

Les diurétiques (digitale, scille, spartéine, strophantus, caféine, etc.) favoriseront l'élimination des matériaux accumulés dans le sang. Les sudorifiques, les frictions sèches joueront le même rôle du côté de la peau.

Pour agir directement sur la muqueuse des voies biliaires nous disposons de médicaments dont l'action reste bien obscure comme le chloroforme, l'éther, l'acide benzoïque, l'essence de térébenthine, et principalement les alcalins.

On combattra certains symptômes, comme les hémorragies, par les acides minéraux (eau de Rabel, etc.), le perchlorure de fer, l'extrait de ratanhia, par les moyens locaux (tamponnement des fosses nasales, etc....), et par les larges vésicatoires à la région du foie.

L'anémie, la cachexie seront combattues par les toniques (phosphates, strychnine, extrait de quinquina) et les ferrugineux.

Une cure thermale à Vichy, Vals, Contrexéville, Carlsbad, etc., peut devenir urgente en cas d'ictère catarrhal prolongé, surtout s'il s'agit d'ictère catarrhal d'origine calculeuse.

Enfin, en présence d'ictère catarrhale à répétition, on insistera sur les purgatifs répétés, l'huile, la glycérine, les cures thermales et le régime sur lequel nous aurons occasion de nous étendre davantage dans le traitement de la lithiase biliaire.

III

ICTÈRE DES NOUVEAU-NÉS

Symptômes et étiologie. — L'ictère idiopathique des nouveau-nés se rencontre chez les 8/10 des enfants, principalement chez les enfants chétifs, chez ceux nés avant terme. Cet ictère de cause inconnue est bénin. Il ne s'accompagne ni de prurit, ni de ralentissement du pouls, ni de décoloration des selles. Le seul symptôme appréciable est la coloration plus ou moins foncée de la peau. Du reste, cette coloration est d'habitude de teinte claire ; jamais on ne constate la couleur foncée de l'ictère biliphéique. Les symptômes gastro-intestinaux sont nuls ; l'enfant ne semble pas incommodé de cette affection et le mal guérit spontanément dans l'espace de quatre à six jours, sans qu'aucun traitement soit nécessaire. Au besoin une cuillerée à café de sirop de chicorée composée ou d'huile d'amandes douces, un lavement huileux constitueront le seul traitement à instituer.

Quelle est l'étiologie de cette affection bénigne? Est-elle due à la modification de la circulation après la naissance ? Est-elle due à l'élaboration insuffisante des pigments biliaires pendant les premiers jours de la vie ? Les deux hypothèses sont acceptables.

En dehors de cet ictère bénin, les nouveau-nés présentent un ictère grave qui n'est pas absolument rare, ictère infectieux qui est d'ordinaire fatal. On assiste à la symptomatologie commune à tous les états infectieux : hyperthermie (la température pouvant atteindre 41 et 42°), convulsions (si communes dans toutes les pyrexies pendant les deux premières années de la vie), vomissements, diarrhée, hémorragies (épistaxis, hématurie, hémoglobinurie), et le petit malade meurt rapidement sans qu'aucun traitement puisse avoir grand effet utile. On s'efforcera cependant d'enrayer le mal dès le début en pansant antiseptiquement le cordon, en purgeant légèrement le petit malade. Une fois les symptômes bien déclarés, on les combattra : contre la fièvre on utilisera les lotions tièdes, les frictions avec une pommade à la quinine ; l'acide borique, l'eau chloroformée désinfecteront les intestins ; les bains tièdes, le chloral, les antispasmodiques calmeront les convulsions ; enfin on soutiendra les forces du malade à l'aide du café, de la kola, de l'alcool.

Traitement. — Si le traitement de l'affection à marche maligne et en pleine évolution ne donne guère de résultat, le traitement préventif est au contraire tout-puissant. Nous voulons parler du pansement antiseptique convenable du cordon. Le choix des antiseptiques est très important. Nous nous arrêterons de préférence à l'iodoforme, soit sous forme de poudre finement pulvérisée, soit sous forme de pommade, puisque ce médicament est si bien supporté par l'enfant et qu'il est suffisamment actif. Il donnera les mêmes bons résultats que le traitement préventif de l'ophtalmie purulente, car le plus ordinairement l'ictère infectieux n'est que l'extension d'une infection dont la porte d'entrée a été la plaie ombilicale : c'est de la septicémie localisée en premier lieu dans le foie. D'autres fois il s'est formé primitivement une hémorragie ombilicale qui a été suivie de phlébite ombilicale et de la suppuration aiguë du foie : dans ce cas encore un pansement antiseptique compressif eût été susceptible de prévenir le mal. Ce n'est pas qu'on n'ait trouvé d'autres causes à l'ictère grave des nouveau-nés telles que l'oblitération congénitale des voies biliaires, la lithiase biliaire, la syphilis hépatique, la compression des canaux hépatiques par une tumeur, l'infection puerpérale, mais la simple énumération de ces causes suffit à montrer combien rarement elles entrent en jeu et pratiquement on n'a pas à compter avec de telles exceptions.

IV

ICTÈRE GRAVE

Symptômes et marche de la maladie. — L'ictère grave se rencontre rarement dans nos régions. Il est plus fréquent chez la femme et survient le plus souvent chez les personnes jeunes, de vingt à trente ans, débilitées par des excès (surmenage, marches forcées, etc...) ou des chagrins. Il débute soit d'une façon insidieuse avec les symptômes d'un simple catarrhe gastro-duodénal aigu avec fièvre plus ou moins vive et dure de quelques heures à quelques jours avant de prendre l'aspect d'une maladie maligne, soit d'emblée sous la forme grave. Dans le premier cas, le diagnostic est impossible pendant la première période. Rien ne permet de présager la marche ultérieure de la maladie. Nul symptôme caractéristique ne révèle la nature de l'affection contre laquelle on va avoir à lutter et l'éclosion des symptômes graves est d'ordinaire une surprise pour le clinicien. Dès le troisième jour, l'ictère apparaît. A ce moment la cellule hépatique n'est pas encore détruite, les voies biliaires sont obstruées par des bouchons muqueux et l'ictère est dû à un défaut d'excrétion de la bile (ictère biliphéique), Vers le quatrième ou cinquième jour, l'ictère va croissant. La cellule hépatique est plus ou moins détruite, la fonction du foie est plus-ou moins annihilée, et l'ictère est le résultat d'un défaut de sécrétion de la bile (ictère hémaphéique). Les matières fécales sont décolorées ou bien noircies par les hémorragies intestinales. Les urines sont très diminuées, quelquefois totalement supprimées. Toujours elles contiennent les matières colorantes de la bile, les matières extractives (leucine, tyrosine, etc...), qui ne sont plus détruites dans le foie, et ces urines sont très toxiques. Souvent elles sont albumineuses.

Le foie est sensible à la pression. Sa zone de matité est diminuée de hauteur. La rate au contraire est augmentée de volume et également douloureuse à la pression. A l'état inflammatoire gastro-intestinal du début s'ajoutent les vomissements, parfois le hoquet.

L'hyperthermie est considérable. La température atteint 41° et plus, avec peu de rémission matinale. Le pouls est fréquent malgré l'ictère. Le malade délire, est pris de convulsions et finalement tombe dans un état d'adynamie, de somnolence et de coma terminal.

Souvent des hémorragies multiples se produisent dans le cours de la maladie sur toutes les muqueuses (hémoptysies, épistaxis, hématémèse, mélœna, purpura, hémorragie cérébrale, etc.), qu'on peut attribuer à l'altération du sang, à l'excès de pression dans la veine porte, à la dégénérescence des parois artérielles et par-dessus tout à l'état infectieux. Car évidemment la plupart des symptômes précédents sont ceux des états infectieux graves. Le malade pris d'ictère grave se trouve, ictère à part, dans l'état du typhique, du septicémique.

La marche de la maladie est rapide. Elle dure une semaine d'ordinaire et se termine le plus souvent par la mort. Cependant le malade peut guérir lorsque l'infection est d'intensité moyenne et que la voie des reins, cette soupape de sûreté du foie, se trouve en assez bon état pour éviter les accidents comateux qui sont dus en partie à l'urémie.

Lorsque l'affection est secondaire, dans le cours du choléra, de la lithiase biliaire, des kystes hydatiques, de la syphilis hépatique, du typhus, du cancer du foie, de la pneumonie, de l'empoisonnement par le phosphore, par l'arsenic ou la belladone, de l'oblitération des voies biliaires, le pronostic se trouve atténué et varie avec la nature de la cause.

Si la guérison veut survenir, la diurèse se produit et la toxicité des urines augmente.

La convalescence est longue, elle exige des mois, et, au début de la convalescence, le moindre écart de régime peut être mortel.

Diagnostic. — Déjà nous avons dit qu'au début l'ictère grave ne pouvait être décelé à moins d'invasion franche, brusque et cela d'autant moins que l'affection est plus rare, que l'on y pense moins; l'on aura les plus grandes chances de croire les premiers jours à de l'embarras gastrique, à la fièvre typhoïde, ou bien, lors de l'apparition de l'ictère, à de l'ictère catarrhal simple. En pleine évolution le diagnostic prête encore à confusion : il faudra songer à la possibilité d'un empoisonnement par le phosphore qui donnerait des symptômes absolument semblables et l'on devra chercher l'odeur alliacée dans l'haleine des malades.

On devra principalement éliminer la fièvre typhoïde : la marche plus lente de cette dernière affection, les taches rosées, la rémission matinale, etc., mettront sur la voie.

Quant à l'endocardite ulcéreuse, cette compagne si fréquente de toutes les maladies infectieuses, on la reconnaîtra à l'auscultation du cœur. Restera à déterminer si l'endocardite est seule en cause, ou si elle n'est qu'une complication de l'ictère grave.

Bien souvent l'ictère grave n'est que l'acte final de l'ictère chronique par obstruction calculeuse ou d'une tumeur du foie et le diagnostic ne souffrira nulle difficulté pour le médecin qui a suivi son malade.

Dans nos pays le diagnostic d'avec la fièvre jaune n'est pas à faire. La fièvre jaune régnant à l'état endémique ou épidémique sera aisément reconnue par la connaissance du milieu. Elle n'est du reste que l'ictère grave dans toute sa violence, avec une marche plus rapide, les vomissements et les hémorragies dominant la scène.

Anatomie pathologique. — A l'autopsie les lésions sont des plus nettes malgré la courte durée de la maladie : le foie est ramolli, de couleur jaune. Il ne contient que fort peu de sang et de bile. Il est atrophié dans toutes ses parties ou un lobe seulement est atteint. Parfois il a perdu jusqu'au tiers de son volume. Ce n'est que dans les cas d'ictère grave terminal d'une cirrhose hypertrophique que le foie est au contraire hypertrophié. A la coupe il présente un aspect diffluent, une couleur peau de chamois (d'où le nom d'atrophie jaune aiguë du foie donné à la maladie par quelques auteurs); la cellule hépatique a tantôt complètement disparu, tantôt elle est plus ou moins détruite. Si le processus a été trop rapide, la cellule a perdu son protoplasma et par places on rencontre encore quelques cellules hépatiques saines. A un degré plus avancé on n'aperçoit plus que quelques noyaux embryonnaires. Enfin, parfois il ne reste nul vestige de la cellule hépatique. La capsule de Glisson, devenue trop vaste pour son contenu, est flasque. La vésicule biliaire et les conduits biliaires sont encombrés de détritus cellulaires et vides de bile. Le tissu conjonctif du foie est peu altéré. En somme, on a sous les yeux le spectacle d'une inflammation aiguë et diffuse du parenchyme du foie, d'où le nom d'hépatite parenchymenteuse diffuse du foie donné à l'ictère grave.

En dehors des altérations locales si caractéristiques, on constate les lésions dues à l'état infectieux généralisé : le sang renferme de l'urée et des matières extractives en abondance (leucine, tyrosine, xanthine, créatine, acide sarcolactique), produits d'oxydation incomplète des matières albuminoïdes. Il est noirâtre, poisseux, fluide sans tendance à se coaguler. Enfin on y a découvert des microbes spéciaux qu'on aurait également retrouvés dans les cellules hépatiques dégénérées, dans les vaisseaux portes et dans l'épithélium rénal.

Ces microbes ressembleraient tantôt au bacillus coli, tantôt, et cela si l'ictère grave termine une cirrhose hypertrophique, au staphylococcus pyogenes aureus. Et cela nous montre que l'ictère grave peut être produit par le développement de bactéries d'espèces fort différentes avec lesquelles la symptomatologie et le pronostic varieront singulièrement : on assistera au développement d'une maladie différant peu de l'ictère catarrhal simple, de l'ictère grave le plus souvent fatal, de la fièvre jaune de nos pays, en passant par toute la gamme des états intermédiaires dont la maladie dite de Weill tiendrait le milieu.

La rate est tuméfiée, friable. Les reins sont atteints soit de néphrite parenchymateuse aiguë débutante, soit de dégénérescence graisseuse de l'épithélium. Ils sont généralement augmentés de volume.

Souvent on rencontre les lésions de l'endo et de la péricardite.

Les fibres musculaires striées sont friables. Le muscle cardiaque est atteint de dégénérescence graisseuse, et ce n'est pas un des moindres facteurs de gravité de tous les états infectieux en général. Enfin les muqueuses des différents viscères (foie, poumon, rein, rate, plèvres, cerveau, etc.) présentent des ecchymoses nombreuses, des taches hémorragiques, lésions qui ont fait donner à la maladie le nom d'ictère grave hémorragique.

Traitement. — Au début, le traitement est celui de l'embarras gastrique : régime lacté, purgatifs légers, le calomel de préférence à cause de son action cholagogue et désinfectante. Dès l'apparition de l'ictère on pourra utiliser les alcalins, l'essence de térébenthine, le chloroforme à l'intérieur, les lavements froids à 20°, les sangsues à l'anus. Une fois l'ictère grave franchement constitué, le traitement ne pourra être qu'un traitement des symptômes à défaut de médication spécifique. La diarrhée sera respectée si elle est modérée. Si les selles deviennent trop nombreuses ou trop abondantes, on les réduira à 3 ou 4 selles moyennes journalières à l'aide des sels de bismuth et des opiacés. En même temps on désinfectera les selles avec du naphtol A, du benzonaphtol, du bétol, du salol, de l'acide borique, de l'essence de térébenthine, du charbon, de l'iodoforme, etc., administrés par la bouche et des lavements désinfectants au tanin, à l'acide phénique, au chloroforme, etc. Certains antiseptiques comme le borax, l'acide borique, l'acide benzoïque, l'essence de térébenthine, le salol auront en même temps pour effet de maintenir aseptique le filtre rénal.

Les sécrétions favorisant l'élimination des toxines seront ménagées et leur action sera exaltée artificiellement. En premier lieu les diurétiques sont indiqués. On sera cependant très prudent, l'épithélium rénal étant altéré de bonne heure dans l'affection qui nous occupe, et les diurétiques pouvant alors être plus nuisibles qu'utiles. Dans tous les états infectieux où les reins sont menacés on ne saurait être trop prudent dans le maniement de médicaments tels que la digitale, la scille, la caféine, le strophantus, etc.

La peau, cette vaste surface d'élimination des toxines, sera d'un plus grand secours. M. Rendu a utilisé dans ces cas les bains froids ou mieux, à son avis du moins, l'enveloppement prolongé dans le drap mouillé avec l'eau à 15° ; la réaction (phase sudorale) se manifeste après quelques instants de saisissement désagréable et dure environ trois quarts d'heure. Le drap mouillé est enlevé dès que cette sudation se ralentit et le malade est porté dans le lit bassiné. Outre l'élimination des produits morbides par la voie sudorale, le système nerveux se trouve stimulé et le collapsus évité. Les bains tièdes et surtout les lotions tièdes aromatisées, doivent être préférés à notre avis ; leur utilité est incontestable et leurs dangers sont nuls, enfin ce moyen est plus à la portée de l'entourage du malade. Il nous semble que les bains froids constituent un moyen dangereux dans toutes les fièvres graves dans le cours desquelles l'épithélium rénal est si souvent altéré. La même raison nous fait rejeter l'alcool qu'on conseille contre l'adynamie. Nous lui préférons l'extrait mou de quinquina à haute dose (8 à 10 grammes par vingt-quatre heures), les sels de quinine, la strychnine ou la noix vomique, la caféine, l'éther, la kola, et nous réservons l'alcool pour la convalescence.

On combattra les vomissements par l'opium, la glace, les boissons glacées, la limonade, la potion de Rivière, l'eau chloroformée.

Contre les hémorragies on utilisera le perchlorure de fer liquide à la dose de 60 à 80 gouttes par jour (il agira en même temps comme tonique et comme désinfectant intestinal après formation de sulfure de fer), l'eau de Rabel, l'acétate de plomb, l'ergotine et les moyens d'hémostase appliqués localement sur la surface saignante quand cela est possible.

Déjà nous avons vu que les troubles nerveux étaient combattus par les bains froids, les enveloppements froids et les lotions froides ou mieux tièdes. On sera très sobre d'opium et de chloral contre ces accidents.

La convalescence exigera de grands soins : les aliments seront progressivement et lentement permis en partant du lait, du bouillon, des œufs à la coque. On donnera successivement des bouillies (tapioca, etc.), du chocolat, des viandes saignantes, du pain grillé et en dernier lieu les légumes verts, les farineux.

Bien entendu, dès que l'état des reins le permettra, on usera largement de l'alcool sous forme de bons vins (bordeaux, malaga, champagne, etc.) et sous forme de liqueurs (rhum, cognac, etc.).

STIEFFEL, *de Joinville-le-Pont*,
et LORAIN, *de Nogent-sur-Marne*,
Ex-chef de clinique de la Faculté de Nancy.

V

ICTÈRE INFECTIEUX FÉBRILE. MALADIE DE WEIL

Historique. — En France on s'est occupé depuis longtemps d'établir une bonne classification des différentes sortes d'ictère, et c'est à Chauffard que revient l'honneur d'avoir attiré l'attention sur ce sujet. Il a démontré que certains ictères de forme catarrhale constituent de véritables symptômes infectieux, avec fièvre, gros foie et grosse rate, néphrite aiguë, herpès labial, crise urinaire polyurique et azoturique, amaigrissement, convalescence lente.

En Allemagne, Weil, en 1886, pour la première fois, a publié quatre observations d'ictère fébrile comme maladie générale infectieuse, maladie qui ne rentrait dans les cadres d'aucune des maladies connues et qui porte aujourd'hui son nom.

J'ai rassemblé 65 cas publiés sous ce nom dans les divers journaux de médecine, et, dans mon ouvrage, je donne la symptomatologie de 84 cas analogues.

Symptômes. — Presque tous les auteurs admettent que la maladie de Weil représente une maladie infectieuse aiguë, une *intoxication sui generis*, et que cette maladie a toujours un début brusque, souvent avec frissons. Les symptômes constants sont : fièvre, maux de tête, altérations gastro-intestinales, ictère et myalgie ; la fièvre a une courbe typhique et se maintient de huit à dix jours.

Quelquefois il arrive une rechute. Le pouls est au commencement fréquent, plus tard sous-normal. La rate et le foie sont souvent hypertrophiés, mais non d'une façon constante ; le foie est souvent sensible. Une néphrite complique souvent la maladie ; quelquefois on observe de l'herpès ou de l'érythème.

Le pronostic est bon.

La maladie attaque les jeunes sujets, surtout les hommes, principalement en été.

Anatomie pathologique. — J'ai rassemblé tous les protocoles d'autopsie et, quoique la différence entre les auteurs soit grande, je donne ici les détails concordants. Voici le protocole du Dr Nauwerck.

La coloration de la peau est fortement jaune ; dans les parties postérieures du corps on voit des taches bleu foncé ; la rigidité cadavérique est peu prononcée. Les os craniens sont épaissis, la dure-mère jaune, fortement adhérente au crâne, les autres méninges sont hyperhémiées et légèrement troubles. Dans le sinus il y a du sang liquide et noir.

L'encéphale est petit, atrophié, très mou et pâle. Les poumons contiennent de l'air ; ils sont assez hyperhémiés ; à la base de la partie postérieure existe un œdème considérable. Le cœur a son volume normal, il est vide, friable, les valvules sont normales ; les gros vaisseaux contiennent du sang liquide et noir. La rate est augmentée de plus du double, la capsule est tendue, la pulpe est molle et hyperhémiée.

Le foie n'est pas augmenté, il est jaunâtre, anémié et flasque. Les reins sont assez volumineux et mous, la capsule se détache facilement, la substance corticale est un peu épaissie, elle est pâle, jaunâtre, et les pyramides sont violet foncé.

Dans l'estomac et l'intestin, rien de remarquable.

Dans l'intestin grêle, surtout dans sa partie moyenne, on trouve des ulcérations superficielles, rares, petites et rondes, ainsi que quelques follicules solitaires et des plaques de Peyer tuméfiées.

L'intestin grêle est parsemé d'ecchymoses, et dans le mésentère on trouve des ganglions augmentés de volume, le centre est ramolli et caséifié.

On a examiné au microscope : une partie du foie, des reins, de l'intestin grêle avec l'ulcération, le mésentère avec quelques ganglions tuméfiés.

Intestin grêle. — L'ulcère, de 5 à 6 millimètres de diamètre, présente un fond inégal, constitué par la couche celluleuse (submucosa), infiltrée de leucocytes à noyaux multiples; cette infiltration arrive jusqu'à la couche musculeuse.

L'infiltration dans la couche celluleuse dépasse les bords de l'ulcération, la couche muqueuse environnante n'est pas infiltrée, sa structure est normale. Dans l'ulcère, non plus que dans son voisinage, on ne trouve pas de microbes, et l'on ne saurait dire si les ulcères se sont développés sur les follicules.

En d'autres endroits la muqueuse est infiltrée et jusqu'à la moitié de la couche glandulaire est remplie de petites cellules rondes, de noyaux et de débris de noyaux. Dans le tissu nécrotique on voit des microbes situés en partie dans le tissu glandulaire, en partie dans le tissu cellulaire ou dans les vaisseaux lymphatiques.

Les colonies les plus considérables des microbes sont formées par des bacilles courts, dont les extrémités sont arrondies et plus colorées, tandis que le milieu du bâtonnet reste incolore.

Les bacilles se colorent difficilement et ne se trouvent pas sur la coupe colorée par la méthode de Gramm. Les bacilles de la fièvre typhoïde ne se trouvent nulle part.

Les *altérations des glandes mésentériques* sont d'ancienne date et sans doute produites par la fièvre typhoïde.

Foie. — On y voit des altérations pareilles à celle de l'atrophie jaune aiguë. Les cellules hépatiques sont hypertrophiées ou remplacées par un déchet granuleux, protéique ; elles sont fragmentées et permettent rarement de voir la structure normale des rangs des cellules hépatiques.

On voit aussi que les épithéliums des canaux biliaires sont tombés en dégénération graisseuse.

Dans la préparation colorée on voit encore mieux la désorganisation du parenchyme, les cellules restées encore normales sont gonflées et sans noyaux, quelquefois elles sont remplies de pigment biliaire, qu'on trouve aussi à l'état libre dans le tissu.

Reins. — Les cellules épithéliales des canalicules contournés sont parsemées de granulations; d'autres cellules sont graisseuses; les cellules épithéliales des tubes collecteurs de la substance corticale et celles des pyramides sont un peu moins altérées.

Les glomérules de Malpighi ne sont pas altérés, seulement on constate parfois le gonflement des cellules épithéliales, de la capsule, quelquefois de la desquamation et des masses granuleuses en dedans.

Dans une préparation colorée on ne voit plus de noyaux dans la région du labyrinthe. On rencontre, plus rarement qu'au foie, des foyers infiltrés de leucocytes, et, si on les trouve, c'est dans la substance corticale autour des veines ectasiées. Les tubes collecteurs de la substance corticale contiennent des cylindres hyalins, quelquefois des cylindres épithéliaux. On ne trouve pas de microbes.

Comme nous voyons, l'anatomie pathologique de la maladie qui nous occupe, comme aussi les observations cliniques justifient le nom qu'on lui a successivement attribué : *typhus hépatique bénin; ictère infectieux; maladie infectieuse compliquée d'ictère; ictère pseudo-grave; fièvre typhoïde abortive ictérique*, etc.

Ce grand nombre de dénominations me pousse à accepter l'excellente idée de Chauffard, de se poser toujours à propos de chaque forme d'ictère la question suivante : « Les fonctions biochimiques du foie sont-elles abolies, sont-elles conservées ou exaltées? » Les faits cliniques répondent très facilement à cette question et nous apprennent si l'ictère est grave ou bénin. Chauffard subdivise ce dernier en quatre espèces : 1° ictère catarrhal simple; 2° ictère catarrhal infectieux; 3° ictère polycholique infectieux (si le canal cholédoque reste perméable); 4° ictère infectieux à rechutes.

DE TIMOWSKY, *de Schintznach.*

CHAPITRE XI

LITHIASE BILIAIRE

Symptômes. — La lithiase biliaire est une des affections les plus communes et cela n'a rien qui puisse surprendre si l'on observe qu'un cadavre sur dix présente des calculs dans la vésicule. On serait à bon droit surpris de cette proportion qui ne cadre pas avec la clinique si ce n'était que le passage des calculs ne devient douloureux que s'ils atteignent le diamètre de 1 à 2 centimètres, que sur cent calculs formés quatre-vingt-quinze ne quittent pas la vésicule et qu'enfin bien des cas légers sont méconnus. En effet la lithiase biliaire ne se traduit parfois que par une douleur épigastrique légère. Ce sont des crampes d'estomac plus ou moins intermittentes qui font croire à de la gastralgie, à de l'embarras gastrique, lors d'un examen rapide et superficiel. D'autrefois ce sont des douleurs sourdes, non continues, quand les calculs sont intra-hépatiques. Elles sont plus fortes si le calcul se trouve dans le canal cholédoque. Enfin elles sont portées à leur maximum pendant le passage du calcul dans le canal cystique. Elles débutent brusquement, d'ordinaire trois heures après le repas, alors que la vésicule se contracte pour déverser la bile dans le duodénum. Cette douleur, qu'on a appelée colique hépatique, est bien spéciale et ne pourrait être confondue qu'avec la colique néphrétique dont le mode de production est le même, si le siège de la douleur n'était différent. Il suffit d'avoir examiné quelques-uns de ces malades pour reconnaître cette douleur caractéristique de la colique hépatique : le facies endolori, les cuisses repliées sur l'abdomen, les mouvements respiratoires douloureux, superficiels comme dans toutes les affections douloureuses du ventre, le malade jette des cris plaintifs et se tord dans son lit. La douleur siège principalement dans le creux épigastrique et non pas dans l'hypocondre droit. Elle s'irradie dans l'hypocondre droit, très souvent même dans l'hypocondre gauche, parfois dans l'épaule droite, dans le bras droit. On a noté d'autres points douloureux : points cystique, dorsal (quatrième vertèbre dorsale), scapulaire, cervical postérieur, iliaque, splénique. Mais ce sont là des curiosités cliniques. On a même observé une douleur siégeant uniquement dans l'hypocondre gauche. Enfin la douleur de la colique hépatique se traduit parfois par de la céphalée, de la migraine. Ce sont des formes larvées de la colique hépatique. Ce sont des coliques hépatiques frustes, bien faites pour induire le clinicien en erreur.

Il est inutile d'insister sur le mécanisme de la douleur : le volume, la densité, les aspérités du calcul suffisent à expliquer la douleur et son intensité plus ou moins grande. L'irritabilité du sujet intervient également puisque de gros calculs sont rendus sans douleur. La colique hépatique s'accompagne de vomissements alimentaires d'abord, bilieux une fois que l'estomac est débarrassé de son bol alimentaire. Ces vomissements à vide, qui rappellent les vomissements incoercibles de la grossesse, vomissements également réflexes, sont extrêmement pénibles. On aurait observé du hoquet, mais il doit être bien rare, puisque nous ne l'avons jamais observé.

A l'examen du foie, au palper, on le trouve nettement douloureux dans la région épigastrique où il vient recouvrir la face supérieure et antérieure de l'estomac, et au-dessous du rebord des fausses côtes. Très souvent cette douleur au palper s'étend au delà de la moitié droite de l'abdomen, au-dessous du rebord des fausses côtes gauches, dans la région de la rate. C'est qu'en effet le plus souvent le foie est légèrement hypertrophié chez ces malades et dépasse ses limites normales, ce qui est aisé à constater à la percussion. La matité dépasse de deux à trois travers de doigt le rebord des fausses côtes et la pointe du sternum. Quand le canal cystique est obstrué depuis plusieurs jours, la vésicule forme tumeur, tumeur qu'on constaterait plus aisément sous anesthésie chloroformique. C'est encore dans ces conditions qu'on pourrait découvrir le symptôme de la collision des calculs dans la vésicule que nous n'avons jamais rencontré que dans les auteurs et cela avec une unanimité qui ne laisse pas d'étonner. — M. Glénard a proposé d'ajouter à la palpation et à la percussion ordinaires du foie qui cependant nous donnent des renseignements suffisants sur l'étendue, la forme et la sensibilité de cet organe, une palpation spéciale dite procédé du pouce. De la main gauche il embrasse le bord postérieur du foie et repousse le foie d'arrière en avant avec les quatre derniers doigts. En même temps, de la main droite, placée dans le flanc droit, il comprime l'organe, de bas en haut. Le pouce gauche libre presse sur le foie refoulé en haut pendant une inspiration profonde qui abaisse le foie et, en ramenant ce pouce d'arrière en avant et de bas en haut, on apprécierait la forme, l'épaisseur (!), la densité (!!) et la sensibilité du foie.

La colique hépatique est le plus souvent apyrétique et ce symptôme négatif est essentiel à constater puisqu'il permet d'éliminer toute affection inflammatoire des organes abdominaux. Peter a insisté sur la température locale qui serait constamment plus élevée que normalement. Ce n'est qu'exceptionnellement que la colique hépatique s'accompagne de fièvre allant parfois jusqu'à 40°. C'est ces cas qu'on a pu, chez les femmes en couches prises de coliques hépatiques avec hyperthermie, confondre avec de la péritonite.

Labadie-Lagrave a observé une véritable fièvre intermittente hépatique, revenant avec chaque accès de colique hépatique. Ces cas ne sont pas absolument rares.

La colique hépatique s'accompagne ou se termine parfois par une crise de sueurs abondantes.

Sa durée est très variable : elle dure de quelques heures à quelques jours. D'ordinaire elle ne persiste que quelques heures d'une manière ininterrompue, puis survient une période d'accalmie, plus ou moins prolongée, jusqu'à ce que le passage d'un nouveau calcul ramène un nouvel accès. Il est exceptionnel que le mal ne se traduise que par une seule crise. Le plus souvent il y a une série de crises plus ou moins longues, plus ou moins rapprochées dans l'espace de quelques jours. Dans l'intervalle des crises, le foie reste douloureux et les troubles digestifs persistent atténués.

Tantôt la colique hépatique s'accompagne de diarrhée, tantôt, et c'est le cas le plus fréquent, le malade est constipé.

Les urines d'abord claires, nerveuses, sont bientôt chargées de pigment biliaire sans qu'il y ait ictère tant que les reins suffisent à l'élimination de ces pigments. Quelquefois on constate une glycosurie légère immédiatement après l'accès. On a encore constaté de l'acétonurie.

Il est important pour vérifier le diagnostic et pour prévenir l'accumulation des calculs dans l'intestin d'examiner les selles pendant les huit jours qui suivent la terminaison de la crise. On constatera la présence des cholélithes dans les selles passées à travers un tamis. Il arrive souvent que le calcul reste introuvable dans les selles lorsqu'il est retombé dans la vésicule, lorsqu'il est arrêté dans l'intestin ou dans les voies biliaires. Lorsque le calcul n'est pas éliminé, différents accidents peuvent se présenter, analogues à ceux survenus consécutivement à l'ictère catarrhal simple qui se termine par obstruction des voies biliaires et sur lesquels il nous faut revenir. Si le canal cystique reste obstrué par le calcul ou bien après expulsion de celui-ci par angiocholite adhésive, la vésicule peut s'atrophier, ce qui n'est pas un mal, mais souvent elle s'enflamme et il se produit une tumeur de la vésicule pouvant contenir jusqu'à 40 litres de liquide (hydropisie de la vésicule biliaire) et simulant une grossesse, une ascite. D'autres fois la vésicule suppure (cholécystite suppurative). — Lorsque le canal cholédoque ou une branche du canal hépatique restent occupés par le calcul, le cas est infiniment plus grave, à moins que la bile passe entre le calcul et la paroi interne du canal. Sinon, les voies biliaires, vésicule comprise, sont prises d'angiocholite chronique, elles sont dilatées, distendues par des produits inflammatoires. A un degré plus avancé, les cellules hépatiques comprimées s'atrophient, le tissu conjonctif du foie se met à proliférer et l'on aboutit à la suppuration chronique du foie, à la destruction de la cellule hépatique et à l'inflammation des vaisseaux portes (pyléphlébite). En même temps la circulation collatérale abdominale augmente et il se produit de l'ascite. On se trouve en présence d'un foie simulant la cirrhose, l'hypertrophie de l'organe étant suivie de son atrophie. C'est de la fausse cirrhose du foie, car, dans les cas qui nous occupent, la lésion principale est la dilatation des voies biliaires.

Cependant dans tous les cas précédents il est un mode de terminaison vers lequel tend la nature, qu'il s'agisse du foie ou d'un organe quelconque, c'est la formation de fistules soit par adhérences directes avec les organes voisins, soit par formation d'une cavité kystique intermédiaire. Si la bile se vide dans le péritoine, on assiste à la marche aiguë d'une péritonite rapidement mortelle, car, si la bile normale est aseptique et bien tolérée par le péritoine, nous nous trouvons ici en présence d'une bile profondément altérée par l'inflammation des voies biliaires et contenant le plus souvent des microbes venus de l'intestin, et du reste dans bien des cas l'angiocholite, la cholécystite sont nettement suppuratives. D'autres fois l'abcès biliaire se fistulise dans le duodénum (c'est le cas le plus fréquent) ou le côlon, rarement dans l'estomac, le vagin, l'utérus, la vessie, les plèvres, les poumons et la peau. Pendant ce temps de formation fistuleuse, ce sont des douleurs vagues, des accès de frissons et de fièvre, symptômes de l'infection purulente chronique; enfin on peut constater un empâtement profond du côté où se porte le pus. Plus rarement les calculs biliaires pénètrent dans les gros vaisseaux (veine porte, veine mésentérique) et provoquent des phlébites, des abcès multiples ou de la pyohémie franche.

Enfin il est des cas où les calculs restent prisonniers dans l'intestin où ils peuvent être tolérés assez longtemps, mais le malade est toujours menacé des accidents dus à l'occlusion intestinale, à la typhlite et à la pérityphlite.

La lithiase biliaire ne s'accompagne pas d'ictère quand le canal cystique est obstrué. L'ictère apparaît, au contraire, avec toutes ses conséquences quand les canaux hépatique ou cholédoque restent bouchés, à moins de calculs peu volumineux, n'oblitérant pas absolument les canaux biliaires, ou bien de calculs mous, coniques. L'ictère est d'ordinaire tardif et peu prononcé, la bile n'étant pas longtemps détournée de son cours normal, ou bien, en cas de crise de colique hépatique prolongée et de calculs volumineux, la bile s'écoulant très souvent dans les périodes d'accalmie entre le calcul et le canal. Il arrive, au contraire, mais assez rarement, que l'ictère par obstruction calculeuse se manifeste quelque temps avant la première crise douloureuse.

Nous ne reviendrons pas ici sur les symptômes qui dépendent de l'ictère (digestion lente, amaigrissement, selles infectes et décolorées, composition des urines, etc.) que nous avons étudiés dans le précédent chapitre.

Outre les symptômes précédents, la lithiase biliaire présente quelques symptômes peu connus, qu'il est bon de rappeler.

Le système nerveux est toujours plus ou moins atteint; les lithiasiques sont des arthritiques, donc aussi des névropathes. Ils dorment mal, ont mauvais caractère. Ce sont des bilieux insupportables. Plus rarement ils présentent des crises d'hystérie, de la parésie du membre supérieur droit, des vertiges, des convulsions épileptiformes et, parfois, mais bien rarement, des syncopes mortelles. La mort subite chez les lithiasiques n'est pas due uniquement, comme on pourrait le croire, à la rupture des voies biliaires, de la vésicule surtout, pendant la crise, sous l'influence d'un effort de vomissement, avec production de péritonite suraiguë, ni non plus par l'excès de la douleur de la colique hépatique, puisque la mort peut survenir en l'absence de toute douleur. La cause réelle est souvent d'origine nerveuse ; il s'agit d'un réflexe parti du plexus solaire et aboutissant à la moelle, au bulbe et aux nerfs pneumogastriques (Charcot).

La suppression partielle de la fonction du foie diminue le pouvoir glycogénique de l'organe et le malade est obligé de tirer les matières hydrocarbonées de son tissu puisque le foie produit moins de sucre.

Cela est encore une cause d'amaigrissement qui s'ajoute à celle provenant de la non-digestion des aliments gras. Pour peu que la maladie se prolonge, l'individu diminue de poids. Parfois ces malades maigrissent très rapidement. Ils peuvent dans l'espace de quelques semaines perdre 20 à 30 livres de leur poids et plus.

On a noté des irradiations viscérales bizarres comme la congestion pulmonaire, la dilatation gastrique momentanée pouvant à la longue devenir définitive, la dilatation du cœur droit avec bruit de galop, souffle tricuspidien et hypertrophie ventriculaire. On a attribué la dilatation du cœur droit à un excès de pression dans l'artère pulmonaire, excès de pression qui proviendrait d'une diminution de calibre des artérioles du poumon par réflexe transmis au bulbe et réfléchi au poumon par les filets du grand sympathique. Ce sont autant d'hypothèses qui voudraient être prouvées. Il est plus aisé de concevoir cette dilatation provoquée par la difficulté de la circulation dans la veine porte.

Quelques auteurs auraient observé dans le cours de la lithiase biliaire des accès de fausse angine de poitrine.

Déjà nous avons parlé de la forme comateuse. Elle est très rare et caractérisée par du délire, de la stupeur et finalement par le coma urémique ou d'origine réflexe.

Enfin, dans certains cas où la lithiase biliaire est accompagnée d'une température élevée, on a constaté un état typhique grave, simulant l'ictère grave.

Pronostic. — L'étude des symptômes que présentent les lithiasiques ferait croire en vérité à la gravité de l'affection alors qu'en réalité les symptômes graves sont exceptionnels. Si le lithiasique est toujours menacé d'une nouvelle atteinte, s'il lui faut toujours craindre le retour du mal ou la survenance de quelque complication, il est bien rare qu'il ne guérisse, et cela assez rapidement. Cependant on devra toujours être en garde et ne pas se laisser tromper par une guérison apparente. On doit toujours, suivant le conseil de Chauffard, examiner le foie au triple point de vue de sa fonction (production de l'urée — pouvoir glycogénique — élaboration complète des pigments biliaires) pour être sûr de l'intégrité des voies biliaires et de la cellule hépatique.

Alors même que tout serait rentré dans l'ordre, les récidives sont toujours à craindre et assombrissent le pronostic.

Diagnostic. — La lithiase biliaire se traduisant par des coliques hépatiques franches est d'un diagnostic aisé. Les coliques néphrétiques, le rein droit étant malade, pourraient seules prêter à confusion. Encore, dans ce dernier cas, la douleur siège dans la région lombaire, s'irradie de là vers l'aine et jusque dans le scrotum, alors que, dans la lithiase biliaire, la douleur s'étend vers les parties supérieures du tronc. L'absence d'ictère et des matières colorantes de la bile dans les urines, la constatation des graviers urinaires mettent sur la voie.

Le diagnostic est infiniment plus délicat lorsqu'on est en présence des formes frustes de la colique hépatique. L'erreur est bien souvent commise de prendre des coliques hépatiques légères pour des crampes d'estomac, de la gastralgie. La présence des pigments biliaires dans les urines suffirait à éclairer le médecin, mais encore faut-il songer à faire faire cet examen, faute de quoi bien des cas de lithiase biliaire restent inconnus. S'il ne s'agissait que de gastralgie ou d'entéralgie, la douleur serait calmée par la pression de la main tandis que la même pression exagérerait la douleur de la colique hépatique. La douleur de la gastralgie apparaît pendant ou immédiatement après le repas et au contraire trois ou quatre heures après le repas chez le lithiasique. Les accès de coliques hépatiques sont bien plus espacés et leur guérison est d'ordinaire rapide et complète en quelques jours. Enfin le lithiasique est un arthritique, un sanguin, très souvent obèse; le gastralgique est plutôt un chloro-anémique, un lymphatique.

Inversement, on peut prendre pour de la colique hépatique ce qui ne serait qu'une névralgie du foie, affection qui, à en croire certains auteurs, serait plus commune qu'on ne le pense. L'hépatalgie et la névralgie de la vésicule biliaire ne sauraient être niées à la vérité; mais sont-elles aussi fréquentes qu'on veut bien le dire? Quoi qu'il en soit, les urines nerveuses, dépourvues de pigment biliaire, l'absence de décoloration des selles et de graviers intestinaux établiraient le diagnostic.

Nous avons vu que certains lithiasiques présentent des symptômes anormaux, comme par exemple la migraine, la céphalée. Dans ces cas il sera très délicat de découvrir la cause du mal si l'on ne pense à examiner le foie par le palper et la percussion et les urines au point de vue des matières colorantes de la bile.

De même, dans les formes graves avec hyperthermie considérable, on peut penser à la fièvre typhoïde, à l'ictère grave vrai ou atténué, mais la marche de l'affection suffirait à différencier ces maladies dans l'espace de quelques jours.

On a pu, chez la femme nouvellement accouchée, croire à de la péritonite localisée en présence de colique hépatique fébrile, mais les rémissions brusques, la décoloration des selles, l'expulsion des calculs par les selles feront éviter l'erreur.

Lorsque les accès de fièvre surviennent régulièrement espacés (fièvre intermittente hépatique), ils en imposent pour de l'impaludisme. L'absence de tuméfaction de la rate, d'ictère, l'examen des urines, l'examen clinique attentif de l'accès même, enfin l'étude étiologique dû mal aideront à établir le diagnostic.

Lorsque les voies biliaires restent obstruées et sont prises d'angiocholite suppurative, on croit parfois à un abcès primitif du foie, mais outre que l'abcès du foie est peu commun dans nos régions, le diagnostic précis a peu d'importance puisqu'en réalité on se trouve bien en présence d'un abcès et que le traitement des deux affections est le même.

Nous avons connaissance de deux malades traités pour de la lithiase biliaire et qui présentaient une affection assez commune et très peu connue cependant, un abaissement très prononcé du foie. Cette déviation se rencontre chez l'ouvrier qui a exécuté des travaux pénibles dès l'âge de quinze à vingt-cinq ans. Le foie déborde les fausses côtes de un à quatre travers de doigt; il est sensible à la pression directe. Mais dans ces cas il n'existe pas de crise aiguë de douleur, c'est une gêne permanente, exagérée pendant la station debout, diminuant dans la position horizontale, diminuée également dans la position verticale si le malade refoule le foie de bas en haut avec les deux mains portées dans les fosses iliaques et exerçant une pression de bas en haut. Ici encore l'absence des matières colorantes de la bile dans les urines, l'absence des graviers intestinaux et l'étiologie éclaireraient au besoin le diagnostic.

Nous ne pensons pas que le diagnostic d'avec la colique saturnine, d'avec les coliques utérines souffre quelque difficulté et nous n'insistons pas.

Reste à établir le diagnostic de la cause de l'obstruction des voies biliaires. Rien ne serait plus aisé si le même médecin avait suivi la maladie dans toutes ses phases. Malheureusement trop souvent nous examinons pour la première fois le malade arrivé à la période ultime des accidents et il est très difficile de juger la nature de l'obstacle. Le malade, souvent un vieillard, ictérique, amaigri, atteint de suppuration chronique, a bien l'aspect d'un cancéreux et l'on songe au cancer du foie, de la vésicule ou de la tête du pancréas. L'absence de bosselures perceptibles au palper ne peut suffire à éliminer l'idée de tumeur, celle-ci pouvant occuper une portion du parenchyme du foie. L'histoire de la maladie sera d'une grande utilité. Le peu d'efficacité du traitement aidera à faire la lumière en cas de cancer. La cirrhose hypertrophique sera éliminée par l'étude de l'étiologie (alcoolisme) et grâce à ce que la lithiase biliaire s'accompagne d'ictère sans ascite et que le fait inverse arrive chez le cirrhotique.

L'obstruction des voies biliaires a été parfois produite par la migration d'ascarides dans les voies biliaires. L'examen des selles pourra seul faire soupçonner cette cause.

Enfin il est une cause à laquelle il faut toujours penser, cause trop fréquente des affections chroniques de tous nos organes, la syphilis. Il est d'autant plus urgent de se rappeler la possibilité de la syphilis hépatique que cette affection ne se manifeste par nul symptôme pathognomonique ni même par aucun symptôme de quelque importance, et qu'un traitement d'essai prolongé peut seul éliminer cette cause en cas de doute. Bien entendu le témoignage du malade ne sera pas d'un grand poids, la syphilis étant très souvent ignorée du malade qui est de bonne foi.

Anatomie pathologique. — L'examen des symptômes nous permet de prévoir ce qui peut se rencontrer sur la table d'amphithéâtre. Nous ne reviendrons pas sur le siège des calculs ni sur les lésions qu'une obstruction plus ou moins prolongée des voies biliaires entraîne du côté de la vésicule, des voies biliaires, de la cellule hépatique, des vaisseaux artériels et veineux et du tissu conjonctif de la glande hépatique.

Le nombre des calculs varie de 1 à 2,000. Leur volume varie de celui d'un grain de sable à celui d'un œuf; leur forme est à facettes plus ou moins nombreuses; leur consistance est molle ou dure; leur couleur est jaunâtre.

On sait que le calcul biliaire est composé principalement de cholestérine (70 p. 100); de plus il contient un noyau qui est tantôt du pigment biliaire, tantôt un sel de chaux ou de potasse ou de soude, tantôt un amas de cellules épithéliales. On y aurait même constaté la présence de microbes.

Enfin l'on rencontre les lésions multiples provoquées par la fistulisation dans les cas terminés par abcédation (adhérences multiples, poches kystiques, etc...).

Étiologie. — La lithiase biliaire est une affection presque inconnue au jeune âge. Chez l'enfant, les matières hydrocarbonées sont facilement brûlées grâce à la vie plus active chez lui et de plus les excès de table sont plus restreints. Chez l'adulte la maladie est fort commune. Elle devient plus fréquente encore chez le vieillard par suite de la stagnation de la bile due à l'insuffisance de contraction des parois musculaires de la vésicule. L'affection est surtout commune dans les classes aisées, chez les gros mangeurs à vie sédentaire, chez les obèses (70 p. 100 des lithiasiques sont des obèses). Enfin la femme y est plus sujette que l'homme. En effet, chez elle toutes les causes productrices de la lithiase semblent agir de concert : les grossesses répétées favorisent la congestion du foie; la ménopause agit de même. Chez la femme la vie est peu active et il n'est pas rare de rencontrer cette affection chez elle dans la classe ouvrière. Le corset comprimant le col de la vésicule et le canal cystique a été incriminé avec juste raison. La constipation chronique, si commune chez la femme, est encore une cause de congestion chronique. Enfin à toutes ces causes vient encore s'ajouter l'activité moindre de la respiration diaphragmatique et costale inférieure chez la femme : le foie, déjà immobilisé par le corset, échappe totalement pendant le jour et en partie pendant la nuit au massage que lui fait subir chez l'homme la respiration costale inférieure et diaphragmatique.

Déjà nous avons dit que la lithiase biliaire se voyait surtout chez les gros mangeurs. Les voies biliaires s'enflamment de proche en proche, l'inflammation partant du duodénum et de l'estomac. Le catarrhe des voies biliaires amène la stase de la bile, d'où déjà tendance à la formation de graviers. De plus la cholestérine et la cholépyrhine ne sont plus maintenues en dissolution par le glyco et le taurocholate de soude qui sont décomposés par la sécrétion catarrhale et c'est une nouvelle cause de formation de calculs.

La constipation chronique, les repas trop éloignés favorisent encore cette stase.

Il faut avouer que la diathèse arthritique, l'hérédité, entrent pour une bonne part dans la formation des calculs biliaires. L'arthritique exposé à la goutte, au rhumatisme, à l'eczéma, à la lithiase rénale, le sera également à la lithiase biliaire tout aussi nettement que le scrofuleux offre un terrain de culture excellent au développement du tubercule. Bouchard a appelé ces malades des individus à « nutrition ralentie ». Pour lui « les acides ne sont plus détruits et sont accumulés dans l'organisme. Les humeurs cessent d'être alcalines, la chaux est enlevée aux éléments anatomiques et livrée aux liquides d'excrétion. Les sels biliaires sont décomposés par la chaux et la cholestérine se dépose ». Nous ne saisissons pas clairement le résultat pratique de toutes ces hypothèses accumulées et rien moins que démontrées.

Enfin parmi les causes plus ou moins certaines de lithiase biliaire nous citerons : l'ingestion en quantité insuffisante de liquides aux repas amenant une concentration trop grande de la bile et la précipitation de ses éléments, le déplacement du rein droit effectuant une traction sur le canal cystique (rapports de la capsule externe du rein droit avec le ligament hépato-duodénal).

Traitement. — La douleur est le premier symptôme qu'on ait à combattre. Les cataplasmes légers, peu épais et larges, recouverts d'ouate et de taffetas gommé sont les premiers moyens bien anodins à utiliser. Le malade de sa propre autorité y a recours le plus souvent. Le bain chaud porté progressivement à 30 et 40° soulage de même, mais ce moyen est peu pratique, exige trop de temps et la douleur est trop vive pour qu'on attende l'effet du bain, effet non proportionné à l'intensité du mal. Les applications locales externes très variées auxquelles on a recours sont d'une action bien peu efficace, plutôt suggestive. On sait combien peu la peau absorbe les médicaments s'ils ne sont incorporés à un corps gras ou si l'épiderme n'a pas été détruit au préalable. On applique sur la région sensible des compresses imbibées de chloroforme ou bien un tampon d'ouate imprégné du même liquide et recouvert d'un cornet de carton. Les compresses d'éther, les pulvérisations d'éther, les applications de chlorure de méthyle, de glace, de bisulfure de carbone (bisulfure de carbone 30 centigr.; teinture de camphre 1 gramme), sont d'excellents moyens d'anesthésie locale. De même les nombreux liniments calmants laudanisés, cocaïnisés ou belladonés (opodeldoch, baume tranquille, etc.), serviront au moins à faire prendre patience au malade.

Si la lithiase biliaire se manifeste par une crise de colique hépatique très violente, il est bien évident que les moyens précédents ne seront utilisés qu'en second lieu, après que l'on aura atténué la douleur par les opiacés. Le plus souvent le praticien fait une injection d'un demi-centigramme de chlorhydrate de morphine (chlorhydrate de morphine 5 milligrammes, sulfate neutre d'atropine 1/10 de milligramme, eau de laurier-cerise 1 gramme, pour une seule injection), qu'il répète au besoin 2 ou 3 fois et plus dans les vingt-quatre heures. On sait qu'on a pu injecter chez des malades n'ayant pas usé de morphine jusqu'à 10 centigrammes. Il n'est pas moins connu qu'on a observé des cas de mort subite consécutive à une injection d'un centigramme de morphine. Nous avons assisté à un cas semblable survenu à un de nos confrères chez un malade âgé de vingt-cinq ans. De plus il est à craindre que le malade use trop volontiers d'un médicament qui coupe aussi vivement la douleur. Souvent le médecin aura à se reprocher d'avoir créé un morphinomane et cela pour guérir un mal sans gravité. Aussi, malgré l'excellence du moyen contre le symptôme douleur, malgré la possibilité de la guérison après une seule injection, nous pensons que la morphine en injections hypodermiques doit être réservée pour certaines affections graves telles que le tétanos, où elle devient presque un médicament spécifique et chez les malades atteints de tumeurs inopérables. Nous préférons infiniment administrer l'opium par la bouche lorsqu'il est toléré et que les vomissements n'empêchent pas d'utiliser cette voie. Nous le donnons à doses fractionnées que nous pouvons surveiller. En ayant soin d'additionner la potion opiacée d'un peu de sirop d'éther, il est très rare que le médicament ne soit supporté. D'autres fois ce sera sous forme pilulaire qu'il sera le mieux conservé. C'est là affaire de tâtonnement, de susceptibilité individuelle, qu'on arrive à vaincre avec un peu de patience. Si une dose de quelques milligrammes à un centigramme provoque des vomissements, on arrivera parfois qu'en répétant ces doses coup sur coup, à quelques minutes d'intervalle, le médicament finisse par être toléré. Du reste, avant d'utiliser la voie hypodermique, on aurait recours à l'absorption du médicament par le rectum. Lorsque le médicament est bien accepté par l'estomac, son action est certes moins rapide que donné par voie hypodermique, mais l'effet n'en est pas moins certain et il nous paraît plus durable. On reste confondu de voir supporter des doses très grandes d'opium. Nous avons pu donner pour le plus grand soulagement du malade et sans le moindre effet désagréable, jusqu'à 35 centigrammes d'extrait thébaïque en vingt-quatre heures. L'opium n'a pas le seul mérite de supprimer la douleur et de calmer les vomissements, mais encore il empêche la contracture des canaux biliaires rétractés sur le calcul et facilite la progression du calcul. On a soutenu que l'opium empêchait au contraire le cheminement du calcul puisqu'il supprimait la contraction musculaire des conduits biliaires, contraction qui expulserait les calculs. Resterait à établir que le calcul n'est pas arrêté par contracture, par spasme des voies biliaires, mais par défaut de contraction musculaire. C'est le contraire qui nous semble être la règle. On sait que l'opium donné à dose médicamenteuse diminue peu la contraction des fibres lisses. Du reste l'expérience est là pour résoudre la difficulté et elle nous autorise à user largement de l'opium. Un reproche plus sérieux qu'on a fait à l'opium, c'est de diminuer la sécrétion biliaire et ceci en effet nous paraît absolument vrai (nous en avons rapporté dans la description de l'ictère catarrhal un cas typique); mais encore cet inconvénient très réel du médicament ne l'empêche pas d'être utile toujours, d'absolue nécessité le plus souvent.

Pour diminuer les inconvénients de l'opium, on a diminué la dose nécessaire en lui associant la belladone. Nous ne parlerons pas des pommades utilisées dans ce but et dont l'action est peu certaine. Pour la voie rectale on s'est servi de suppositoires comme le suivant, par exemple :

Extrait de belladone. . . . . } Extrait d'opium . . . . }	āā 2 centigrammes
Beurre de cacao.	2 grammes

Pour un suppositoire. Poser un suppositoire toutes les demi-heures les deux premières heures, puis d'heure en heure.

A l'intérieur on donnera 50 centigrammes à 1 gr. 50 de feuilles de belladone en infusion dans 150 grammes d'eau par cuiller à bouche toutes les demi-heures, ou bien :

Extrait aqueux de belladone.	1 à 15 centigrammes
Eau.	20 grammes

XX gouttes toutes les heures.

La belladone aurait pour avantages de paralyser les sphincters en augmentant en même temps l'énergie des muscles expulsifs, ceux de la vésicule en particulier. Mais ceci nous paraît bien hasardé et nous avouerons que la pratique ne semble guère d'accord avec la théorie.

D'autres ont porté aux nues l'éther donné en injection hypodermique. A l'action calmante du médicament s'ajouterait l'action dissolvante sur les calculs. On s'est servi de préférence de la liqueur de Hoffmann. Mais on sait combien les injections d'éther sont douloureuses, combien peu il faut compter sur l'action dissolvante de 3 ou 4 grammes d'éther, enfin que ces injections ont été suivies de paralysies inquiétantes. Nous ne conseillerons pas davantage les inhalations soit d'éther, soit de chloroforme, car, ici encore, le remède quelque puissant qu'il puisse être nous paraît plus dangereux que le mal. Cependant on pourrait l'utiliser dans quelques cas spéciaux de douleurs excessives sans pousser jusqu'à l'anesthésie complète.

Le chloroforme a été donné à l'intérieur jusqu'à la dose de 2 grammes par jour :

Chloroforme	2	grammes
Huile d'amandes douces	3	—
Sirop de gomme	40	—

Agiter. Prendre une cuillerée à café tous les quarts d'heure.

L'antipyrine a été administrée à haute dose par la bouche et par voie hypodermique (4 injections de 25 centigrammes chacune dans les vingt-quatre heures), en lavement (1 gr. et demi par lavement). Par la bouche on a donné 25 centigrammes toutes les demi-heures jusqu'à effet. La phénacétine, l'exalgine, l'acétanilide, succédanés de l'antipyrine, peuvent être utilisés également.

Le salicylate de soude est encore quelque peu anesthésique. De plus il serait cholagogue. En tout cas, il agit comme alcalin.

L'acide cyanhydrique a été donné à la dose de 15 à 20 gouttes. C'est un médicament à rejeter.

On se gardera d'administrer des vomitifs qui ne feraient qu'exagérer le mal et pourraient être cause de rupture des canaux biliaires.

Le lavage de l'estomac a amené la guérison rapide de certaines coliques hépatiques. Nous avouons ne pas trop saisir son mode d'action.

Les sangsues à l'anus ou à la région hépatique, la révulsion (vésicatoire et pointes de feu) à l'hypocondre droit ne donneront pas grand résultat.

La douleur étant calmée, il faut éliminer les calculs. Déjà les calmants ont agi dans ce sens. On admet qu'une série de médicaments dits cholagogues favoriseraient la formation en abondance de la bile. Ce courant liquide serait bien fait pour entraîner les graviers arrêtés dans les canaux biliaires. Mais rien n'est moins démontré que l'action cholagogue de ces médicaments. Ainsi a-t-on fait prendre le calomel à la dose de 50 centigrammes à 1 gramme, l'évonymin (évonymin et savon médicinal ou bien évonymin et extrait de jusquiame ââ 5 centigrammes pour une pilule. Prendre une pilule matin et soir). M. Huchard associe une série de ces médicaments dans la formule suivante :

Benzoate de soude	ââ 25	centigrammes
Salicylate de soude		
Rhubarbe pulvérisée		
Poudre de noix vomique	2	—

Pour un cachet cholagogue. 2 cachets par jour.

On voit qu'il s'agit en définitive, de purgatifs qui par action réflexe doivent exciter quelque peu la production de la bile. Nous croyons qu'il faut donner la préférence à l'huile et à la glycérine qu'on a beaucoup vantées, et à juste raison, ces dernières années.

L'huile d'amandes douces a été administrée différemment selon les auteurs. Les uns donnent 150 à 200 grammes en une prise; d'autres administrent la même dose en 4 ou 5 prises en une à trois heures au plus et ajoutent 25 centigrammes p. 100 de menthol pour éviter les vomissements et 10 à 15 p. 100 de cognac et 2 jaunes d'œuf. On se rince la bouche avant et après chaque dose avec du café noir très chaud, du jus d'orange, de l'eau-de-vie ou du jus de citron.

D'autres font prendre 400 grammes d'huile d'olive en une demi-heure par cuillerées à bouche. Le malade se couche sur le côté droit pendant cinq à dix heures, jusqu'à production de selles diarrhéiques et reste au lit pendant plusieurs jours.

Enfin pour d'autres, il serait inutile de donner l'huile en nature. Elle agirait aussi bien prise en salade, ce qui n'est guère pratique dans le cours d'une crise aiguë, mais peut être mis à profit une fois les fortes crises calmées. Prise ainsi, l'huile serait mieux digérée, mieux utilisée.

On ne voit pas trop quel est le mode d'action de l'huile. Est-ce à la glycérine provenant de sa décomposition qu'il faut attribuer les bons résultats obtenus? La glycérine elle-même comment agit-elle? Est-ce par surproduction de la bile (action cholagogue de l'huile)? Est-ce que l'huile qui est légèrement purgative exciterait par action réflexe les mouvements péristaltiques des canaux biliaires? Ou bien est-ce l'apport d'un supplément d'acides gras qui aident à la dissolution de la bile? L'huile enfin remonterait-elle du duodénum vers le foie à travers les canaux cholédoque et hépatique et d'autre part vers la vésicule et aiderait-elle à la progression des graviers en facilitant leur agissement? Quoi qu'il en soit, son action utile est inconstestable. S'il est inexact d'affirmer que les graviers sont rendus dans les vingt-quatre heures après l'absorption de l'huile à haute dose, s'il a été reconnu que ce qu'on avait pris pour des calculs n'étaient que de faux calculs provenant de l'huile même, il n'est pas moins démontré que l'administration de l'huile a été un progrès considérable dans le traitement de la lithiase biliaire. Nous en dirons autant de la glycérine que nous préférons à l'huile à cause de sa facile administration. Elle a tous les avantages de l'huile sans en avoir les inconvénients. D'habitude, nous conseillons, en même temps que les opiacés, la glycérine à haute dose. Elle favorise l'expulsion des calculs et évite en même temps l'action constipante des opiacés. Nous la donnons à la dose de 40 à 80 et jusqu'à 150 grammes dans les vingt-quatre heures. Après guérison de la colique hépatique, le lithiasique continuera à sucrer ses aliments avec la glycérine (1 à 4 et 6 cuillerées à bouche par jour).

On a donné sans grands résultats l'extrait de fiel de bœuf (25 centigrammes par pilule. Dose : 6 pilules par jour, 2 au milieu de chaque repas et augmenter la dose jusqu'à effet purgatif, jusqu'à 12 pilules en vingt-quatre heures).

Enfin on a favorisé l'expulsion des calculs en dehors des conduits biliaires à l'aide du massage. On exécute des frictions douces de droite à gauche, de légères pressions de haut en bas, de la vésicule vers l'ombilic, pendant vingt à vingt-cinq minutes, et ce massage est continué après cessation de la crise pendant dix à douze minutes chaque jour pendant des mois. Ce traitement n'est pas toujours applicable pendant la crise, lorsque la douleur est excessive. De plus ce traitement nous semble bien théorique, bien qu'on ait cité un cas, ce qui est peu, de guérison brusque par cheminement du calcul sous l'influence de l'examen au palper.

Lorsque le calcul a quitté les voies biliaires, qu'il est tombé dans le duodénum, il faut aider son expulsion en dehors des voies intestinales. A ce moment seulement, la crise de colique hépatique passée, il est logique de purger le malade. Jusque-là cependant nous avons vu qu'on ne s'était pas privé d'administrer des purgatifs sous l'appellation de cholagogues, mais c'étaient des purgatifs doux, administrés à petite dose. C'est qu'en effet il faut être très sobre de purgatifs pendant la colique. Nous ne craignons pas de nous repéter et de rappeler qu'ils pourraient être cause d'accidents inflammatoires, de rupture des canaux biliaires. Mais, une fois la crise passée, on devra purger le malade avec un purgatif quelconque.

En cas d'absence totale d'écoulement biliaire dans l'intestin, on fera bien de donner, pendant et après la crise, les antiseptiques intestinaux destinés à remplacer l'action antiseptique de la bile (soufre, charbon de peuplier, naphtol A, salicylate de magnésie ou de bismuth, etc...).

Contre ce qu'on a appelé la fièvre intermittente hépatique on donnera les alcalins, les purgatifs légers, les antiseptiques intestinaux. La quinine sera de peu d'utilité puisqu'elle ne s'attaque pas directement à la cause. Souvent dans ces cas on sera réduit à intervenir chirurgicalement.

Chez le lithiasique, c'est peut-être le traitement de la colique hépatique et l'expulsion en dehors des voies biliaires d'abord, de l'intestin ensuite, qui constituent la partie la plus aisée de l'intervention médicale.

Reste un problème plus délicat à résoudre. Comment prévenir la formation des calculs, le retour des accès douloureux? Si la diathèse entre pour beaucoup dans la survenance de la maladie, il faut convenir que le genre de vie, le régime sont des causes puissantes de lithiase biliaire.

On évitera les travaux exagérés de l'esprit, les émotions, car la cholestérine est, comme on sait, un des produits de désassimilation du système nerveux. L'exercice au grand air (marches, équitation et sport nautique) sera conseillé. On a vanté l'utilité des promenades en voiture sans ressorts dans l'espoir de provoquer une espèce de massage du foie et une migration plus facile des graviers biliaires.

On a davantage insisté sur le régime des lithiasiques qui se confond du reste avec celui des arthritiques en général (lithiase rénale. goutte, sciatique, rhumatisme). Pas n'est besoin d'être un lithiasique pour que la mastication complète des aliments, les repas régulièrement espacés, le régime sobre, les selles régulières soient d'excellentes conditions de bonne santé. L'accord est du reste loin d'être fait sur le régime du lithiasique. Les opinions les plus contraires ont cours, parfois chez le même auteur. L'un veut que ces malades s'abstiennent de viandes le plus possible : l'autre vante l'utilité des viandes saignantes ; un troisième, l'éclectique qui veut mettre tout le monde d'accord, réclame un régime mixte, mi-végétarien, mi-carnassier. La plupart des auteurs ont retiré les plus grands bienfaits du régime lacté. Quelques-uns le proscrivent. Les œufs dont le jaune est riche en cholestérine sont déconseillés par l'un, conseillés par l'autre. Si l'accord est parfait sur les inconvénients de l'alcool, on se sépare sur les doses permises, les uns le proscrivant absolument et remplaçant le vin par des infusions anodines, les autres tolérant de petites doses de vin et même de liqueurs. Le malade, ballotté entre toutes les opinions, ne sait plus ce qu'il peut et ce qu'il ne peut pas manger, et finalement il n'observe plus aucun régime.

Nous ne saurions imposer au malade un régime idéal qui consisterait à ne lui fournir que les aliments qui diminueraient les matériaux solides de la bile (cholestérine et cholépyrhine), et qui augmenteraient les matières dissolvantes (glyco et taurocholate de soude). Ce régime, basé sur la chimie pure, aboutirait le plus souvent à débiliter le malade. Or, il faut avant tout soutenir les forces du malade et lui permettre un régime qui varie avec chaque individu : le laitage, les légumes verts, les viandes, les aliments gras peuvent convenir plus ou moins.

Nous nous contentons, d'une manière générale, de conseiller à nos malades d'éviter tout excès d'alcool et leur permettons un demi-verre de bon vin par repas lorsqu'il leur est trop pénible de supprimer complètement le vin ; ils useront peu de féculents (mie de pain, pommes de terre, haricots secs), peu de graisses, à moins de cachexie cependant ; ils éviteront les aliments épicés (sauces, charcuterie), et prendront une grande quantité d'eau aux repas dans l'espoir de diluer la bile. Ils prendront à discrétion le lait quand il est bien supporté, des œufs à la coque, des viandes saignantes ou cuites, selon leur préférence, mais se garderont d'absorber des viandes putrescibles (gibier, poissons). Et par-dessus tout ils seront sobres, ingéreront peu d'aliments qu'ils digéreront d'autant mieux. Ils rapprocheront les repas, feront quatre repas par jour (on sait que la vésicule se vide trois heures environ après le repas). Il s'agit plutôt d'une question de sobriété que du choix méticuleux des aliments. Le lithiasique continuera après guérison des accidents aigus l'usage des alcalins qui dissolvent la cholestérine et la cholépyrhine, augmentent la secrétion biliaire et opèrent grâce à l'eau absorbée en abondance un véritable lavage. Nous n'avons plus à réagir contre une soi-disant cachexie alcaline admise par les anciens auteurs. On donnera les alcalins à haute dose à tous les lithiasiques sans excepter les femmes enceintes et les nouvelles accouchées. Les cardiaques seuls les supportent mal. A quelle préparation faut-il donner la préférence ? Pour le malade qui peut se déplacer, la cure thermale constitue le traitement de choix et nous y reviendrons plus loin. Les eaux thermales transportées ont-elles la même efficacité ? On sait bien qu'il n'en est rien. Quels que soient les soins apportés à l'embouteillage, les eaux minérales perdent d'autant plus de leur action qu'elles sont plus chaudes à la source.

A domicile, on pourra les remplacer par les sels alcalins : le bicarbonate de soude à la dose de 1 à 5 cuillerées à café par jour (nous avons donné jusqu'à 6 et 10 cuillerées à bouche), dans un litre d'eau bouillie, qu'on pourra additionner d'une demi à 3 cuillerées à café d'acide tartrique ou d'acide citrique, à prendre aux repas et de préférence entre les repas. Le benzoate de soude, le salicylate de soude, le carbonate de lithine, l'acétate de potasse, les sels de Vichy et de Carlsbad, les alcalins végétaux (citrates, etc...) seront utilisés. Il est évident que, donnés sous forme de sels minéraux ou végétaux, les alcalins peuvent être administrés à dose beaucoup plus élevée que sous la forme d'eau minérale contenant des sels purgatifs (sulfates de soude et de magnésie, etc...) et que, pour cette raison, on ne peut donner à haute dose.

La peau absorbe quelque peu les médicaments solubilisés dans l'eau. D'où l'utilité des bains alcalins. Ils activeront les fonctions de la peau et seconderont l'action éliminatrice des reins. Enfin leur effet tonique et reconstituant n'est pas à dédaigner dans une affection débilitante comme la lithiase biliaire quand elle dure.

De même, les lavements alcalins sont très utiles comme alcalins, par leur action dérivative, décongestionnante du foie et de plus s'ils sont donnés à la température de 39 à 40°, et gardés pendant cinq à dix minutes, ils constituent une espèce de bain des organes malades.

Un médicament à utiliser qu'on délaisse trop aujourd'hui est le remède de Durant (éther 3 parties, essence de térébenthine 2 parties auquel nous ajoutons 1 partie de chloroforme pur), à la dose de XV à L gouttes par jour dans de l'eau, du bouillon, de l'eau rougie, sans aller jusqu'à la dose de 4 grammes par jour qui a été conseillée. Il est fort peu probable que ce médicament aille dissoudre les sables et graviers qui encombrent les voies biliaires comme il le fait en vase clos, car il n'est pas absorbé tel qu'il est donné. Il est impossible d'indiquer d'une manière précise son mode d'action. Sans doute le chloroforme et l'éther insensibilisent les voies d'excrétion et facilitent d'autant le cheminement des calculs. Quant à l'essence de térébenthine, elle agirait comme un purgatif léger et comme un antiseptique intestinal et rénal. Du reste il nous suffit de constater l'utilité du médicament sans nous l'expliquer. Le malade peut sans inconvénient en user pendant six à huit mois consécutifs. Si le médicament était mal supporté, il serait remplacé par les perles d'éther et de térébenthine ; le choloroforme serait pris sous forme d'eau chloroformée saturée à la dose de 1 à 2 verres par jour.

Le soufre longtemps continué activerait les fonctions hépatiques et préviendrait la lithiase biliaire :

Soufre.	25 centigrammes
Crème de tartre	5 —

Pour un cachet à prendre le soir en se couchant.

(La crème de tartre évite la formation de sulfures dans l'estomac et prévient les éructations fétides.)

Déjà nous avons dit que le lithiasique devait être soumis aux purgatifs répétés (calomel, podophyllin et de préférence à la glycérine), aux bains alcalins, aux douches froides ou tièdes de préférence, surtout s'il s'agit d'un rhumatisant, au massage local et au massage général (frictions au gant de crin ou à la flanelle grossière). La marche, l'exercice, outre leur action tonique, activent la respiration, donc aussi les combustions et produiraient par les mouvements plus accentués du diaphragme une sorte de massage du foie.

Tous les lithiasiques se trouveront bien des cures d'eaux minérales. Pour beaucoup celles-ci constituent un traitement de luxe, pour quelques-uns elles sont indispensables. Ici encore il est assez difficile d'expliquer l'action de la médication et nous devons nous contenter de constater les excellents résultats obtenus et indéniables. Nous croirions assez volontiers que le médicament donné à l'état de nature est mieux assimilé que les sels minéraux artificiellement préparés : s'il n'en était ainsi, rien ne serait plus aisé que de composer une eau minérale artificielle, ce que nous faisons du reste journellement, et cependant le résultat est loin de valoir celui obtenu aux stations thermales.

On enverra les lithiasiques biliaires à Vichy, Vals, Royat, Contrexéville, Vittel, Carlsbad, Ems, en donnant la préférence à Vichy et à Carlsbad. Les névropathes iront à Aulus, Plombières, Saint-Alban; les constipés à Aulus; les pléthoriques à Bourbonne, Balaruc, Marienbad; les anémiés à Luxeuil, Chaudesaigues et Carlsbad. Si ces eaux sont trop actives, ils iront à Pougues, Sermaize, Bourbon-Lancy, Montmirail, Contrexéville, Châtelguyon, Kissingen, Niederbronn.

On évitera les bains de mer chez ces malades d'ordinaire arthritiques.

Enfin, si des calculs volumineux donnent lieu à des accidents graves, que les moyens précédents n'ont pu enrayer, il faut intervenir chirurgicalement.

On évitera de ponctionner la vésicule surdistendue : c'est là une petite opération d'exécution très aisée et cependant très dangereuse. Une laparotomie franche exploratrice sera infiniment préférable et après la laparotomie on agira selon les lésions rencontrées.

Si le canal cholédoque est perméable et la vésiculepeu malade, on n'a aucune espèce de bonne raison pour extirper la vésicule. On l'abouche à la paroi abdominale, on l'incise, on la vide de ses calculs et on attend que la plaie abdominale se ferme spontanément en la drainant, ou bien on suture la vésicule ainsi que la paroi abdominale en se contentant de laisser un petit drain à demeure dans le coin inférieur de la plaie. C'est la cholécystotomie, opération peu grave si elle a été faite antiseptiquement. La même opération est indiquée si les canaux cystique et cholédoque sont obstrués et la vésicule saine, et qu'on arrive, après incision de la vésicule, à extraire ou à refouler dans l'intestin le ou les calculs enclavés. C'est, en somme, l'opération de choix, quand on a la bonne fortune de désobstruer les voies biliaires. C'est quelquefois la seule opération possible quand on ne peut exécuter ni la cholécystectomie, ni la cholécystentérostomie.

La cholécystectomie, c'est-à-dire l'extirpation de la vésicule, ne doit être exécutée que si la vésicule ou le canal cystique sont atteints de tumeur ou si leurs parois sont dégénérées par une suppuration prolongée ou bien si une fistule biliaire consécutive à une cholecystotomie ou à un abcès de la vésicule ouvert à la peau reste intarissable.

Enfin la cholecystentérostomie, c'est-à-dire l'abouchement de la vésicule au duodénum le plus près possible du pylore, est indiquée lorsque le canal cholédoque ne peut être désobstrué et que les parois de la vésicule sont saines. C'est une bonne opération, mais d'une exécution délicate. Nous n'avons pas à insister ici sur le manuel opératoire de ces différentes interventions.

STIEFFEL, *de Joinville-le-Pont*,
et LORAIN, *de Nogent-sur-Marne*.
Ancien chef de clinique de la Faculté de Nancy.

CHAPITRE XII

CHOLÉCYSTITE

Définition.— On donne le nom de cholécystite à l'inflammation de la vésicule du fiel. Ainsi que je l'indiquerai, en parlant de l'angiocholite, la cholécystite peut exister isolément ou être associée à l'inflammation des voies biliaires.

Étiologie. — La vésicule du fiel est le réservoir de la bile sécrétée en excès; il est facile de comprendre que l'obstruction du canal cholédoque, du canal cystique, est de nature à déterminer une stagnation de la bile dans ce réservoir. Donc, toute cause capable de déterminer l'obstruction de ces canaux est de nature à favoriser la dilatation, puis l'inflammation de la vésicule. Or, de toutes les causes pouvant concourir à ce but, la plus commune est assurément l'obstruction due à la lithiase biliaire.

Les néoplasmes du voisinage peuvent déterminer le même résultat.

L'oblitération du canal cholédoque, au point où il s'abouche dans l'intestin, est une cause qui vaut la peine d'être signalée.

Comme l'angiocholite, la cholécystite se voit surtout à l'âge adulte et dans la vieillesse. La grossesse est de nature à exercer quelque influence sur son apparition. Elle agit surtout en raison des modifications que subit le foie au cours de la gestation.

Les traumatismes peuvent dans quelques cas avoir leur influence étiologique, car il est incontestable que la pénétration d'un instrument septique dans la vésicule peut y déterminer une inflammation suppurative. De même, les secousses violentes peuvent déplacer les calculs renfermés dans la vésicule ou dans les canaux et favoriser l'éclosion de l'inflammation.

Anatomie pathologique. — Dans la lithiase biliaire, la vésicule peut s'enflammer par suite de l'action exercée sur sa paroi interne par les calculs eux-mêmes. C'est en quelque sorte la réaction qu'elle oppose au traumatisme. On voit alors sa surface interne s'éroder, s'ulcérer en certains points : elle est souvent parsemée de plaques tomenteuses, véritables néo-membranes qui flottent entre les calculs et peuvent les rendre adhérents en les enchatonnant.

Chez certains malades, l'inflammation occupe toute l'épaisseur de la paroi de la vésicule. Parfois les troubles de nutrition sont tels, qu'il s'ensuit une mortification comparable à celle des ulcères de l'estomac. Quand la perforation de la vésicule se produit, si des adhérences péritonéales n'ont pu s'établir, c'est dans la cavité abdominale que s'écoule le contenu de la vésicule.

Lorsque l'oblitération est complète, on peut noter deux modifications très différentes : 1° l'atrophie de la vésicule ; 2° l'augmentation considérable de son volume.

L'atrophie de la vésicule peut succéder à la cholécystite.

Lorsqu'il y a régression du processus inflammatoire, la muqueuse est l'agent le plus actif de la résorption. Les produits sécrétés rentrent peu à peu dans le torrent circulatoire, mais la vésicule suit la loi qui condamne à l'atrophie les organes devenus inutiles. Les parois s'amincissent, la capacité du réservoir diminue et va jusqu'à se réduire aux dimensions d'une petite cerise.

L'augmentation de volume peut, au contraire, être le fait le plus saillant de la cholécystite. Cet accroissement s'explique quand la vésicule peut recevoir la bile sécrétée en trop et ne peut, par suite d'une disposition particulière de l'obstacle, déverser son trop-plein dans l'intestin.

Certains calculs sont placés de telle sorte au niveau du col de la vésicule, qu'ils font l'office de soupape : ils s'opposent à l'issue du liquide sans faire obstacle à son entrée. Dans ce cas, la collection intra-vésiculaire a tous les caractères de la bile.

Parfois, l'oblitération étant absolue, la muqueuse vésiculaire continue à sécréter abondamment. Peu à peu, le liquide augmentant, la bile se délaie et la collection change de teinte, les tons de la bile s'affaiblissent progressivement et il n'est pas rare de voir la cholécystite former une tumeur renfermant un liquide incolore comparable, comme limpidité, à celui des kystes hydatiques. La tumeur ainsi constituée peut renfermer de la bile, du mucus ou du pus. Dans le premier cas, il s'agit d'une tumeur biliaire proprement dite ; dans le second, d'une hydropisie de la vésicule ; et, dans le troisième, d'un abcès de la vésicule (cholécystite suppurée).

La tumeur biliaire restera stationnaire, en cas d'occlusion complète, si les colonies microbiennes du duodénum venues avant l'occlusion n'ont pas trouvé, dans une bile non altérée, le milieu voulu pour proliférer. Mais, dans le cas contraire, la suppuration de la vésicule sera le corollaire de l'altération de la bile et de l'arrivée des microbes du duodénum. La cholécystite suppurée s'ouvrant soit du côté des téguments, soit dans le péritoine, soit dans les organes voisins, il est bon de voir comment les choses se passent dans les différents cas.

Ouverture du côté de la peau. — La vésicule, après avoir contracté des adhérences avec la paroi abdominale, s'ulcère en certains endroits et déverse son contenu, c'est-à-dire de la bile altérée, septique, en un ou divers points. Il s'ensuit une tuméfaction locale, un empâtement dont le dernier terme est l'ulcération spontanée des téguments, si l'on ne facilite pas l'évacuation par une intervention armée. La plaie spontanée ou opératoire donne issue à du pus mélangé de bile, à des calculs, à des débris de tissu cellulaire sphacélé. Mais l'orifice n'a pas la moindre tendance à se cicatriser et il en résulte une fissure biliaire externe qui n'a de chances de disparaître qu'après la cessation de l'obstruction et le libre écoulement de la bile du côté de l'intestin.

L'*ouverture de la cholécystite suppurée dans la cavité péritonéale* constitue le plus grave des accidents, si la rupture de l'abcès est spontanée, comme dans le cas de traumatisme et si des adhérences péritonéales ne se sont pas produites.

La péritonite septique n'est pas la seule éventualité à envisager. Souvent la vésicule contracte des adhérences avec le duodénum, le côlon ou le cæcum; on l'a vue s'aboucher avec le fond de la cavité utérine chez des femmes enceintes et, par les voies génitales, donner issue à de nombreux calculs. On a signalé des cas où la cholécystite s'ouvre dans l'uretère ou dans la vessie. Quand elle augmente de volume, au point de se mettre en contact avec des organes relativement éloignés, elle s'allonge et semble se pédiculiser au niveau de son col. Souvent, au lieu de descendre directement en bas, elle se rapproche de la ligne médiane, qu'elle peut même dépasser, tant en avant qu'en arrière des épiploons. Si elle s'étend du côté du cæcum, elle peut s'ouvrir en ce point et simuler une appendicite. Parfois, la communication de la vésicule avec l'intestin est suivie d'obstruction intestinale; on a signalé des exemples de ce fait se rattachant à l'énorme volume des calculs.

Par suite d'enkystements successifs, la cholécystite suppurée peut s'ouvrir dans plusieurs diverticules péritonéaux avant d'apparaître à la peau. C'est ainsi que certains abcès provenant d'une cholécystite suppurée et venant aboutir au voisinage de l'ombilic ont, sur le trajet de la vésicule à la plaie d'ouverture, plusieurs clapiers témoins des diverses étapes de leur marche.

On donne le nom de *fistule biliaire externe* à l'ouverture de la cholécystite suppurée au niveau des téguments. Par contre, la communication de l'abcès avec les organes internes (duodénum, côlon, poumons) sera suivie de *fistule biliaire interne*.

Comme on le voit, l'inflammation de la vésicule du fiel peut se terminer, comme toutes les inflammations de l'organisme, par résolution ou par suppuration.

Symptomatologie. — Tant que les lésions de la cholécystite consistent en une dilatation de la vésicule du fiel avec un léger degré d'irritation de la paroi, les signes diagnostiques sont peu marqués. Ils ne deviennent réellement confirmatifs qu'en cas d'irritation aiguë. On voit alors les malades se plaindre de douleurs, sourdes d'abord, dans la région affectée. Peu à peu les douleurs deviennent de plus en plus aiguës. Souvent, on voit à l'extérieur un certain degré de tuméfaction. La peau semble soulevée dans une étendue plus ou moins considérable, suivant le volume de la vésicule hypertrophiée.

Avec l'obstruction seule du canal cystique, il est possible que le canal cholédoque soit suffisamment libre pour assurer l'écoulement de la bile. Dans ce cas, si la vésicule n'est pas sérieusement altérée, il ne résulte pour l'organisme aucune gêne qui mérite d'être notée.

La symptomatologie ne donne de sérieuses indications que chez les malades atteints de cholécystite aiguë avec troubles hépatiques concomittants. L'association de l'angiocholite et de la cholécystite fait naître les mouvements fébriles que nous signalons dans l'étude de l'inflammation des voies biliaires.

Diagnostic. — Il ne faut pas se dissimuler que le diagnostic de la cholécystite, sous ses diverses formes (tumeur biliaire, hydropisie de la vésicule, empyème de la vésicule), est empreinte de sérieuses difficultés. Le diagnostic médical, en pareille circonstance, est un véritable calcul de probabilités.

Les cliniciens les plus éminents, les plus autorisés par suite de la direction spéciale de leurs études sur le foie et ses maladies, ont souvent commis des erreurs de diagnostic. Cela témoigne en faveur de la difficulté à résoudre.

Le siège de la vésicule dilatée l'a fait confondre avec le rein flottant. On trouve, en effet, dans les deux cas, une tumeur mobile, lisse, glissant facilement sous les doigts pendant la manœuvre de palpation bi-manuelle. La tuméfaction de la vésicule est cependant plus fluctuante et souvent plus douloureuse à la pression que le rein déplacé. Ce dernier est généralement indolore à la palpation.

Le volume de la vésicule atteint parfois des dimensions assez considérables pour qu'on diagnostique un kyste de l'ovaire. Il est bon de rappeler que certaines vésicules ont contenu jusqu'à 80 litres de liquide. Il est certain qu'en pareil cas, il n'est plus de signe diagnostique possible par simple palpation.

On peut aisément confondre l'hydropisie de la vésicule avec le kyste hydatique sous-hépatique. Dans les deux cas, la tumeur a le même siège, ou à peu près. Le frémissement hydatique, s'il pouvait être perçu, servirait à lever les doutes; mais, outre que ce signe n'existe pas toujours, on peut se demander si le frottement des calculs les uns contre les autres ne pourrait pas donner le change.

Le diagnostic de la cholécystique avec les tumeurs du duodénum, le cancer du pancréas, n'est pas hérissé de moindres difficultés, surtout si on se rappelle que souvent cancer et lithiase bilaire vont de pair. Nous devons donc admettre que le diagnostic médical est particulièrement difficile.

Ne peut-on pas avoir recours, en cas de doute, à la ponction exploratrice? Un médecin prudent devra toujours s'abstenir, dans l'espèce, de ce moyen de recherche. En effet, il n'est pas sans danger de laisser s'écouler dans le péritoine, après la ponction, le liquide que peut renfermer la vésicule. Il faut admettre que la bile est toujours altérée dans la cholécystite, que souvent elle renferme des éléments septiques, que le liquide peut être pass à l'état de pus; il est inutile d'insister sur les graves conséquences d'une telle intervention.

Que reste-t-il donc à faire? C'est désormais à la chirurgie que revient le rôle principal. Pour arriver à un diagnostic précis, il faut procéder à la laparotomie exploratrice. Faite avec toute la prudence que comportent les opérations de chirurgie abdominale, cette intervention permettra de préciser le diagnostic, de reconnaître l'état de la vésicule, des organes voisins, et d'intervenir efficacement, comme nous le verrons dans la partie de ce travail consacrée au traitement.

L'exploration sera complète; le chirurgien devra se donner le jour voulu pour que son investigation soit réellement utile.

Il s'efforcera de reconnaître du même coup la nature de l'obstacle et son siège. C'est la base de la médication qu'il faut désormais réserver à ces sortes d'affections.

Il est bon d'ajouter que le diagnostic d'un phlegmon d'origine biliaire s'impose en général, lorsqu'il s'agit d'une collection siégeant au voisinage de la vésicule et survenant chez un malade qui présente des phénomènes de lithiase et d'obstruction des voies biliaires. Le diagnostic se trouvera vérifié par l'ouverture du côté des téguments : l'issue de la bile, des calculs mélangés de pus, en sera la confirmation définitive.

Traitement. — Les angiocholites et la cholécystite ont un même traitement préventif; il n'est autre que celui de la lithiase biliaire ; grâce à lui, les voies d'excrétion de la bile pourront conserver leur perméabilité et échapper le plus souvent à l'infection. Malheureusement, l'obstruction ne peut toujours être conjurée, soit que le traitement reste inefficace, soit que la marche de la maladie n'ait point permis au médecin de lutter assez longtemps pour parer aux éventualités d'une semblable affection. Enfin, il est des cas où les malades ne font appel à nos lumières qu'au moment où les effets désastreux de la lithiase se sont produits.

Lorsque la cholécystite se déclare, quand elle ne cède pas aux efforts tentés pour en obtenir la résolution, quand elle menace de se compliquer d'angiocholite, les procédés médicaux deviennent insuffisants : en pareille matière, il faut recourir aux recherches que la chirurgie peut aujourd'hui nous offrir. Les opérations qui se pratiquent sur les voies biliares sont les suivantes : 1° la cholécystotomie; 2° la cholécystectomie ; 3° la cholécystentérostomie; 4° la cholédoquotomie. L'intervention chirurgicale se trouvera de même indiquée dans le cas de phlegmon biliaire, de fistule, de péritonite par propagation et d'obstruction intestinale par gros calcul biliaire.

La *cholécystotomie* est indiquée en cas de cholécystite : nous avons vu que l'inflammation de la vésicule transforme la bile en un liquide septique, souvent même purulent. L'intervention chirurgicale a pour but de donner issue à la collection septique : on se comporte envers elle comme on le fait pour un abcès. Pour atteindre le résultat désiré, il faut pratiquer en avant de la tumeur biliaire une incision analogue à celle de la laparotomie, suturer la vésicule à la paroi abdominale et n'ouvrir le réservoir que dans le dernier temps de l'opération. On n'obtiendrait, par ce moyen, qu'une partie de ce qu'il faut réaliser : mais il faut en outre rétablir le cours de la bile dans l'intestin; de là, la nécessité du cathétérisme consécutif du canal cystique et même du canal cholédoque.

L'oblitération du canal cystique ne permet pas toujours de réussir à passer la sonde : il n'est pas rare, toutefois, de voir l'obstacle se lever lui-même quelques jours après les premières tentatives. La plaie chirugicale ne pourra être suturée qu'au moment où la bile s'écoulera librement dans l'intestin. Le cathétérisme devra donc rendre libres le canal cystique et le canal cholédoque. A dater du jour où il en sera ainsi, la plaie extérieure aura tendance à se fermer d'elle-même. Si les tentatives de cathétérisme restent infructueuses, il faut conserver l'orifice externe ou anastomoser la vésicule avec l'intestin, quand le canal cholédoque est oblitéré par des adhérences. La cholécystotomie peut permettre de donner issue à de nombreux ou à de volumineux calculs et de constater immédiatement que la liberté est assurée à l'écoulement de la bile. Dans cette occurrence, le chirurgien pourra être légitimement autorisé à suturer immédiatement la vésicule. C'est là ce qu'on est convenu d'appeler la *cholécystotomie idéale*. On nomme *cholécytostomie* l'incision de la vésicule, suivie du maintien d'une ouverture destinée à assurer l'écoulement de la bile à l'extérieur.

La cholécystectomie consiste dans la résection de la vésicule : elle est indiquée lorsque cet organe est inutile à l'économie, par suite de l'adhérence des parois du canal cystique et de l'impossibilité de pouvoir jamais rétablir la perméabilité de ce conduit. L'opération s'impose si, de plus, il y a menace de voir l'inflammation s'éterniser en ce point.

Quand l'obstruction siège en un point du canal cholédoque, il est parfois possible de lever l'obstacle en recourant à la *cholédoquotomie :* pour cela, il est nécessaire que ce conduit soit oblitéré par un calcul. Des opérations de ce genre viennent d'être pratiquées avec succès : une laparotomie permet d'aborder le cholédoque, de l'inciser, de détacher avec soin les calculs qui sont quelquefois enchatonnés dans la paroi, de s'assurer de la liberté de l'orifice duodénal. S'il en est ainsi, on suture ensuite la plaie.

En résumé, l'intervention s'impose dans le cas de cholécystite lorsque la médication conseillée dans le traitement de la lithiase biliaire est insuffisante à faire disparaître l'inflammation locale ou à lever l'obstacle à l'écoulement normal de la bile.

J'ai insisté à dessein sur la nécessité de compléter l'intervention chirurgicale par le cathétérisme des canaux cystique et cholédoque.

La cholécystentérostomie se trouvera indiquée dans le cas d'obstruction définitive du canal cholédoque.

D'ailleurs, le chirurgien qui entreprend la cure d'une lésion de ce genre est toujours guidé, au cours de l'opération, par les constatations d'ordre anatomique qui peuvent se présenter. Souvent il arrivera que la laparatomie donnera des indications très précises sur la présence d'un néoplasme : dans ce cas on se bornera à un simple examen et l'on fermera la cavité abdominale.

BILHAUT, *de Paris*.
Chirurgien à l'hôpital international.

CHAPITRE XIII

ANGIOCHOLITE

Définition. — Sous le nom d'angiocholite, il faut entendre l'inflammation des voies d'excrétion de la bile. Toutefois, pour les besoins de la clinique, il est bon de décrire séparément l'inflammation des canaux biliaires proprement dits et celle de la vésicule du fiel. Cet appendice vient-il à s'enflammer, c'est d'une cholécystite qu'il s'agit : de là cette double terminologie : angiocholite, cholécystite.

Sans doute, dans bien des cas, des troubles inflammatoires se manifestent sur toute l'étendue du système biliaire ; l'angiocholite et la cholécystite évoluent de concert, mais il n'est pas rare de voir la cholécystite exister seule ou avec des lésions de voisinage fort peu étendues. Cela suffit pour faire comprendre la nécessité d'une division qui satisfait à la fois la clinique et l'anatomie pathologique.

Étiologie. — L'angiocholite se rattache le plus ordinairement à la lithiase biliaire ; elle en a les mêmes causes. Les traumatismes peuvent jouer le rôle de causes adjuvantes. Un choc, une chute, des violences extérieures de toute nature peuvent déplacer un calcul, jusque-là bien supporté par l'organisme. Il peut en résulter une déchirure du canal biliaire qui lui sert d'enveloppe ; une inflammation peut naître en ce point.

Le traumatisme n'est que très exceptionnellement la cause principale. On peut néanmoins concevoir la possibilité d'une inflammation de ce genre (plaie septique). L'oblitération des voies biliaires par des néoplasmes nés au voisinage du foie, dans le duodénum, le pancréas, l'estomac, etc., a été justement signalée comme point de départ de l'angiocholite.

Enfin, dans ces dernières années, on a fait une large part à l'envahissement des canaux biliaires par des micro-organismes provenant du duodénum. On a même admis la possibilité d'une infection se faisant par la voie des capillaires, des artères ou des veines. Cependant, l'opinion dominante est celle qui rattache l'angiocholite à l'action de microbes remontant de l'intestin dans les canaux biliaires, à la faveur d'une irritation produite primitivement par la lithiase. On donne à ce processus anatomo-pathologique le nom d'infecfection par voie ascendante. L'infection par voie descendante aboutirait à des troubles différents de ceux de l'angiocholite ; elle se ferait par les capillaires et les artères. On a comparé la marche de cette affection à ce qui se passe pour le rein : on sait que cet organe peut être infecté par les voies urinaires (cystite, uretérite, pyélonéphrite) ou par des vaisseaux qui se rendent dans son parenchyme (infarctus, septicémie).

C'est surtout dans l'âge adulte que l'angiocholite se manifeste. Le sexe a une certaine importance dans l'étiologie de cette affection : on sait, en effet, que les femmes sont facilement atteintes de troubles hépatiques à la suite de la grossesse.

Anatomie pathologique. — On s'expliquerait mal l'inflammation des voies biliaires en cas d'angiocholite s'il fallait s'en tenir à la théorie de la bile aseptique. Si la bile peut, en effet, s'écouler dans le péritoine sans produire de péritonite, si elle peut être injectée dans les tissus sans déterminer d'abcès, il n'en est pas moins constaté cliniquement que les concrétions biliaires, les calculs, déterminent par leur présence une irritation de la muqueuse des conduits. Cette irritation se manifeste par une hypersécrétion de mucus, par une prolifération des cellules épithéliales de la muqueuse, de sorte qu'à la distension aseptique succède un véritable catarrhe. Il est maintenant parfaitement reconnu que la bile subit elle-même des modifications dans ces conditions toutes spéciales : elle devient acide, irritante, elle cesse d'être un milieu réfractaire aux microbes. A son tour, elle peut jouer un rôle important dans l'évolution des accidents inflammatoires. Il a été démontré que les leucocytes se disposent en amas plus ou moins volumineux et forment de petits foyers envahissant la paroi des canaux; ils constituent même, en dehors de la lumière des vaisseaux, de véritables petits abcès.

L'inflammation ainsi constituée donne naissance, dans le premier cas, à *l'angiocholite vraie primitive*, dans le second cas, à la *périangiocholite*.

Le volume des abcès est des plus variables. Tantôt on trouve des milliers de petits foyers; tantôt, au contraire, on voit que les collections purulentes sont assez vastes pour détruire le parenchyme hépatique et le transformer en une masse cloisonnée, ayant quelque analogie avec les cavernes pulmonaires.

Les anatomo-pathologistes admettent une différence notable dans la structure des parois des abcès, dans ces deux formes d'inflammation des voies biliaires. Pour les abcès pariétaux, c'est-à-dire développés dans la paroi même des canaux, il existe une membrane d'enveloppe constituée par la trame des canaux : de là, leur facilité à s'étendre au détriment des parties qui les avoisinent.

Si la lésion siège près de la surface du foie, c'est-à-dire en un point voisin du péritoine, cette membrane peut être envahie ; mais, en général, en raison de la lenteur d'évolution de l'affection, il se crée des adhérences entre les deux feuillets péritonéaux. C'est grâce à ce processus, que la grande séreuse peut être préservée en cas de rupture spontanée des foyers d'angiocholite.

Une complication plus grave consiste dans l'envahissement des vaisseaux sanguins et plus particulièrement des veines de la région atteinte. En raison de la disposition anatomique des veines et de leurs rapports avec les canaux biliaires, il n'est pas rare de voir apparaître la pyléphlébite. Les conséquences d'un tel état de choses sont faciles à deviner : la pénétration du pus dans le torrent circulatoire donnera naissance à la septicémie, aux abcès dans des organes souvent fort éloignés du siège primitif du mal (poumons, reins, rate, etc.).

Les abcès d'angiocholite, qu'ils soient pariétaux ou extra-pariétaux, renferment du pus et des pigments biliaires. Dans le premier cas, ils sont directement en contact avec la bile que renferment les canaux.

Dans le second, ils détruisent les cellules hépatiques, traversent les canalicules biliaires, en reçoivent le contenu et deviennent comparables aux cavernes tuberculeuses communiquant avec les bronches.

Les caractères différentiels des deux sortes d'abcès résident : 1° dans le petit volume des abcès pariétaux et les dimensions relativement grandes des abcès de péri-angiocholite ; 2° dans l'existence d'une membrane d'enveloppe pour les premiers et l'absence de membrane limitante pour les seconds.

Nous avons vu que l'infection des voies biliaires n'est pas toujours due exclusivement à la présence des calculs ; un autre facteur doit entrer en ligne de compte : c'est l'apparition de colonies microbiennes venant de l'intestin. La liste des micro-organismes constatés dans l'angiocholite est déjà longue, il me suffira de signaler : les staphylocoques blanc et doré, le bacterium coli commune, le bacille typhique, des diplocoques encapsulés ou non, etc.

Symptomatologie. — Les symptômes de l'angiocholite suppurée sont très différents, selon le siège du calcul qui lui donne naissance, suivant le degré d'infection des voies biliaires, suivant la rapidité du processus inflammatoire. L'enclavement des calculs dans le canal cystique, dans le canal cholédoque sont de nature à donner à la symptomatologie des allures très diverses.

En général, les accidents évoluent avec une certaine lenteur, ils sont précédés ou non de coliques hépatiques récentes ou anciennes. L'ictère ne se retrouve pas toujours dans les commémoratifs ; quand on peut le noter, il est accompagné de troubles dispeptiques divers.

Le foie est en général augmenté de volume; la palpation indique que cet organe dépasse le rebord costal. La percussion lui fait assigner une étendue plus considérable qu'à l'état normal; la matité s'étend parfois un peu plus haut et toujours plus bas. L'auscultation permet souvent de découvrir à la base du thorax des frottements qui résultent, soit d'une pleurésie sèche, soit d'une périhépatite.

Des râles muqueux peuvent exister au même point et être l'indice d'une congestion pulmonaire.

Souvent, par suite de la propagation de la lésion à la vésicule, celle-ci se distend et constitue une tumeur plus ou moins apparente. Nous étudierons plus spécialement ces phénomènes en nous occupant de la cholécystite.

L'angiocholite suppurée donne naissance à des accès de fièvre d'une nature toute spéciale et qu'il est nécessaire de ranger sous deux formes principales : 1° la fièvre hépatique; 2° la fièvre intermittente hépatique.

La fièvre hépatique apparaît en général chez des malades déjà atteints d'un certain degré de déchéance organique. Elle consiste dans un véritable accès marqué au début par des frissons; puis, apparaît la chaleur et enfin, mais plus rarement, des sueurs. L'absence de ce dernier stade pourrait faire confondre ces accès avec ceux de la fièvre intermittente pernicieuse, et cela d'autant mieux que le thermomètre atteint parfois 41 et même 42°. Le caractère essentiel de ces accès, c'est leur irrégularité. Parfois ils sont accompagnés de violentes douleurs, d'autres fois, au contraire, le frisson est le seul signe de la migration des calculs. Ils n'offrent aucune périodicité, parce qu'ils accompagnent l'élimination des calculs et que ce phénomène est lui-même absolument irrégulier. Une fois la concrétion biliaire ou la boue biliaire sortie des voies d'excrétion, les accès fébriles cessent. La fièvre hépatique est liée à l'obstruction et à l'infection des voies biliaires.

La *fièvre intermittente hépatique* n'atteint pas d'emblée un sujet en bonne santé. Les commémoratifs permettent toujours de noter des troubles dans la nutrition générale, des coliques hépatiques, de l'ictère. Quelquefois, néanmoins, elle éclate chez des individus atteints de calculs intra-hépatiques non encore compliqués d'ictère. D'après la clinique, cette fièvre est le résultat de la présence du pus dans les voies biliaires dilatées ou de muco-pus mélangé à la bile stagnante. D'après les opinions les plus récentes, il existerait en tout cas, au point malade, un poison morbide pyrétogène ou un principe septique dû à l'altération du liquide biliaire.

Il y aurait, au moment des accès, une véritable intoxication de l'organisme, intoxication vérifiée par la présence dans le sang, dans la rate, des micro-organismes dont nous avons déjà fait mention. Ils disparaîtraient du sang dans l'intervalle des crises.

Les accès ressemblent, cliniquement, à ceux de la fièvre intermittente ; ils comprennent trois stades : algidité, chaleur, sueurs.

Au début, le malade claque des dents, il est un peu cyanosé. La température atteint bientôt 40 ou 41°, le pouls se précipite, enfin des sueurs abondantes surviennent. Variables en intensité, chez le même sujet, les accès se produisent en général le soir, à l'inverse des accès de fièvre intermittente paludéenne. La régularité avec laquelle se reproduisent les accès leur a fait donner le nom de fièvre intermittente hépatique. Il est bon, cependant, de noter qu'ils ne sont pas toujours séparés par une rémission comparable à celle des fièvres palustres.

Quelquefois il n'est pas possible de retrouver le type quotidien, tierce, quarte, etc.

Au point de vue clinique, il est important de se rappeler qu'avec la fièvre intermittente paludéenne coïncide une augmentation notable du taux de l'urée. L'inverse se produit dans la fièvre intermittente hépatique : l'urée y diminue notablement. Enfin, concurremment, on voit apparaître la leucine et la tyrosine dans l'urine des malades en proie aux accès de fièvre intermittente hépatique.

Le diagnostic différentiel de l'angiocholite avec les affections de voisinage, telles que le cancer du foie, des voies intra-biliaires et de la tête du pancréas, la cyrrhose hypertrophique, etc., se rattache intimement à l'étude de la lithiase et de l'obstruction des voies biliaires, aussi renvoyons-nous le lecteur au chapitre consacré à cette affection. Quand l'angiocholite est consécutive au cancer des voies biliaires, elle n'offre qu'un intérêt très secondaire, puisque la lésion principale constitue à elle seule un quantum de gravité qui diminue d'autant l'attention que peut encore mériter l'angiocholite.

Pronostic. — L'angiocholite et les cas dans lesquels on peut constater la fièvre intermittente hépatique ne le cèdent pas en gravité aux autres, au contraire.

Il ne peut y avoir de chances de salut pour les malades que si l'obstruction des voies biliaires disparait par le déplacement des calculs et le rétablissement de l'écoulement normal de la bile.

La fièvre intermittente hépatique indique toujours de graves lésions du côté du foie, et si la mort n'est pas la conséquence d'une complication de la lithiase, elle survient à la suite de l'hecticité, de l'épuisement de l'organisme. Parfois il se produit une cirrhose où on voit éclater l'ictère grave avec toutes ses conséquences. Alors, il est de règle de voir apparaître des hémorragies, avec leur cortège : hypothermie, collapsus, mort. Cependant on a signalé des cas de guérison, même lorsque l'œdème, qui caractérise la cachexie, était survenu.

Bilhaut, *de Paris*,
Chirurgien à l'hôpital international.

TABLE DES MATIÈRES

PREMIÈRE PARTIE

MALADIES DE LA BOUCHE

DEUXIÈME PARTIE

MALADIES DU PHARYNX

TROISIÈME PARTIE

MALADIES DE L'ŒSOPHAGE

QUATRIÈME PARTIE

MALADIES DE L'ESTOMAC

CINQUIÈME PARTIE

MALADIES DU PANCRÉAS

SIXIÈME PARTIE

MALADIES DE L'INTESTIN

SEPTIÈME PARTIE

MALADIES DU PÉRITOINE

HUITIÈME PARTIE

MALADIES DU FOIE

LISTE ALPHABÉTIQUE DES COLLABORATEURS

ÉVREUX, IMPRIMERIE DE CHARLES HÉRISSEY

ÉVREUX, IMPRIMERIE DE CHARLES HÉRISSEY

www.ingramcontent.com/pod-product-compliance
Ingram Content Group UK Ltd.
Pitfield, Milton Keynes, MK11 3LW, UK
UKHW012140240726
13966UKWH00001B/78